浅表器官超声诊断与临床检查规范

（上册）

黄道中　主　编

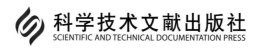

科学技术文献出版社
SCIENTIFIC AND TECHNICAL DOCUMENTATION PRESS

·北京·

图书在版编目（CIP）数据

浅表器官超声诊断与临床检查规范：全2册 / 黄道中主编. —北京：科学技术文献出版社，2019.7
ISBN 978-7-5189-4731-7

Ⅰ.①浅… Ⅱ.①黄… Ⅲ.①超声波诊断 Ⅳ.①R445.1

中国版本图书馆 CIP 数据核字（2018）第 184561 号

浅表器官超声诊断与临床检查规范（上册）

策划编辑：张 蓉　　责任编辑：张 蓉 张 波　　责任校对：文 浩　　责任出版：张志平

出　版　者　科学技术文献出版社
地　　　址　北京市复兴路15号　　邮编 100038
编　务　部　(010) 58882938，58882087（传真）
发　行　部　(010) 58882868，58882870（传真）
邮　购　部　(010) 58882873
官方网址　www.stdp.com.cn
发　行　者　科学技术文献出版社发行　　全国各地新华书店经销
印　刷　者　北京地大彩印有限公司
版　　　次　2019 年 7 月第 1 版　2019 年 7 月第 1 次印刷
开　　　本　787×1092　1/16
字　　　数　1011千
印　　　张　42.75
书　　　号　ISBN 978-7-5189-4731-7
定　　　价　396.00元（全2册）

编委会名单

主　编：黄道中

副主编：陈云超　程　文

编　者：（按姓氏笔画排序）

马　珩（华中科技大学同济医学院附属同济医院细胞室）

王　良（华中科技大学同济医学院附属同济医院放射科）

王立平（华中科技大学同济医学院附属同济医院超声影像科）

王志辉（华中科技大学同济医学院附属同济医院超声影像科）

邓　倾（武汉大学附属人民医院超声影像科）

艾　涛（华中科技大学同济医学院附属同济医院放射科）

冯群群（华中科技大学同济医学院附属同济医院超声影像科）

朱小华（华中科技大学同济医学院附属同济医院核医学科）

朱文斌（华中科技大学同济医学院附属普爱医院超声科）

刘利敏（华中科技大学同济医学院附属同济医院细胞室）

许建威（郑州大学第一附属医院超声科）

李开艳（华中科技大学同济医学院附属同济医院超声影像科）

李进兵（广东省中医院二沙医院超声科）

李翔鹏（武汉市第八医院超声影像科）

杨好意（华中科技大学同济医学院附属同济医院超声影像科）

何　婷（华中科技大学同济医学院附属同济医院细胞室）

余　杨（华中科技大学同济医学院附属同济医院超声影像科）

余　铖（华中科技大学同济医学院附属协和医院超声影像科）

宋　越（华中科技大学同济医学院附属协和医院超声影像科）

张　毅（华中科技大学同济医学院附属同济医院麻醉科）

陈云超（华中科技大学同济医学院附属同济医院超声影像科）

陈文卫（武汉大学附属人民医院超声影像科）

罗鸿昌（华中科技大学同济医学院附属同济医院超声影像科）

赵　莹（华中科技大学同济医学院附属同济医院超声影像科）

柯希建（华中科技大学同济医学院附属同济医院麻醉科）

夏黎明（华中科技大学同济医学院附属同济医院放射科）

黄道中（华中科技大学同济医学院附属同济医院超声影像科）

崔新伍（华中科技大学同济医学院附属同济医院超声影像科）

程　文（哈尔滨医科大学附属肿瘤医院超声影像科）

黎春雷（华中科技大学同济医学院附属同济医院超声影像科）

颜　芳（华中科技大学同济医学院附属同济医院细胞室）

潘　初（华中科技大学同济医学院附属同济医院放射科）

序 言

　　随着高频超声技术的发展，超声影像医学在浅表器官领域的应用越来越广泛和深入，如在肌骨组织病变和阻滞麻醉神经定位等方面的应用已进入临床实用阶段。超声造影融合其他弹性成像、三维超声成像等新技术，使诊断水平更加精准和可靠。《浅表器官超声诊断与临床检查规范》一书，正是在这一背景下，由我院黄道中教授组织相关专家进行了编写。

　　本书在内容上概括了超声诊断的基础和方法学、超声图像的分析与诊断报告的书写、其他影像学诊断及浅表器官各系统疾病，全面系统地阐述了临床常见疾病及疑难杂症的超声诊断与鉴别诊断要点，同时还增加了阻滞麻醉神经定位方面的应用。

　　本书在编写手法上立足于临床实际，思路清晰，条理分明，图文并茂，特别对部分图像配备了相应的二维码，通过扫描二维码可同步显示清晰的动态图像和声音讲解，弥补了静态图像的不足，"动""静"结合，有"声"有"色"，更有利于读者的体会和掌握。同时，对复杂病例特别注重多样化，诸如在同图异病与同病异图之间均以文字和图例的形式加以表述，并以广阔的视野、严格的思维方法与鉴别诊断手段等综合分析，以求达到精准的诊断水平。另外，本书的电子书同时上线，方便大家学习。

　　综上所述，本书内容系统、全面，资料翔实，编写方式有一定特色，具有很好的可操作性和规范性，本书的出版必将使广大超声医学工作者收益良多。

张青萍

前　言

　　《浅表器官超声诊断与临床检查规范》一书在内容分为2篇，共18章。第一篇总论，主要介绍了超声诊断的基础和方法学，超声图象的分析与诊断报告的书写，及其他常用影像诊断新技术。第二篇浅表器官各系统疾病，分章节讲述了全身浅表部位，包括眼、甲状腺及甲状旁腺、涎腺、淋巴结、乳腺、男性生殖器、颈部血管、四肢血管、皮肤及皮下软组织、四肢肌肉关节、直肠肛管和盆底等疾病的超声诊断及介入治疗的内容。本书以详细的临床表现、声像图表现及鉴别诊断，全面系统地阐述了临床常见疾病及疑难杂症的超声诊断与鉴别诊断要点。

　　本书立足于临床，内容系统、全面，重点介绍了"声像图表现"和"诊断及鉴别诊断思路"这两部分内容，还精心选取了相关专家在多年工作中积累的1300余幅静态图和100余幅动态图，编者团队还为每幅动态图进行了语音讲解，读者通过扫描二维码即可进行视听学习，更利于体会和掌握。另外，本书还配有电子书，方便大家随时随地学习。在诊断与鉴别诊断上，运用了目前新的超声影像技术，如超声造影、弹性成像、介入超声及三维超声等，给超声医师提供了最明晰、最全面的应用指南，以利于深刻理解、掌握各种疾病的诊断思路，以达到提高临床诊断水平的目的。

　　本书主要是各级医院超声专业医师、临床相关科室医师及在校学生理想的参考书。希望通过本书，读者们能了解浅表器官超声诊断的特色和优势、为临床检查提供规范。

　　参与本书的编写者均具有多年从事超声工作的经验，但由于知识更新较快，加之作者自身水平有限，难免有所纰漏和不足，恳求读者不吝赐教，以利今后的工作和学习。

黄道中

目 录

第一篇　总论

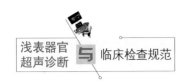

第二篇　浅表器官各系统疾病

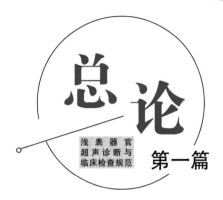

总 论

浅 表 器 官
超 声 诊 断 与
临 床 检 查 规 范

第一篇

　　超声检查是现代医学影像诊断最常用的方法之一，可非侵入性地获得人体内部器官和软组织的断层解剖图像及血供。超声检查无放射性损伤，操作简便，应用范围广，目前已广泛应用于临床各科，成为疾病诊断中不可缺少的重要检查方法之一。

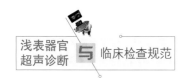

第一章　超声诊断的基础

第一节　二维超声的成像原理

二维超声的成像原理是探头向人体组织中发射超声波，当超声波在人体介质中传播时，遇到不同声阻抗的界面，便产生不同的反射、散射、折射和吸收衰减等信号，经换能器接收、主机处理后，显示为实时的二维灰阶断面图像，即声像图（sonogram）。二维超声具有如下特点：它将从人体的回波信号以光点形式形成切面图像，此种图像与人体的解剖结构极其相似，能直观地显示脏器的大小、形态及内部结构，并可将实性、液性和含气性组织区分开来。超声的传播速度快，成像速度快，重复扫描速度快，将产生众多的图像组合起来便构成了实时动态图像。因而能够实时地观察心脏运动、胎心搏动以及胃肠蠕动等。

超声探头是超声仪器的主要工作元件，根据探头晶片的排列、工作原理及用途，可分为凸阵探头、高频线阵探头、相控阵探头、腔内探头、术中探头及穿刺探头等。凸阵探头常用于腹部及妇产科器官的检查；高频线阵探头主要用于浅表器官及血管的检查；相控阵探头适用于心脏的超声检查；腔内探头主要用于食道、胃、直肠、前列腺等器官疾病的检查；阴式探头用于子宫附件的超声检查等（图 1-1-1）。

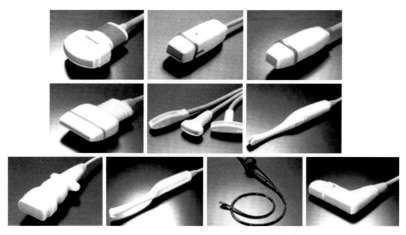

图 1-1-1　常用超声探头直观图

第二节　彩色多普勒超声的成像原理

彩色多普勒血流成像（color doppler flowing imaging，CDFI）是一种以实时彩色编码显示血流的方法，可同时显示组织结构和血流的色彩、速度及方向，增强了对血流的直观感，它是一种无创性直接观察血流的新技术。彩色多普勒血流成像是在多点选通式多普勒成像基础上，将其所接收信号经自相关技术处理后并以伪彩色编码方式来显示血流的变化，即以红、绿、蓝三种基本颜色为基础。一般朝向探头的血流定为红色，背离探头的血流定为蓝色，湍流以绿色表示。正向湍流的颜色接近黄色（红色与绿色混合所致），负向湍流近于湖蓝色（蓝色与绿色混合所致），正常血流属于层流，故显示出纯正的红色或蓝色，而红、蓝色的亮度与其相应的血流速度成正比。故 CDFI 所显示的实时血流图能形象直观地显示血流的方向、流速和血流的性质（图 1-2-1，图 1-2-2）。

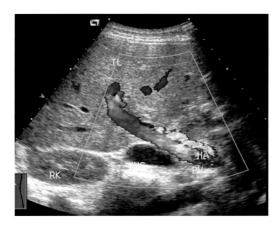

图 1-2-1　正常肝门静脉

门静脉血流对向探头，呈红色显示

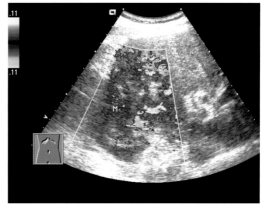

图 1-2-2　原发性肝癌

病灶内部血管分支多，血流方向紊乱，呈花色血流

CDFI 除了常规的速度模式和加速度模式外，CDFI 还有能量模式，即彩色多普勒能量图（color doppler energy，CDE）和组织多普勒显像（doppler tissue imaging，DTI）等。

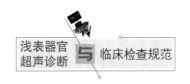

第三节 频谱多普勒超声的成像原理

一、概述

频谱多普勒超声主要包括脉冲多普勒超声和连续多普勒超声，频谱多普勒超声是血流动力学定量分析的首选手段。

脉冲多普勒超声成像原理是探头脉冲式发射超声波，同时有延迟电路来控制接收器，使得这种仪器具有距离选通能力。如果采用不同的延迟时间，就可以得到沿声束方向上的血流速度，但它所测血流速度的大小即多普勒频移大小受脉冲重复频率的限制。当其频移值超过尼奎斯特频率极限时，速度高的血流尖峰部分不能正常显示，出现频率倒错的显像。

连续超声多普勒诊断仪通过发射与接收连续多普勒信号，来获得运动目标的信息。由于没有深度分辨率，不能探测运动物体的深度，因此，它主要用于高速血流的检测。

二、脉冲多普勒与连续多普勒超声

脉冲多普勒和连续多普勒超声仅能提供一维的血流信息和参数，而 CDFI 则能进行实时地二维血流成像，形象直观地显示血管的形态、血流的方向、流速和血流的性质（层流或湍流等）。在 CDFI 显示下，同时能够以频谱方式记录血流信号，通过脉冲多普勒距离选通门，对任意选定的血流区域取样，则可取得该区域血流频谱图，更可准确地进行有关血流参数的测定。CDFI 已广泛地应用于临床诊断（图 1-3-1，图 1-3-2）。

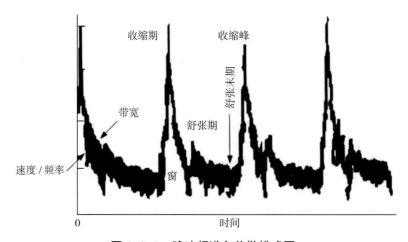

图 1-3-1 脉冲频谱多普勒模式图

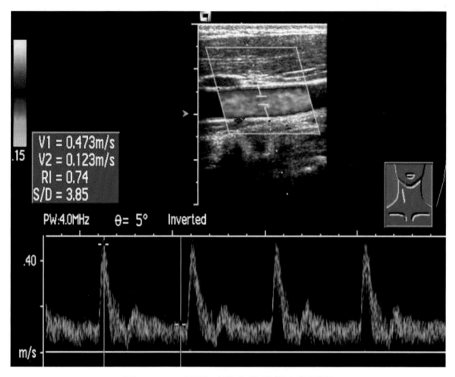

图 1-3-2　颈总动脉多普勒超声频谱图

三、彩色多普勒与频谱多普勒超声

对血流动力学的测定一般根据彩色多普勒所显示的某一部位，依据频谱多普勒检测。在腹部及周围血管血流动力学的检测中常用下列指标：收缩期最大血流速度（SP）、舒张末期速度（ED）、平均血流速度（MV）、加速度（AV）、加速时间（AT）、每分钟血流量（Q）、阻力指数（RI）、搏动指数（PI）、充血指数（CI）等。

RI 与 PI 两项指标，能在一定范围内反映被测血管的远端阻力和动脉管壁弹性等综合因素的情况，且排除了声束与血流夹角的影响，有较大的参考价值，其计算的公式分别为：

$$RI = \frac{SP-ED}{SP}$$ （注：SP 为收缩期最大血流速度，ED 为舒张末期血流速度。）

$$PI = \frac{SP-ED}{MV}$$ （注：MV 为平均血流速度。）

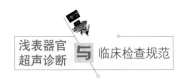

第四节　能量多普勒超声的成像原理

能量多普勒超声是依据血管腔内运动散射体（主要是红细胞）的多普勒能量频谱的总积分，即多普勒信号的强度（振幅）或能量为成像参数，把获得的多普勒能量信号经自相关技术处理，并进行彩色编码，实时显示（图1-4-1）。色彩和亮度代表多普勒信号的能量大小，此能量大小与产生多普勒信号的红细胞数有关。

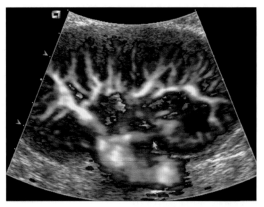

图1-4-1　移植肾血流的能量多普勒声像图
移植肾段间动脉、叶间动脉、弓状动脉及小叶间
动脉显示清楚

为提高图像兴趣区血流信号的显示率，在使用能量多普勒时应熟练而正确地应用仪器的有关控制键：①在灰阶图像观察的基础上，先将滤波 Filter 键置于高滤波状态，以避免闪烁干扰；②初步观察病灶的血流状态和形态学分布后，嘱患者屏住呼吸并迅速将 Filter 键换到低滤波状态，以便观察到最丰富、最完整的血管分布结构；③尽量缩小兴趣区的取样范围也可减少闪烁干扰；④降低量程 Scale 键或脉冲重复频率，有助于检出低速血流信号。

第五节　超声造影的成像原理及检查方法

一、超声造影的成像原理

超声造影的成像原理是利用造影剂与组织声阻抗差大，可以改变声波在组织中的吸收、反射、散射和折射，从而使所在部位的回声信号增强。造影剂在血管内成为非常好的散射体，造影剂微气泡在超声的作用下会发生振动，产生强烈的背向散射信号，能明显提高信噪比，增强多普勒信号。微气泡在血管内遇到超声照射时，可在谐波频率附近做大幅度的振动，当入射声波的频率与气泡共振频率一致时，入射声波的能量全部被气泡共振吸收，形成共振散射，这时散射截面比气泡本身大 1000 倍，因此可产生巨大的散射能，可利用谐波技术检测和显像，增加图像的清晰度。

二、超声造影的检查方法

（一）检查方法

1. 首先使用常规超声显示病灶，对于多发病灶者，选取常规超声为可疑恶性病灶或拟行穿刺活检病灶为造影对象，调整探头位置、增益、脉冲重复频率壁滤波，在基频状态下将图像调至最佳。

2. 选定病灶最大切面或血流最丰富切面（应尽量显示部分周围组织做对照），切换至造影模式。

3. 保持探头位置、体位等不变，调整好参数。

4. 经外周静脉快速推注准备好的造影剂，同时嘱患者静止动作，防止病灶移位，避免深呼吸对超声造影观察的影响，连续实时观察病灶的动态灌注过程，并进行图像存储。若上次造影结果不满意，可在安全剂量内进行第二次造影剂注射，再次观察病灶的造影表现。

5. 注射造影剂后，除保持探头位置、体位等不变进行超声造影观察外，也可以对检查脏器进行全面扫查，有助于发现常规超声难以显示的病灶。

6. 在刚开始推注造影剂同时，启动计时软件，并启动图像储存软件，储存时间 3～5分钟。

（二）观察内容

1. 超声造影的时相

（1）肝脏造影的时相

1）动脉相：也称动脉期，从注射造影剂开始至随后的 30 秒，肝内病灶及其周围肝组织出现灌注增强。

2）门脉相：也称门脉期，从造影剂注射后 31～120 秒，造影剂随静脉流出病灶或周围肝组织，灌注增强逐渐消退。

3）实质相：也称延迟期，从造影剂注射后 120 秒，造影剂随静脉流出病灶或周围肝组织，灌注增强逐渐消失。

（2）非肝脏造影时相

1）增强早期：也称动脉期，从注射造影剂开始至随后的 30 秒，病灶及其周围组织

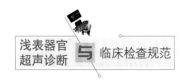

出现灌注增强。

2）增强晚期：也称静脉期，造影剂注射后31～120秒，造影剂随静脉流出病灶或周围组织，灌注增强逐渐消失。

2. 定性观察指标

（1）增强水平：将病灶增强的强度与其周围组织相对照，可分为高增强、等增强、低增强、无增强。①病灶增强的强度高于周围组织者为高增强；②等同于周围组织者为等增强；③低于周围组织者为低增强；④病灶内未见造影增强信号者为无增强。

（2）造影剂灌注增强方式：可分为向心性、离心性、弥漫性增强。①增强的方式由病灶周边开始向中央增强为向心性增强；②增强的方式由病灶中央开始向周边增强为离心性增强；③增强的方式在病灶周边及中央同时增强为弥漫性增强。

（3）病灶内部造影剂分布特征：可分为均匀性增强和不均匀性增强。①均匀增强：病灶内的所有区域为较均匀的弥漫增强，增强的强度基本一致；②不均匀增强：病灶内各增强区分布不均匀，强度不一致，即同一病灶内可同时出现高增强、低增强、等增强和无增强中两种或两种以上的增强水平。

（4）增强后病灶边界情况：主要分为增强后病灶边界清晰和增强后病灶边界不清两类。①造影后＞50%的肿块边界能清晰显示为增强后病灶边界清晰；②造影后仅有＜50%的肿块边界能清晰显示为增强后病灶边界不清。

（5）增强后病灶形态特征：可分为形态规则和不规则两类。

（6）增强后病灶周边血管穿入支的显示情况：分为有穿入支和无穿入支两种。

（7）超声造影剂在排出过程中有无滞留：指造影剂廓清较周围组织有无延迟。

（8）造影增强前、后病灶范围的变化：与常规超声相比，造影增强后病灶的长度和宽度均增大，或者长度和宽度的其中之一＞3mm为造影增强后病灶的范围增大。

3. 超声造影定量指标分析　目前带有超声造影功能的彩色多普勒超声诊断仪几乎自带超声造影分析软件，即时间 – 强度曲线分析，主要包含有造影持续增强时间（continuous enhancement time，CET）、达峰时间（time to peak，TTP）、峰值强度（peak intensity，PI）、灌注上升斜率（ascending slope，AS）、灌注下降斜率（descending slope，DS）、平均灌注时间（mean transit time，MTT）、时间 – 强度曲线下面积（area under the curve，AUC）等数据。

4. 微血管显像　指应用造影专用软件将实时灰阶造影转换成微血管显像。微血管显像的成像原理是指对造影剂谐频信号进行逐步叠加，显示出造影剂的运动轨迹，从而描绘出肿瘤滋养血管的形态、走向和结构，效果类似于血管造影，对分析和准确判断超声造影增强后乳腺腺体及病灶的血管走行及分布有较大帮助。

第六节 超声弹性成像的原理及检查方法

一、超声弹性成像的原理

目前超声弹性成像在临床上应用比较广泛，主要分为应变力弹性成像和剪切波弹性成像。应变力弹性成像是依据组织不同弹性系数，在体外测定组织的机械特性或硬度的超声检查方法，它通过采集组织压缩前后的射频信号，利用自相关技术综合分析法对信号进行分析，得到组织内部应变分布并进行成像，从而对病变进行诊断。不同组织间弹性系数不同，在受到外力压迫后组织发生变形的程度不同，弹性系数小、受压后位移变化大的组织显示为红色，弹性系数大、受压后位移变化小的组织显示为蓝色，弹性系数中等的组织显示为绿色，借图像色彩反映组织的硬度。

剪切波弹性成像的原理为通过发射推力脉冲作用于感兴趣区，使其在发生纵向形变的同时产生横向剪切波，系统同时发出高敏感度的探测波捕捉剪切波信息，将 500Hz 以内的低频剪切波（横波）传播、接收与处理后，获得组织的弹性成像图。剪切波速度越大，表明组织弹性越小、硬度越大。反之，剪切波速度越小，则弹性越大、硬度越小。

二、超声弹性成像的检查方法

1. 超声弹性成像评分法 目前临床多采用 5 级评分法，分别是 0 级、Ⅰ 级、Ⅱ 级、Ⅲ 级、Ⅳ 级。0 级提示肿块囊性变或囊内出血，弹性图上具有特征性的表现即"蓝 – 绿 – 红"分布（blue-green-red sign，"BGR"征象）。良性结节弹性分级多为 Ⅰ ~ Ⅱ 级，而恶性结节的分级多为Ⅲ ~ Ⅳ 级（图 1-6-1，图 1-6-2）。

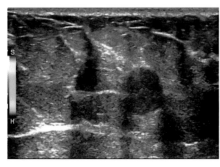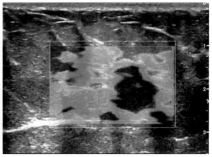

图 1-6-1 乳腺癌超声弹性成像

病灶弹性成像显示 Ⅳ 级

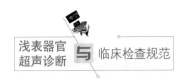
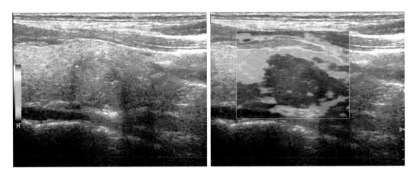

图 1-6-2 甲状腺癌超声弹性成像

病灶弹性成像呈蓝色，显示 IV 级

2. 弹性应变率比值法 此法是通过比较两个区域的顺应性差来反映两者的硬度比，是一种半定量的诊断方法，较评分法判断结节良恶性更有优势。利用超声诊断仪自带的应变率软件，计算出病灶与正常组织的硬度比。通常弹性应变率比值越高，说明病灶越硬，其恶性倾向越大，恶性结节弹性应变率比值高于良性结节（图 1-6-3）。

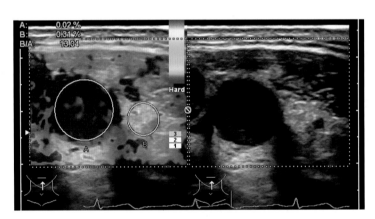

图 1-6-3 甲状腺癌弹性成像比值法

病灶弹性成像显示蓝色，与周围正常组织弹性比值大

3. 剪切波弹性成像 声触诊组织量化技术是剪切波弹性成像的一种，可以直接对结节硬度进行量化分析，剪切波速度越大，表明组织弹性越小、硬度越大。反之，剪切波速度越小，则弹性越大、硬度越小。组织弹性与其内部病理结构密切相关，当组织发生病理改变时其硬度也会相应改变（图 1-6-4）。

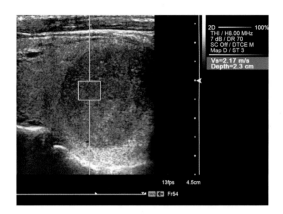

图 1-6-4 甲状腺腺瘤剪切波成像

病灶边界清，内部回声均匀，剪切波速度较低

（黄道中 杨好意）

第二章　超声诊断的方法学

第一节　基本操作手法及图像方位的标识

一、检查前的准备

上腹部检查包括肝、胆、胰腺、脾、肾上腺、腹膜后及腹内深部器官的病变等，需要空腹进行，主要防止胃肠道气体干扰。为了清除或避免声传播通路中气体干扰，必要时充盈液体，如饮水后充盈胃腔以清除胃内气体，便于观察胃腔内的病变及胰腺和腹膜后等部位。下腹部包括子宫、膀胱、前列腺等盆腔脏器的检查，需充盈膀胱，必要时可用导尿管灌注生理盐水充盈膀胱，还可利用某些生理特点进行观察，如利用脂餐试验观察胆囊收缩功能；以呼吸活动配合观察腹腔内脏静脉血管情况；利用 Valsalva 动作使胸膜腔内压改变，以减少静脉回流，从而使肝静脉、下腔静脉及下肢静脉显示清晰。

二、扫查的基本程序与操作手法

超声探测常规采用体表途径扫查，亦可根据不同病变的需要采用腔内或术中途径。腔内包括经食管、直肠、阴道和血管等。灵活运用各种切面扫查脏器及病变，经腹部扫查多以纵切面、横切面或斜切面的方式，腔内超声主要依靠仪器及探头本身具备的切面扫查。经腹部扫查探头移动的手法主要有以下几种：

1. 连续平行扫查法　在选定某一成像平面后，依次将探头沿该平面平行移动做多个平行的断面图像。

2. 立体扇形扫查法　在选定某一成像平面后，探头与体表接触处位置不移动，按一定角度扇形摆动探头，构成立体扇面图像。

3. 十字交叉扫查法　某一部位作为中心点进行纵向和横向扫查，鉴别是圆球形或是管形，常用于病灶中心定位穿刺或胸水定位。

4. 对比加压扫查法　利用探头加压腹部，并左右两侧或上下部位进行对比观察，可以帮助鉴别真假肿块。

三、图像方位的识别

（一）扫查的切面

在超声扫查中常以体表某些解剖标志为基准，取得各种不同方位的切面图像。常见的解剖标志有腹部正中线、脐平面、髂嵴平面、耻骨联合等。背面以脊柱棘突、肩胛角以及髂嵴上缘作参考点（参考线）以确定平面的方位与距离。

常用的扫查切面（图 2-1-1）：

1. **纵切面扫查**　扫查面由前向后，并与人体的长轴平行。
2. **横切面扫查**　扫查面与人体的长轴垂直。
3. **斜切面扫查**　扫查面与人体的长轴成一定角度。
4. **冠状切面扫查（或额状切面）**　扫查面与人体侧腹部（或与人体额部）平行。

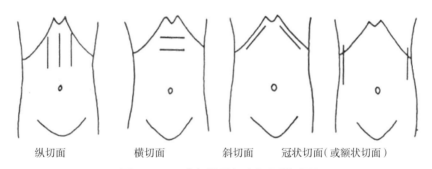

纵切面　　　　横切面　　　　斜切面　　　冠状切面（或额状切面）

图 2-1-1　腹部常用扫查切面模式图

（二）图像方位的标准

由于超声检查是实时动态的显示器官和组织正常或异常声像图，操作者为了显示清楚，经常变化探头的位置和声束的方向，所以造成图像变化较快，图像方位也在不停地变化中。因此要求掌握声像图的方位显示规则及声像图分析内容。

目前临床上心脏与腹部超声在某些切面上制定的方位正好相反，如纵切面图像。按规定腹部超声声像图位置是纵切面时患者头端结构显示在观察者左手侧荧光屏，脚端显示在观察者右手侧荧光屏中。横断面，患者右侧结构显示在观察者左手侧荧光屏，患者左侧结构显示在观察者右手侧荧光屏中，即横断面上荧光屏显示的左右关系与被检查者卧位的左右关系一致。同时根据超声成像的原理，探头接触皮肤时，声波由浅入深进入人体组织，愈近探头部位者显示在荧光屏上部，越深的部位显示在荧光屏的下部，换句话说探头从前腹壁向后扫时，前腹壁结构在荧光屏上部，后腹壁结构在荧光屏下部，如果探头从后向前扫（俯卧位时），则后腹壁结构显示在荧光屏上部，前腹壁结构在荧光屏下部。下面分别说明：

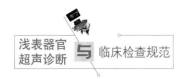

1. 腹部超声扫查

（1）仰卧位扫查时：相当于从被检查者足端向头端观察，此处图像左右侧分别是以检查医师座位时左右手为准，探头接触皮肤处显示在屏幕上方即近场，此切面深部结构显示在屏幕下方即远场。常用断面图（图 2-1-2）：

1）纵断面：图像左侧示被检查者头端结构，图像右侧示被检查者足端结构。

2）横断面：图像左侧示被检查者右侧结构，图像右侧示被检查者左侧结构。

3）斜断面：如斜断面近乎横断面（即探头倾斜角度不大），则以上述横断面为标准；斜断面近乎纵断面（即探头倾斜角度过大），则以纵断面所示为标准。

4）冠状断面：分左、右侧冠状断面，如左侧冠状断面相当于从被检查者左侧向右看，图像近场示被检查者左侧结构，远场示被检查者深部结构，图像左侧示被检查者头端结构，图像右侧示足端结构。

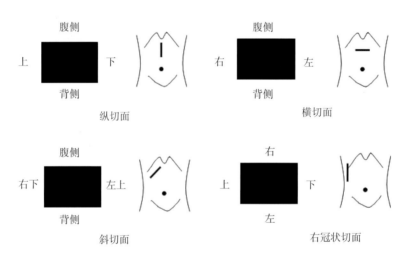

图 2-1-2　腹部常规扫查切面示意图

（2）俯卧位扫查时：俯卧位时，各断面图像上方代表被检查者背侧结构，下方代表腹侧结构。

1）纵断面：图像左侧示被检查者头侧结构，图像右侧示被检查者足侧结构。

2）横断面：图像左侧示被检查者左侧结构，图像右侧示被检查者右侧结构。

2. 心脏超声扫查

（1）纵断面扫查：经胸壁超声扫查心脏时只有纵切面图像方位与腹部正好相反，左侧示被检查者心尖结构，图像右侧示被检查者心底结构。

（2）横断面扫查：图像左侧示被检查者右心结构，图像右侧示被检查者左心结构。

四、超声诊断仪调节及图像优化

（一）B 模式仪调节及图像优化

1. **增益（gain）**　增益用来提高或降低图像中所有回波信号强度，有利于更好地观察囊、实性病灶内部回声强度。增益在屏幕上以分贝显示，可上、下调节（图 2-1-3，图 2-1-4）。

2. **频率（frequency）**　超声探头频率的高低可以决定图像的分辨率和穿透性，小儿、偏瘦的患者及浅表部位检查可选择较高频率的探头，降低频率可提高声波的穿透性，显示更深部结构，适合较胖人群或检查较深部位的脏器或结构。

3. **局部放大（zoom）**　放大局部感兴趣区，可更好地显示细微结构或对小病灶的测量，还可将远场的图像局部放大后在近、中场显示（图 2-1-5，图 2-1-6）。

4. **动态范围（dynamic range）**　指的是超声探头接收到的超声回波的幅度范围。动态范围越高，组织层次丰富对比越小，图像越清楚，反之亦然。

5. **聚焦（focus）**　聚焦可增加横向分辨率，移动焦点到感兴趣位置，可更清楚显示感兴趣区的结构。

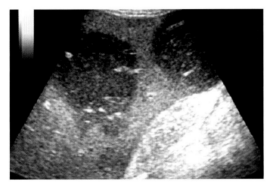

图 2-1-3　肝内淋巴瘤

调整合理增益清楚显示肝内病灶

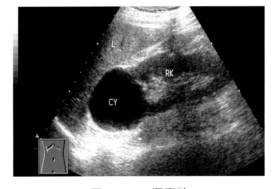

图 2-1-4　肾囊肿

调整合理增益清晰显示肾囊肿边界及内部回声

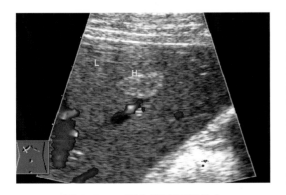

图 2-1-5　肝血管瘤局部放大

肝内实性病灶，周边回声较强，内部呈网络状

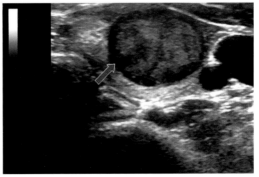

图 2-1-6　甲状腺腺瘤

病灶周边环形声晕（↑），内部呈均匀低回声

（二）CDFI 模式仪调节及图像优化

1. 彩色增益（color gain） 彩色增益是用于提高或降低彩色血流信号强度的，在进行血流检测时应选择适当的彩色增益。如增益过大，血管内彩色血流外溢，如增益过低，血管内彩色血流充填差。对于较小、流速较慢的血流应适当增加彩色增益。

2. 彩色窗口大小（scan area） 通过调节彩色窗口大小来显示感兴趣区的范围，扩大窗口，会降低彩色多普勒血流帧频，图像不连续。设置时包括必要的观察区，而不必过大。

3. 速度范围（scale） 也称为脉冲重复频率，它是指探头在单位时间内重复发射超声的次数。脉冲重复频率越高，能检测的血流速度越快，反之亦然。

4. 角度偏转（steer） 适用于线阵探头，根据血管与探头的关系调节角度偏转，有利于多普勒取样角度控制在 60°。

（三）频谱多普勒模式仪调节及图像优化

1. 脉冲重复频率（pulsed repetition frequency） 主要用于频谱多普勒检测血管内血流速度，脉冲重复频率增高可以检测较高血流，使得高速血流频谱波形位于图像显示高度的 2/3 水平，避免产生混叠。当用于彩色多普勒血流显示时，适当的脉冲重复频率可以让血流色彩清楚，避免出现彩色混叠或过明或过暗的血流。

2. 角度（angle） 调节多普勒声束与血流之间的夹角，尽量让多普勒角度与血流平行，多普勒角度≤60°。

3. 基线（baseline） 上下移动基线以容纳更快的血流，避免产生频谱混叠。

4. 壁滤波（wall filter） 一般有 4 档，滤波频率随数字的增加而增大，高通滤波用于高速血流检测，可以除掉呼吸或管壁运动的低频运动的干扰。低通滤波用于低速血流的检测，便于低速血流的显示。

（四）超声造影模式仪调节及图像优化

造影检查前常规签署书面知情同意书，然后进行超声造影检查，先显示满意的病变区二维图像，然后将显像模式设置为低机械指数造影显像模式，调整机械指数和增益。当在灰阶模式下调整到组织信号基本消除，主要的血管结构及一些解剖标记，如膈肌的信号则维持在稍稍可以识别的状态。目前实时超声造影成像模式可同步显示组织信号与造影信号，在超声造影动态观察过程可以保证一些小的病灶位于所观察的切面内。

1. 检查前准备 ①应告知患者并签署知情同意书；②详细了解病史，严格掌握造影剂禁忌证，避免不良后果；③为防止造影剂出现不良反应，应配有心肺复苏设备及抢救药品；④检查前应避免穿刺活检，以免影响诊断；⑤充分暴露颈前区。

2. 造影剂及仪器设置

（1）超声造影剂：造影剂制备及注射要求参见造影剂说明书。超声造影剂经外周静脉团注，每次用量为 1.2 ～ 2.4ml（用量以造影效果达到最佳为宜，必要时可用 4.8ml）。如需多次注射，间隔时间至少大于 10 分钟，以保证循环中的微泡已经清除。

（2）仪器、探头及超声造影条件设置：①仪器：配有超声造影成像技术的超声诊断仪及与之匹配的高频探头；②条件设置：选择预设部位造影条件，MI0.05 ～ 0.08 单点聚焦置于病灶深部边缘，调整增益抑制背景回声重要结构、管道等在可见水平。

3.患者体位　仰卧位，充分暴露检查部位。

（五）弹性成像模式仪调节及图像优化

1.感兴趣区的调节　进行组织弹性成像检查时，先获取满意的二维超声图像，启动弹性成像模式，同时显示二维图像及弹性图像。感兴趣区的大小应调节至病变区面积的 2 倍以上。

2.加压方法　加压法操作时，将显示屏上的反应压力与压放频率的综合指标（数字"1"～"7"显示），维持在"2"～"3"比较合适，数字"2"～"3"表示可较好地分辨组织的硬度，数字"1"表示外力指标过低，数字"4"以上表示外力指标过高，对组织硬度的反应均可能不准确。新的弹性成像方法可以利用自身的心脏、血管搏动或呼吸运动来检测组织的弹性，无须手法加压形成图像。

3.弹性成像的分析方法　近年来，弹性成像采用的是实时组织弹性成像，它是将受压前后回声信号移动幅度的变化转化为实时彩色弹性图像，弹性图像中以彩色编码代表不同组织的弹性大小，通常由红色至蓝色，表示组织从软逐渐变硬，弹性系数小的组织显示为红色，弹性系数大的组织显示为蓝色，弹性系数中等的组织显示为绿色，以色彩不同表示被测组织硬度。

弹性应变率比值法成像是比较病变区与周围正常区之间的弹性或硬度。在感兴趣区内选取病变区（应变值用 A 表示），周围正常组织去（应变值用 B 表示），计算 A/B 值即应变对比度，该值越大，表示病变组织的弹性越好，反之越差，从而反映出组织的硬度。

剪切波弹性成像是比较新的弹性成像方法，声触诊组织量化技术是剪切波弹性成像的一种，可以直接对结节硬度进行量化分析，剪切波速度越大，表明组织弹性越小、硬度越大。反之，剪切波速度越小则弹性越大、硬度越小。组织弹性与其内部病理结构密切相关，当组织发生病理改变时其硬度也会相应改变。

（黄道中　陈云超）

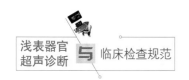

第二节 乳腺结节与甲状腺结节的分类

一、乳腺结节的 BI-RADS 分类

据统计，2010 年我国女性乳腺癌发病率为 25.89/10 万，占肿瘤总发病率的 16.97%，位居女性肿瘤首位，且死亡率较高。影像学诊断已成为乳腺癌筛查中的重要方法，尤其是高频超声已成为乳腺疾病诊断的首选检查方法，并在临床上被广泛应用。

1992 年，美国放射学院（American College of Radiology，ACR）提出乳腺影像报告和数据系统（breast imaging reporting and data system，BI-RADS），规范了 X 线报告的语言，在放射学医师与临床医师之间架起了一座沟通与交流的桥梁。随着超声诊断技术的不断发展，越来越需要进行规范化诊断技术，以利于提高诊断的准确性。

（一）BI-RADS 的分类进程

Categories 一词的本意是"种类""类别""门类"，意思是将乳腺结节分成不同类别，早期在我国就被翻译成"评分"。这个词很容易让人误解成：按照各种参数（形态、方位、回声等）对病灶打分，逐分积累，分数越高，恶性可能性越大。至今仍有不少医师是这样认为的，所以才有"具体如何打分"的问题。"分类"是一些学者在认识到"评分"一词不合适后使用的名称，后又认识到"分类"一词也欠妥。"分类"会让人理解为乳腺结节的类别不同，低类别是良性的，高类别是恶性的，是一个逐步演进的过程，与病理的分类含义一样。其实不然，BI-RADS 分类的含义是对乳腺结节样（瘤样）回声灶分类别，是一个较粗的划分，究其原因恰恰是针对乳腺回声的多样性、复杂性和交叉性所进行的一种较为简单的分类法。这样分类便于影像学医师掌握和管理不同种类的病灶。

（二）BI-RADS 分类的内容（表 2-2-1）

表 2-2-1 乳腺结节的 BI-RADS 分类

分类	解释	推荐处理
0	影像学评估不完全，需要进一步评估	建议结合临床查体，或其他影像检查
1	阴性	建议随访
2	考虑良性改变	建议定期随访（如每年一次）
3	良性疾病可能（2% 的恶性可能）	需要缩短随访周期（如 3 ~ 6 个月一次），这一类恶性的比例＜2%

（续表）

分类	解释	推荐处理
4	可疑恶性	建议穿刺活检
4a	低度可疑恶性（3%～30%的恶性可能）	建议穿刺活检，结果良性，建议随访
4b	中度可疑恶性（31%～60%的恶性可能）	建议穿刺活检，若为乳头状瘤，建议切除活检
4c	高度可疑恶性（61%～94%的恶性可能）	建议活检，病理医师对此类组织取材应谨慎，若为良性应短期随访
5	高度怀疑为恶性病变（≥95%认定为恶性疾病）	需要手术切除活检及恰当处理
6	已行活检，病理证实为恶性病变	手术切除

注：1类（category 1）阴性 超声上无异常发现。

2类（category 2）良性发现 本质上是非恶性的，单纯囊肿就属于这一类。乳腺内淋巴结（仍可能包含在1类）、乳腺置入物、稳定的外科手术后改变和连续超声检查未发现改变的纤维腺瘤也属于2类。

3类（category 3）可能良性发现 建议短期随访，边缘界限清楚、椭圆形、且呈水平方位生长的实质性肿块最有可能的是纤维腺瘤，其恶性的危险性＜2%。目前短期随访正越来越成为处理的策略，不能扪及的复杂囊肿和簇状小囊肿也可纳入该类，行短期随访。

4类（category 4）可疑恶性 应考虑活检：此类病灶癌的可能性为3%～94%。应对这些病灶进行分类，即低度、中度或较大可能恶性。一般而言，4类的病灶要求对组织进行取样活检。不具备纤维腺瘤和其他良性病灶所有超声特征的实质性肿块即包括在该类。4类的亚类划分原则：

4a类（category 4a）属于低度可疑恶性 病理报告结果一般为非恶性，在获得良性的活检或细胞学检查结果后应进行6个月或常规的随访。例如，可扪及的、局部界限清楚的实质性肿块，超声特征提示为纤维腺瘤，可扪及的复杂囊肿或可能的脓肿。

4b类（category 4b）有中度可能恶性的病灶 属于这个分类的病灶，超声和病理有紧密相关。部分界限清楚、部分界限不清的纤维腺瘤或脂肪坏死则可进行随访，但乳头状瘤则可能需要切除活检。

4c类（category 4c）恶性可能较大，但不像5类那样典型的恶性 例如，边界不清的不规则实质性肿块或新出现的簇状细小多形性钙化。该类病灶很可能会是恶性的结果。

5类（category 5）高度提示恶性 应采取适当的措施：几乎肯定恶性。超声发现的归入该类的异常有95%或更高的恶性危险，因而在开始时就应考虑明确的治疗。

6类（category 6）活检证实的恶性 应采取适当的措施：在患者寻求治疗前已经活检证实恶性的属于该类。

（三）BI-RADS分类的进一步解读

乳腺结节BI-RADS分为组织构成、肿块、钙化、相关特征、特殊病变五部分内容。

1. 组织构成 成年女性乳腺的超声图像差异很大，不同的乳腺背景将影响超声对病灶的检出率及准确性。BI-RADS第五版将乳腺组织构成分为均匀和不均匀两种：前者包括两种情况，分别由均匀分布的脂肪和纤维腺体成分组成；后者即不均匀背景，可以是局限的，也可以是弥散的。腺体高回声与脂肪低回声混杂，在交界部位常常会出现声影等情况，影响对病灶的检出，同时也增加了一些不必要的活检。

2. 肿块 对肿块的描述分为形状、方位、边缘、内部回声、后方特征等方面。第五版中的边界被取消，其原因是边界特征特指病灶与周围组织过渡带的情况，这种改变仅存在于恶性肿瘤及炎性病变中，良性病变中都不存在过渡带，且恶性病灶与炎性病变的过渡带并无明确的区分，因此，在第五版中将这部分内容取消，但过渡带的存在对病变

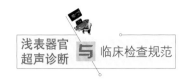

性质的判断仍然是重要的。

（1）形状：分为椭圆形或卵圆形、椭圆形、不规则形。椭圆或卵圆形（可以包括2～3个起伏），即"浅分叶状"或大的分叶（图2-2-1）；圆形：球形或圆形（图2-2-2）；不规则形：既不是圆形也不是椭圆形（图2-2-3，图2-2-4）。

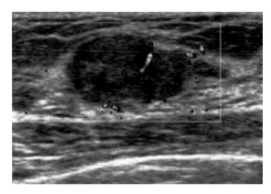

图 2-2-1　肿块表面浅分叶状

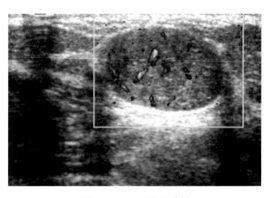

图 2-2-2　圆形肿块

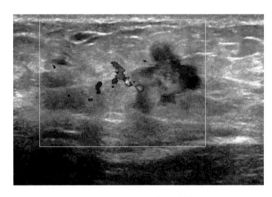

图 2-2-3　不规则形肿块

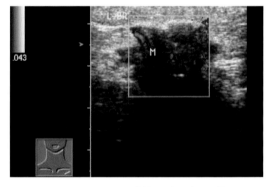

图 2-2-4　肿块周边呈蟹足状

（2）方位：是超声影像独有的特征，根据病灶的长轴与皮肤是否平行判断其方位，分为平行与不平行两种。平行：病变的长轴与皮肤平行（"宽大于高"或水平生长，即纵横比＜1）；非平行：病灶长轴不是沿着皮肤线生长（"高大于宽或垂直生长，包括圆形，即纵横比≥1）（图2-2-5）。

（3）边缘：是肿块的边缘和边界特征，与肿块的形状和方位一样是判断病灶良恶性的重要指标，分为完整和不完整两种情况。需要注意的是：对病灶边缘的判断重点是区分边缘是否完整，而不是对不完整边缘亚类型的具体细分。完整分为三种：①清晰：清晰区分病灶与周围组织之间的分界线；②高回声晕环：在肿物与周围组织之间没有清晰的分界线，通过一层高回声的过渡区（又被称为"毛玻璃样"晕）连接起来（图2-2-6）；③边缘完整：确切的或锐利的边缘，与周边组织相比形成鲜明的差别。不完整分为四种：①模糊：肿物与周围组织之间没有明确的边界；②成角：病灶边缘的部分或全部形成锋

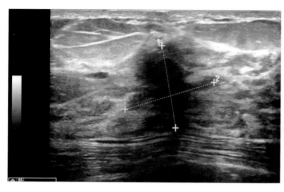

图 2-2-5　肿块纵横比＞1

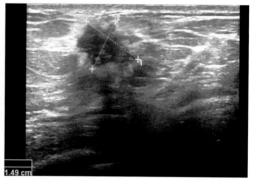

图 2-2-6　肿块周边高回声晕环

利的角度，通常形成锐角（基底宽于尖部）（图 2-2-7）；③微分叶：肿物的边缘形成齿轮状的起伏（图 2-2-8）；④毛刺：从肿物的边缘伸出的锐利的细线（基底和尖端宽度类似）（图 2-2-9）。

（4）内部回声：乳腺内病灶的回声类型判断以乳房内的脂肪回声为标准，脂肪回声为等回声，乳腺良恶性肿块多数为低回声。乳腺肿块的回声类型分为无回声、低回声（图 2-2-10）、等回声（图 2-2-11）、高回声（图 2-2-12）、囊实混合回声（图 2-2-13）、

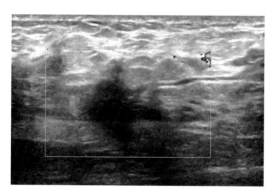

图 2-2-7　肿块边缘成角

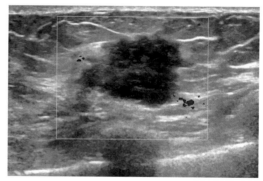

图 2-2-8　肿块表面呈微分叶

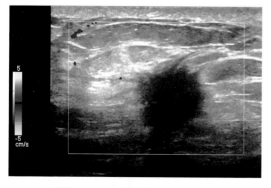

图 2-2-9　肿块表面呈毛刺状

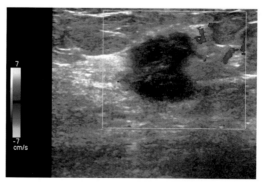

图 2-2-10　低回声型肿块

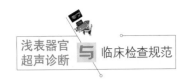

不均匀回声。与肿块的其他特征相比，肿块回声类型对乳腺疾病的诊断特异性不高。

（5）后方特征：代表与肿块声传导有关的声衰减特性，后方回声衰减及增高是判断肿块性质的主要附属特征。后方回声分为无改变、回声增强（图2-2-14）、回声减低（图2-2-15）、回声混合（两种及以上的后方回声）等特征。

（6）周围结构/导管改变：异常的管径和/或分支。①Cooper韧带：拉伸或增厚（图2-2-16）；②水肿：周围组织回声增强，由低回声线构成的网状特征；③结构扭曲：

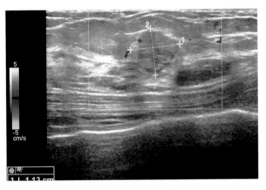

图 2-2-11　等回声型肿块

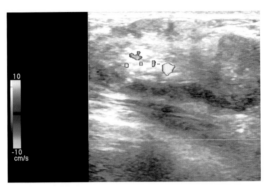

图 2-2-12　高回声型肿块

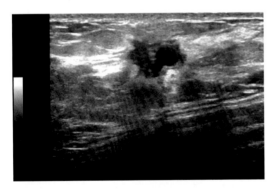

图 2-2-13　囊实混合型肿块

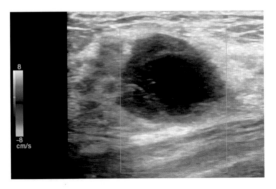

图 2-2-14　肿块后方回声增强

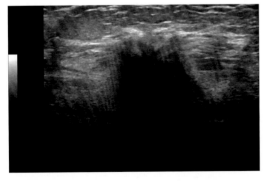

图 2-2-15　肿块后方回声衰减

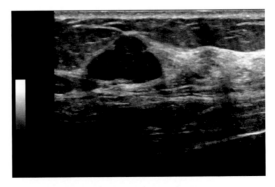

图 2-2-16　Cooper韧带
穿透乳腺组织内高回声带，斜行且轻度向前推移

正常解剖结构的破坏；④皮肤增厚：皮肤局限或弥漫性增厚＞2mm，乳晕区及下胸部（图2-2-17）；⑤皮肤回缩/不规则：皮肤表面凹陷或界限不清的回缩。

3. **钙化**　与钼靶X线相比，超声对钙化的显示缺乏特征性，但对于低回声肿块内的钙化超声可较准确地显示。高频、高分辨率的超声探头使导管内（尤其表浅位置）的钙化得以清晰显示，腺体内的簇状钙化也可能被显示，并在超声引导下穿刺活检。BI-RADS对于乳腺钙化的描述分为肿块内钙化、肿块外钙化以及导管内钙化（图2-2-18～图2-2-20）。

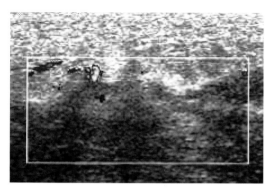

图2-2-17　炎性乳腺癌的皮肤增厚

乳腺皮肤及皮下组织均明显增厚，层次不清并可见多数小实性病灶

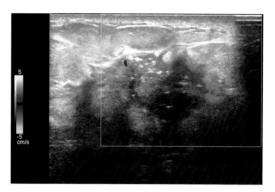

图2-2-18　肿块内微钙化

微钙化是指强光点直径≤1

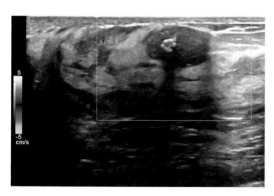

图2-2-19　肿块内粗钙化

粗钙化是指直径≥1

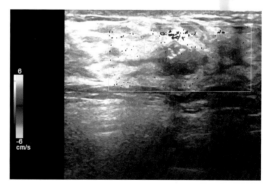

图2-2-20　肿块内簇状钙化

钙化点在病灶内呈簇状排列

4. **相关特征**　包括结构扭曲、导管改变（管径增宽、管腔内异常回声）、皮肤改变（增厚、内陷）、水肿、血流（无血流、肿块内血流、晕环血流）（图2-2-21，图2-2-22）、弹性成像。弹性成像是第五版新增加的内容，目前用于乳腺检查的超声仪器多数具有弹性成像功能，该成像技术在乳腺超声检查中的应用也日益广泛，但需注意的是当弹性成

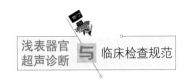

像显示的组织硬度与形态学改变不一致时，对肿块性质的判断更重要且更可靠的是其形态学的改变，肿块硬度分为软、中、硬三种（图 2-2-23～图 2-2-28）。

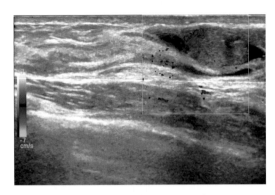

图 2-2-21　导管内乳头状瘤

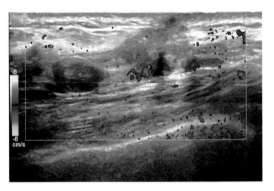

图 2-2-22　导管内乳头状癌

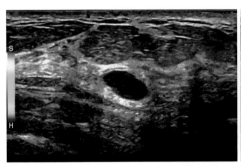
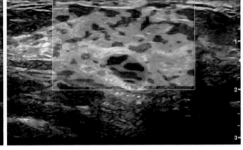

图 2-2-23　囊性病灶弹性成像

囊性病变弹性成像显示为 GRB 现象

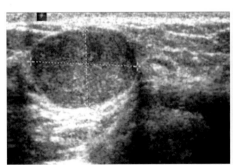
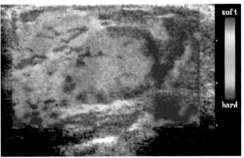

图 2-2-24　良性病灶弹性成像

弹性成像显示肿块呈中等硬度为绿色

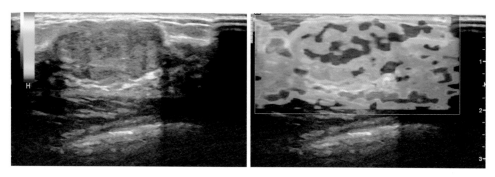

图 2-2-25 良性病灶弹性成像

弹性成像显示病灶为以绿色为主的中等硬度，多为良性

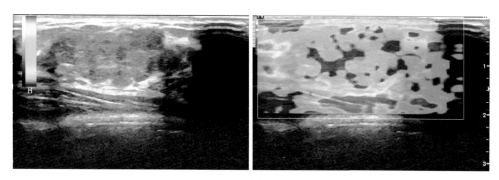

图 2-2-26 良性病灶弹性成像

弹性成像显示病灶以绿色为主，多为良性

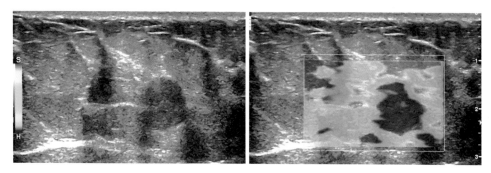

图 2-2-27 恶性病灶弹性成像

弹性成像显示为蓝色，见于恶性病变

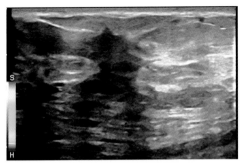
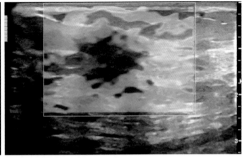

图 2-2-28　恶性弹性成像

弹性成像显示病灶及周边呈蓝色,见于恶性病变

5. **特殊病变**　指具有特殊的超声表现且诊断明确的病变,包括单纯囊肿(图 2-2-29)、簇状囊肿(病变由簇状的无回声组成,每个小囊肿< 2mm,囊肿间距离< 0.5mm,且无实性成分,图 2-2-30)、复杂囊肿(囊液浑浊,有点状回声漂浮,但无实性成分,图 2-2-31)、皮肤上或皮肤内的肿物(图 2-2-32)。这些肿物临床上很容易发现,包

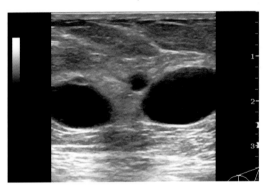
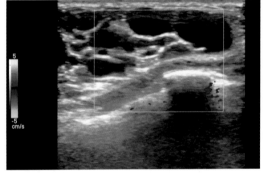

图 2-2-29　单纯囊肿声像图

乳腺内无回声区,边界清,内部未见回声

图 2-2-30　簇状囊肿

多个大小不等无回声区呈簇状排列

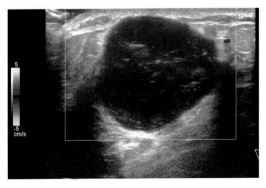
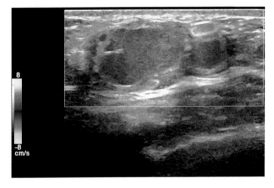

图 2-2-31　复杂囊肿

囊内回声较多,可见光点或光带

图 2-2-32　乳液囊肿

囊内可见较多光点回声,类实性,可见光点移动

括皮脂腺囊肿、表皮包涵囊肿、瘢痕疙瘩、痣和神经纤维瘤。异物包括：用做标记的夹子、线圈、导丝、导管套、硅胶、金属或导致创伤的玻璃。淋巴结：乳腺内和腋窝淋巴结的结构特征像一个小肾，具有高回声的门和周边低回声的皮质。血管异常（动静脉瘘、Mondor 病）、术后积液、脂肪坏死。

（四）乳腺超声成像报告系统

1. 检查指征 可触及的肿块、钼靶 X 线或 MRI 发现异常需进一步检查及介入引导的患者不适宜做钼靶 X 线检查的患者（年轻、怀孕、哺乳等），钼靶 X 线检查成为患者行乳房超声检查的原因之一。

2. 超声检查的范围及所用技术 如全容积成像技术、CDFI、CDE、弹性成像技术等。

3. 简要描述乳腺组织构成 仅筛查时注明。

4. 清晰描述阳性发现 对病变的描述，应注意以下几点：

（1）病灶的形态学描述包括形状、边缘、方位以及相关特征的表述（如结构扭曲）；病变的后方特征、回声类型、血流以及弹性评分对于病变性质的判断都是有价值的，描述内容应包括与病变性质直接相关的特征。对于特殊病如单纯囊肿、簇状囊肿、乳内淋巴结，异物可以在报告中列出（2类），但也可以不列出，此时相应的分类为阴性（1类）。

（2）对于重要的发现，病灶的大小至少要测量两个径线，当患者有一份或数份以前的报告需要对比时，最好测量 3 个径线。没有必要对双乳多发的小囊肿一一测量，将每侧乳腺内最大的囊肿进行测量并记录即可。有测量数据的肿块留图时要留两幅，一幅有测量标记，一幅无测量标记，这样做的原因是测量标记会影响对边缘情况的判断，而病灶的边缘特征对病灶（尤其是小病灶）性质的判断至关重要。

（3）常规采用时钟法记录病灶位置，需标明病灶位于几点钟以及距乳头的距离，若同一位置有多个结节，还需标明距皮肤的距离，以便准确区分不同深度的结节，这点对于超声引导下的活检穿刺更为重要。在随访中，可能会因为患者体位、入射角度等技术问题使病灶在两次检查中位置不一致，如能确定为同一病灶，在报告中应注明。

（4）可采用表格记录双乳多发病灶的位置、距乳头距离、大小等。

（5）与之前的（包括查体、钼靶 X 线、MRI 等）检查对照。在每一份超声报告中，都应包括这部分内容。在报告中应注明本次超声检查所发现病灶与以前钼靶 X 线、MRI 显示的病灶是否为同一病灶；同时，超声还应详细记录病灶的形态是否发生变化，对于良性病灶，若其长径在不足 6 个月的时间内增加超过 20%，应进行活检。

（6）生成报告：如同一天进行了多项影像学检查，报告中应对每种影像学检查发现分段描述，并得出一个最终的分类和管理意见。当不同的影像学评估不一致时，应采用恶性可能性最高的类别，其遵循的类别参考以下的等类：0、1、2、3、4、5、6。但是也有例外，同一病灶一种影像检查具备典型良性特征，而另一种检查方法未显示典型良性特征，此时的最终分类为前一种检查方法的评估分类。如钼靶 X 线检查显示为部分边缘完整、内部无钙化的团块影，而超声显示为单纯性囊肿，此时分类为 2 类。

（7）评价：每一份超声报告都应包括与本次超声检查发现所对应的 BI-RADS 分类

（1～6类），这种分类与钼靶X线的分类方法是一致的。某些情况下会用到0类（不完整的评估），需要进一步做其他影像学检查方法或与之前的报告对照等。

（8）管理：建议包括对良性结节的定期随访，可能恶性结节的穿刺或切除活检等。如果建议在影像引导下穿刺活检需注明具体的引导影像学方法。

5. 乳腺恶性肿瘤的声像图特征

（1）实质性：指乳腺发生的病灶/病变为组织学上的实体组织，而含液性或以液性为主的病变，主要指具有血液供应的活体组织，也应该包括缺乏血供的组织（图2-2-33，图2-2-34）。

（2）低回声：指在声像图上乳腺病变回声低于脂肪组织（图2-2-35，图2-2-36）。

（3）边界不清：病灶无明确的边界，与周围组织分界不清，具有恶性征象，即恶性晕征、毛刺、微分叶等（图2-2-37～图2-2-39）。

（4）形态不规则：病灶形态不规整，可有大小不等的突起伸入周围组织内，大者称分叶，小的称角状突（图2-2-40，图2-2-41）。

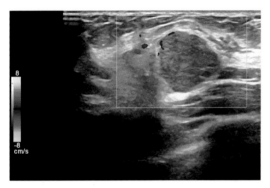

图2-2-33　实质性肿块

病灶内部中等回声，较均匀

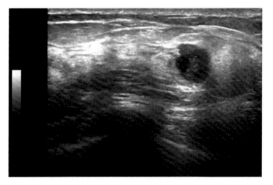

图2-2-34　囊实混合性肿块

病灶内部液化坏死，呈囊实混合性病变

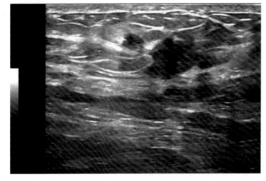

图2-2-35　低回声肿块

病灶呈低回声，形态不规则，边界欠清

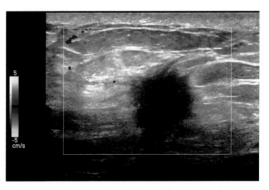

图2-2-36　极低回声肿块

病灶内部回声明显低于周围组织回声

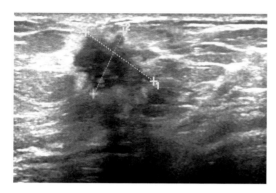

图 2-2-37　恶性病灶周边晕征

病灶周回边声稍高的光圈

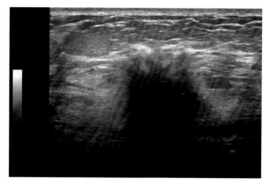

图 2-2-38　恶性病灶周边毛刺

病灶周边有细线条状低回声

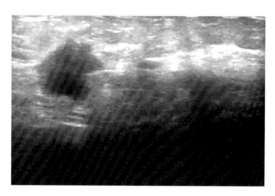

图 2-2-39　恶性病灶包膜呈微分叶

病变边缘小叶状低回声，不规则

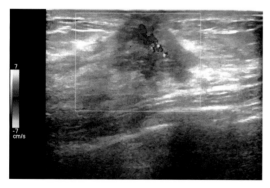

图 2-2-40　恶性病灶形态不规则

病变形态不规则，大小不等低回声

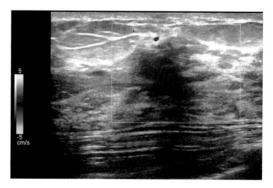

图 2-2-41　恶性病灶周边呈蟹足状

病变边缘细长低回声，不规则分布

（5）微钙化：病变组织内有多个细点状强回声，大小为 1 ～ 2mm，不均匀分布在低回声背景的病灶内（图 2-2-42，图 2-2-43）。

（6）纵横比＞ 1：乳腺病变的生长方式趋向于浅层和深层，测量时病灶的前后径大于横径（图 2-2-44）。

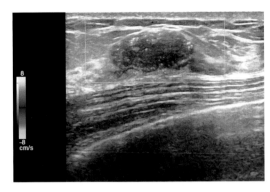

图 2-2-42 恶性微钙化

病灶细小点状强回声

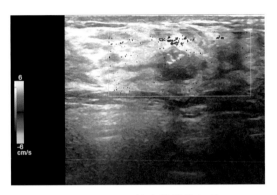

图 2-2-43 恶性病灶簇状钙化

病灶内多个强光点密集分布

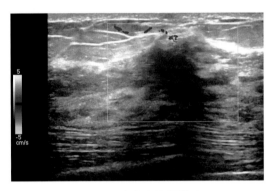

图 2-2-44 乳腺病灶纵横比 > 1

病灶平行皮肤的内径小于垂直于皮肤的内径

（五）乳腺局灶性病变的管理流程

1. 健康人群筛查流程 先询问病史和体检，然后进行影像学检查，分为两部分。第一部分检查阴性，再根据高危因素分为两部分。没有高危因素的人群按照年龄分：20 ～ 40 岁的进入 1 ～ 3 年一次的健康体检和乳腺癌风险教育，> 40 岁的每年一次健康体检和 X 线乳腺检查。有高危因素的人群进入多个不同流程，高危因素包括 6 项：①乳腺癌病史；②＞ 35 岁，由盖尔模型计算出浸润性导管癌 5 年风险≥ 1.7%；③有家族史，患癌可能＞ 20%；④小叶原位癌；⑤30 岁以下有胸部放疗史；⑥遗传的提示或基因易感。

2. 体检阳性 超声诊断流程分为以下几种情况：

（1）可触及肿物，年龄≥ 30 岁者，首先进行 X 线乳腺检查，分到 1 ～ 3 类的病灶，加做超声检查，超声有 4 种可能发现：

1）实性病灶和非单纯性囊肿，进入第二个环节。对于分为 3 类的实性病灶，＜ 2cm、临床低度可疑者，每 6 ～ 12 个月做一次体检和超声 /X 线乳腺检查，观察 1 ～ 2 年。如果病灶增大，则分入 4 类，进行活检。如不变，则进入正常人群筛查管理，也可以穿刺抽液，抽液后病灶依然存在，进入穿刺活检。如果病灶消失或清亮液体，又分为2种情况管理：①病灶复发，＞35岁者则进行超声检查，按照1项进行管理；②没有复发，则进入健康人群筛查管理。如果超声检查分到4类并有临床高度可疑的，则直接进入活检环节。

2）单纯性囊肿：分到2类（阴性），进入健康人群管理。

3）非单纯性囊肿：对于复杂性囊肿，超声分为3类的，可以短期复查，即每6～12个月做一次体检和超声/X线乳腺检查，观察1～2年。如果病灶增大，则分入4类，进行活检；如果不变，则进入正常人群筛查管理。对于复合性囊肿，超声分入4类，直接进行组织活检。

4）年龄≥30岁，超声没有异常发现者：分到1类（需要其他方法诊断），或直接活检，或每3～6个月复查一次，持续1～2年。如果病灶增大，则进入活检；如果不变，则进入健康人群管理。

（2）可触及肿物，年龄＜30岁者，首选超声检查，有4种可能情况：①实性病灶，根据BI-RADS分类管理；②非单纯性囊肿：分到3类；③单纯性囊肿：分到2类；④超声没有异常发现，分到1类。

单纯性囊肿：囊性、位置局限、壁清晰的圆形或卵圆形、后方回声增强。

非单纯性囊肿：有一项或多项单纯性囊肿没有的特点。

1）复杂性囊肿：具有单纯性囊肿的绝大部分特点，但也有一些在单纯性囊肿没有的表现，为圆形或卵圆形、内有无血流信号的低回声（如囊内分层征）。复杂性囊肿没有实性成分，如囊肿内团块、厚壁或厚分隔。

2）复合性囊肿：囊肿内有实性成分，如囊肿内团块、厚壁或厚分隔，也可以囊实性并存。

3）腺体不对称性增厚或结节感：年龄＜30岁者，首选超声检查，加或不加X线乳腺检查。如果超声分为1～2类或良性表现，临床可以诊断为良性病灶，每3～6个月体检一次。如果没有变化，则进入健康人群管理。如果有进展，则按照2类进行管理。如果临床仍有可疑，可以直接进入活检环节。

4）乳头溢液，但没有触及肿物：对于挤压后才出现溢液（非自发性）的，且年龄＜40岁者，观察并教育其停止挤压乳头并随时报告溢液的变化。对于年龄≥40岁者，出现下列情况要加做超声/X线乳腺检查，并教育其停止挤压乳头并随时报告溢液的变化。对于自发性溢液、单边/单根导管溢液、溢液清亮无色、血性或浆液性者，做超声/X线乳腺检查，超声分到1～3类的病灶，行导管镜检和MRI；分到4～5类的病灶，进行组织活检。

5）皮肤改变：不论是可疑炎性乳癌、红斑、橘皮样变，还是可疑Paget病、乳头脱皮、乳头湿疹，都要进行超声/X线乳腺检查，根据影像学BI-RADS分类进行管理。对于超声分到1～3类、阴性、良性改变或良性可能性大的患者，做皮肤钻孔活检或乳头活检。病理结果为良性的，再次进行临床评估、乳腺MRI，或再次活检，病理结果为恶性的，则按照美国国立综合癌症网络（National Comprehensive Cancer Network，NCCN）乳腺癌

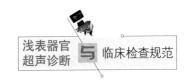

指南治疗。超声分到 4～5 类的要进行组织活检（皮肤钻孔活检或外科切除活检）。如果结果为良性，以前没有做皮肤钻孔活检将实施钻孔活检或乳头活检；如果结果为恶性，直接进入治疗路径。

对于所有组织活检为良性的病例，每 6～12 个月做一次体检和超声 /X 线乳腺检查，持续 1～2 年。如果病灶没有变化，进入健康人群管理。如果病灶增大，直接进入外科切除。对于交界性、不典型增生和原位癌，均应外科手术切除。对于活检为恶性的，直接进入治疗路径。

二、甲状腺结节的 TI-RADS 分类

近年来，甲状腺结节发病率明显升高，存在的原因多样，部分报告可能与环境因素、放射线的影响及高碘相关，也有报道与影像学检查技术的提高，特别是与高分辨率的超声检查的普及和开展健康体检关系密切。

甲状腺结节的声像图表现复杂多样，部分结节良恶性判断困难。超声检查有赖于超声设备的性能，更依赖于超声医师的认识和经验。同一患者的甲状腺结节，不同的超声医师认识迥异，报告结论差别很大，给临床处理带来困惑。临床工作中越来越需要对甲状腺结节进行评估，做出良恶性的判断，有利于临床医师的进一步处理。

（一）甲状腺结节的分类发展过程

Park JY 和 Horvath E 于 2009 年相继发表对甲状腺超声分类的论文，即："*thyroid imaging reporting and data system for ultrasound features*（TI-RADS）"，首次对甲状腺超声诊断有了规范的指导性意见。Horvath 将甲状腺结节分为 6 类：1 类阴性，2 类良性，3 类可能良性，4 类可疑恶性，5 类高度怀疑恶性，6 类是经病理学确诊的恶性病变。这一分类与 BI-RADS 相似，得到大多数学者的认同，国内外最新论文基本采用这种分类方法（表 2-2-2）。

表 2-2-2 甲状腺结节的 TI-RADS 超声分类及处理建议

分类	评价	超声表现	恶性风险	建议
0	无结节	弥漫性病变	0	结合实验室检查
1	阴性	正常甲状腺（或术后）	0	不需随访
2	良性	囊性和（或）实性、形态规则、边界清楚	0	长期随访
3	可能良性	不典型的良性结节	＜ 5%	1 年后复查
4	可疑恶性	实质性、低回声 / 极低回声、微钙化、边界模糊 / 微分叶、纵横比＞ 1	5%～8%	穿刺活检或手术，即使阴性细胞学结果，都要定期随访
4a		具有一种恶性征象	5%～10%	6 个月后复查
4b		具有两种恶性征象	10%～50%	活检

（续表）

分类	评价	超声表现	恶性风险		建议
4c		具有三或四种恶性征象	50%～85%		手术
5	恶性*	超过四项征象，尤其是有微钙化和微分叶者	85%～100%		手术切除
6	恶性*	经病理证实的恶性病变			

　　甲状腺恶性结节的超声征象包括：实质性、低回声、极低回声、微分叶或边缘不清、微钙化和结节纵径大于横径（图2-2-45～图2-2-56）。一旦具有这些恶性征象，就判为4类，仅有一种恶性征象为4a，有两种征象为4b，有三种和四种征象为4c，有四种以上征象为5类。不具有以上任何一种恶性征象，但又不是典型的良性结节，这种不确定的结节归为3类。此研究完全基于二维声像图表现，没纳入彩色多普勒血流信号，也未涉及弹性成像和超声造影，从而简化了甲状腺结节的TI-RADS分类，使超声医师更容易掌握。

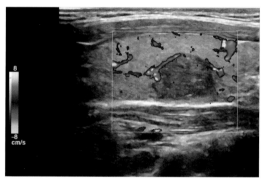

图2-2-45　甲状腺良性实质性结节

病灶形态规则，边缘较清楚，内部回声尚均匀

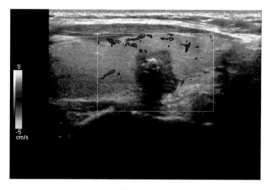

图2-2-46　甲状腺恶性实质性结节

病灶形态不规则，内部可见钙化灶

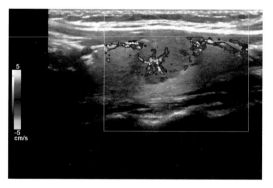

图2-2-47　甲状腺低回声结节

甲状腺癌结节内放射状血流

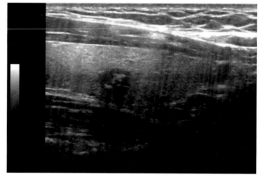

图2-2-48　甲状腺低回声结节

甲状腺癌结节内多发钙化灶

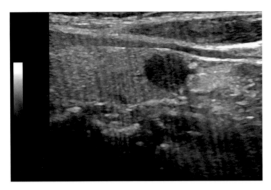

图 2-2-49　甲状腺癌极低回声结节

病灶回声明显低于周围组织

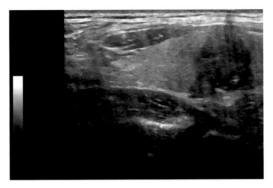

图 2-2-50　甲状腺癌极低回声结节

病灶形态明显不规则，回声明显低于周围组织

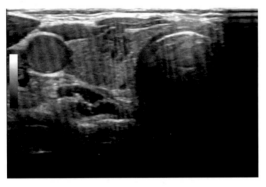

图 2-2-51　病灶边缘微分叶

甲状腺癌结节边缘可见小分叶状结构

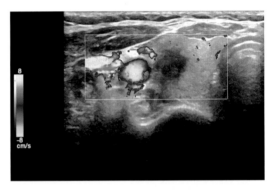

图 2-2-52　病灶边缘不清

甲状腺癌病灶边缘与正常组织分界不清

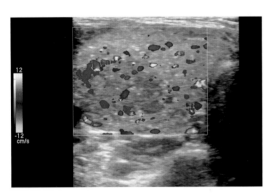

图 2-2-53　甲状腺内微钙化

甲状腺癌病灶内大量细小钙化点

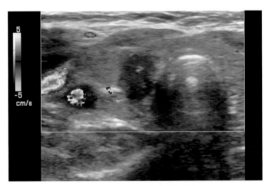

图 2-2-54　甲状腺微钙化

甲状腺癌病灶内单个钙化点

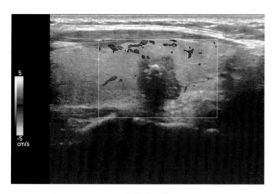

图 2-2-55 病灶纵横比 > 1

病灶平行于皮肤的内径小于垂直于皮肤的内径

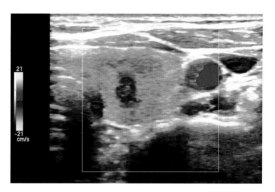

图 2-2-56 甲状腺微小癌的纵横比 > 1

病灶平行于皮肤的内径小于垂直于皮肤的内径

（二）甲状腺结节的 TI-RADS 分类存在的问题

1. 分类不统一 目前只在 5、6 类上统一，其他各类都有分歧。如 1 类，Park 将囊性为主的结节归为 1 类，Horvath 将桥本甲状腺炎归为 1 类，甚至将桥本甲状腺炎伴结节也列入 1 类，这是不恰当的。有文献报道，桥本甲状腺炎伴恶变高于正常甲状腺的 6～10 倍。2 类，Park 将腺瘤样良性结节归入 2 类，Horvath 和后期的多位学者将囊性和实性的典型良性结节也列入 2 类。3 类结节的共识是倾向良性结节，但是表现不特别典型。Kwak 等在 2011 年报告了他们新的研究成果，将甲状腺结节的 TI-RADS 分为 5 类：1 类是阴性，恶性风险为 0；2 类是良性，恶性风险为 0；3 类可能良性，恶性风险 1.7%；4 类是可疑恶性，分成 4a、4b 和 4c 三种亚型，恶性风险分别是 3.3%、9.2% 和 44.4%～72.4%；5 类是高度提示恶性，恶性风险 87.5%。国内有学者将 3 类分成 3a 和 3b 亚型。可疑恶性结节进入 4 类成为共识，但是分类较乱，有单独 4 类，有 4a 和 4b 两个亚型，有 4a、4b 和 4c 三个亚型，目前比较认同的是将 4 类分成 4a、4b 和 4c 三个亚型。

2. 对声像图判断的偏差

（1）微钙化：国外多位学者的千例以上的报道中，微小钙化的危险度评分较低，其原因是难以区别强回声点是胶质还是微钙化。

（2）低回声和极低回声：恶性结节基本都表现为低回声、极低回声的恶性危险度最高。但是，局限性亚急性甲状腺炎常表现为极低回声，有时很难与癌灶鉴别，临床上总会有亚急性甲状腺炎因误诊而手术的病例。

（3）边缘毛刺和微分叶：甲状腺恶性结节无包膜、边界模糊不清是其仅次于极低回声的恶性特征，这种表现在甲状腺恶性结节中很少见到，但在乳腺癌中较常见。

（4）形态不规则：恶性结节形态不规则，但是甲状腺结节除了典型的腺瘤外，良性增生性结节也多表现为不规则。这也是为什么多数学者提出单一的超声表现鉴别甲状腺结节性质不可靠，这也是 TI-RADS 分类所面对的问题。

3. 新技术的评价 彩色多普勒血流信号不建议纳入评判标准，因为甲状腺结节血流信号的多少与结节的良恶性关系不大，甚至干扰对结节的判断。甲状腺乳头状癌伴发纤维组织增生和钙化，干扰超声弹性成像对恶性结节的判断。超声血管造影是显示组织微血管的血供：甲状腺乳头状癌占甲状腺恶性病变的95%左右，乳头状癌80%左右为乏血供表现低增强，有10%为高增强；髓样癌、低分化癌等都表现为等增强和高增强；良性增生性结节也是高增强。所以超声造影必须是在二维的基础上综合判断。甲状腺乳头状癌约50%发生引流淋巴结转移，转移淋巴结具有超声特性，即等回声、微钙化、囊性变和血流信号丰富，是甲状腺癌的有力证据，但是多数学者未将淋巴结纳入TI-RADS分类评估，其原因是超声鉴别淋巴结性质困难，仅在最近Sánchez才将甲状腺癌伴淋巴结转移纳入5类。

4.TI-RADS分类应该考虑的因素 桥本甲状腺炎可以合并良性和恶性结节，桥本甲状腺炎的病程中可出现亚急性甲状腺炎，不同性质的结节同时存在，如腺瘤与结节性甲状腺肿，腺瘤与结节性甲状腺肿和恶性结节并存。应该对这些复杂增生结节的不同阶段，如囊性、实性、混合性、粗钙化、环状钙化和微小钙化合并存在、增生结节伴恶变等，进行分类。

5. 新的TI-RADS分类 甲状腺结节的TI-RADS分类应该统一，避免学术上的一些争论，影响超声结果的准确性。甲状腺的TI-RADS超声分类是源于ACR的乳腺分类方法，BI-RADS在20世纪90年代就开始讨论，2003年成为指南，经历30多年时间已基本成熟，被临床和影像广泛采用。在2013年的BI-RADS新版中，对超声声像图进行了详细阐述，特别列出0类的异常程度高于3类。

甲状腺超声与乳腺超声的表现和解释类似，尤其是近三年文献TI-RADS和BI-RADS的分类几近雷同。结合最近几年国内外各家文献和临床运用实际情况，以二维声像图表现为主提出新的分类，便于实际运用并与临床沟通。

基于如下观点：① TI-RADS是甲状腺病变的超声声像图分类，而不是单指对结节的分类；②只针对二维声像图，对良性和恶性结节超声特征进行归类，便于超声医师掌握；③不纳入血流信号、弹性成像和超声造影等信息，避免干扰TI-RADS分类的准确性，待成熟以后再进入评价；④影像学医师应注意，BI-RADS和TI-RADS分类仅是根据影像学的表现进行分类，在影像学的报告中不应出现0、1、6的分类（0类是有异常但影像学无异常发现，需要临床和病理证实；1类正常；6类是经病理已经证实为恶性，不要因为有了病理结果，就出6类的影像报告）。

（三）新的甲状腺TI-RADS分类标准

2017年5月，ACR出版了最新的甲状腺TI-RADS分类标准（图2-2-57）。ACR最初是把9个范畴列入了研究：结节的成分、回声、囊实性成分特征、形态、大小、边缘、晕环、强回声、血流。经过合并和筛选，最后纳入5个方面。

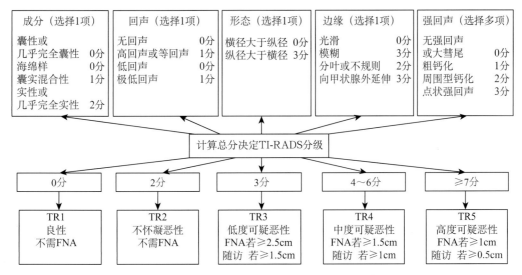

成分（选择1项）	回声（选择1项）	形态（选择1项）	边缘（选择1项）	强回声（选择多项）
囊性或 几乎完全囊性 0分 海绵样 0分 囊实混合性 1分 实性或 几乎完全实性 2分	无回声 0分 高回声或等回声 1分 低回声 0分 极低回声 1分	横径大于纵径 0分 纵径大于横径 3分	光滑 0分 模糊 3分 分叶或不规则 2分 向甲状腺外延伸 3分	无强回声 或大彗尾 0分 粗钙化 1分 周围型钙化 2分 点状强回声 3分

计算总分决定TI-RADS分级

0分	2分	3分	4～6分	≥7分
TR1 良性 不需FNA	TR2 不怀凝恶性 不需FNA	TR3 低度可疑恶性 FNA若≥2.5cm 随访 若≥1.5cm	TR4 中度可疑恶性 FNA若≥1.5cm 随访 若≥1cm	TR5 高度可疑恶性 FNA若≥1cm 随访 若≥0.5cm

图 2-2-57　ACR 的甲状腺 TI-RADS 分类

1.关于评分标准的说明

（1）结节成分是指结节是实性、囊性或囊实混合性（图 2-2-58 ～图 2-2-61）。海绵样结节指的是结节内多发的小囊样结构聚集，范围占结节体积的 50% 以上。几乎完全为实性的结节中有少量的液性成分并不是海绵样结节。囊实混合性结节是指结节中包含囊性和实性两种成分，可实性为主，也可囊性为主，亦或两者比例相当，但实性部分的超声特征较结节大小、囊实性比例更为重要，若实性部分回声较低，呈分叶状甚至成角，有点状强回声，此乃恶性征象，切不可大意。当结节内有出血成分时，区别囊性还是实性比较困难，需用彩色多普勒进行鉴别。

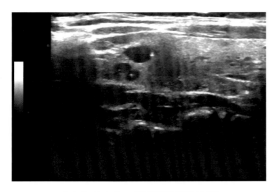

图 2-2-58　甲状腺囊性结节

甲状腺内多个囊性小病灶为增大滤泡，内见浓缩胶质强光点

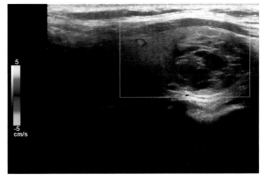

图 2-2-59　良性结节的海绵状结构

甲状腺结节内多个见小无回声区及间隔光带，呈海绵状

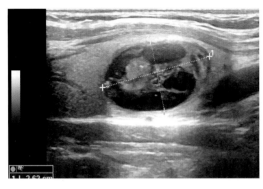

图 2-2-60　结节性甲状腺肿囊实混合性病灶

病灶内囊实性混合，以囊性为主

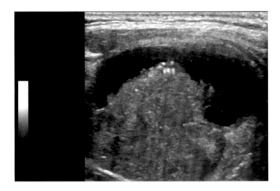

图 2-2-61　甲状腺癌囊实混合性病灶

病灶内囊实性混合，以实性为主

（2）回声是指结节与周围腺体比较，分高回声、等回声、低回声、极低回声（比颈前带状肌的回声还要低），混合回声结节可描述成"主要为高回声、等回声或低回声"（图 2-2-62 ～图 2-2-65）。

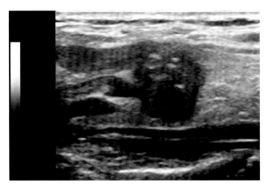

图 2-2-62　极低回声型甲状腺结节

病灶内回声明显低于周围组织，并多发微钙化

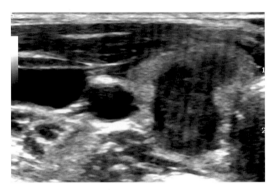

图 2-2-63　低回声型甲状腺结节

恶性病灶形态明显不规则，纵横比＞1

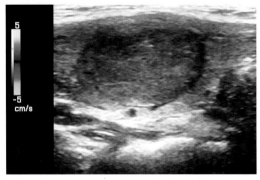

图 2-2-64　等回声型甲状腺结节

甲状腺腺瘤呈低回声，周边伴窄声晕

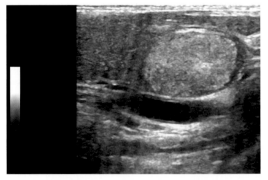

图 2-2-65　高回声型甲状腺结节

滤泡型腺瘤呈稍高回声，尚均匀

（3）甲状腺结节的形态主要分为两种：一种是横大于纵，另一种是纵大于横（图2-2-66，图2-2-67）。"纵"是指结节垂直于皮肤的前后径，而"横"是指与皮肤平行的径线。"纵大于横"习惯称为纵横比＞1。结节形态的判断通常是在横切面上，一般目测即可，很少需要测量，其敏感度不高，但预测恶性结节具有高度特异性，尤其是对于甲状腺乳头状癌。

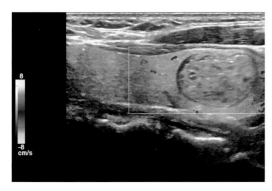

图2-2-66　甲状腺良性结节纵横比＞1

病灶平行于皮肤，内径小于垂直于皮肤内径

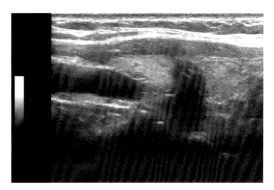

图2-2-67　甲状腺癌纵横比＜1

病灶平行于皮肤，内径大于垂直于皮肤内径

（4）边缘

1）光滑：结节边缘清晰，呈圆形或椭圆形（图2-2-68）。

2）不清：难以辨认结节与周围甲状腺实质的界限，例如，结节包埋在不均匀的腺体里或结节与周围的多发结节无法分辨彼此界限（图2-2-69）。

3）不规则：结节的边缘呈针刺状、锯齿状或呈锐角突出于周围实质（图2-2-70）。

4）分叶状：单发或多发的局部圆形软组织突出，小的分叶称为微分叶。向甲状腺外延伸指的是结节向周围软组织和／或血管侵犯，是恶性的有力证据（图2-2-71）。

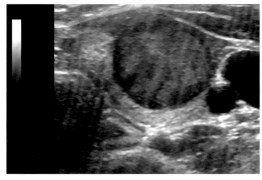

图2-2-68　良性结节边缘光滑

甲状腺腺瘤边界清楚，可见环形窄晕环

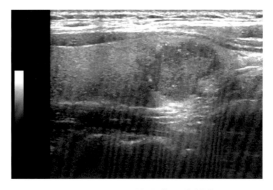

图2-2-69　恶性结节边缘模糊

甲状腺癌边界不清，内可见较多微钙化

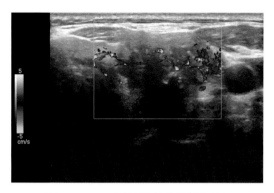

图 2-2-70　恶性结节边界不规则

甲状腺癌边界明显不规则，内见钙化

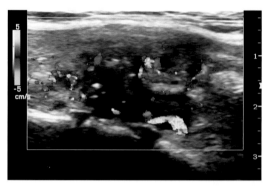

图 2-2-71　恶性结节边缘分叶状

甲状腺癌不可见分叶状，内见钙化

（5）强回声

1）"大彗尾"是指点状强回声后方伴有宽度＞1mm的V型回声，多位于囊性结构旁，病理上为浓缩胶质，强烈提示为良性（图 2-2-72）。

2）粗钙化：粗的强回声，伴声影。粗钙化与恶性肿瘤的关系较弱，多见于良性结节中，但恶性结节中也可出现。因此，文献报道其预测恶性风险的意见不尽相同，但如果具备其他恶性特征，粗钙化的评分应增加（图 2-2-73）。

3）周围型钙化：有研究提示周围型钙化比粗钙化的恶性相关性更强，故赋予2分，一些学者提到周围型钙化的回声中断，有软组织向周围突出，更加提示为恶性，但特异度不高，此次分类中将其归为边缘分叶。有些钙化的声影导致结节内部的结构显示不清，这样的结节在"成分"部分定为实性，赋予2分，在"回声"项目中赋予1分（图 2-2-74）。

4）点状强回声：点状强回声较粗钙化小，无声影，病理上对应为砂粒体，在实性成分中出现则高度可疑恶性。实性成分中带有"小彗尾"的点状强回声，要与"大彗尾"相鉴别。"小彗尾"也可出现在海绵状结节中，是微小囊肿后壁的回声反射，其原理类似于肝血管瘤，亦多表现为高回声，不归为恶性表现，此处不加分（图 2-2-75）。

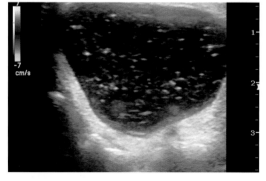

图 2-2-72　胶质囊肿内"彗尾征"

较大囊性病灶内见高回声，后方的较亮的回声

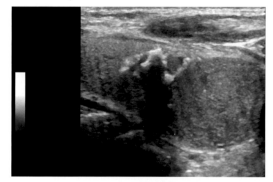

图 2-2-73　良性结节内粗钙化

强回声区直径较大，多＞2mm

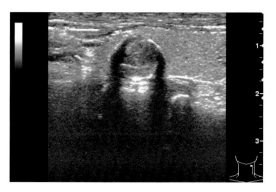

图 2-2-74　甲状腺腺瘤环形钙化

病灶周边见强回声呈环状，连续的强回声

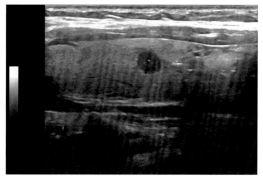

图 2-2-75　甲状腺癌微钙化

强回声点直径＜ 1mm

　　有些被认为高度提示良性结节的超声特征并未纳入 TI-RADS 中，包括桥本甲状腺炎中常出现的单发均质高回声结节，即"白骑士征"，以及被低回声带分隔的高回声区，即"长颈鹿征"。

　　2. 评分标准　以上 5 大观察指标的每一项都各有其评分（0 ～ 3 分不等），工作中根据患者的声像图特征来选择每个指标的其中一项，然后计算总分，最后根据评分的多少来评定 TI-RADS 分类水平。如因钙化遮挡，无法确定结节的构成，则第一项记为 2 分；如果结节的回声强弱无法界定，如高 / 强回声、低 / 极低回声等，则第一项记为 1 分；如无法判定结节的边界光整度，则第四项记为 0 分；如结节有明显的腺外扩张，则可将结节视为恶性。

　　3. 评分风险（表 2-2-3）

表 2-2-3　评分风险表

分类	评分	
TR1	0 分	良性结节，恶性可能＜ 2%
	2 分	无须怀疑的结节，恶性可能＜ 2%
TR3	3 分	低度可疑的结节，恶性可能＜ 5%
	4 ～ 6 分	中度可疑的结节，恶性可能 5% ～ 20%
TR5	≥ 7 分	高度可疑的结节，恶性可能＞ 20%

　　4. 处理措施　TR1 与 TR2 结节无须 FNA；TR3 结节＞ 2.5cm 时，建议 FNA；TR4 结节＞ 1.5cm 时，建议 FNA；TR4 结节＞ 1.0cm 时，建议 FNA。

　　ACR 与其他指南一致，不推荐对＜ 1.0cm 的甲状腺结节进行穿刺活检，就算该结节属于 TR5 类。但一些甲状腺方面的专家主张对甲状腺微小乳头状癌进行主动监测，因此，对于 5 ～ 9mm 的 TR5 类结节可酌情选择 FNA，这取决于医师的决策和患者的意愿。ACR 提出的 TI-RADS 分类建议每次穿刺结节个数不应超过 2 个（不含可疑淋巴结的穿刺）。

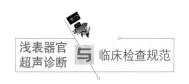

（四）随访管理

结节大小变化取决于结节的初始大小，但其测量具有差异性。在 ACR 提出的 TI-RADS 分类中，显著增大定义为结节至少两个径线增大 20%，每个结节最小增加 2.0mm，或者结节体积至少增加 50%，这与其他专业学会采用的标准相同。ACR 认为，对于甲状腺结节的随访管理非常重要，但也无需过度解读而让患者背上沉重的心理压力。TI-RADS 建议超声测量应包括宽度、高度及长度：宽度为结节横断面上的最大横径；高度为与宽度垂直的结节前后径；长度为结节纵断面上的最大长径。如果结节有声晕，则测量包括声晕。如有结节需要随访，则着重描述推荐随访的结节数不应超过 4 个；对于其他结节，每次随访都应测量，但无需出现在报告内。

TR1 与 TR2 结节无须随访，TR3 结节＞ 1.5cm 时，建议随访，TR4 结节＞ 1.0cm 时，建议随访，TR5 结节＞ 0.5cm 时，建议随访。TR3 类结节应在第 1、3、5 年分别随访一次；TR4 类结节应在第 1、2、3、5 年分别随访一次；对于 TR5 类结节，应在第 1、2、3、4、5 年内分别随访一次，也即 5 年之内每年随访一次。若 5 年内结节大小无明显变化，说明其具备良性生物学行为，可停止随访；若结节显著增大，但未达到 FNA 标准，建议继续随访；若结节的 TI-RADS 水平增加，不管其最初分类水平如何，都应在 1 年内完成一次超声检查。但以上建议并没有明确的证据支持。ACR 指出，只有临床医师认为高度可疑的以及在不同的两次随访中评分增加的结节有密切随访（超声间隔＜ 1 年）的必要。ACR 还指出，如随访时间超过 5 年，结节均无明显变化，则可认定为良性结节。

（五）2017 版与 2013 版 TI-RADS 指南的比较（表 2-2-4）

表 2-2-4　2017 版与 2013 版 TI-RADS 指南的比较

分类	2013 版 TI-RADS	2017 版 TI-RADS
0	甲状腺弥漫性病变，无结节恶性可能为 0	—
1	正常或术后甲状腺，无结节恶性可能为 0，无须干预	良性结节，恶性可能＜ 2%，无须干预
2	结节囊性或实性为主，形态规则、边界光整，或蛋壳样、粗大钙化	无须怀疑的结节，恶性可能＜ 2%，无须干预
3	结节实性为主，等回声，边界尚清，恶性可能＜ 5%，随访间隔 1 年	低度可疑的结节，恶性可能＜ 5%；结节＞ 2.5cm，建议 FNA，结节＞ 1.5cm，建议随访
4	恶性	征象，实性、低 / 极低回声、微钙化、边界模糊 / 微分叶、纵横比＞ 1
4a	一种可疑征象，恶性可能 5% ～ 10%，随访间隔 6 个月	中度可疑的结节，恶性可能 5% ～ 20%
4b	二种可疑征象，恶性可能 10% ～ 50%，建议 FNA	结节＞ 1.5cm，建议 FNA；结节＞ 1.0cm，建议随访

（续表）

分类	2013 版 TI-RADS	2017 版 TI-RADS
4c	三、四种可疑征象，恶性可能 50%～85%，建议手术或活检	
5	四种以上可能征象的结节，尤其微钙化与微分叶恶性可能＞85%，建议手术	高度可疑结节，恶性可能＞20%；结节＞1.0cm，建议 FNA；结节＞0.5cm，建议手术
6	活检提示恶性，建议手术	—

（六）关于 2017 版 TI-RADS 的改变

1. 新版 TI-RADS 指南不对无结节的甲状腺进行评估。

2. 新版指南不含子分类，即取消 4a、4b、4c 等亚类，使评分系统更易于记忆与应用。

3. 增设评分系统，最大程度地减少风险评估中超声医师分类的主观因素。

4. 将恶性程度＞20% 的结节均列入高度可疑范围，同时基于大数据分析，将可疑结节 FNA 的阈值由 2.0cm（ATA 及 TI-RADS 标准）提升至 2.5cm。

（黄道中）

第三节 超声造影的原理及其应用

随着超声成像技术的不断发展，超声造影（contrast enhanced ultrasound，CEUS）已广泛应用于临床，运用超声造影成像技术可以清楚地显示人体脏器的微循环和组织灌注，增加图像的对比分辨率，显著提高病变组织在微循环灌注的检测水平，进一步开拓了超声的临床应用范围。

一、超声造影剂的发展史

目前，公认的超声造影剂的使用始于 1968 年，美国学者 Gramiak 和 Shah 首次报道了一种用生理盐水与靛氰蓝绿混合振荡后产生微气泡的超声造影剂，经导管直接注入右心腔内进行超声心动图检查，由于血液中的微气泡对超声波极强的反射作用，因而能够明显记录到这些不同管腔内的回声信号。20 世纪 80 年代，Feinstein 等首次用声振的方法制作超声造影剂，所产生的气泡直径甚小，经静脉注射进入循环系统后可通过肺毛细血管进入左心及全身器官。到 90 年代，Porter 和国内学者谢峰共同提出了微泡气体构成理论，认为改变微泡造影剂的气体构成能产生不同的显影效果，此后微泡造影剂制作技

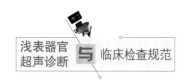

术不断发展、完善。随后以氟碳气体填充的有壳膜新型超声造影剂，如 SonoVue（声诺维）和 Optison 已广泛应用于临床。

二、超声造影剂与造影技术的进展

（一）超声造影剂

超声造影剂是由不同成分的膜包裹气体或空气所组成的微泡，可以经静脉注射或人体生理体腔进入人体，增强二维或彩色多普勒血流超声信号。大部分的超声造影剂不能穿过内皮，因此，基本上是血池造影剂，在血管中的增强仅能持续数分钟，其气体成分通过肺清除，而膜成分经肝脏代谢，并通过肾脏滤出。

（二）超声造影剂的分类

按造影基本原理分类：

1. 血管外造影剂（负性造影剂） 其基本原理是利用液体作为良好的透声窗，利于脏器、病灶的显示。常用的有水、0.9% 氯化钠注射液、5% 葡萄糖注射液、微创超声造影剂等。另外，临床上也用六氟化硫微泡做腔内注射，显示输卵管、输尿管及胆管的超声造影，并取得较好的造影效果。

2. 血管内造影剂（正性造影剂） 主要包括微粒造影及微气泡造影，其原理是利用造影剂与组织声阻抗差大，可以改变声波在组织中的吸收、反射、散射和折射，从而使所在部位的回声信号增强，造影剂在血管内成为非常好的散射体，能明显提高信噪比，增强多普勒信号，微气泡在血管内遇到超声照射时，可在谐波频率附近做大幅度的振动，产生较强的非线性散射，可利用谐波技术检测和显像，增加图像的清晰度。

（1）自由气泡或包裹空气的微泡造影剂：此类造影剂主要有过氧化氢、二氧化碳气泡，这类造影剂属于无外壳包裹的微气泡，直径较大（> 50μm），在血液中稳定性差，不能通过肺毛细血管床，适用于诊断心内右向左分流病变。为了克服游离气泡的不稳定性，Bommer 等研究表明在血内加入表面活性剂，如卵磷脂、甘油，可降低血液的表面张力，使得微气泡保持稳定，其内气体溶解速度减慢，进而实现穿越肺循环的目的。其中有代表性的为 Albunex 和 Levovist。

（2）包裹氟化物气体的微泡造影剂：第二代造影剂是由包裹氟碳气体的微泡组成，第二代超声造影剂采用非溶解性的气体，增加了微泡的存在时间足以使我们得到诊断窗口期（静脉注射后它们的半衰期在 5 分钟以上）。主要是声诺维，由脂质外壳包裹的六氟化硫气体微泡构成。外壳为脂质，内部为气体。悬浮颗粒有较长时间的稳定性，微泡平均直径为 2.5μm，90% 的微泡 < 8μm，微泡浓度为 1.0×10^8 个 /ml ～ 5.0×10^8 个 /ml。六氟化硫为一种高分子量的无毒气体，水溶性低，对声压抵抗性强，超声反射强，持续时间长，在药瓶中可持续 6 小时，在外周血中半衰期为 6 分钟以上（图 2-3-1，图 2-3-

2）。全氟显，由南方医院研制的国内第一个含氟碳气体的微泡造影剂。该造影剂是由清蛋白包裹的全氟丙烷气体微球，微泡浓度为（$0.8 \sim 1.8$）$\times 10^9$ 个 / ml，直径为 $2 \sim 4$mm。动物及临床试验均表明，该造影剂左室腔超声造影增强效果及心肌显影效果优良。

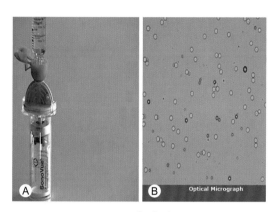

图 2-3-1　超声造影剂

A. 瓶装造影剂干粉；B. 低倍镜下微泡

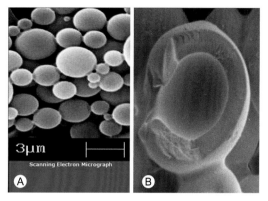

图 2-3-2　超声造影剂微观图

A. 扫描电镜下造影剂呈微泡状；B. 透射电镜下的微泡壳

3. 第三代靶向造影剂　造影剂采用坚固的聚合物膜（多聚壳）和空气或氟碳气体内容物，能够有更长的持续时间，同时还应具有特殊的受体，能够选择性地结合在靶目标上进行特异性造影。

（三）超声造影剂的安全性

一般来说，超声造影剂是十分安全的，已被欧洲超声医学与生物学联合会（EFSUMB）证实，经多年在人体应用表明，其不良反应发生率低，不良反应轻微（头痛、恶心），并且是自限性的。超声造影剂应用中超敏或变态反应极少发生。有研究报道，在腹部应用超声造影时，出现危及生命的过敏反应发生率为 0.001%。目前还没有关于肾毒性和心脏毒性的报道。

三、超声造影的成像技术

二次谐波显像技术是超声造影成像中最重要的技术，当微泡与共振频率附近的超声波相互作用后，造影剂产生大量非线性谐波信号。不同大小的气泡对应于一定频率的声波不仅可反射相同频率的回波（基波），尚可产生两倍于发射频率的回波（谐波），而人体组织不产生或产生微弱的谐波信号。通过滤除回波信号中的基波成分，提取发射频率高一倍的回波信号成分。此时常规结构的信号减弱，而含有微泡造影剂的组织信号明显增强，此即二次谐波显像技术。此技术可明显增强微泡造影剂的反射，理论上可较其他组织增强 1000 倍以上。

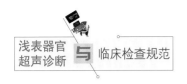

四、超声造影的优势

1. 超声造影在鉴别肿瘤方面的应用

（1）肿瘤新生血管的密度和分布具有很高的预测价值，为肿瘤疗效判断和预后评价提供必要的依据。虽然彩色多普勒和能量多普勒超声能较为清楚的显示肿瘤的内部血供，可用于鉴别良恶性肿瘤，并且已发现良恶性肿瘤在血流丰富程度、血管形态、RI 和 PI 等方面存在差异，但是二者对低流量和低速的血流无法清晰显示，敏感性较低，仅适用于较粗大的滋养血管（直径≥ 200μm），对肿瘤新生血管网无法显示全貌，导致少血供的恶性肿瘤容易漏诊及误诊。微泡超声造影剂的应用，可以提供独特的病变血管的分布和形态信息，亦可检测直径≤ 100μm 的小血管。恶性肿瘤血管的形态特点为管径粗细不一、走行纡曲、动静脉瘘形成等，其典型的血管分布为放射状穿入型和瘤内型，因此其造影增强程度较强，表现为血流信号较造影前丰富、血管数目增多，而良性肿瘤的血管内径规则，走行规律，其多沿包膜或间隔分布，呈瘤周型，造影后通常表现为轻度增强或不增强。

（2）超声造影时间 – 强度曲线和良恶性肿瘤的形态特征有显著的相关性。时间 – 强度曲线形态反映的是造影剂微泡的流速、流量随时间变化的情况，是肿瘤血管床灌注特点的表现。分析病灶内的血流灌注参数，包括始增时间、达峰时间、峰值强度、上升支斜率、下降支斜率等，可达到从定量方面分析判定病灶的良恶性的目的。始增时间是造影剂刚到达病灶内所需要的时间。达峰时间是推注造影剂后感兴趣区内增强强度达到最大时所需要的时间，其与组织灌注速度有关。峰值强度是推注造影剂后感兴趣区内所能达到的最大增强强度，是感兴趣区内平均血容量的反映。上升支斜率与造影剂的灌注速度成正比，下降支斜率与造影剂廓清速度呈正比。研究表明乳腺肿瘤超声造影时间 – 强度曲线的形态进行了分析，表明良性肿瘤曲线表现为起始段呈弧形，上升支缓慢，下降支多为单向斜形向下，总体形态为"慢上快下"型，而恶性肿瘤的曲线常表现为上升支陡直，下降支缓慢多有转折，典型病例下降支弓背向上，下降支极慢，总体形态为"快上慢下"型。"快上"的表现主要是因为恶性肿瘤内为异形新生血管，没有正常的血管肌层且走行扭曲，易相互交错形成动静脉瘘，致使早期血流灌注速度快并且灌注量大。时间 – 强度曲线表现为"慢下"主要是由于恶性肿瘤内的新生血管缺乏正常血管壁结构导致其通透性增加，又因癌栓造成静脉及淋巴管的回流障碍使得间质水肿增加，导致造影剂部分滞留于肿瘤血管床内。还有学者认为仅分析病灶内部时间 – 强度曲线（包括峰值时间、峰值强度等参数）易受患者的个体差异影响，通过比较病灶与周围组织的时间 – 强度曲线参数的差值可能更有助于良恶性病变的鉴别诊断。

2. 超声造影与 CT、MRI 的比较　超声造影与 CT、MRI 从以下几个方面进行比较：

（1）造影剂方面：超声造影剂与生理盐水形成微泡混悬液，微泡平均直径为 2.5μm，通过肺毛细血管随呼吸排出，不经过肝脏代谢及肾脏排泄；CT 造影剂为碘类制剂，进入血管后可以通过血管壁渗入组织间隙，经过体内循环，最终经泌尿系统排泄，对肾脏具有一定的损害；MRI 现有肝脏的造影剂 Gd-DTPA 入血后可迅速通过细胞间隙，经肾脏排泄。

（2）在操作性及不良反应方面：超声造影无须做过敏试验，用量小，无肝肾毒性；CT 碘造影剂须做碘过敏试验，用量大，短期内不宜进行重复的造影检查；MRI 增强剂用量少，过敏反应罕见，较少发生不良反应。

（3）超声造影快速、实时、动态、连续；增强 CT 及 MRI，影响延迟时间的因素多，个体差异性大，扫描速度快，没有经验者多由于不好掌握延迟时间而扫描失误。

五、超声造影的临床应用

超声造影在消化系统、泌尿系统、妇科、浅表器官和外周血管等均有广泛的应用，其中肝脏超声造影是应用最早、最多，效果也最为显著的领域。结合 2008 年更新的《超声造影临床应用指南》，分别以肝脏、肾脏、子宫、甲状腺、乳腺和颈动脉等方面超声造影为代表略加介绍。

（一）肝脏超声造影

1. 肝脏超声造影基础 由于肝组织接受双重血供（肝动脉 25% ～ 30%，门静脉 70% ～ 75%），肝动脉与门静脉造影剂灌注有时相差，在超声造影过程中我们可以见到三个时相互重叠的阶段。肝动脉相，造影剂从肝动脉进入肝脏的时间介于静脉注射造影剂后 10 ～ 20 秒，结束在 25 ～ 35 秒，然后进入门静脉阶段；门静脉相出现于 30 ～ 40 秒，持续到注射造影剂后 90 ～ 120 秒；延迟相持续至造影剂完全肝实质清除时，常出现于 120 秒以后，最晚可发生在注射造影剂后 4 ～ 6 分钟。

造影剂经肘静脉注射后，其在体内循环经路在下述三个时相中，动脉相提供血管的丰富程度及生长模式，门脉相及延迟相提供造影剂从病变部位的清除方式与正常肝组织的比较，大部分恶性病变在延迟相表现为低增强，而大部分良性实性病变表现为等增强或高增强。由于个体的血液循环状况不同，上述三个血管相的出现和结束时间也有所差异（图 2-3-3）。

2. 造影剂 尽管国内有不少学者在努力研究超声造影剂，但是目前尚无上市的产品。声诺维是目前使用最广泛的肝脏超声造影剂，该造影剂主要成分是六氟化气体（一种惰性无毒气体），是一种血池性造影剂，可溶解在血液中，随呼吸呼出。使用时将 0.9% 的无菌氯化钠注射液 5ml 注入含有六氟化硫的冻干粉的瓶内，充分摇匀后即可用于静脉注射显像。进行肝脏超声造影时常用造影剂声诺维剂量为 2.4ml，也可＜ 2.4ml。

3. 造影检查步骤

（1）造影检查前常规签署书面知情同意书。

（2）造影检查前进行常规超声检查，寻找病灶，并获得最易于观察图像和固定探头的切面。发现病变部位后，固定超声探头，并且将显像模式设置为低机械指数造影显像模式，调整机械指数和增益，尽可能减少组织回声并获得足够的穿透深度。当在灰阶模

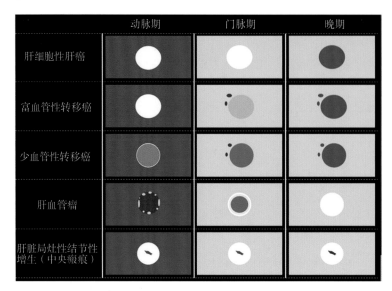

图 2-3-3 肝脏超声造影模式图

式下调整到肝实质结构消失时，则组织信号基本清除干净。主要的血管结构及一些解剖标记如膈肌的信号则维持在稍稍可以识别的状态。目前实时超声造影成像模式可同步显示组织信号与造影信号，在超声造影动态观察过程可以保证一些小的病灶位于所观察的切面内。

（3）常规超声显像时即可建立静脉通道，在肘静脉以 20G 静脉留置针建立静脉通道，抽取造影剂混悬液后团注，随后经三通管立即推注 0.9% 的无菌氯化钠注射液 5ml。团注对比剂同时进行秒表计时，使用造影专用软件对局部病灶进行扫查至少 5 分钟并录像。如果一次注射无法得出确切结论，可以进行多次注射。

4. 临床应用 由于超声造影较传统超声显像更易于发现病灶并能进一步定性，肝脏局灶性占位病变的定性诊断已经成为超声造影应用的最主要的指征。有研究表明，超声造影在一定程度上较增强 CT 更为准确，其原因是超声造影可以实时、动态显示快速血流灌注情况，而 CT 为间歇成像，常常遗漏上述信息。2004 ~ 2006 年间，德国超声医学会发起了一次前瞻性、多中心研究，目的是评价超声造影对肝脏局灶性病变进行鉴别的诊断价值，共有 4 所大学附属医院和 10 所非大学医院的 14 家超声中心参加此次研究，对经常规超声检查无法明确诊断的 1349 个病灶进行了超声造影。

根据联合金标准的最终正确诊断，超声造影总的诊断准确度为 90.3%，对恶性病灶的阳性预测值 > 95%，肝肿瘤在超声造影不同时相的增强模式为良恶性鉴别提供了特异性诊断标准，敏感度为 95.8%，特异性为 83.1%。鉴于超声造影的高准确度，他们建议对于常规超声诊断不明确的肝脏病灶可立即行超声造影检查，当肝内病灶被超声造影确诊为良性时，可避免进一步的影像学检查和穿刺。由于肝内偶然发现的病灶很多是良性的，超声造影的临床应用可减少 CT 检查（对患者有放射性）和 MRI 检查（费用昂贵）。

（1）原发性肝癌：典型的富血供肝细胞性肝癌，动脉期肿块往往表现为"快进快出"，即肝动脉相快速灌注呈高增强，随后门静脉期造影剂离开肿瘤表现为等增强或低增强，该表现被认为是恶性肿瘤的典型表现，诊断灵敏度达90%以上。延迟期肿块内无造影剂充填对恶性病变的预测值为90%，一些分化较好的肿瘤表现为不典型表现（图2-3-4～图2-3-6）。

由于大多数胆管细胞性肝癌少血供，所以动脉相往往表现为肿块周边环状增强或轻度增强，门静脉相为低增强或无增强（图2-3-7～图2-3-10）。

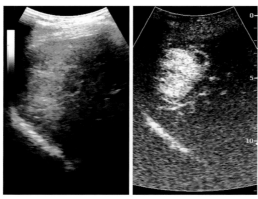

图2-3-4　原发性肝癌动脉相动态图

动脉相病灶内快速出现造影剂填充，回声明显增强

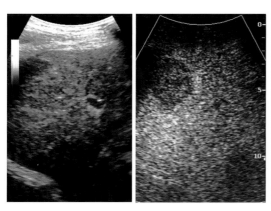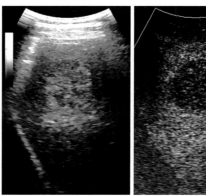

图2-3-5　原发性肝癌门脉相

门脉期显示病灶内造影剂消退，回声稍低于周围组织

图2-3-6　原发性肝癌延迟相

延迟期病灶内造影剂消退，回声明显减于周围肝组织

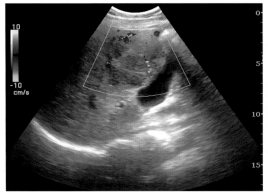
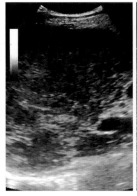
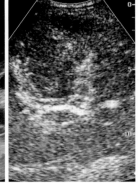

图 2-3-7　胆管细胞癌基波显像

肝前叶实质性病灶，内部回声稍低，不均匀

图 2-3-8　胆管细胞癌动脉相

病灶周边环形回声增强，并向内部线样填充

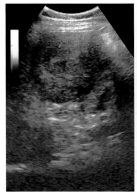
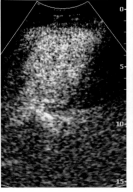
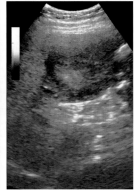
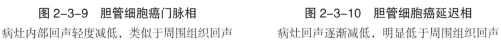
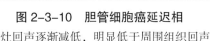

图 2-3-9　胆管细胞癌门脉相

病灶内部回声轻度减低，类似于周围组织回声

图 2-3-10　胆管细胞癌延迟相

病灶回声逐渐减低，明显低于周围组织回声

　　（2）转移性肝癌：在门静脉相和延迟相表现为低增强，因此，上述时相是显示转移灶的重要时相。但是转移性肝癌动脉相的表现存在差异，富血供的转移性肿瘤造影增强时表现如同原发性肝细胞性肝癌，动脉相呈网络状增强，有些为周边环状增强，中心低增强，也有肿块持续表现为整体的低灌注或无灌注。因此，对于转移性肝癌的诊断需要结合病史进行分析（图 2-3-11 ～图 2-3-13）。

　　（3）肝血管瘤：肝动脉相多数病灶表现为肿瘤周边呈结节状增强，随后缓慢向心性增强，在延时相可整体或部分增强（图 2-3-14 ～图 2-3-18），造影剂在瘤内持续时间较长称为"慢进慢出"。

　　（4）局灶性结节性增生：在造影增强动脉相，肿瘤有两种表现：①造影剂由肿块中心开始增强，随后向外周快速放射状或轮辐状增强（图 2-3-19，图 2-3-20）；②造影剂快速灌注，肿块整体增强，但在门静脉相和延时相均呈高增强，造影剂消退缓慢，即"快进慢出",肿块内可伴有瘢痕导致的低增强,超声造影对局灶性结节性增生的诊断有较高的价值(图2-3-21,图2-3-22)。

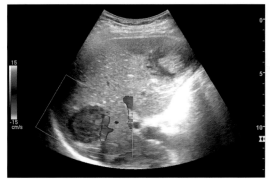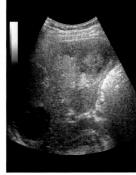

图 2-3-11 肝转移癌基波显像
肝内多发病灶呈低回声,周边可见声晕

图 2-3-12 肝转移癌造影动脉相
病灶周边环形增强,内部低增强

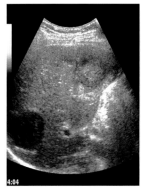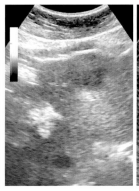

图 2-3-13 肝转移癌造影门脉相
肝内病灶造影剂消退,回声明显减低呈"黑洞征"

图 2-3-14 肝血管瘤动脉相
病灶周边结节状明显增强

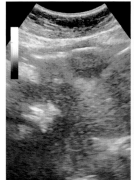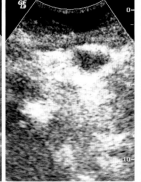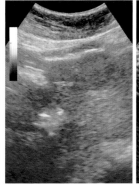

图 2-3-15 肝血管瘤门脉相
病灶周边环形增强明显

图 2-3-16 肝血管瘤延迟相
病灶周边增强,并向内部填充

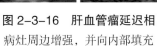

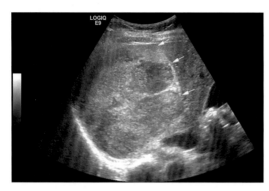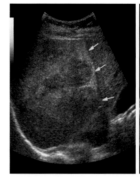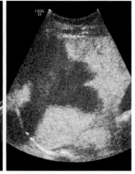

图 2-3-17　较大肝血管瘤 　　　　　图 2-3-18　较大肝血管瘤超声造影

肝内较大实性病灶，内部呈网络状（↑）　病灶周边大部分增强，少部分因血栓未增强

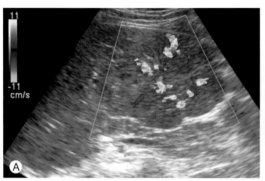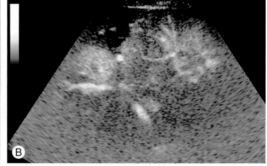

图 2-3-19　肝脏局灶性结节性增生

A.病灶内部放射状血流信号；B.动脉相病灶内血管放射状增强

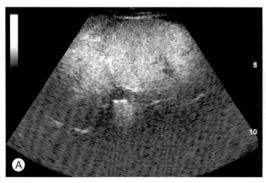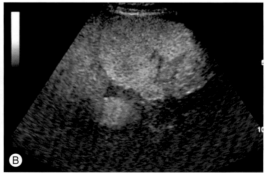

图 2-3-20　肝脏局灶性结节性增生

A.门脉相病灶明显增强；B.延迟相病灶呈中心星状瘢痕组织，回声未增强

　　（5）肝脓肿：随病程变化，病灶液化坏死的程度而表现多样，造影后动脉相和门脉相可见病变外周片状或环状高增强，肝段可呈高增强，内部无增强或灌注不均匀，间隔

增强呈蜂窝状（图2-3-23，图2-3-24），且其增强过程在时相上与肝实质增强基本同步显示。

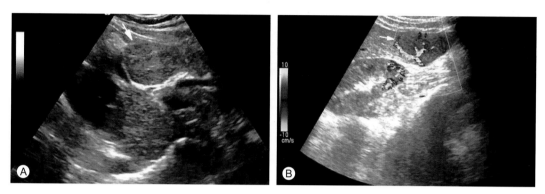

图2-3-21 肝脏局灶性结节性增生

A.肝内低回声病灶；B.病灶内放射状血流

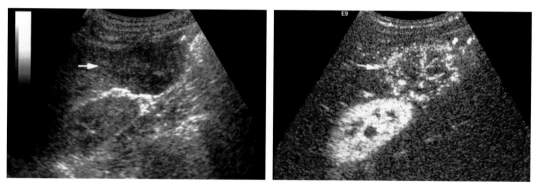

图2-3-22 肝脏局灶性结节性增生

病灶内造影剂填充呈车轮状（↑）

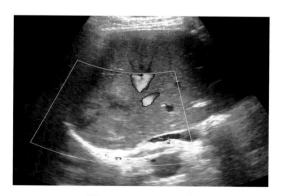

图2-3-23 肝脓肿

病灶呈低回声区，边缘不清

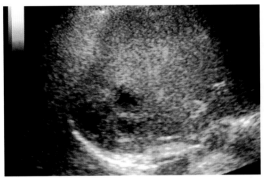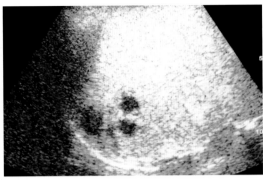

图 2-3-24　肝脓肿超声造影

病灶内呈网状回声增强

（6）门静脉内血栓和癌栓：一般来讲，血栓是无血管的，但当再通发生时有静脉管道的形成，而在门静脉或肝静脉内形成的肿瘤癌栓，由于在形成过程中包含了部分成活的肿瘤组织，所以肿瘤癌栓内常含有肿瘤新生血管，这可以通过超声造影证明。肿瘤癌栓在动脉相表现为高增强，增强模式表现为杂乱的血管，而再通血栓的血管较分散，最早的增强出现于门脉相（图 2-3-25 ～图 2-3-27）。

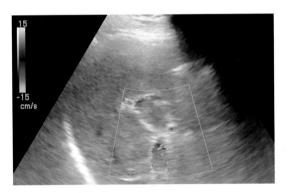

图 2-3-25　门静脉腔内低回声癌栓

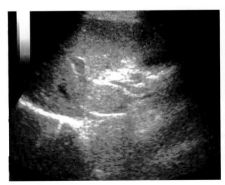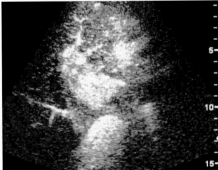

图 2-3-26　门静脉癌栓超声造影

栓子内造影剂填充

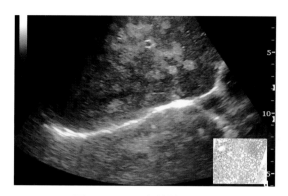

图 2-3-27　多灶性脂肪肝

肝内散在分布的多发高回声小病灶

（7）局部脂肪变性及缺失：前者在灰阶图像上表现为正常回声的肝组织中出现局限性回声增强区域，后者通常表现回声增强的肝脏组织中出现片状、不规则形及类圆形的低回声灶，有时难以与恶性肿瘤鉴别。超声造影增强显示上述高回声及低回声灶无论是动脉相、门静脉相及延时相均与周围肝脏组织同步等增强、等消退（图 2-3-28）。

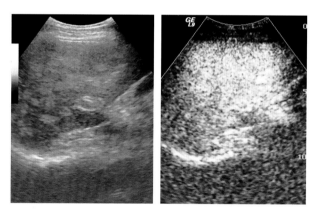

图 2-3-28　多灶性脂肪肝

肝内均匀性增强，未见局限性异常回声

（8）肝肿瘤消融治疗的监测：目前超声造影在国内许多医院已常规应用于对肝肿瘤介入性治疗的评价，如射频消融治疗前进行超声造影了解肿瘤灌注特点，完成后即刻注射造影剂，已被消融的肿瘤组织表现为在各个时相均无造影剂增强（图 2-3-29），而残存的肿瘤组织动脉期仍出现快速增强，此时即可对残存的肿瘤进行补充治疗。在治疗前，超声造影可以用来评价病灶的血管分布，便于进行治疗前后的对比，在常规超声下显示不清的病变，可有效引导消融针进入。此外，超声造影也可用于介入治疗术后肿瘤复发的随访。

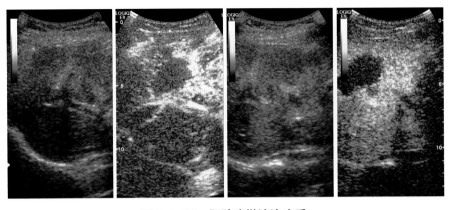

图 2-3-29　肝肿瘤微波治疗后

肝叶肿瘤微波治疗后，病灶区动脉相及延迟相均未见造影剂填充

（9）炎性假瘤：由于引起的原因较多，病理改变也不一样，超声造影的表现特征取决于病理变化，动脉期可为周边间断性环状低增强，中心无增强，如为炎性肉芽肿可呈现不均匀性增强，多数表现三个时相均无增强（图 2-3-30 ～图 2-3-32）。

（10）肝再生结节：各种因素导致肝细胞损害后，常见在肝硬化患者肝内伴有低回声或高回声结节，与早期小肝癌鉴别时有困难。国内学者报道造影增强动脉期多数表现等增强或低增强，高增强少见，门静脉期和延时期均呈等增强。

（11）肝囊肿：肝囊肿的超声造影主要应用在复杂性肝囊肿的诊断中，如果囊腔内出现陈旧性积血、炎性坏死组织的物质形成的光团或光点群回声时，需要超声造影鉴别，这种非血供的组织超声造影时均表现为造影剂填充缺损，病灶内部不出现增强表现，容易鉴别诊断（图 2-3-33）。

（12）肝脏外伤：肝脏裂伤或血肿表现为所有造影时相均呈无增强，受伤部位活动性出血时可发现造影剂外溢，当怀疑多发伤时可重复注射造影剂检查（图 2-3-34，图 2-3-35）。

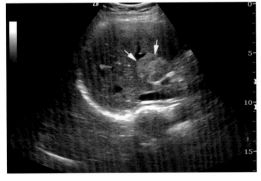

图 2-3-30　肝脏炎性假瘤

肝内实性高回声病灶，内部回声不均匀（↑）

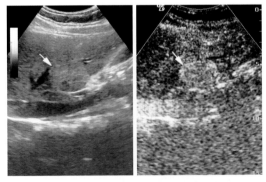

图 2-3-31　肝脏炎性假瘤动脉相

动脉相病灶造影剂填充，回声增强（↑）

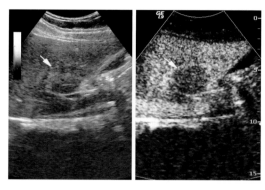

图2-3-32 肝脏炎性假瘤门脉相

门脉相病灶内造影剂消退，回声减低（↑），此
表现不易鉴别肝恶性肿瘤

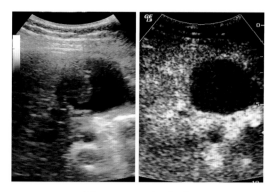

图2-3-33 肝囊肿

肝内囊性病灶内见不规则光团回声，边缘不光滑，
造影显示动脉相光团内未见增强

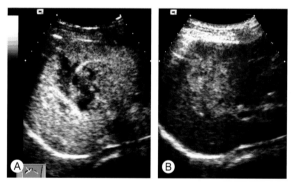

图2-3-34 肝损伤后血肿

A.病灶区呈无增强；B.病灶区高回声源于病灶内血
凝块及组织碎屑

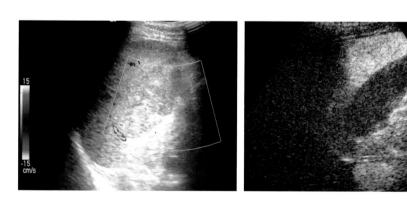

图2-3-35 脾包膜下陈旧性血肿

脾包膜下星月状低回声区，超声造影剂填充未见明显增强

（13）肝移植术后监测：由于肝移植患者术后搬动困难，超声造影可在床旁直接进行，
因此在肝移植术后监测上具备一定的优势。正常表现为注射造影剂后门静脉旁肝动脉快

速增强，但肝动脉血栓形成时，正常的肝动脉不能显示（图2-3-36）。除在动脉相观察肝内外动脉有无血流灌注外，通过门脉相及延迟相对肝组织的扫查可以显示肝组织内的梗死灶。在肝动脉狭窄、门静脉狭窄、肝动脉假性动脉瘤等在注射造影后不同时相将会出现相应的表现。

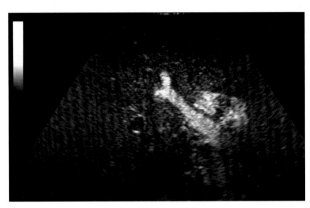

图2-3-36　移植肝动脉栓塞

移植肝造影时，在门静脉造影增强前，未显示肝动脉造影增强

（二）肾脏、前列腺及男性生殖器超声造影

目前二维彩色超声主要观察肾脏形态结构，发现或诊断肾脏局灶性病变，但是肾内部分局灶性病变由于彩色多普勒血流显像对肾内病灶区微血管显示不佳，所以比较难于区分良恶性肿瘤。应用超声造影技术可以评估肾脏各级血管，特别是病变区的微血供，更能帮助对病变的病理诊断。肾脏的血流灌注中肾皮质接受90%，肾髓质接受10%，造影剂流入肾脏阶段首先为时间较短的皮质增强期（起始于团注后10～15秒），随后进入缓慢的髓质增强期。造影剂流出相的表现为肾髓质增强减弱，然后出现肾皮质的缓慢减弱。目前尚未见超声造影剂对肾功能有影响的报道，故超声造影可用于那些对增强CT或增强MRI为禁忌证的患者，如肾功能损伤或者尿道梗阻的患者。超声造影剂为血池造影剂，超声造影不能检测肾脏的分泌功能。

1.造影方法　经外周静脉团注造影剂1.2～2.4ml，实时显示肾脏内造影增强的表现，持续观察约180秒及以上。首先显示肾窦血管增强，其次肾皮质均匀增强，然后显示肾髓质增强。

2.肾脏、前列腺及男性生殖器超声造影表现

（1）肾脏超声造影表现

1）在肾脏良恶性病变的鉴别诊断的应用：肾脏超声造影能够比彩色多普勒更清晰地显示病变区的血流灌注，对于良恶性病变的鉴别具有重要作用。肾实质肿瘤如透明细胞癌多呈富血供，表现为早期病灶周边包膜样增强，病灶内不同病例出现不同程度增强，病灶区回声减退，呈"快进快出"的表现（图2-3-37，图2-3-38）。部分肾脏嫌色细胞肿瘤由于少血供超声造影呈低增强，少数呈多房性囊性的恶性病变表现是囊内间隔或光团的增强。小肾癌可表现为较持续的增强，呈"快进慢出"的表现。肾盂病变中肾盂肿瘤病变区可出现轻、中度增强，而肾盂积血则不增强（图 2-3-39～图 2-3-42）。

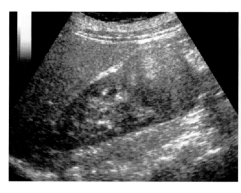
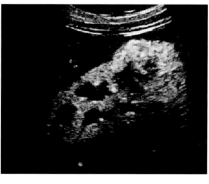

图 2-3-37　肾脏透明细胞癌超声造影

右肾下极肿块动脉相快速增强，并且见周边包膜样增强

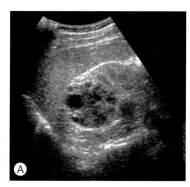
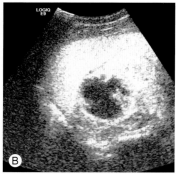

图 2-3-38　肾脏透明细胞癌囊性变超声造影

A. 肾内肿块边界欠清，内部部分液化坏死，呈不规则无回声区；B. 肿块内壁及间隔上部分实质回声增强，形态不规则

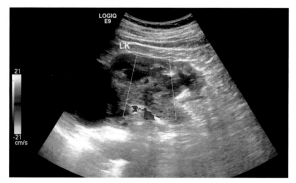

图 2-3-39　肾盂癌

肾盂内实性回声，形态不规则，并见肾盂积液

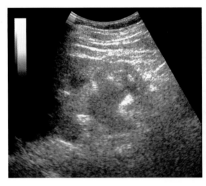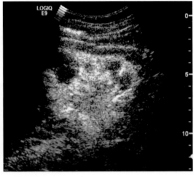

图 2-3-40　肾盂癌超声造影

病灶内造影剂填充，回声明显增强

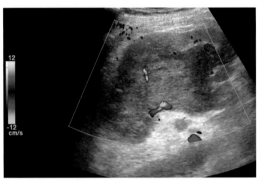

图 2-3-41　肾盂积血

肾盂内大量低回声充填，不均匀

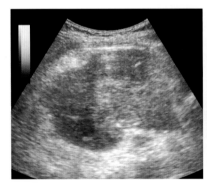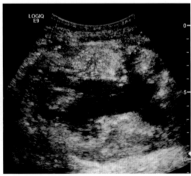

图 2-3-42　肾盂积血超声造影

肾盂低回声区内未见造影剂填充

　　肾脓肿或肾囊肿在造影表现为病灶内部不增强，肾脓肿可周边轻度增强（图 2-3-43）。

　　2）在肾脏介入治疗或手术后监测的应用：在消融治疗前通过超声造影可以了解肾脏肿瘤的血供特点，消融治疗后立即进行超声造影可以发现有活性的残余肿瘤组织，有助于诊断术后出现的出血及血肿。

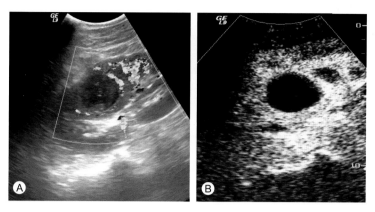

图 2-3-43　肾脏复杂囊肿

A. 肾内低回声病灶，边界欠清；B. 病灶内未见造影剂填充，穿刺证实
为囊内陈旧性积血

3）在肾脏外伤中的应用：超声造影能清楚显示肾脏外伤性损伤的部位及残留组织的血供情况，并对病变损伤程度进行分型，对肾脏外伤的诊断及确定治疗方案具有极其重要的作用。

4）其他：超声造影对诊断肾动、静脉血栓或肾实质梗死灶的准确性很高。

（2）前列腺超声造影表现：超声在前列腺良恶性病灶的鉴别诊断中具有重要作用。

1）恶性病灶：前列腺内腺病灶早期出现高灌注区，且造影剂消退较周围内腺实质快；大多数外腺恶性病灶表现为早期造影强度较高的灌注特征，少数表现为低增强或无增强。增强过程中病灶内造影剂灌注呈不均匀增强，病灶内可观察到不对称血管结构及无增强区，与周围组织交界处不光滑，连续性较差（图 2-3-44，图 2-3-45）。

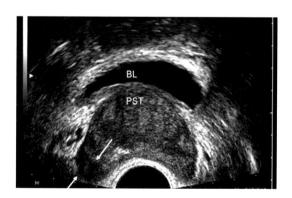

图 2-3-44　前列腺癌

病灶位于前列腺右侧，形态不规则，回声明显减低

2）良性病灶：病灶增强早期呈等增强或低增强，与病灶周围组织呈同步增强。良性前列腺增生增强早期无不对称血管结构，良性前列腺增生一般不出现快速消退现象。此

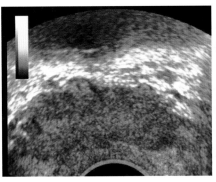
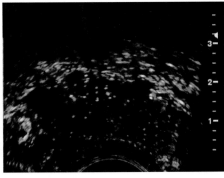

图 2-3-45 前列腺癌超声造影

与图 2-3-44 为同一病例

外超声造影在引导前列腺穿刺活检中病灶定位、病灶大小及射频治疗后的评估等具有重要价值。

（3）男性生殖器疾病超声造影表现：睾丸良恶性结节的超声增强表现总体上存在差别，研究表明，睾丸恶性肿瘤多数呈整体弥漫性高增强，如睾丸精原细胞瘤、胚胎癌、卵黄囊瘤、绒毛膜上皮癌。睾丸精原细胞瘤多数（当直径＜4cm时）呈均匀性高增强、边界较清、大小无明显变化。如果肿块呈不均匀高增强，尤其是较小的肿块呈不均匀性高增强，且边界不清，肿块明显增大，则应考虑为非精原细胞瘤的生殖细胞肿瘤如胚胎癌、绒毛膜上皮癌等。

睾丸淋巴瘤二维超声表现回声低、均匀、无钙化及液化，超声造影均表现为"快进快出"，均匀性高增强。睾丸肿块较周围正常睾丸组织高增强。睾丸扭转所致睾丸完全性坏死表现为睾丸无增强（需连续动态观察2分钟）；睾丸扭转所致睾丸不完全性坏死表现为患侧睾丸造影剂进入缓慢，睾丸内见稀疏造影剂，表现为低增强（图 2-3-46）。

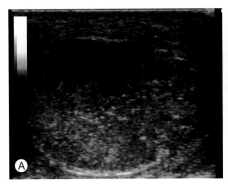
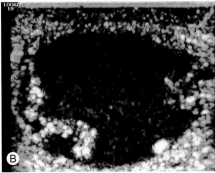

图 2-3-46 睾丸坏死超声造影

A.睾丸扭转，睾丸体积明显增大，内部回声不均匀；B.睾丸大部分未见造影剂填充，仅周边有少量造影剂显示

（三）妇科超声造影

经静脉超声造影通过观察造影后肿瘤内血管多普勒信号，包括血管形态、数目、走行，以及定量评估造影剂的灌注时间、廓清时间及时间–强度曲线下面积等指标，可提高子宫和附件区肿物的超声诊断准确性。

1. 用于卵巢肿瘤的良恶性鉴别 超声造影后恶性卵巢肿瘤内部血管数目增多，走行不规则，高度扭曲，呈蟹足状或树枝状穿入瘤内；恶性肿瘤曲线的上升支较陡直，良性肿瘤曲线的上升支较平缓，而下降支恶性肿瘤呈直线慢降的单相表现；良性肿瘤分为早期快降及晚期慢降两相，恶性肿瘤造影剂的廓清时间和曲线下面积显著高于良性肿瘤。

2. 用于子宫肌瘤与子宫腺肌瘤的鉴别 子宫肌瘤大小不同，造影增强方式也不同，大肌瘤的假包膜及肿瘤内部树枝状的滋养血管同步强化，随后整个瘤体均匀强化，小的肌瘤包膜与肌瘤组织同步均匀强化，瘤体内部造影剂消退较正常肌层快呈低回声，而包膜相对较慢呈较高回声（图 2-3-47）。此外，超声造影还可动态观察肿块血流灌注与子宫肌层的关系，显示瘤蒂，有助于判别子宫肌瘤的位置。而子宫腺肌瘤瘤体内血管以放射状进入，无包膜，瘤体与周围正常肌层几乎同时强化，同时消退，亦可呈缓慢向心强化。另外，超声造影有助于评价子宫内膜癌的浸润及其范围，可以清晰显示子宫颈癌的边界，有利于评估临床分期，有助于评价子宫肌瘤介入治疗的效果。

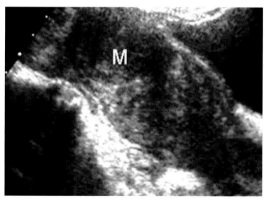 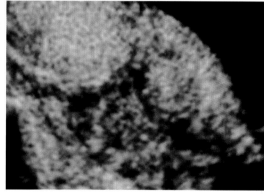

图 2-3-47 子宫肌瘤

子宫底部肌瘤处回声明显增强，较均匀，边界清

（四）甲状腺超声造影

近年来，超声造影在甲状腺结节良恶性病变鉴别诊断中的应用取得一定的进展，超声造影比彩色多普勒血流显像能够更好地显示病变区的微血供。甲状腺恶性病变依据血供不同，其超声造影表现也不同。

1. 在甲状腺结节射频消融术后的应用 超声造影可监测甲状腺结节射频消融术后病灶内造影剂灌注情况，超声造影可用于判断治疗效果，消融完全结节多呈无增强。

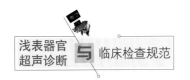

2.引导甲状腺结节细针抽吸活检 通过对超声造影显示的甲状腺结节或病变内的增强区域进行细针抽吸活检，可能有助于提高甲状腺病变活检的阳性率。

（五）乳腺超声造影

超声造影较彩色多普勒能够明显提高乳腺肿瘤周边及内部的血流显示，更全面的显示肿瘤血管形态及数量，提高诊断准确性。

1.用于乳腺良恶性病变的鉴别

（1）恶性病灶的超声造影表现：①高增强伴病灶扩大，伴或不伴有形态不规则；②向心性高增强伴充盈缺损，伴或不伴增强后增大（图2-3-48）；③快进或同进伴高增强或等增强，出现滋养血管或"蟹足征"，伴或不伴充盈缺损（图2-3-49）。

由于乳腺恶性病灶的新生血管大多增粗、纡曲、分支增多、静脉回流受阻，造成超声造影剂淤滞停留在血管中，表现为病灶呈现高灌注伴周边粗大的肿瘤滋养血管穿入支，使得病灶增强后边界不清，呈现蟹足样改变。同时由于病灶内的新生血管分布不均匀，部分区域经常会出现坏死和出血，从而导致造影时病灶内出现灌注缺损区而整个病灶呈现不均匀性增强。

（2）良性病灶的超声造影表现：①快进高增强，增强后无增大，边界清楚；②同进或慢进，等增强，增强后难分辨边界及形态；③同进或慢进，低增强，增强后无增大或缩小（图2-3-50）。

良性病灶的血管分布规则，静脉回流系统正常，因此不易出现超声造影剂的淤滞和分布不均，超声造影的图像特征以均匀性低增强和等增强为主，少数为高增强，增强后病灶边界清晰。相关研究以高增强、向心性增强、不均匀增强、增强后病灶边界不清、增强后周边放射状穿入支诊断乳腺恶性病灶的准确性、灵敏度和特异性。最近报道的临床研究结果显示，以不均匀增强、增强后病灶面积扩大、病灶内部造影剂廓清时间诊断乳腺癌的灵敏度为91.4%，特异性为85.4%，准确性为87.2%，均高于常规超声和MRI。

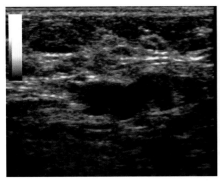
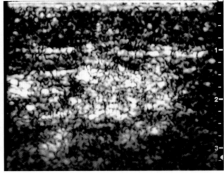

图2-3-48 乳腺癌

病灶形态明显不规则，内部回声明显增强，周边增强明显，并且见不规则放射状增强

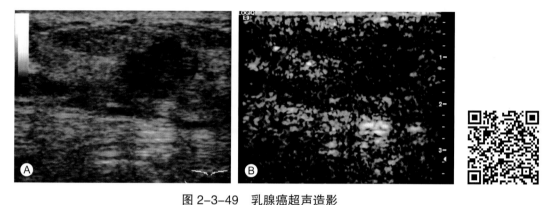

图 2-3-49　乳腺癌超声造影

A.病灶周边明显增强，并向周围辐射；B.病灶内部出现部分增强

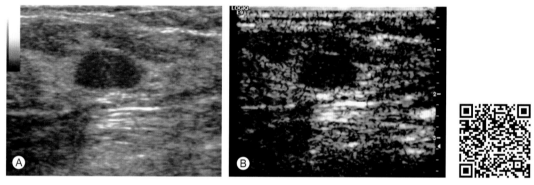

图 2-3-50　乳腺纤维腺瘤超声造影

A.病灶形态规则，边界清，内部回声均匀；B.病灶周边等增强，内部呈低增强

2. **超声造影在乳腺癌非手术治疗中的应用**　乳腺癌新辅助化疗是早期全身治疗的新模式，可以使大部分原发性乳腺癌体积明显缩小，多用于进展期乳腺癌，能够提高其手术切除率，对早期乳腺癌可以提高保留乳腺手术的机会。超声造影通过对病灶治疗前后血供状况的对比做出疗效的监测和评估，能够正确评价新辅助化疗后肿瘤形态、性质等变化，对临床进一步治疗有重要意义。

3. **超声造影指导活检**　术前对肿瘤组织穿刺活检获得病理学证据，有助于科学地制定下一步治疗计划。初步研究表明，超声造影后乳腺癌的高增强区的病理结果主要是原位癌和浸润癌生长旺盛区，增强不明显或未增强区主要是肿瘤细胞散在或呈条索样生长区、坏死、纤维组织等，利用这种差异来引导活检，可提高活检的阳性率。

4. **超声造影鉴别术后瘢痕和复发**　乳腺癌术后瘢痕组织在早期可表现为多血供，因此，传统二维超声难以早期鉴别复发与瘢痕。瘢痕造影后可有低增强，或仅有轻度增强，而复发病灶造影后多呈中、重度增强，血流形态不规则，走行紊乱。一般来说，瘢痕内的血供随时间延长而逐渐减少，术后 18 个月，瘢痕内无血流，也有学者认为术后 6 个月，瘢痕内已无血流。

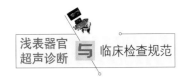
（六）颈动脉超声造影

1. 颈动脉超声造影的优势

（1）与灰阶和彩色多普勒超声相比：由于造影剂能显著提高颈动脉管腔的回声强度，因而较常规的灰阶和彩色多普勒超声检查能更清晰地显示动脉内 – 中膜厚度，清晰勾勒出颈动脉斑块大小及形态，提高斑块的检出率，提高多普勒超声检测的敏感性，从而鉴别颈动脉闭塞与重度狭窄。

（2）超声造影可改善血流信号，改善狭窄血管内残余血流的显示，有助于判断血管有无闭塞或高度狭窄，纠正常规超声对颈动脉狭窄或闭塞的判断，超声造影很少出现狭窄区的血流伪像，能更好地显示支架术后再狭窄区的位置、形态及范围。颈动脉支架术后随访超声造影是评价颈动脉支架术后再狭窄的可靠方法。

2. 通过显示斑块内新生血管而评价斑块的易损性　颈动脉斑块内新生血管超声造影可以检测出颈动脉斑块内的新生血管斑块化程度，并对其进行半定量分析（图 2-3-51）。

根据文献报道，颈动脉斑块新生血管的评分参考标准为：①0 分斑块无增强；②1 分：斑块内有点状增强；③2 分：介于 1 分和 3 分之间，可见到点状及 1 ～ 2 条短线样增强；④3 分：斑块内可见线状增强，可贯穿或大部贯穿斑块，或有血液流动征，但其临床价值仍需进一步研究。同时，颈动脉超声造影还可以提高溃疡斑块诊断的准确性。

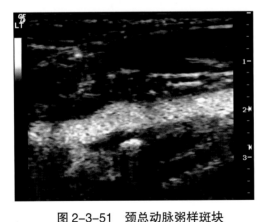

图 2-3-51　颈总动脉粥样斑块

动脉腔内明显造影剂填充，动态显示时后壁低回
声斑块内见少量造影剂填充

（黄道中）

第四节 超声弹性成像的原理及其应用

超声弹性成像（也称为超声 E 成像或 E 超），与由来已久的临床触诊类似，都是来评价组织硬度的，这是因为对许多器官的疾病（如肝纤维化、肿瘤、动脉粥样硬化）来说，组织的硬度都与生物学特性紧密相关。相对于传统的触诊，弹性成像的优点很明显，比如客观性强，不仅能探及体表的组织器官，还能探及位于深部的组织器官，而且空间辨识度和阳性检出率高。

超声弹性成像的概念由 Ophir 等学者于 1991 年提出，在近十年内得到了迅猛的发展。其在临床上的应用可以提高诊断某种疾病的准确性，比如乳腺肿块的评估，也可以用于鉴别诊断组织病变，还可以用于化疗和消融等治疗手段的疗效评估。

目前所有的超声弹性成像，都是通过施加一个外/内部的静态（准静态）或动态的激励，由此引发组织反应，比如位移、应变或速度的改变。超声成像结合数字图像处理或数字信号处理技术，计算出组织内的反应情况，来直接或间接反映组织内部的弹性差异。静态或准静态激励方式（如探头加压或生理运动）无法定量组织的弹性模量，需要与周围组织来做弹性对比来间接反应组织硬度。动态激励方式可以得到测量组织的弹性值。

世界超声医学与生物学联合会（WFUMB）弹性成像指南根据原理不同将弹性成像分为两类：应变弹性成像和剪切波弹性成像。前者可分为静态或准静态应变成像和声辐射脉冲应变成像，后者又可分为剪切波速度测量和剪切波速度成像。中华医学会超声医学分会组织编写的《超声 E 成像临床应用指南》中将弹性成像分为三类：静态应变成像、声辐射力脉冲应变成像、剪切波成像。两种分类方法本质上是一样的（图 2-4-1）。

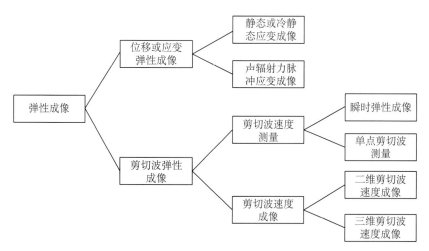

图 2-4-1 弹性成像按原理和技术分类示意图

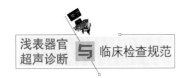

一、静态或准静态应变成像

静态或准静态应变成像是最早应用于临床的超声弹性成像方法。它是指采用机械施压的方法，沿着探头的轴向给组织轻微加压，或人体生理运动（如呼吸、心跳）给予组织一定的压力，由于不同组织的弹性系数不同，对外力产生的反应会不同，应变弹性成像技术运用射频回波相关追踪或者多普勒处理技术评估组织内部的位移，再与施加压力前的组织位置进行对比，计算出组织的变形程度，利用移动窗口轴向 – 梯度评估器将位移图像（变形程度）以彩色或灰阶编码来表示（图 2-4-2）。不同厂商的仪器采取的编码方法不同。浅表组织如乳腺、甲状腺、淋巴结可以用体表手动加压的方式获取满意的成像效果，而对于深部器官如肝脏，手动加压的效果可能不满意，这时可以利用心脏或血管的搏动或呼吸的运动来成像。

临床上常用的指标包括弹性评分和应变比值，前者用不同的分值表示目标区域内硬度代表的色彩或灰阶所占的比例，后者指目标区域组织（常为肿块）和周围区域（常为周围正常组织或脂肪或肌肉组织）应变的比值（图 2-4-3）。目前，弹性评分法比应变比值法更常用。

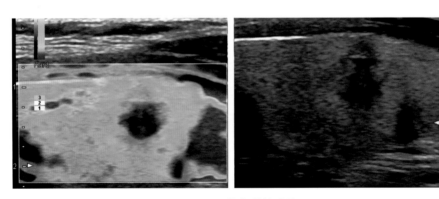

图 2-4-2　静态弹性成像

甲状腺微小乳头状癌的彩色编码显示组织硬度：蓝色为硬、绿色为较软、红色最软

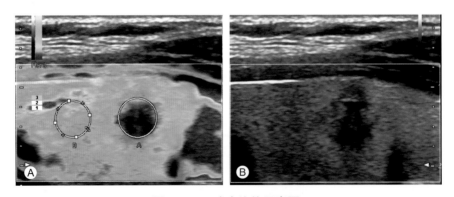

图 2-4-3　应变比值示意图

A. 甲状腺微小乳头状癌的病灶与周围正常组织的硬度比较；B. 应变比值为 4.35

二、声辐射力脉冲应变成像

声辐射力脉冲应变成像的原理与静态应变弹性成像的原理类似，只是激励方式不是通过机械施压或者人体生理运动，而是通过声辐射力脉冲来进行声能机械性激励。与静态应变成像能在体表大区域内进行施加压力的应变方式不同，声辐射力脉冲是小范围的局部激励，比较适合对组织深部病变进行成像。

声辐射力脉冲应变成像是利用声辐射力聚焦，在一条线上产生推力来激励组织发生位移，在激励的前后均发射声脉冲来检测组织回波位置，计算推力线上及其周边部位的轴向位移变化，然后再在感兴趣区域内多个线上发射推力和计算位移，从而显示整个感兴趣区域内的应变（位移）图像（图 2-4-4）。声辐射力脉冲应变成像技术也是一种定性技术，不能做定量分析。

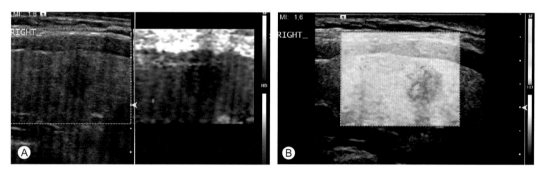

图 2-4-4　声辐射力脉冲应变成像示意图

A. 灰阶显示一个甲状腺微小乳头状癌为硬（黑色区域）；B. 彩色编码显示一个罩着腺微小乳头状癌为更（红色区域）

三、剪切波速度测量技术

剪切波速度测量技术是指通过激励组织，使组织产生剪切波，并测量组织内的剪切波速度。剪切波速度在硬的组织内传播快，在软的组织内传播慢，因此，通过测量剪切波速度来间接反映组织的硬度。剪切波速度可以通过杨氏模型公式来换算为杨氏模量值。

剪切波速度测量方法目前主要有瞬时弹性成像和单点剪切波弹性成像技术。

1. 瞬时弹性成像　其是基于超声波的无创诊断手段，是最早应用于临床的剪切波弹性成像方法。瞬时弹性成像没有传统的超声探头，也不显示传统的超声图像，目前只应用于肝脏，主要评估慢性病毒性肝炎患者和一些其他肝脏疾病患者的肝脏硬度。

瞬时弹性成像的探头是一个圆柱体样 A 型超声换能器，其顶端为一个小圆柱体型的活塞振动器，在手动按钮的控制下，该振动器可以轻度震动并向体表发射 50Hz 的低频推力，推力通过肋间隙作用于肝脏，使肝组织产生瞬时剪切形变，并传播剪切波。A 型脉冲回波超声波采集近场区域剪切波的传播并测量其速度。该速度与组织硬度成正比，组织越硬，通过它的剪切波的速度就越快。该速度经过杨氏模型公式换算成单位 kPa。

瞬时弹性成像使用标准 M 型号探头探查的肝脏组织为体表下 2.5～6.5cm 的直径 1cm、高 4cm 的圆柱体,体积接近全部肝实质的 1/500,但是至少 100 倍于活检的取样量。因此,有学者指出,与肝活检相比,瞬时弹性成像结果更能代表肝实质的硬度。对于肥胖患者开发了专门的 XL 型探头,深度范围为 3.5～7.5cm。另外,对于肋间隙狭窄的患者(特别是儿童)开发了 S 型号探头。然而,瞬时弹性成像不适用于左肝叶或肋下入路,并且只能通过少数肋间隙进行测量。因此,这种技术是有限的。它没有二维图像的引导,观察者间和观察者自身的一致性受所用的肋间隙影响。由于剪切波不能在液体中传播,因此,该技术不能用于肝周有腹水和肥胖的患者(肥胖患者的脂肪层较厚会影响测值的成功率,必要时应选择 XL 型号探头,即使如此,过于肥胖的患者仍旧测值困难)。肋间隙过窄的患者会影响剪切波的传导也会导致测值困难。

瞬时弹性成像测量数据是通过肋间隙从肝右叶获取的,患者取平躺位,右手臂置于头部后方以扩大肋间隙。探头的尖端振动器涂上耦合剂,并放置在右肝叶水平肋骨之间的皮肤上进行测量。位置固定后,操作员手动按下按钮开始测量。

瞬时弹性成像测量结果的有效性还取决于两个重要参数:①成功率(成功测量的次数与总共测量的次数的比值)应≥60%;②反映测量值变异性的四分位间距(IQR)不应超过中间值的 30%。

2. 单点剪切波成像 是第二个应用于临床的剪切波弹性成像技术,它是利用声辐射力脉冲应变成像原理,通过探头对组织内的感应区域(ROI)施加声辐射力,组织受到此作用力后发生纵向压缩和产生横向振动剪切波,接收装置可以检测 ROI 的低频剪切波传播速度,用 m/s 表示,或者通过杨氏模型公式换算用 kPa 表示。与瞬时弹性成像相比,声辐射力脉冲应变成像具有明显的优势,因为它同时显示传统的超声图像。

单点剪切波成像检查是对一个很小区域的测量,所以建议 5～10 次测量,然后取平均值。与瞬时弹性成像不同,单点剪切波成像可以显示超声图像,避免了盲测(图 2-4-5)。另外,它是在组织内部聚焦产生剪切波,在肝脏应用时可用于腹水患者。

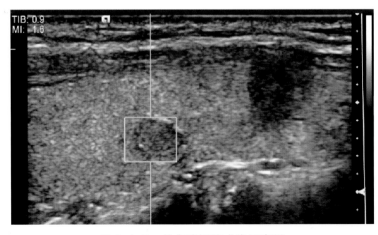

图 2-4-5 单点剪切波成像示意图
超声诊断仪测量一甲状腺结节的剪切波,速度为 2.21m/s

四、剪切波速度成像

单点剪切波成像只是在一点激发声辐射力，然后探测一个很小的 ROI 内的剪切波速度。如果在多点连续激发声辐射力，并在横向线上检测各个点激发的剪切波的到达时间，就可以得到一个更大的 ROI 区域的剪切波图像，用灰阶或彩色编码表示剪切波速度的高低。这种剪切波图像以一定的透明度叠加在常规超声图像上，也可以与常规超声图像并列单独显示。在该剪切波图像内任意区域可以选取测量的区域（在声科超声仪上为Q-Box）并得到剪切波的速度值或杨氏模量值（图 2-4-6，图 2-4-7）。目前实现了剪切波速度成像技术的厂家有 Siemens、Toshiba、GE、Supersonic Imagine 和迈瑞等厂家，其中 Siemens 和 Toshiba 等利用多点声辐射力脉冲推动并多点测量技术，但是这需要一个过程，为了得到一个稳定的剪切波图像，探头要经过数秒的冷却。而且这种方法产生的剪切波相对较弱，距离也短。GE 使用的是梳状推力技术在几个声辐射力脉冲线上同时发生推力，激发的剪切波可以越过不同的推力线，系统地分析和检测一特定深度上横向剪切波的传播速度。以上技术的实时性稍弱。Supersonic Imagine 也是沿着超声声束的轴向产生多条推力线来激发产生剪切波，但是速度很快，而且利用了马赫圆锥效应，即使在声辐射力较低的能量下也可以产生更大范围且衰减更慢的剪切波。单幅图像由 4～6 个马赫圆锥脉冲激励序列。在分析和测量剪切波速度时，Supersonic Imagine 利用了平面波技术和高度平行的接收声束形成技术，可以多点同时检测剪切波的速度，生成实时的二维剪切波速度图。以上技术均最终以彩色编码的形式在图像中显示不同区域的剪切波速度大小。

目前，只有 Supersonic Imagine 实现了三维的剪切波速度成像（3D-SWE），其三维探头内含有机械扫描二维传感器序列并具备较高速的采集能力，可以对组织硬度进行三维重建。

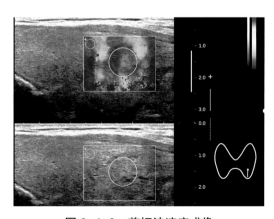

图 2-4-6　剪切波速度成像

图中所示在感兴趣区内以彩色编码表示甲状腺组织的硬度（蓝色最软，红色最硬），两个 Q-box 分别放置在病灶（结节性甲状腺肿）和周围正常甲状腺组织上进行对比

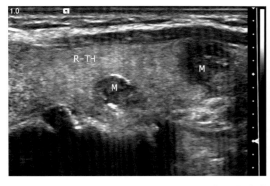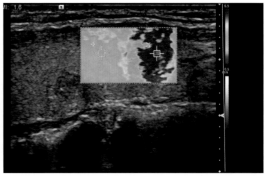

图 2-4-7　剪切波速度成像（Siemens S3000 诊断仪）

图中所示在感兴趣区内以彩色编码表示甲状腺组织的硬度（蓝色最软，红色最硬），两个 Q-box 分别放置在病灶（乳头状癌）和周围正常甲状腺组织上进行对比

　　无论是单点剪切波成像还是剪切波速度成像技术，在操作时一定要在保证图像质量的基础上尽可能地减小探头的压力，因为施加压力会导致浅表器官的组织硬度增加，在体表附近产生压力伪像，尽量多地使用耦合剂是一种有效的方法。

　　不同技术之间由于在原理上有或多或少的差别，因此，任何一种技术的鉴别诊断的分界值都不能照搬应用于另外一种技术。

（崔新伍　黄道中）

第三章 超声图像的分析与诊断报告的书写

第一节 超声图像的分析

一、二维超声的描述内容

1.回声强弱的命名 根据图像中不同灰阶将回声信号分为强回声、等回声、低回声和无回声，而回声强弱或高低的标准一般以该脏器正常回声强度的比较来确定。

2.回声分布的描述 按其图像中光点的分布情况分为均匀或不均匀，密集或稀疏。

3.回声形态的命名

（1）光团：回声光点聚集呈明亮的团块状，有一定的边界。

（2）光斑：回声光点聚集呈明亮的小片状，其范围在0.5cm以下。

（3）光点：回声细小点状。

（4）光环和光带：回声光点排列呈环状或条带状。

4.某些特殊的征象描述 常用的有"靶环征"或"牛眼征"，即在某个病灶中心为强回声区，周围呈圆形低回声环，周围的低回声环又称"声晕"。肝肿瘤自肝表面隆起时并有两个相邻的结节者，可称为"驼峰征"，胆管扩张后在声象图上与门静脉平行，称为"平行管道征"或"双筒枪征"。还有来自胃肠道的肿瘤，其中心呈强回声，周围呈低回声称"假肾征"，宫内避孕环后方强光带称"彗尾征"。

二、二维超声分析的内容

1.形态 超声显示某一脏器时，首先观察其外形是否肿大或缩小，有无形态失常。脏器表面情况，包含是否平滑或有局限性凸起等。

2.边界和边缘回声 了解病变区与正常组织的界限及清晰程度，描述为规则与不规则、清晰与不清晰，仔细地观察病变的形态和边缘，尤其是病变边缘是否有包膜、声晕及血管、胆管及光带等连接的表现，在病变性质的鉴别等方面有重要意义。

3. 内部结构特征　可分为结构正常，正常结构消失及其他各种不同类型的异常回声等，肝、肾等脏器需要观察脏器内血管、胆管或集合系统光点群回声等结构是否有推移或破坏。病变区内部是否有液化、钙化及纤维化等改变。

4. 后壁及后方回声　由于人体各种正常组织和病变组织对声能吸收衰减不同，衰减系数低的含液性囊肿或脓肿，则出现后方回声"增强"；而衰减系数高的纤维组织、钙化、结石、气体等，则其后方形成"声影"。此外，某些质地均匀、衰减较大的实质性病灶，内部可完全表现为低回声，在声像图上酷似液性病灶，但无后壁和后方回声的增强效应。

5. 周围组织回声　病变对周围组织影响时可导致病灶周围回声的改变。如系膨胀性生长的病变，则周围回声增强或管道推挤位移；如系浸润性生长的病变，则其周围回声不均或结构中断。

6. 周邻关系　根据局部解剖关系判断病变与周邻脏器的连续性，有无推挤、移位、粘连或浸润。

7. 量化分析　包括测量病变数目、范围、大小等，病变的数目多少及大小对病变定性及某些病变的治疗都有重要价值。超声造影检查时特别要注意各个时相上造影剂填充情况、程度及消退情况。

8. 功能性检测　如应用脂餐试验观察胆囊的收缩功能，空腹饮水后，残余尿测定了解膀胱排尿功能。

三、彩色多普勒与频谱多普勒检测的内容

彩色多普勒血流显像可以判断血流的方向、血流速度和血流的性质，同时，对血管形态学的显示（包括血管的直径、走行、分布和血管的丰富程度等）也有一定价值，可用以评价脏器的血流灌注和病灶血供情况，由于脏器或病灶内的血管走行并非完全平直，加上受声束探测角度的影响，往往难以显示完整走行的血管，可能只观察到某一断面或某一部分。

因此，在图像上其血管呈点状、短线状或树枝状彩色血流分布。评价血流丰富程度时亦根据其点状、短线状或树枝状血管显示的多少而定，较丰富的血流可显示更多的树枝状或网状血流，甚至呈火球状（图 3–1–1）。

频谱多普勒可以检测血管内血流动力学参数（图 3–1–2），在腹部及周围血管血流动力学的检测中常用指标：收缩期最大血流速度（SP），舒张末期速度（ED），平均血流速度（MV），加速度（AV），加速时间（AT），每分钟血流量（Q），阻力指数（RI），搏动指数（PI），充血指数（CI）等。

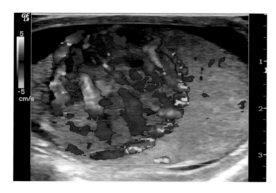

图 3-1-1　睾丸精原细胞瘤

病变区可见丰富血流信号，血管粗细不均匀，走行不规则

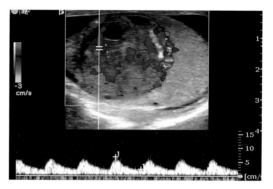

图 3-1-2　睾丸精原细胞瘤彩色频谱多普勒图

动脉血流频谱明显呈波动状，可检测多种血流参数

第二节　诊断报告的书写

一、诊断报告书写的要求

1. 比较全面的客观的描述探测所得切面的全部信息，包括有意义的阳性和重要的阴性内容，必要时并附示意图说明。

2. 诊断提示或结论意见一般分两部分填写：一是超声可以肯定的病变的物理特性如囊实性；另一部分是根据所见并结合病史分析得出的病变性质或病名的提示。这两部分应该分开，不能混淆，一般以括号形式附于病变物理性质之后供临床医师参考。如肝右前叶实质性占位性病变（肝癌）。

3. 目前甲状腺及乳腺疾病的超声诊断中已普遍推出 TI-RADS 分类及 BI-RADS 分类，此分类作用即既能实现超声医师与临床医师的沟通，也能更好地对超声诊断进行规范。

4. 书写报告时每一项目均应填写完整，并应亲笔签名，以示负责。

二、诊断报告书写的内容

1. 一般项目：患者姓名、性别、年龄、住院号或门诊号、超声检查编号、临床诊断、检查日期等。

2. 超声检查所见。

3. 附阳性或重要的阴性超声切面图像。

4. 诊断提示或结论意见，包括物理诊断（病理诊断），如果是甲状腺或乳腺疾病的诊断还要有 TI-RADS 分类及 BI-RADS 分类（图 3-2-1）。

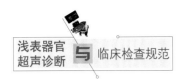

超声医学影像报告单

| 姓名：××× | 性别：男 | 年龄：44岁 | 超声号：×××× |
| 申请科室：消化内科 | | 床 号：× | 住院号：×××× |

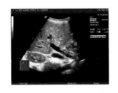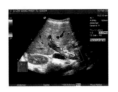

超声所见：

　　肝脏切面形态正常，实质光点分布尚均匀，管道走行规则，肝内未见局限性异常回声。门静脉主干内径1.1cm，主干及其分支内未见明显导演回声。

　　胆囊切面内径5.0×2.0cm，内未见异常回声，肝内外胆管不扩张。

　　脾厚3.0cm，内未见异常回声。

　　胰腺切面形态正常，内未见异常回声，胰管不扩张。

　　CDFI：门静脉血液充盈，上述部位未见异常血液信号。

超声提示：

检查时间：　　年 月 日　　　报告医生　　　　审核医生：

只作临床参考，不作证明材料，手写签名后生效

图3-2-1　超声诊断报告示范图

（黄道中　陈云超）

第四章　部分浅表器官的其他影像学诊断

第一节　放射影像学诊断

一、乳腺疾病的放射影像学诊断

乳腺疾病是妇女常见病、多发病，其中乳腺癌已成为全球范围内女性发病率排名第一的恶性肿瘤。乳腺影像学检查包括乳腺钼靶 X 线摄影、超声造影、CT 和 MRI，乳腺影像学检查的目的包括乳腺疾病的检出、诊断及鉴别诊断，乳腺癌分期与疗效监测、判断预后等。

（一）钼靶 X 线摄影

钼靶 X 线检查操作简单、重复性好，留取的图像可供前后对比，不受年龄、体形的限制，是目前乳腺疾病的首选影像检查方法。其特点是可以检测出医师触摸不到的乳腺肿块，特别是对于脂肪型乳房，其诊断性可高达 95%，对于以微小钙化为唯一表现的 T0 期乳腺癌（临床触诊阴性），也只能凭借钼钯 X 线检查才能被早期发现和诊断。研究表明，钼靶 X 线摄影很大程度上提高了未触及乳腺癌的检出率，其对乳腺癌的诊断敏感度 82% ～ 89%，特异性为 87% ～ 94%。虽然，钼靶 X 线摄影筛查能够降低乳腺癌的死亡率，但也有一定的局限性。钼靶 X 线摄影密度分辨率较低，对微小病灶、致密型乳腺的早期病变（对致密型乳腺病变的敏感度仅为 50% ～ 68%）及特殊部位（乳头乳晕区、近胸壁及腺体尾部）病灶的发现尚有不足。另外，X 线检查具有一定的电离辐射效应，对孕期和哺乳期妇女，建议推迟钼靶 X 线摄影检查或采取必要的防护措施。

钼靶投照位置一般包括正位、侧位、侧斜位、局部点片及放大摄影，其中以正位、侧斜位最为常用（图 4-1-1）。正位片：将欲投照的乳房置于托板上，身体尽量前靠，X 线自上向下投射，显示内外侧病变较好。（外）侧斜位片：将胶片置于乳房外下方或内下方，X 线束以 45° 投射，此投照位置暴露出的乳腺组织最多，特别是对深位病变。适当加压可均匀曝光，患者可有轻微不适感或疼痛，对急性乳腺炎、炎性乳癌或者妊娠乳房应减轻压力。乳腺钼靶 X 线检查主要用于 40 岁以上妇女的乳腺癌筛查。

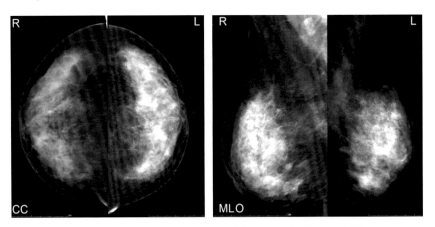

图 4-1-1　双侧乳腺正位和（外）侧斜位钼靶 X 线图像

（二）乳腺 MRI 检查技术

MRI 具有极好的软组织分辨率和无辐射等特点，可多平面、多序列成像，对乳腺检查具有独到的优势，特别是随着专用乳腺线圈及快速成像序列的开发应用，使乳腺疾病的诊断水平有了很大提高。目前主要将乳腺 MRI 检查作为乳腺癌高危人群的筛查方法，也用于临床、钼靶 X 线或乳腺超声无法定性的病变。乳腺 MRI 检查对致密乳腺内病变的检出明显优于钼靶 X 线检查，尤其是对小乳腺癌和早期乳腺癌的检出，同时在良性病变及恶性病变的鉴别、隐匿性乳腺癌的诊断中均有重要价值。在乳腺癌高危患者中，乳腺 MRI 检查较钼靶 X 线摄影有更高的敏感性，有报道乳腺 MRI 在乳腺癌高危人群的阳性预测值（PPV）是 39%。另外，乳腺 MRI 还适用于乳房假体置入术后有无逸漏或并发症的评估。

1. 平扫和脂肪抑制序列　乳腺 MRI 检查技术中，由于没有统一标准而具有众多复杂的成像序列。目前多采用 SE/FSE T_1WI、T_2WI 和脂肪抑制技术（STIR）。

乳腺结构随人种、年龄以及月经周期的不同而异。根据 T_1WI 图像上脂肪和腺体的比例可将乳腺分为脂肪型、少量纤维腺体型、不均质纤维腺体型和大量纤维腺体型（致密型）。

T_2WI 图像在诊断囊肿或纤维腺瘤方面很有价值。乳腺囊肿为形态规则、边缘光滑的均匀高 T_2 信号囊腔；纤维腺瘤具有丰富的水肿性细胞外间质（透明质和黏多糖），多呈高 T_2 信号；乳腺癌具有致密的细胞结构、高核 – 浆比例和癌灶周围的纤维化，多数呈低或等 T_2 信号；乳腺炎性肿块为范围更加广泛的高 T_2 信号区，内部可见更高信号的液化区，并可与皮肤和胸肌筋膜粘连形成局限性增厚水肿。另外，STIR 可以提高病变的显示。

2. 扩散加权成像（diffusion-weighted imaging，DWI）　DWI 可以定量检测活体组织内水分子的扩散运动，反映肿瘤内部的细胞密度特征。恶性肿瘤细胞密度大，生物膜结构对水分子扩散的限制明显，导致 ADC 值明显降低，明显小于良性病变和正常组织 [参考值为（1.13 ± 0.10）$\times 10^{-3} mm^2/s$]。其鉴别乳腺良恶性病变的能力与动态增强 MRI 时间 –

信号强度曲线近似，敏感度和特异性分别约为 89% 和 77%。月经周期对 ADC 值无明显影响，细胞密度对 ADC 值大小起重要作用。

DWI 的缺点是空间分辨率、解剖图像质量远不如增强 T_2WI 扫描。影响 DWI 图像质量的因素众多，扫描时应综合考虑，以求最好的图像质量和适当的信噪比。

3. 动态增强磁共振检查（dynamic contrast-enhanced magnetic resonance imaging，DCE-MRI） DCE-MRI 是一种反映组织微循环血流灌注情况的成像技术。恶性肿瘤在其生长过程中会分泌肿瘤血管生成因子（血管内皮生长因子 VEGF），导致肿瘤新生血管数目（血管密度）增加，血管通透性增加，肿瘤部位对比剂的渗出增加（肿瘤组织的异常强化）。

动态增强扫描以 2D 及 3D 序列为主。增强扫描使用的造影剂多是 Gd-DTPA，剂量 0.1 ~ 0.2mmol/kg。经静脉团注，注射速度 2 ~ 3ml/s。在注射前后进行高空间分辨率、多期 GRE T_1WI 扫描。根据动态增强扫描的结果可同时评估血流动力学及形态学参数。

时间 – 信号强度曲线（图 4-1-2）是对病灶进行连续动态变化进行观察分析，是极具价值的参数。恶性病变由于其瘤内微血管密度大，微血管基底膜极不完整，病灶局部的灌注量明显增大，通常早期病灶即出现显著强化。相反，良性肿瘤病灶内微血管密度减少，早期常轻度或无明显强化。由于恶性肿瘤血管丰富，代谢极快，通常 1 ~ 2 分钟内信号即显著下降，良性者则可出现持续强化。根据时间 – 信号强度曲线的形态，可分为 3 型：Ⅰ 型为流入型，信号强度迅速上升，达到峰值后便呈平缓上升状态，94% 为良性病灶；Ⅱ 型为平台型，强化初期迅速上升，峰值后呈平台，64% 为恶性病变；Ⅲ 型为流出型，信号强度在峰值后呈下降趋势，87% 为恶性病灶。其鉴别乳腺良恶性病变的敏感度为 91%，特异性为 83%。

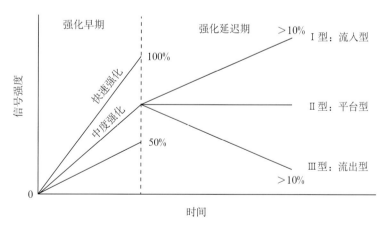

图 4-1-2　乳腺 DCE-MRI 时间 – 信号强度曲线形态图

另外，病灶强化模式在鉴别良恶性病变方面也具有其特点。由于恶性肿瘤的周边区肿瘤细胞增殖活跃，瘤内微血管密度增高，增强后病灶的边缘早期即显著强化（环形强化），而病灶的中心区出现继发改变，如出血、坏死等导致微血管密度降低而呈延迟强化或不强化，而良性肿瘤强化常始于中心。Edna 等认为病变强化模式与病灶内小动脉血管密度、毛细血管密度及继发改变（如肿瘤坏死）有密切关系。病灶强化模式对良恶性肿瘤鉴别特异性不高，仅作为一种辅助手段。

（三）常见乳腺疾病影像学诊断

乳腺位于胸前部，胸大肌表面，主要由皮肤、皮下脂肪、纤维组织和腺体构成。纤维组织将腺体分割包绕形成若干乳腺小叶，各小叶内腺管逐渐汇集成较大乳管，最终开口于乳头。乳腺的影像学表现受年龄、发育、月经周期、妊娠、哺乳等因素的影响，个体之间差异较大，因此，建议结合临床病史和体格检查对影像学征象进行合理解释。

1. 正常乳腺的 X 线表现

（1）乳头和乳晕：乳头呈类圆形高密度影，双侧对称，位于锥形乳腺的顶端。乳晕直径大小为 3 ～ 5cm，乳晕区皮肤厚度为 1 ～ 5mm。

（2）皮肤及皮下脂肪：皮肤呈光滑线样高密度影，厚度为 0.5 ～ 3.0mm。皮下脂肪表现为高透亮带，其内可见线样纤维间隔、血管和悬吊韧带。

（3）腺体组织：腺体组织在 X 线影像随年龄、生育状态变化较大，年轻女性或中年未生育者，腺体组织丰富，脂肪组织较少，X 线呈团片状致密影，边缘较模糊；绝经后老年女性，整个乳腺几乎全由脂肪组织、乳管及残留的纤维组织构成，X 线呈大片脂肪样透亮影，伴散在少许条索样高密度影（图 4-1-3）。

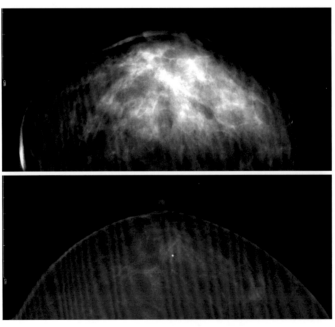

图 4-1-3　正常乳腺 X 线图像

多量腺体型（上）与脂肪型（下）

（4）血管：乳腺上部皮下脂肪内常可见条索状静脉影，乳腺动脉在致密型乳腺内不易显示，部分脂肪型乳腺内可见走行纡曲的动脉影或动脉壁钙化。

2. 正常乳腺的 MRI 表现

（1）皮肤和皮下脂肪在 T_1WI 上呈明显高信号，脂肪抑制 T_2WI（FS T_2WI）上呈中等偏低信号。

（2）纤维、腺体组织在 T_1WI 上呈等信号，FS T_2WI 上呈等 / 稍高信号。扩张的乳导管可呈分支状高 T_2 信号汇向乳头区。脂肪型乳腺仅乳头乳晕后区见少量腺体组织及散在纤维条索状影（图 4-1-4）。

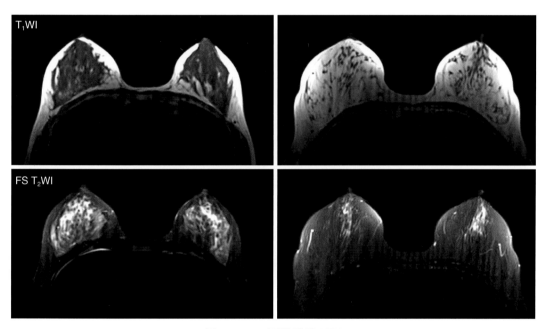

图 4-1-4 正常乳腺 MRI

多量腺体型（左）与脂肪型（右）

3. 乳腺增生 以腺体组织增生和退行性变为特征的一组病变，伴有上皮和结缔组织的异常组合，包括囊性增生（cystic hyperplasia）、小叶增生（lobular hyperplasia）、硬化性腺病（sclerosing adenosis）和纤维性病变（fibrotic lesion）。70% ~ 80% 的女性都有不同程度的乳腺增生，多见于中青年女性，主要症状表现为乳房周期性疼痛。

（1）X 线表现：双侧发病，局限性或弥漫性分布，大小不一的结节状或棉絮状高密度影，边界不清。当小乳管扩张形成囊肿时，呈多发圆形或卵圆形高 / 稍高密度影，直径＜1cm，边缘清晰锐利，局限性或弥漫性分布，钙化少见。区域性或弥漫性硬化性腺病的致密区，局部腺体结构扭曲，钙化常见（图 4-1-5）。

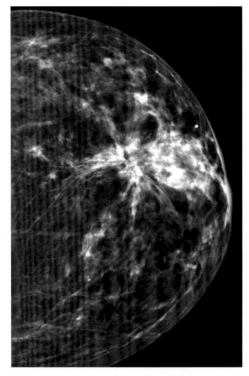

图 4-1-5　硬化性腺病 X 线图像

左侧乳腺不规则放射状瘢痕

（2）MRI 表现：在平扫 T_1WI 上，增生的导管腺体组织和乳导管表现为低或中等信号，与正常乳腺组织信号相似；在 T_2WI 上，信号强度主要依赖于增生组织内的含水量，含水量越高，信号强度也越高。当导管、腺泡扩张严重、且伴分泌物潴留时，可形成囊肿，囊肿直径＜ 1cm，双侧、多发，T_1WI 上呈低信号，T_2WI 上呈高信号。少数囊肿因液体内蛋白质含量较高或合并出血、感染，T_1WI 上亦呈高信号。在动态增强扫描时，多数病变表现为多发或弥漫性小片状或大片状轻至中度的渐进性强化，囊肿不强化或呈轻度环形强化（图 4-1-6，图 4-1-7）。

（3）诊断及鉴别诊断思路：乳腺增生常见于中青年妇女，病变常为双乳，临床症状与月经周期有关。乳腺增生的影像学诊断应密切结合患者年龄、症状、体征、生育史及月经情况等，同样的影像学表现，如为年轻、无症状的女性，则很有可能是正常致密型乳腺；但若为中老年女性，有生育史，且有临床症状者，则可能为增生。局限性乳腺增生，尤其是伴有结构不良时需与浸润型乳腺癌鉴别。局限性增生通常无血运增加、皮肤增厚及毛刺等恶性征象，若有钙化，亦多散在，不同于乳腺癌的密集微钙化。动态增强 MRI 检查也有助于两者的鉴别，局限性乳腺增生信号强度多表现为缓慢渐进性增加，而浸润型乳腺癌的信号强度则多呈快速明显增高且快速廓清的特征。

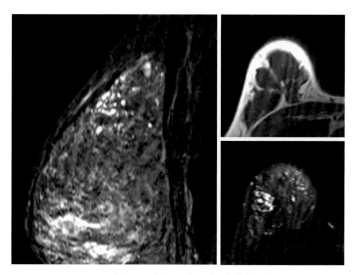

图 4-1-6 右侧乳腺外上象限纤维囊性增生 MRI

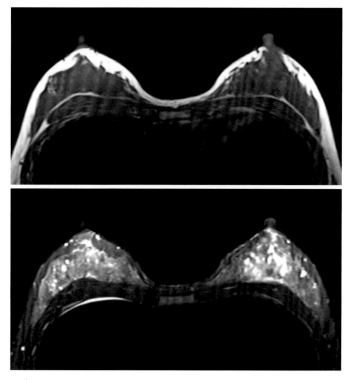

图 4-1-7 双侧乳腺囊性增生 MRI

4. 乳腺纤维腺瘤 / 纤维瘤 是最常见的乳腺良性肿瘤,多发生在 40 岁以下的妇女,可见于一侧或两侧,多发者约占 15%。乳腺纤维腺瘤是由乳腺纤维组织和腺管两种成分增生共同构成的良性肿瘤。在组织学上,以腺上皮为主要成分,也可以纤维组织为主要

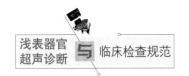

成分，按其不同比例，可称之为纤维腺瘤或腺纤维瘤，但多数肿瘤以纤维组织增生为主要改变。其发生与乳腺组织对雌激素的反应过强有关。

（1）X 线表现：圆形或卵圆形肿块，直径为 1 ～ 3cm，边缘清晰锐利，周围可见薄层晕环。部分纤维腺瘤内可见粗颗粒状或大块钙化（图 4-1-8 ～图 4-1-10）。

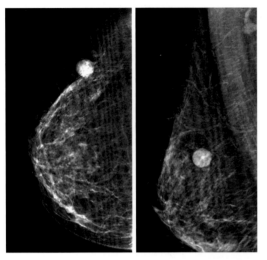

图 4-1-8　右侧乳腺外上象限纤维腺瘤 X 线图像　　图 4-1-9　右侧乳腺多发纤维腺瘤 X 线图像

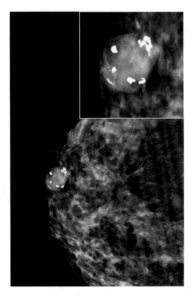

图 4-1-10　右侧乳腺纤维瘤伴钙化 X 线图像

（2）MRI 表现：圆形或卵圆形肿块，或多个病灶融合呈"葫芦状"。病灶信号强化与瘤内细胞、纤维成分及水的含量相关。在平扫 T_1WI 上，多表现为等 / 低信号，在 T_2WI 或 STIR 上，可为高信号（细胞成分较多）、等信号或低信号（纤维成分较多或钙化）。通常发生在年轻妇女的纤维腺瘤细胞成分较多，而老年妇女的纤维腺瘤则含纤维成分较多。约 64% 的纤维腺瘤内可见低 T_2 信号的纤维分隔。DWI 图像上多呈高 / 稍高信号，ADC 值较正常腺体组织稍低。动态增强 MR T_2WI 扫描，大多数（约 80%）表现为缓慢渐进性的均匀强化或由中心向外周扩散的离心样强化，也可以不强化。肿块较大时，内部可见不强化的纤维分隔（图 4-1-11～图 4-1-14）。

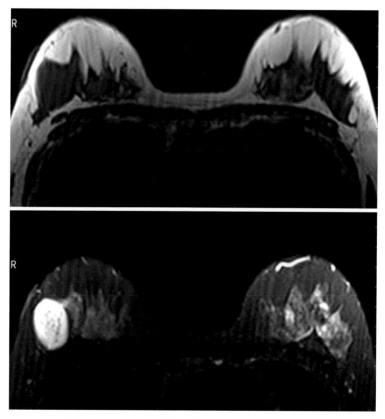

图 4-1-11 右侧乳腺外上象限纤维腺瘤 MRI

（3）诊断及鉴别诊断思路：乳腺纤维瘤常见于 40 岁以下的年轻女性，无明显自觉症状，多为偶然发现。影像学表现为类圆形肿块，边缘光滑、锐利，可有分叶，密度或信号均匀，部分可见粗颗粒状钙化；DWI 呈轻度弥散受限；动态增强 MRI 扫描，大多数纤维腺瘤表现为缓慢渐进性的均匀强化或由中心向外周扩散的离心样强化。而乳腺癌患者年龄多在 35 岁以上，多有相应的临床症状；DWI 呈明显弥散受限；动态增强 MRI 扫描，方式多呈早期快速强化，延迟期明显廓清，或呈环形向心性强化。

5. 乳腺癌 是女性最常见的恶性肿瘤之一，好发于 40～60 岁的女性，偶有男性乳腺癌发生。临床症状常为乳房肿块、疼痛、乳头回缩、乳头溢血。乳腺癌的五年生存率在原位癌为 100%，Ⅰ期为 84% ~ 100%，Ⅱ期为 76% ~ 87%，Ⅲ期为 38% ~ 77%，表明乳腺癌的早期发现、早期诊断和早期治疗是改善预后的重要因素。

（1）X 线表现：分叶状或不规则肿块，局限性致密影，可伴毛刺征，成簇 / 密集分布的细小多形性钙化，可以是乳腺癌唯一的阳性依据，累及皮肤或乳头，可导致皮肤增厚、局部凹陷或乳头内陷。乳腺癌转移可导致腋窝淋巴结肿大（图 4-1-15 ~ 图 4-1-18）。

（2）MRI 表现：分叶状或不规则肿块，与周围组织分界不清，边缘呈毛刺或蟹足状改变，平扫 T_1WI 上多为低信号，FS T_2WI 上呈不均匀稍高信号，乳腺黏液癌因含有大量黏液，可表现为明显高 T_2 信号；DWI 扫描乳腺组织呈明显高信号，ADC 值显著低于正常腺体组织和良性肿瘤；动态增强 MRI 扫描，早期呈快速明显强化，达峰值后迅速减低，肿瘤周围可见明显增多、增粗的纡曲血管影。除了肿块样病变，还有一类乳腺癌呈非肿块样强化（线样、节段性、区域性、弥漫性或簇环状），多见于导管原位癌（图 4-1-19 ~ 图 4-1-22）。

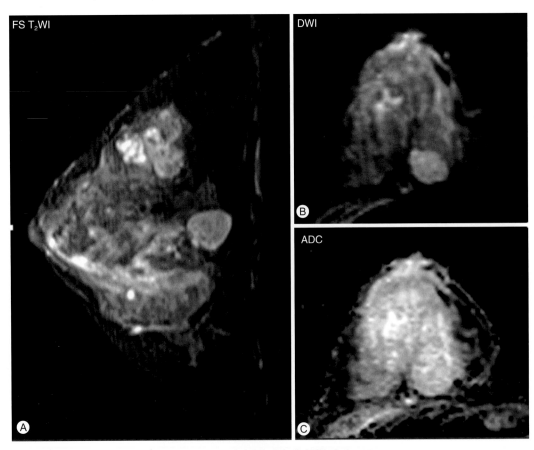

图 4-1-12　右侧乳腺多发纤维腺瘤 MRI

A.FS T_2WI 显示右侧乳腺多发纤维腺瘤；B. 近胸壁病灶 DWI 呈高信号；C. ADC 值为 $1.26 \times 10^{-3} mm^2/s$

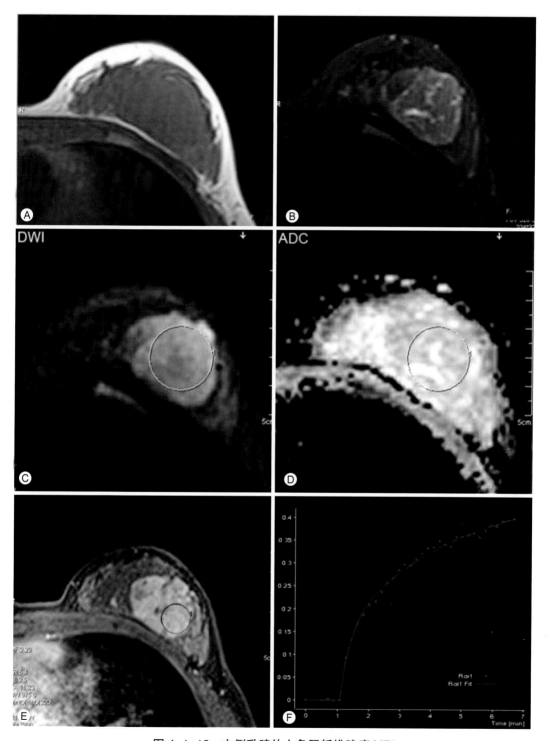

图 4-1-13　左侧乳腺外上象限纤维腺瘤 MRI

A、B. T_1WI、FS T_2WI 显示左侧乳腺外上象限纤维腺瘤；C. DWI（b 值 =1000s/mm^2）呈高信号；D. ADC 值为 1.19×10^{-3}mm^2/s；E. DCE-MRI 显示中度 – 显著强化；F. 时间 – 信号强度曲线呈流入型

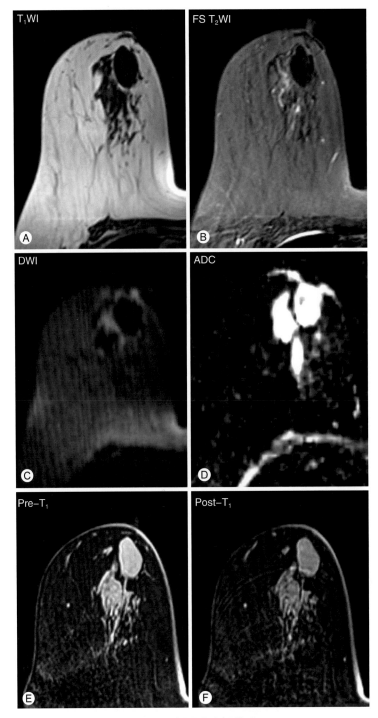

图 4-1-14　右侧乳腺纤维瘤 MRI

A、B. 磁共振平扫 T_1WI、脂肪抑制 T_2WI 上均呈低信号，边界清楚；C. DWI（b 值 =1000s/mm^2）肿块呈明显低信号；D. ADC 呈明显高信号；E、F. 动态增强扫描前后对比（Pre-T_1 和 Post-T_1），肿块无明显强化

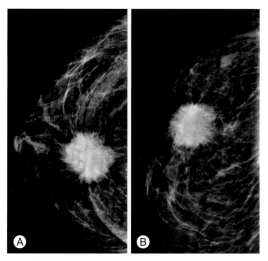

图 4-1-15　浸润性乳腺癌 X 线图像

类圆形肿块，轻度分叶伴毛刺征。A. 右侧乳腺 CC 位；B. 右侧乳腺 MLO 位

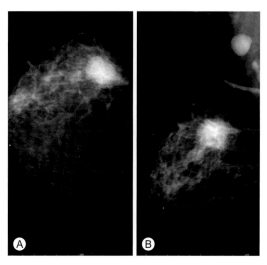

图 4-1-16　浸润性乳腺癌伴腋窝淋巴结转移 X 线图像

外上象限圆形肿块，轻度分叶伴右侧腋窝淋巴结肿大。A. 右侧乳腺 CC 位；B. 右侧乳腺 MLO 位

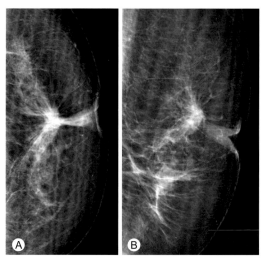

图 4-1-17　浸润性乳腺癌 X 线图像

乳头后方分叶状肿块，伴毛刺征，乳头凹陷。A. 左侧乳腺 CC 位；B. 左侧乳腺 MLO 位

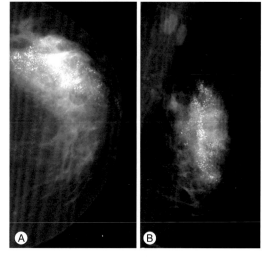

图 4-1-18　高级别导管原位癌，部分浸润性癌伴腋窝淋巴结转移 X 线图像

外上象限团块影伴多发密集细小多形性钙化，左侧腋窝淋巴结肿大。A. 左侧乳腺 CC 位；B. 左侧乳腺 MLO 位

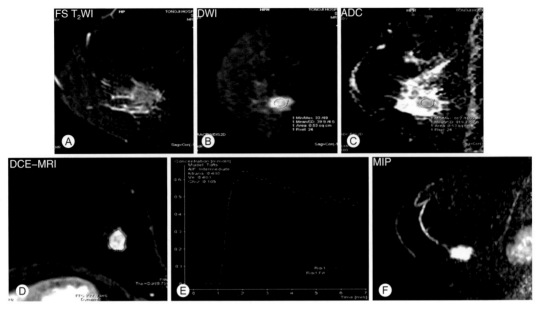

图 4-1-19　浸润性乳腺癌 MRI

左侧乳腺外下象限肿块，轻度分叶。A. FS T$_2$WI 呈等 / 稍高信号，与周围组织分界欠清；B.DWI（b 值 =1000s/mm^2）呈高信号；C. ADC 值为 0.919×10^{-3}mm^2/s；D. DCE-MRI 呈明显强化；E. 时间信号强度曲线呈流出型（Ⅲ型）；F. 肿块周围的血管影明显增多、增粗

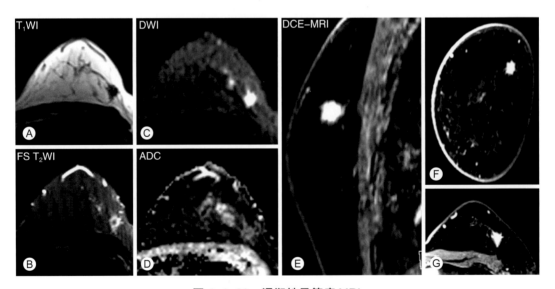

图 4-1-20　浸润性导管癌 MRI

左乳腺外上象限小肿块，形态欠规则。A. T$_1$WI 呈稍低信号；B. FS T$_2$WI 呈环形高信号；C. DWI（b 值 =1000s/mm^2）呈明显高信号，肿块边缘可见毛刺征；D. ADC 呈明显低信号，ADC 值 0.825×10^{-3}mm^2/s；E、F、G. 分别为矢状位、冠状位、横轴位增强 MRI 图像呈明显强化，肿块轻度分叶伴短毛刺

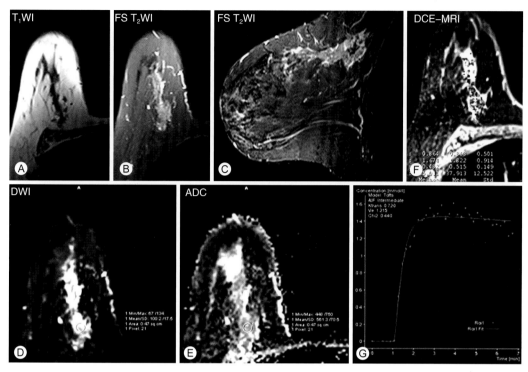

图 4-1-21 浸润性导管癌

右侧乳腺上部节段性非肿块样病变。A. T_1WI 呈等信号；B、C. 横轴位及矢状位脂肪抑制，T_2WI 呈等 / 稍高信号；D. DWI（b 值 =1000s/mm²）呈长条状高信号；E. 病变呈明显低信号，ADC 值为 $0.561 \times 10^{-3} mm^2/s$；F.DCE-MRI 病变呈明显不均匀强化；G. 时间 - 信号强度曲线呈平台型（Ⅱ型）

（3）诊断及鉴别诊断思路：乳腺癌多在 35 岁以上，有相应的临床症状。MRI 平扫多是等或稍高信号，形态不规则，可有星芒状或蟹足样突起，与周围组织分界不清；DWI 明显弥散受限；动态增强 MRI 扫描呈不均匀强化，动态曲线多呈流出型（Ⅲ型）。乳腺纤维瘤常见于 40 岁以下的年轻女性，多为偶然发现，病灶边缘光滑、锐利，T_2WI 可呈高信号或低信号；DWI 轻度弥散受限；动态增强曲线多呈流入型（Ⅰ型）。

6. 乳腺炎 多见于产后哺乳期女性，尤其是初产妇更多见。根据病程和病理改变分为：急性乳腺炎（acute mastitis）、慢性乳腺炎（chronic mastitis）和乳腺脓肿（breast abscess）。急性乳腺炎一般具有典型的临床症状和体征，很少需要影像学检查。MRI 可作为急性乳腺炎与炎性乳腺癌、慢性乳腺癌与乳腺脓肿鉴别的首选检查方法。

（1）X 线表现：急性乳腺炎病变区呈片状致密影，边缘模糊，局部皮肤水肿、增厚，皮下脂肪层浑浊，并出现较粗大的网状结构。慢性乳腺炎病变多较局限，呈致密影，皮肤可稍增厚。乳腺脓肿多呈圆形或类圆形边界清晰或部分清晰的等、低密度影，脓肿破溃后可形成皮肤窦道，呈局限性皮肤缺损。

（2）MRI 表现：急性乳腺炎或慢性乳腺炎表现为长 T_1、长 T_2 信号，边缘模糊，腺体和皮肤水肿、增厚。乳腺炎性肉芽肿多呈稍长 T_1、稍长 T_2 信号，动态增强扫描呈缓慢流入型强化。乳腺脓肿在 MRI 平扫上呈类圆形囊性灶，壁较厚；DWI 上脓液明显弥散

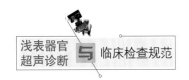

受限；动态增强 MRI 表现为大小不等、壁厚薄不一的环形强化。部分病灶脓腔内可见气液平面（图 4-1-23，图 4-1-24）。

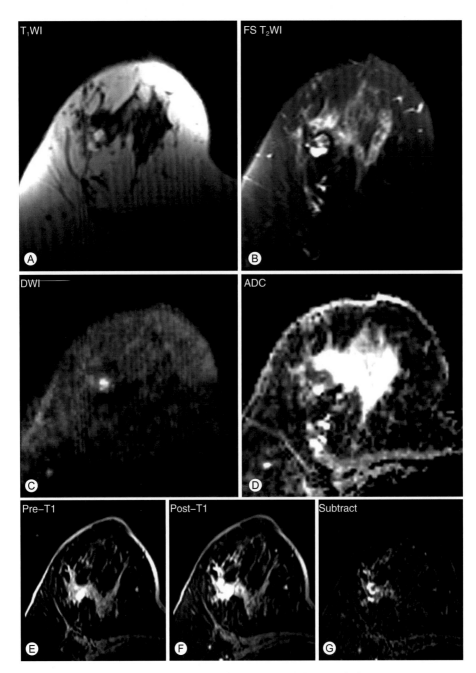

图 4-1-22 右侧乳腺肿块切除术后（浸润性乳腺癌）MRI

右侧乳腺外上象限局限性残腔形成，扩大切除术后病理提示原手术切口处可见癌。A、B. 可见混杂短 T_1、长 T_2 信号灶；C. DWI（b 值 =1000s/mm^2）示残腔周围结节状高信号；D. ADC 呈低信号；E、F、G. 动态增强扫描 + 减影显示残腔周围环形强化

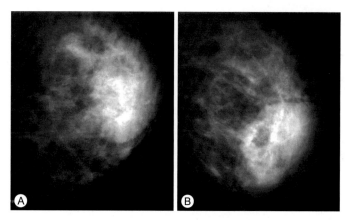

图 4-1-23 乳腺炎伴多发脓肿形成

乳腺前部卵圆形肿块，大部分边界清楚，内部密度不均匀。A. 左侧乳腺 CC 位；B. 左侧乳腺 MLO 位

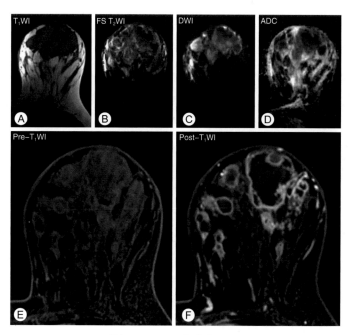

图 4-1-24 乳腺炎 MRI

A. 左侧乳腺 T_1WI 呈等信号，伴混杂低信号；B. 脂肪抑制 T_2WI 呈混杂稍高信号，局部高信号，伴皮下软组织水肿；C. DWI（b 值 =1000s/mm^2）呈不均匀高信号；D. ADC 呈明显弥散受限；E、F. Pre-T_1WI 和 Post-T_1WI）呈多发大小不等的环形强化，局部呈花环样强化，弥散受限区无强化

（3）诊断及鉴别诊断思路：急性乳腺炎根据病史、典型症状及体征临床上不难做出诊断。炎性乳腺癌患者多无发热和白细胞计数升高，疼痛亦不明显；动态增强 MRI 检查，炎性乳腺癌通常表现为快速明显强化。脓肿形成后，脓液 DWI 呈明显弥散受限，增强扫描呈环形强化，可与良性肿瘤和囊肿鉴别。

7. 浆细胞乳腺炎 是一种好发于非哺乳期、以导管扩张、浆细胞浸润病变为基础的慢性、非细菌性乳腺炎症,占乳房良性病变的 4% ～ 5%。临床主要表现为非周期性乳房疼痛、乳头溢液、乳头凹陷、非哺乳期乳房脓肿、乳头部瘘管形成。根据病程进展可分为三期:①急性期:乳晕周围肿块伴有疼痛、皮肤红肿等急性乳腺炎表现,可有腋窝淋巴结肿大、压痛,部分患者可继发感染形成乳腺脓肿;②亚急性期:急性炎症消退,以肿块为主,可与皮肤粘连,压痛减轻,乳头向肿块方内陷、偏斜;③慢性期:久治不愈或反复发作者,肿块缩小成硬结,与周围组织及皮肤固着、粘连,可出现橘皮样改变,多有乳头凹陷,少数患者可见乳晕区慢性窦道。

（1）X 线表现:病变大多位于乳晕及中央区,其肿块密度增高影内夹杂条状透亮影,严重者可呈蜂窝状,边缘光滑,多为扩张的导管腔内含有脂肪物质所致,有时可见根部和尖部一样粗的周围"假毛刺征"以及粗颗粒圆形钙化。慢性期可出现乳头凹陷、皮肤窦道形成。

（2）MRI 表现:T_1WI 上呈低信号,T_2WI 上呈大片不均匀较高信号,边界不清;DWI 上呈不均匀弥散受限;动态增强 MRI 扫描为不均匀混杂强化或环形强化;时间 - 信号强度曲线多呈平台型或轻度流出型(图 4-1-25)。

（3）诊断及鉴别诊断思路:浆细胞乳腺炎主要与炎性乳腺癌相鉴别。炎性乳腺癌多

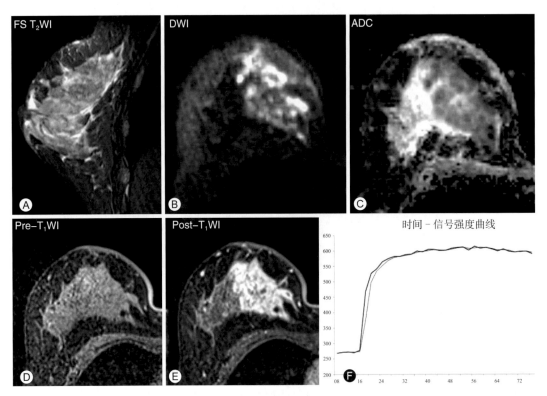

图 4-1-25　浆细胞乳腺炎 MRI

患者因右侧乳腺胀痛 10 余天入院,乳腺内见团片状稍高 T_2 信号,边界不清,皮下少许水肿;B. DWI(b 值 =1000s/mm^2)可见团片状不均匀高信号;C. ADC 值为 0.861×10^{-3}mm^2/s;D、E. 动态增强扫描可见大片非肿块样强化,其内可见小环形强化区;F. 时间 - 信号强度曲线呈平台型(Ⅱ型)

为无痛性肿块，进行性增大，DWI 弥散受限，动态增强 MRI 扫描多呈明显的流出型曲线，可伴有腋窝淋巴结转移征象。浆细胞乳腺炎常伴有红肿、触痛；动态增强 MRI 扫描为不均匀混杂强化或环形强化；时间 - 信号强度曲线多呈平台型或轻度流出型；慢性期常见窦道形成。

（艾　涛）

二、甲状腺及甲状旁腺疾病的放射影像学诊断

1. 单纯性甲状腺肿　又称非毒性弥漫性胶样甲状腺肿，多见于缺碘地区，年轻妇女和孕妇也多见。病理上单纯弥漫性甲状腺肿为结节性甲状腺肿的早期阶段即滤泡上皮增生期。随后，滤泡普遍性扩大伴滤泡腔内胶质潴积而进入胶质储积期；晚期，甲状腺内纤维组织增生并包绕局部小叶或滤泡形成结节，结节内可出现囊变、出血、坏死及钙化。临床表现为甲状腺弥漫性增大，甲状腺功能正常。随时间推移，单纯性甲状腺肿发展为非毒性多结节性甲状腺肿，则呈不对称性增大向周围间隙延伸。

影像学表现：主要用于显示甲状腺肿的病变范围及周围组织受压情况，以指导手术计划的制定。

（1）CT 表现：单纯性甲状腺肿表现为甲状腺弥漫性肿大，病变边缘清晰，与周围邻近器官结构仍有脂肪间隙，无明显侵犯或浸润征象。多结节性甲状腺肿则表现为甲状腺非对称性增大，内可见多发、散在的低密度结节灶。病变内常合并出血、坏死、囊变或钙化则导致密度不均。增强扫描显示病变强化不均匀，坏死、囊变区则不强化。

（2）MRI 表现：单纯性甲状腺肿早期表现为甲状腺双侧叶增大，信号尚均匀，相对于肌肉呈稍长 T_1、稍长 T_2 信号。结节性甲状腺肿的 MRI 表现多样，结节多无包膜，边界尚清楚，T_1WI 可显示局部囊变区域的胶样物质或出血所致的局灶性高信号区；T_2WI 显示弥漫性信号不均匀，部分区域呈高信号，部分区域呈低信号；增强扫描强化不均匀。

2. 弥漫性甲状腺肿　即毒性弥漫性甲状腺肿（Graves 病），是甲状腺毒症最常见的病因。Graves 病的病因主要与遗传、精神创伤及免疫系统异常等有关。临床上以女性多见，常表现为甲状腺肿大以及神经系统、心血管系统、消化系统、内分泌系统、神经肌肉等多系统功能异常。实验室检查显示总甲状腺素、游离 T_3、游离 T_4、血清促甲状腺激素（TSH）升高。另外，大部分患者检测到甲状腺刺激抗体（TRAb）升高。

（1）CT 表现：平扫示甲状腺非特异性的增大，不伴颈部淋巴结肿大或邻近组织侵犯。含碘造影剂可加重甲状腺功能亢进，增强 CT 检查为其禁忌。

（2）MRI 表现：甲状腺分叶状增大，实质信号不均，T_1WI 可显示甲状腺内结片状稍高信号，T_2WI 为高信号（图 4-1-26）。

3. 结节性甲状腺肿　是单纯性甲状腺肿晚期类型，临床典型表现为甲状腺功能正常患者颈部较大肿块，局灶性结节，影像学检查多显示明显结节。

影像学表现：

（1）典型表现为甲状腺体积增大，密度不均，内可见多发、散在、规则的结节，常

伴有粗大结节状、环状钙化，单发或多发点状钙化少见。

（2）CT/MRI 主要评估结节性甲状腺肿的病变范围、与周围结构的关系、颈部尤其是中央区淋巴结肿大的情况等（图 4-1-27，图 4-1-28）。

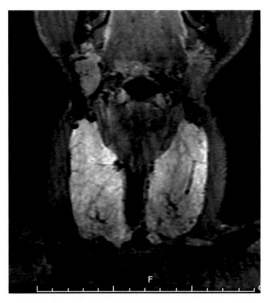

图 4-1-26　单纯性甲状腺肿 MRI

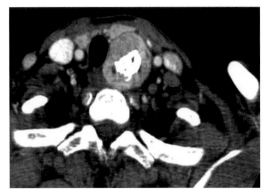

图 4-1-27　结节性甲状腺肿 CT

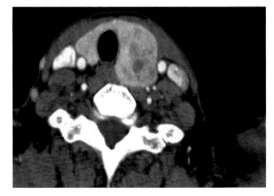

图 4-1-28　结节性甲状腺肿 CT

4. 桥本甲状腺炎　桥本甲状腺炎即慢性淋巴细胞性甲状腺炎，是自身免疫介导的淋巴细胞性甲状腺炎。桥本甲状腺炎的病因尚不明确，多认为与遗传、自身免疫和环境因素有关。

临床表现：临床上多见于女性，发病年龄为 30 ～ 60 岁。大部分患者甲状腺功能正常，少部分表现甲状腺功能低下，但存在甲状腺球蛋白、甲状腺 TSH 受体抗体阳性。早期甲状腺呈弥漫性增大，晚期甲状腺萎缩、纤维化。桥本甲状腺炎患者存在发生甲状腺原发淋巴瘤的风险。

（1）CT 表现：甲状腺早期中度弥漫性增大，晚期弥漫性甲状腺萎缩，典型表现为弥漫性甲状腺密度减低，类似于肌肉密度，无明显坏死、囊变或钙化改变，增强强化不均匀，内可见散在斑片状、条索状的稍高密度灶，一般不伴颈部明显肿大淋巴结（图 4-1-29）。

（2）MRI 表现：T_1WI 为等 / 低信号，T_2WI 甲状腺呈不均匀或弥漫性高信号（相对肌肉组织），其间有网格状低信号的纤维增生组织，可有或无扩张的血管。

5. 亚急性甲状腺炎 又称亚急性肉芽肿性甲状腺炎，常继发于上呼吸病毒感染。亚急性甲状腺炎多发生于中年女性，主要表现为颈部疼痛、甲状腺触痛或全身炎性反应，常存在甲状腺功能亢进、甲状腺功能减退、甲状腺功能正常三个阶段。

影像学表现：临床常规不采用 CT/MRI 检查。CT 平扫示甲状腺密度减低，增强后病变甲状腺组织密度强化，但低于正常甲状腺组织；MRI 显示病变 T_1 信号高于正常甲状腺组织，T_2WI 表现为更高信号（图 4-1-30）。

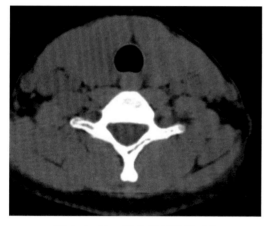

图 4-1-29 桥本甲状腺炎 CT

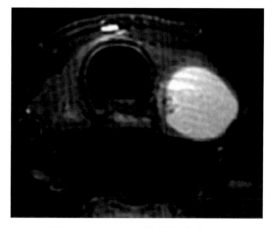

图 4-1-30 亚急性甲状腺炎 MRI

6. 甲状腺腺瘤 是甲状腺最常见的良性肿瘤之一，为滤泡上皮发生的有包膜、具有滤泡细胞分化的肿瘤，常为单发孤立性结节。病理上包括滤泡型腺瘤及其他几种特殊类型腺瘤（嗜酸细胞腺瘤、不典型腺瘤、透明细胞腺瘤、印戒细胞腺瘤、腺脂肪瘤和腺软骨瘤）。临床上多发生于 20 ～ 40 岁年龄，病程缓慢，无自觉症状。肿瘤内出血可致肿块迅速增大，伴局部疼痛。影像学检查及细胞学穿刺不能够区分甲状腺腺瘤与腺癌。

（1）CT 表现：一般表现为甲状腺内单个圆形、类圆形边界清楚的低密度结节，囊变或钙化可导致结节的密度不均。增强动脉期明显均匀或不均匀强化，静脉期密度明显降低。体积较大肿瘤时，CT 增强可清晰显示其与周围组织结构间的关系（图 4-1-31）。

（2）MRI 表现：T_1WI 显示境界清楚的低、等信号实性结节，出血、囊变部分呈高信号；T_2WI 病变呈高信号。可见到厚薄不一、完整的低信号晕环。

7. 甲状腺癌 分化型甲状腺癌是甲状腺最主要的恶性肿瘤，其中甲状腺乳头状癌和滤泡状癌，临床预后较好；甲状腺髓样癌和未分化癌预后较差。甲状腺乳头状癌是最常见的病理类型，占成人甲状腺癌的 60% ～ 70%，儿童甲状腺癌的 80%。其发病年龄 30 ～ 50 岁，女性为主，临床上大多数患者无明显症状，首发表现可为甲状腺局灶性结节或颈部淋巴结肿大。甲状腺滤泡状癌多见于中老年人，发病年龄 40 ～ 60 岁。近年来，基于肿瘤病理上对包膜和血管的浸润程度，将滤泡状癌进一步分为微小浸润型和广泛浸润型。甲状腺滤泡状癌局部淋巴结转移率低，血性转移率高。

（1）CT 表现：甲状腺原发灶可局限于甲状腺内或腺体外浸润，表现为甲状腺内不均匀低密度结节，其内可见散在点状钙化及更低密度的囊变坏死区，病变大多数边缘不规则，边界模糊，部分有甲状腺外侵犯征象，甲状腺乳头状癌常伴有颈部淋巴结肿大、钙化；增强动脉期显示甲状腺原发灶不均匀强化，但低于正常强化的甲状腺组织，静脉期病变密度减低。颈部转移性淋巴结呈环状或不均匀强化（图 4-1-32，图 4-1-33）。

（2）MRI 表现：T_1WI 甲状腺原发灶为边界欠清的低、中等信号结节，T_2WI 呈高信号，偶有不完整的包膜存在。颈部转移性淋巴结呈混杂信号改变，其内出血或胶样物质致 T_1 高信号，钙化为低信号（图 4-1-34）。

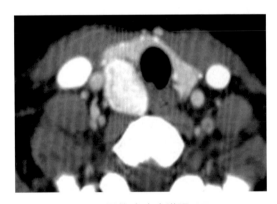

图 4-1-31 甲状腺腺瘤增强 CT

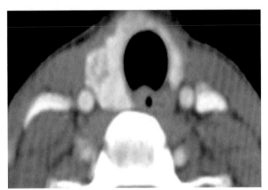

图 4-1-32 甲状腺癌增强 CT

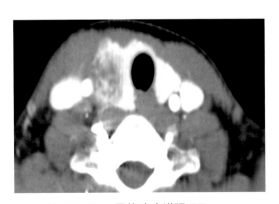

图 4-1-33 甲状腺癌增强 CT

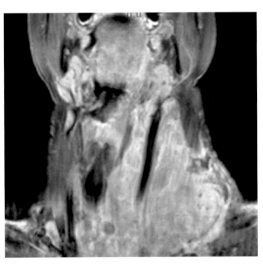

图 4-1-34 甲状腺癌 MRI

8. 甲状旁腺腺瘤　为原发性甲状旁腺功能亢进的主要原因，病变通常位于甲状腺后部，可位于气管食管沟内，表现类似于甲状腺腺瘤。甲状旁腺腺瘤多为单发，少数多发，临床术前确定甲状旁腺腺瘤的数量、位置非常重要。

（1）CT 表现：是甲状旁腺腺瘤检出的主要检出方法，大部分甲状旁腺腺瘤于甲状腺下极附近的气管、食管沟内，表现为类圆形软组织结节，边界清楚，密度同临近肌肉、血管、淋巴结密度接近，CT 平扫不易发现。CT 增强甲状旁腺腺瘤多表现动脉期强化低于正常甲状腺组织，延迟期相对甲状腺更低（图 4-1-35）。

（2）MRI 表现：由于其软组织分辨率高，其诊断甲状腺腺瘤准确性非常高。相对正常甲状腺组织，甲状旁腺腺瘤 T_1WI 表现为等、低信号，T_2WI 为高信号，少数腺瘤囊变、出血或坏死可致病变信号不均匀。注射 Gd-DTPA 后，甲状旁腺腺瘤实体部分明显强化。

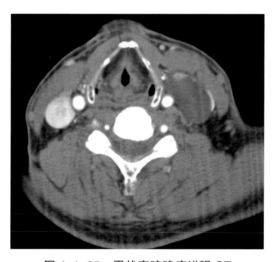

图 4-1-35　甲状旁腺腺瘤增强 CT

（潘　初　夏黎明）

三、男性生殖器疾病的放射影像学诊断

阴囊疾病的主要影像检查技术是超声、CT 和 MRI。超声是首选的影像检查方法。阴囊位置表浅，超声检查可以清楚地观察到睾丸及附睾的位置、大小及结构，通过彩色多普勒超声检查还可以获取血流动力学信息。此外，超声检查还具有简便易行、费用低廉等优点，可用于阴囊病变的动态观察和疗效监测，是临床常用的筛查和随访方法。但对肿块型炎性病变和不典型肿瘤，超声难以鉴别。CT 的分辨率较超声高，可显示病灶与周围组织的关系，还可以进行增强扫描分析病灶的血供特点。此外，CT 对钙化敏感，可以根据钙化形态，辅助鉴别诊断睾丸结核、畸胎瘤等疾病。但是，由于 CT 可导致性腺放射损伤，睾丸良性病变不宜采用 CT 诊断。MRI 是睾丸和附睾病变影像学检查的重要

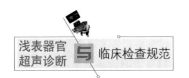

手段。MRI 无放射损伤，软组织分辨率较 CT 更高，可更清楚地显示病变的细节。因此，在阴囊疾病的筛查时，影像学检查首选超声，当超声不能确定诊断时，需综合考虑患者的年龄、生育要求等选择 CT 或 MRI 作为辅助检查。

阴囊壁正常结构由外向内依次为皮肤、白膜、提睾筋膜、提睾肌、睾丸精索鞘膜及固有鞘膜，固有鞘膜分为壁层和脏层，二层之间为鞘膜腔，内有少量浆液。睾丸位于阴囊内，左右各一，附睾位于睾丸后方，呈半圆形或新月形，分为头、体、尾三部分。正常睾丸在 CT 上表现为密度均匀的卵圆形实质结构，周边呈细白轮廓线，鞘膜腔不易显示。正常睾丸在 T_1WI 为中等信号，T_2WI 为均质高信号，白膜在 T_1WI 和 T_2WI 均为线样低信号，厚度 < 1mm。附睾在 T_1WI 信号比睾丸稍低，在 T_2WI 亦呈高信号，但较睾丸稍低。正常情况下，左侧睾丸的位置略低于右侧。

（一）睾丸肿瘤

睾丸肿瘤多表现为软组织肿块。对于炎性肿块和不典型的肿瘤性肿块，超声有时难以鉴别。CT 和 MRI 在实性肿块性病变的定位、定性诊断方面较超声具有明显优势。MRI 软组织分辨率高，可分辨肿块内囊变、坏死、出血及不同组织成分，在良恶性肿块的鉴别、恶性肿瘤的分期方面具有重要价值。

原发性睾丸肿瘤中，生殖细胞瘤占 90% ～ 95%，非生殖细胞瘤占 5% ～ 10%，根据细胞的分化情况，生殖细胞瘤可分为精原细胞瘤和非精原细胞瘤。非精原细胞瘤包括胚胎癌、畸胎瘤、绒毛膜上皮细胞癌、卵黄囊肿瘤等。继发性睾丸肿瘤以淋巴瘤多见。

1. 精原细胞瘤　可发生于阴囊内，也可发生于腹部。发生于阴囊内的精原细胞瘤，由于睾丸白膜比较韧厚，肿瘤极少突破白膜向外侵犯。发生于腹部时，多为未降隐睾合并精原细胞瘤，由于肿瘤生长空间大，位置深，难以早期发现，肿瘤体积多较阴囊内精原细胞瘤大，肿瘤坏死出血亦较阴囊内精原细胞瘤多见。精原细胞瘤组织学特征：细胞形态类似原始生殖细胞，大小均匀，排列致密，胞质透明，细胞间隙小，伴随淋巴浸润，肿瘤边缘及瘤体内有纤维血管间隔。

（1）CT 表现：均匀一致的等或稍高密度软组织肿块，类圆形，边界清楚，可有包膜，少有坏死出血，一般不出现钙化。肿瘤体积较大时，可有坏死出血，此时，可表现为密度不均。增强扫描，肿瘤实质轻至中度强化，肿瘤边缘及瘤体内的纤维间隔明显强化，这是精原细胞瘤的特征性影像表现。

（2）MRI 表现：MRI 表现与 CT 表现类似，T_1WI 多呈等信号，T_2WI 多呈低信号，由于 MRI 软组织分辨率较 CT 高，T_2WI 可见瘤体内更低信号的线状或不规则形纤维血管间隔。肿瘤组织在 DWI 表现为弥散受限，呈高信号；增强后，肿瘤边缘和瘤体内的纤维血管间隔可早期明显强化，肿瘤实质轻或中度强化。多伴有患侧睾丸鞘膜积液，患侧腹股沟管内血管多较对侧增粗。肿瘤发生坏死时，信号可发生改变，T_2WI 可见团块状低信号（图 4-1-36，图 4-1-37）。

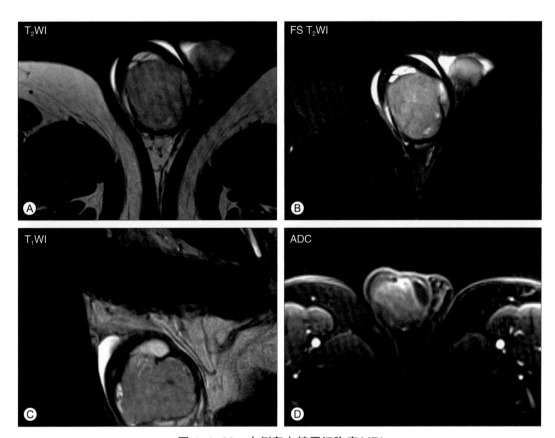

图 4-1-36　右侧睾丸精原细胞瘤 MRI

右侧睾丸占位，肿块边界清楚，信号均匀。A. 轴位 T_2WI 呈低信号；B. 轴位压脂 T_2WI 呈高信号；C. 矢状位 T_2WI 呈低信号；D. 增强扫描肿块边缘明显强化

　　2. 非精原细胞瘤　　睾丸畸胎瘤是一种特殊的非精原细胞瘤，大多发生于 2 岁以前的小儿，根据组织结构可分为三种类型：成熟畸胎瘤、不成熟畸胎瘤和畸胎瘤伴恶性成份。睾丸畸胎瘤以成熟畸胎瘤相对多见。

　　（1）CT 表现：睾丸畸胎瘤的典型 CT 表现为边缘清楚的肿块，肿块内可同时含有脂肪、点状或弧形钙化、囊性成分，约一半的畸胎瘤内还可见到牙齿与不规则的骨骼影。肿瘤边缘不规则且周围脂肪间隙模糊、阴囊隔显示不清时，提示不成熟畸胎瘤可能。

　　（2）MRI 表现：MRI 表现与 CT 表现类似，但 CT 显示钙化、骨骼、牙齿等更敏感。

　　3. 睾丸淋巴瘤　　多见于老年男性，病理表现为睾丸异型淋巴细胞弥漫性浸润。由于全身 CT 检查可用于判断有无其他部位的淋巴瘤，故而为最佳影像学诊断方法之一。

　　（1）CT 表现：典型的原发性睾丸淋巴瘤 CT 表现与精原细胞瘤类似，表现为圆形或类圆形均匀等密度肿块，边界清楚。但原发性睾丸淋巴瘤增强扫描时，表现为明显均匀强化，无肿瘤边缘及瘤体内分隔样强化，且肿块内部有时可见小血管穿行，可借此与睾丸精原细胞瘤鉴别。

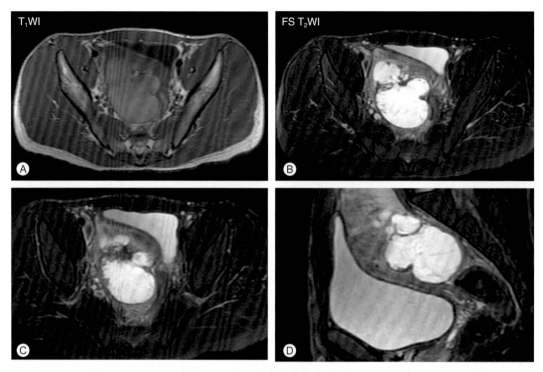

图 4-1-37　腹腔精原细胞瘤 MRI

隐睾 20 年，间断下腹痛 1 个月，磁共振平扫示：盆腔内巨大占位，肿块边界清楚，T_1WI 信号稍高于肌肉，低于脂肪，压脂 T_2WI 呈高信号，肿块内可见低信号分隔，病理显示精原细胞瘤。A. 轴位 T_1WI；B. 轴位压脂 T_2WI；C. 轴位压脂 T_2WI；D. 矢状位压脂 T_2WI

（2）MRI 表现：原发性睾丸淋巴瘤在 T_1WI、T_2WI 信号强度以及增强扫描强化程度与精原细胞瘤相似，但无肿瘤边缘及瘤体内分隔样强化。

（二）鞘膜积液

鞘膜积液可分为四种类型：睾丸鞘膜积液、精索鞘膜积液、睾丸精索鞘膜积液及交通性鞘膜积液，其中以睾丸鞘膜积液最常见。实时高频超声诊断鞘膜积液准确性高，可明确阴囊肿大的原因，鉴别出鞘膜积液的类型，是诊断鞘膜积液最便捷、最有效的影像学方法，较 CT 和 MRI 更为优越。

（三）睾丸炎与附睾炎

急性睾丸炎和附睾炎有典型的临床症状：急性起病，多有寒战、高热，患侧睾丸肿痛，并向同侧腹股沟、下腹部放射，可出现全身不适，胃肠道症状，如恶心、呕吐，重者可有腹痛。结合超声声像图可以做出诊断，且超声检查还可提供血流动力学信息，鉴别急性睾丸炎和睾丸扭转。CT 检查存在辐射，不推荐用于睾丸可疑良性疾病的诊断。MRI 价格较高，在急性睾丸炎及附睾炎诊断中的应用受到一定限制。

（四）隐睾症

隐睾症是指睾丸未能按正常发育过程从腹膜后下降至阴囊底部，临床表现为单侧或双侧阴囊空虚，可分为睾丸下降不全和睾丸异位，异位睾丸极为少见。下降不全的睾丸最常位于腹股沟管内，其次见于腹膜后。超声检查简单方便，可用于术前定位诊断，但由于超声易受肠气干扰、软组织分辨率差等原因，容易引起漏诊。MRI 软组织分辨率高，无放射性损伤，可进行多层面、多方向、多序列成像，能确诊大部分隐睾症，还可以提供一部分组织学信息，对发现恶变的未降睾丸具有重要价值，是诊断隐睾的最佳影像学方法。CT 也能直观地显示隐睾，但由于其放射线对性腺的损伤，一般不提倡用于睾丸可疑良性疾病的诊断。

MRI 表现：腹股沟型隐睾表现为腹股沟管内或内环口处椭圆形软组织样信号，T_1WI 呈等或稍低信号，与腹壁肌肉信号强度类似；T_2WI 表现为高信号，与皮下脂肪信号强度类似；T_2WI 压脂序列能更清楚的显示腹股沟管内的未降睾丸。隐睾常合并鞘状突未闭，在鞘状突内少量液体的衬托下，隐睾显示更加清晰。腹腔内隐睾的信号强度与腹股沟管型隐睾信号强度类似。隐睾体积通常比下降的睾丸体积小，当隐睾纤维化后，其 T_2WI 信号可有下降，此时，行 Gd-DTPA 增强扫描，隐睾呈中度强化，信号高于腹壁肌肉，可与未萎缩的引带相鉴别（引带不强化）（图 4-1-38）。

（五）睾丸损伤

睾丸损伤多有明确的受伤史，由暴力因素直接或间接作用于阴囊，引起睾丸挫裂伤，严重者可导致睾丸破裂。睾丸损伤后，出血、缺血、坏死时间长短对睾丸获救率及功能保存率有很大影响，因此，睾丸损伤后早期诊断诊断极为重要。

睾丸损伤后患侧睾丸有不同程度的肿大、疼痛。超声检查可发现睾丸内出血及血肿、判断睾丸白膜的完整性及有无睾丸组织突出白膜，且超声检查方便快捷，是诊断睾丸急性损伤的首选检查方法。当睾丸周围血凝块或巨大血肿形成后，会干扰声像图表现，因此，超声检查适用于急性睾丸损伤的早期。CT 密度分辨率较高，可进行多层面重建，适用于超声难以明确诊断的病例。MRI 软组织分辨率高，是显示睾丸损伤程度最为精确的影像学检查手段，但检查时间较长，且对患者配合度要求较高。由于 MRI 可以区分出血的超急性期、急性期、亚急性期或慢性期，可用于睾丸损伤术后动态随访。

（1）CT 表现：创伤后阴囊皮下平滑肌水肿、阴囊肿胀，CT 上表现为阴囊壁增厚，密度增高，睾丸肿大。轻度睾丸挫伤表现为睾丸实质密度均匀或呈混杂密度，内膜水肿增厚，边界模糊不清，鞘膜下可有积血，白膜完整。睾丸破裂表现为阴囊明显肿大，睾丸失去正常的卵圆形结构，白膜中断，睾丸组织突出，碎片分离，实质中呈散在分布的不规则高密度及低密度区，碎裂片漂浮于大量阴囊血肿中。

（2）MRI 表现：睾丸损伤急性期，皮肤下平滑肌水肿，T_1WI 表现为稍低信号，T_2WI 呈较高信号。睾丸鞘膜黏液分泌过多引起鞘膜积液，T_1WI 表现为低信号，T_2WI 呈高信号。睾丸实质挫裂伤导致水肿及出血，T_1WI 表现为等信号或稍高信号，T_2WI 表现

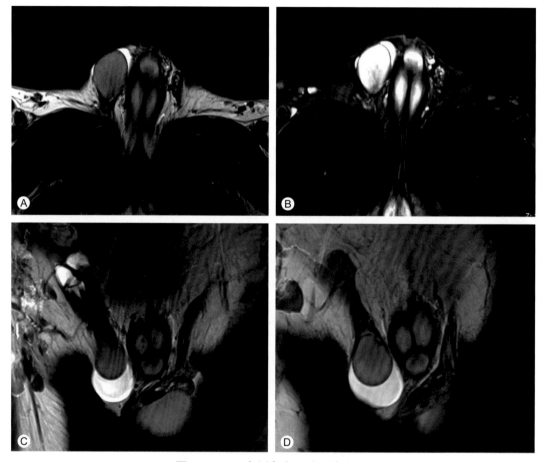

图 4-1-38　右侧睾丸下降不全 MRI

双侧睾丸均位于阴囊内,右侧睾丸体积较小,位置稍高,周围可见长 T_2WI 液性信号(右侧睾丸鞘膜积液),右侧腹股沟上部增宽,其内可见液体(鞘状突未闭)。A. 轴位 T_1WI;B. 轴位压脂 T_2WI;C. 冠状前位 T_2WI;D. 冠状后位 T_2WI

为以低信号为主的混杂信号。睾丸损伤早期出血,在 T_1WI 表现为等信号,T_2WI 为高信号,随着损伤时间延长,T_2WI 信号降低。若睾丸破裂,鞘膜囊内多为血性积液和破碎睾丸组织的混合物,则 T_1WI、T_2WI 均为混杂高信号,白膜破裂可在 T_2WI 上可清楚显示。睾丸挫裂伤出血与其他部位的出血一样,不同时期有不同的 MRI 表现,如亚急性期可表现为 T_1WI、T_2WI 双高信号(图 4-1-39)。

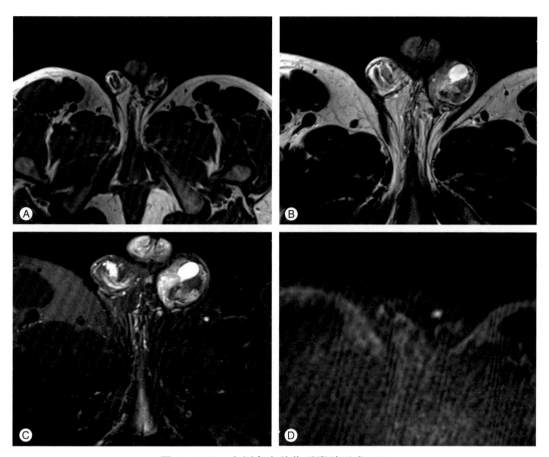

图 4-1-39 左侧睾丸外伤后囊肿形成 MRI

4 个月前睾丸外伤，左侧睾丸血肿，左侧附睾断裂。现复查睾丸磁共振平扫+DWI，左侧睾丸内囊性占位，囊壁光滑，T_1WI 呈均匀低信号，T_2WI 呈均匀高信号，同层面 DWI 示未见弥散受限，诊断为睾丸外伤后，囊肿形成。A. 轴位 T_1WI；B. 轴位 T_2WI；C. 轴位压脂 T_2WI；D. 同层面 DWI

（王 良）

第二节 核医学显像诊断

临床上最早应用放射性核素进行脏器显像的器官是甲状腺。放射性核素甲状腺显像对甲状腺疾病的诊断具有举足轻重的作用，是常用的诊断方法之一。它不仅能提供甲状腺大小、位置、形态和结构方面的信息，还能提供甲状腺血流、功能及代谢情况的诊断信息，特别在亚急性甲状腺炎的诊断、甲状腺结节的良恶性鉴别、异位甲状腺诊断、甲状腺癌转移灶和复发的诊断等方面具有独特的价值。

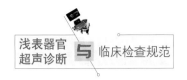

一、甲状腺静态显像

（一）原理

甲状腺滤泡上皮细胞基底膜上含有钠－碘同向转运体，可通过主动运输的方式将碘转运入甲状腺细胞内，故放射性碘可被有功能的甲状腺组织摄取，被摄取的量和速度与甲状腺功能有关。利用显像仪器可得到甲状腺影像。另外，由于分化较好的甲状腺癌细胞及其转移灶也表达 NIS 蛋白，放射性碘也能被其摄取而使之显影，故用来发现分化较好的甲状腺癌转移灶。锝与碘为同族元素，可被甲状腺组织摄取，因此也可用于甲状腺显像。只是高锝酸盐（$^{99}Tc^mO_4^-$）进入甲状腺细胞后不能进一步参加激素合成，且会被其他组织（如唾液腺、鼻咽、胃等的黏膜）摄取，故特异性不如碘高。

（二）检查方法

1. 显像剂 常用显像剂有三种：$^{99}Tc^mO_4^-$、^{131}I 和 ^{123}I。

（1）^{131}I 半衰期较长（8 天），射线能量高（364keV），患者辐射剂量较大，临床上主要用于诊断异位甲状腺或甲状腺癌转移灶。

（2）$^{99}Tc^mO_4^-$ 特异性不如 ^{131}I 高，但具有物理半衰期短（6 小时）、射线能量适中（140keV）、发射单一 γ 射线、甲状腺受辐射剂量小等良好的物理特性，目前临床上多使用 $^{99}Tc^mO_4^-$ 进行常规甲状腺显像。

（3）^{123}I 是甲状腺显像理想的放射性核素，由于其半衰期短（13 小时）、能量适中（159keV）、发射单一 γ 射线，所以影像清晰，分辨率优于 ^{131}I，且患者的吸收剂量仅为 ^{131}I 的 1/100，最适宜于 γ 照相。但它需要加速器生产，不易得到且价格较高，目前国内尚未用作常规显像剂。

2. 显像方法

（1）甲状腺 $^{99}Tc^mO_4^-$ 显像：采用低能通用型或针孔型准直器。受检者取仰卧位，颈部呈过度伸展状，常规行前位平面显像，必要时增加斜位和侧位。静脉注射显像剂（74-370MBq）15 ～ 30 分钟后进行采集。临床上怀疑甲状腺结节而平面显像不能显示时，定位异位甲状腺时，可做 SPECT 断层显像或 SPECT/CT 显像。

（2）^{131}I 显像：检查前停用含碘丰富的食物（如海带、紫菜）和药物（如碘对比剂、胺碘酮和碘伏）以及其他影响甲状腺吸碘功能的药物（如甲状腺激素和抗甲状腺药物）。一般要求患者低碘饮食 7 ～ 14 天，抗甲状腺药物应暂停 2 ～ 4 天，T_3 治疗停 2 周，T_4 治疗停 4 ～ 6 周，且应该与使用碘对比剂的检查间隔 2 ～ 4 周。若行异位甲状腺显像，空腹口服 ^{131}I（1.85 ～ 3.7MBq），16 ～ 24 小时后采用高能通用型准直器，分别在可疑异位甲状腺部位和正常甲状腺部位进行显像。

（3）^{123}I 显像：检查前准备同 ^{131}I 显像。空腹口服 ^{123}I（7.5 ～ 25MBq），4 小时及 24 小时采用低能通用型或针孔型准直器进行显像。

（三）适应证

1. 了解甲状腺的位置、形态、大小及功能状态。

2. 甲状腺结节功能状态的判定。

3. 异位甲状腺的诊断。

4. ^{131}I 治疗前推算甲状腺功能组织的重量。

5. 颈部包块与甲状腺的关系及鉴别。

6. 甲状腺炎的辅助诊断。

（四）图像分析

1. 正常图像 正常甲状腺影像位于颈前正中，前位呈蝴蝶形，分左右两叶，中间由峡部连接。两叶甲状腺显像剂分布均匀，峡部及两叶周边因组织较薄而显像剂分布略稀疏（图4-2-1）。两叶发育可不一致，构成形态变异，部分峡部或一叶上方可见锥体叶（图4-2-2）。

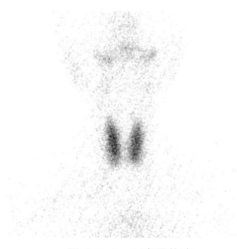

图 4-2-1　正常甲状腺　　　　　图 4-2-2　甲状腺锥体叶变异

2. 异常图像及临床意义

（1）了解甲状腺的位置、形态、大小及功能状态：Graves 病患者甲状腺多呈弥漫性增大，腺体内显像剂分布均匀性增浓，唾液腺常显示不清（图4-2-3）；结节性甲状腺肿患者，腺体外形可增大变形，腺内放射性分布不均匀（图4-2-4）。

（2）甲状腺结节的诊断和鉴别诊断：根据甲状腺影像中结节所在部位的放射性高低，常将其分为四种：①热结节：结节部位放射性浓度明显高于周围正常甲状腺组织，多见于高功能甲状腺腺瘤和结节性甲状腺肿，恶性病变率很小，约为 3.5%（图4-2-5）；②温结节：结节部位放射性浓度接近周围正常甲状腺组织（图4-2-6），多见于甲状腺腺瘤、结节性甲状腺肿、慢性淋巴细胞性甲状腺炎、亚急性甲状腺炎恢复期等，恶性病变率约

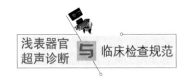

为 5%；③凉结节：结节部位放射性浓度明显低于周围正常甲状腺组织，但较本底稍高（图 4-2-7）；④冷结节：结节部位放射性浓度接近本底或无放射性（图 4-2-8）。冷结节与凉结节无本质区别，均见于甲状腺囊性变、囊内出血、甲状腺癌、结节性甲状腺肿、慢性淋巴细胞性甲状腺炎、亚急性甲状腺炎急性期等，恶性病变率为 10% ～ 20%。

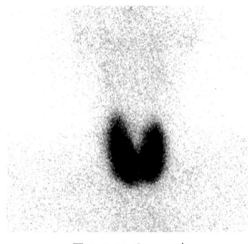

图 4-2-3　Graves 病

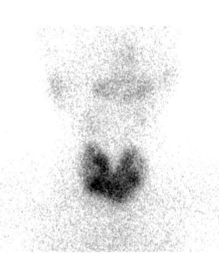

图 4-2-4　结节性甲状腺肿

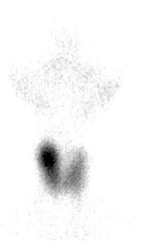

图 4-2-5　甲状腺右叶上极热结节

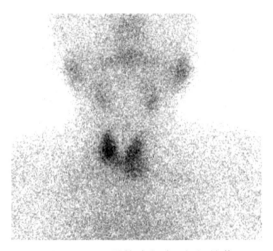

图 4-2-6　甲状腺左叶下极温结节

（3）异位甲状腺的诊断：异位甲状腺多见于舌根部（图 4-2-9，图 4-2-10）、舌骨下和胸骨后，偶见于心包、心内和卵巢等处。甲状腺核素显像诊断异位甲状腺有独特的价值，给予 ^{123}I、^{131}I 或 $^{99}Tc^mO_4^-$ 后，正常甲状腺部位不见放射性摄取，而在其他部位出现影像，即考虑为异位甲状腺（图 4-2-11）。

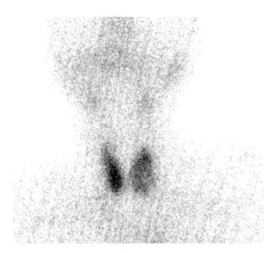

图 4-2-7 甲状腺左叶凉结节

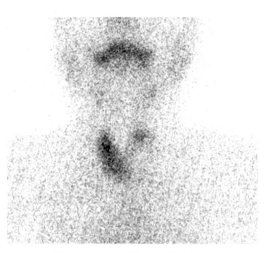

图 4-2-8 甲状腺左叶冷结节

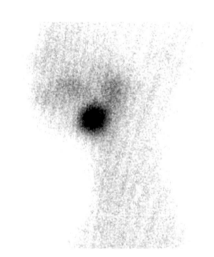

图 4-2-9 舌根部异位甲状腺前位

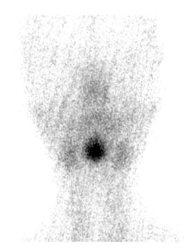

图 4-2-10 舌根部异位甲状腺侧位

（4）甲状腺炎的辅助诊断：急性甲状腺炎，由于甲状腺滤泡上皮细胞被破坏，导致甲状腺摄碘功能受损，显像剂分布减少。在亚急性甲状腺炎病程的不同阶段，可有不同的影像表现。在病程初期，甲状腺显像表现为局限性稀疏、缺损，或双叶弥漫性稀疏改变，甚至完全不显影（图 4-2-12）。如病情恢复，甲状腺显像可逐渐恢复正常。

（5）甲状腺重量的估计：甲状腺显像可用于估计甲状腺的重量，用于计算 [131]I 治疗甲亢时的给药剂量。

甲状腺重量（g）＝正面投影面积（cm^2）× 左右叶平均长度（cm）× K

K 为常数，国内多采用 0.32。

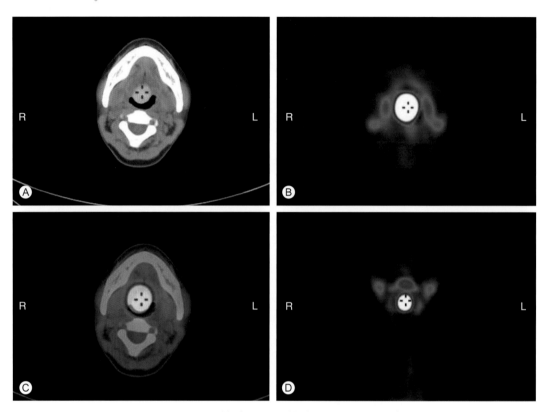

图 4-2-11　舌根部异位甲状腺 SPECT/CT 图像

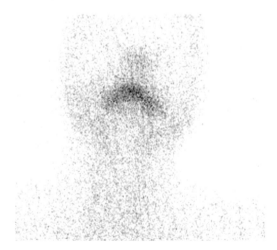

图 4-2-12　亚急性甲状腺炎

二、分化型甲状腺癌 RAI 全身显像

分化型甲状腺癌（differentiated thyroid carcinoma，DTC）术后残余的甲状腺组织和

转移病灶具有摄碘能力，利用放射性碘（radioactive iodine，RAI）进行全身显像（whole body scan，WBS）可以发现和定位残留、复发和转移病灶，判定治疗效果，有助于制定治疗方案。WBS 包括诊断性全身显像（diagnostic whole body scan，Dx-WBS）和治疗后全身显像（post treatment whole body scan，Rx-WBS）。

（一）诊断性全身显像（Dx-WBS）

1. 显像前患者准备

（1）停用左甲状腺素 3 ~ 4 周或使用人类 TSH，使血清 TSH > 30mIU/L。

（2）低碘饮食（< 50μg/d）至少 1 ~ 2 周，避免应用含碘造影剂和药物（如胺碘酮等）。

2. 显像方法　空腹口服 ^{131}I（74 ~ 185MBq），48 小时后采用高能平行孔准直器行前、后位全身显像，或空腹口服 ^{123}I（148 ~ 185MBq），24 小时后采用低能平行孔准直器行前、后位全身显像。针对怀疑有问题的部位需行局部多体位采集或 SPECT 断层采集，必要时可行 SPECT/CT 显像，有助于对病灶的定位和定性诊断，可提高诊断的准确率。

3. 临床意义　诊断性全身显像的目的：①协助了解是否存在摄碘性转移灶；②协助计算 ^{131}I 治疗剂量；③预估体内碘负荷对清甲治疗的影响。也有学者认为 ^{131}I 治疗前不必行 Dx-WBS，因为低剂量 ^{131}I 几乎全部被残留甲状腺组织摄取，不能有效显示摄碘性转移灶，且低剂量 ^{131}I 的可能造成"顿抑"效应，使 DTC 病灶或残余甲状腺组织摄取 ^{131}I 能力受到抑制，从而影响疗效。

一些研究比较了 ^{123}I 与 ^{131}I 诊断剂量对病灶探测率，均认为 ^{123}I 图像质量好，病灶探测率高，且不会引起"顿抑"效应，较 ^{131}I 更适合进行诊断性显像，但由于需要加速器生产，不易获得且价格昂贵，目前在我国尚未常规使用。

（二）治疗后全身显像（Rx-WBS）

1. 显像方法　在给予高活度 ^{131}I（100 ~ 250mCi）清除残余甲状腺或清除转移灶治疗之后 2 ~ 10 天内进行，使用高能平行孔准直器行前、后位全身显像，必要时行局部多体位采集或 SPECT 断层采集或 SPECT/CT 显像。

2. 临床意义　因治疗所用的 ^{131}I 剂量远高于 Dx-WBS 的剂量，所以在 Dx-WBS 未见 DTC 转移病灶的患者中，10% ~ 26% 可通过 Rx-WBS 发现 DTC 转移病灶，10% 会因发现新病灶而改变清甲治疗前的肿瘤分期，9% ~ 15% 的患者会根据 Rx-WBS 结果调整后续的治疗方案。因此，Rx-WBS 是对 DTC 进行再分期和确定后续 ^{131}I 治疗适应证的基础。

3. 图像分析

（1）鼻咽部、唾液腺、胃肠道、肝脏、膀胱等部位可出现放射性分布，为生理性摄取（图 4-2-13）。

（2）异常 ^{131}I 浓聚灶往往提示体内存在残留甲状腺或转移灶，转移灶的好发部位为颈部淋巴结、肺和骨（图 4-2-14）。

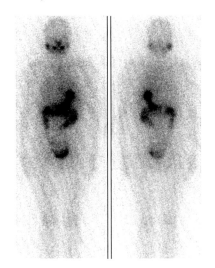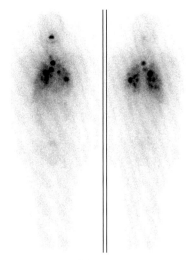

图 4-2-13　^{131}I–WBS 示鼻咽部、
唾液腺、胃肠道、膀胱生理性显影

图 4-2-14　^{131}I–WBS 示纵隔、
淋巴结及双肺转移显影

三、分化型甲状腺癌转移灶 ^{18}F–FDG PET/CT 显像

对于甲状腺肿瘤，由于约 30 % 的正常甲状腺和一些良性甲状腺疾病（如甲状腺腺瘤、甲状腺炎、Graves 病）能够摄取氟化脱氧葡萄糖（FDG），所以 ^{18}F-FDG PET/CT 显像不适用于初始 DTC 的诊断，但可用于 DTC 的术后转移、复发的监测和疗效评价。

（一）原理

^{18}F-FDG 为葡萄糖类似物，其分子结构及体内代谢过程与葡萄糖类似。静脉注入体内后，通过细胞膜表面增加的葡萄糖转运蛋白（glucose transporter，Glut）进入细胞内，在胞内含量丰富的己糖激酶的作用下转化为 6- 磷酸 -^{18}F-FDG，因其不能参与葡萄糖的进一步代谢，从而滞留在细胞内显像。恶性肿瘤细胞葡萄糖代谢旺盛，故能摄取更多的 ^{18}F-FDG。具体归因于以下几个方面：①肿瘤细胞膜上的 Glut 蛋白表达增加，与 ^{18}F-FDG 结合增加；②肿瘤细胞内己糖激酶的表达增加、活性增高，使 ^{18}F-FDG 沉积在细胞内；③由于肿瘤细胞的能量代谢方式主要为糖酵解（Warburg 效应），而相同质量的葡萄糖在糖酵解的情况下产生的能量仅为有氧代谢的 1/8，也使肿瘤细胞对 ^{18}F-FDG 的摄取增加。

DTC 细胞对 ^{18}F-FDG 的摄取和 ^{131}I 的摄取可存在反转现象，即 ^{131}I-WBS 阴性而 ^{18}F-FDG PET 显像阳性，存在此现象的 DTC 通常预后不佳，因为这些主要为分化差或未分化的病理类型，它们的滤泡上皮细胞 NIS 表达下降，失去对 ^{131}I 的摄取而 Glut 表达增加致 ^{18}F-FDG 摄取增加。

（二）显像方法

空腹（禁食 4～6 小时，血糖＜11.1mmol/L）静脉注射显像剂 ^{18}F-FDG，使用 PET/CT 进行显像，采集全身图像并重建横断面、冠状面、矢状面及旋转的最大强度投影（MIP）图，另获得各断面 PET、CT 及 PET/CT 融合图像，使用图像处理软件在病灶区勾画感兴趣区，计算病灶区与相应正常组织 FDG 摄取比值（T/N）及病灶区标准摄取值（SUV）。

（三）临床应用

目前已有研究表明，^{18}F-FDG PET/CT 显像对 DTC 复发或转移灶的诊断效率差异较大，这主要与各个研究的患者纳入标准、TSH 水平、TNM 分期和病理类型等因素差异较大有关。另外，有研究表明 ^{18}F-FDG PET/CT 显像、颈部超声检查、CT 检查在 DTC 随访中诊断效率相差不大，故目前不推荐在 DTC 随访中常规使用 ^{18}F-FDG PET/CT 显像。但在下述情况下可考虑使用：①血清 Tg 水平增高（＞10μg/L）而 ^{131}I-WBS 阴性时，协助寻找和定位病灶；②低分化型甲状腺癌和侵袭性 Hürthle 细胞癌的初步分期，尤其是对有疾病存在的影像学证据或血清 Tg 水平升高的患者；③对已有远处转移的患者可提供病变存在的证据，发现疾病快速进展的高危患者并预测死亡率；④对转移灶或局部病灶进行系统或局部治疗后的疗效评估。根据 ^{18}F-FDG PET/CT 显像结果，10%～57% 的 DTC 患者的处置方式会发生改变，包括根据显像发现的病灶指导活检，对可切除病灶进行手术，接受放疗或化疗，接受靶向药物治疗或诱导再分化治疗等。

（四）典型病例

病例：患者男性，35 岁。甲状腺乳头状癌根治术 ＋^{131}I 治疗后。Tg＞500ng/ml，^{131}I-WBS：未见异常摄碘病灶，^{18}F-FDG PET/CT：左侧颈部多发淋巴结转移灶（图 4-2-15，图 4-2-16）。

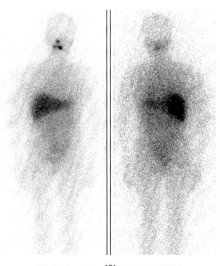

图 4-2-15　^{131}I-WBS 显影

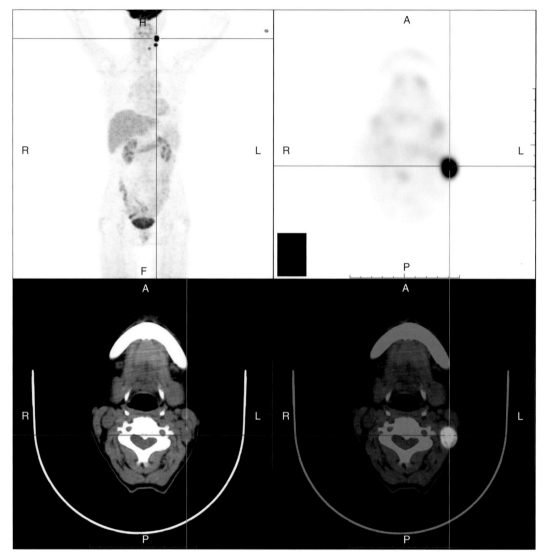

图 4-2-16 甲状腺 ^{18}F-FDG PET/CT 图像

四、甲状旁腺显像

原发性甲状旁腺功能亢进症是指由于甲状旁腺本身病变引起的甲状旁腺激素（PTH）的合成和分泌过多，引起骨、肾、消化、神经系统等病变及钙磷代谢紊乱的疾病。病因为甲状旁腺腺瘤（癌）或增生，腺瘤占 80%～90%（其中 85% 为单发腺瘤），甲状旁腺增生占 10%～15%。手术是治疗甲状旁腺功能亢进症的有效办法，术前对病变的准确定位至关重要，核素显像已成为术前诊断和定位甲状旁腺病灶的重要检查方法，包括 ^{99}Tc^m-甲氧基异丁基异腈（^{99}Tc^m-MIBI）双时相法和 ^{99}Tc^m-MIBI/^{99}Tc^{m}O$_4^-$ 减影法，目前第一种方法较常用。

（一）原理

1. $^{99}Tc^m$–MIBI 双时相法　$^{99}Tc^m$-MIBI 同时被正常甲状腺组织和甲状旁腺功能亢进组织摄取，但甲状腺组织对其清除较快，将早期和延迟影像进行比较，可诊断甲状旁腺功能亢进腺瘤。

2. $^{99}Tc^m$–MIBI/$^{99}Tc^mO_4^-$ 减影法　$^{99}Tc^m$-MIBI 同时被正常甲状腺组织和甲状旁腺功能亢进组织摄取，而 $^{99}Tc^mO_4^-$ 仅能被甲状腺组织摄取，将 $^{99}Tc^m$-MIBI 的图像减去 $^{99}Tc^mO_4^-$ 的图像，即可获得甲状旁腺功能亢进组织的影像。

（二）显像方法

1. $^{99}Tc^m$–MIBI 双时相法　使用 SPECT/CT 仪，低能高分辨率平行孔准直器。受检者取仰卧位，颈部呈过度伸展状。显像范围包括颈部及上纵隔。静脉注射 $^{99}Tc^m$-MIBI 740～1110MBq（20～30mCi）10～30 分钟后行早期平面显像，1.5～2.5 小时后行延迟平面显像。可行早期或延迟 SPECT/CT 显像，或两个时相均行 SPECT/CT，以提供更精确的解剖学定位信息。

2. $^{99}Tc^m$–MIBI/$^{99}Tc^mO_4^-$ 减影法　静脉注射 74～370MBq（2～10mCi）$^{99}Tc^mO_4^-$ 10 分钟后采集图像；体位保持不变，再次静脉注射 185MBq（5mCi）$^{99}Tc^m$-MIBI 10 分钟后，同上采集，用计算机软件减影技术对上述两次图像进行处理，即从 $^{99}Tc^m$-MIBI 的图像中减去 $^{99}Tc^mO_4^-$ 的图像。

（三）图像分析

1. 正常甲状旁腺不显影。
2. 甲状旁腺功能亢进组织可见病变处显像剂分布异常浓聚（图 4-2-17～图 4-2-20）。

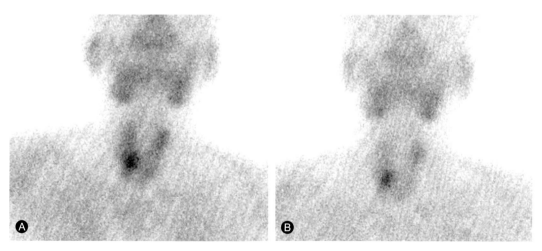

图 4-2-17　甲状腺右叶下极后方及左叶上极后方甲状旁腺瘤

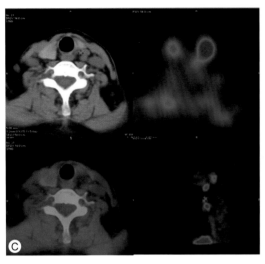
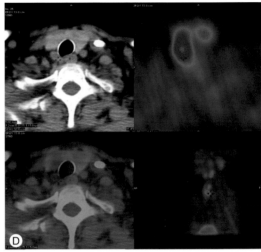

图 4-2-17 （续）

A. 早期影像（15 分钟）：双侧甲状腺显影清晰，形态轮廓完整，甲状腺右叶下极及左叶上极各见一团块状放射性浓聚影；B. 延迟影像（2 小时）：双侧甲状腺显影淡，形态轮廓不清晰，甲状腺右叶下极及左叶上极放射性浓聚灶仍存在；C. SPECT/CT 影像：甲状腺右叶下极后方可见一类圆形软组织密度影，边界清晰，大小为 17.0mm×10.0mm，呈放射性摄取增浓；D.SPECT/CT 影像：甲状腺左叶上极后方可见一类圆形软组织密度影，边界清晰，大小为 11.2mm×4.0mm，呈放射性轻度摄取增浓

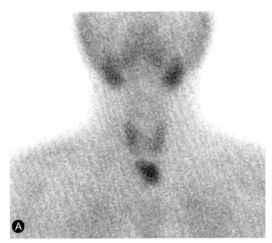
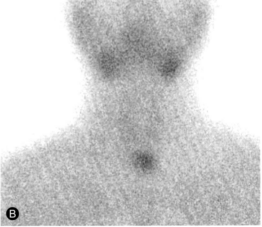

图 4-2-18 上纵隔内异位甲状旁腺腺瘤

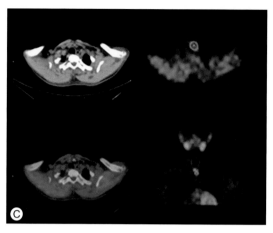

图 4-2-18　（续）

A.早期影像（15分钟）：双侧甲状腺显影清晰，形态轮廓完整，上纵隔内见一放射性浓聚影；B.延迟影像（2小时）：双侧甲状腺显影极淡，形态轮廓不清晰，上纵隔内放射性浓聚影仍在；C.SPECT/CT影像：上纵隔内（胸椎T2水平气管前方）见一软组织密度团块，呈明显放射性浓聚

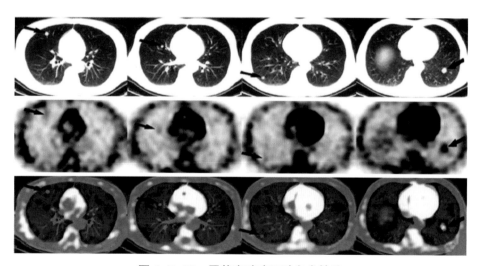

图 4-2-19　甲状旁腺癌双肺多发转移

中年男性，以"乏力、纳差、恶心"为主诉入院。血钙：4.33mmol/L（2.15～2.55mmol/L），甲状旁腺激素（PTH）：656.80pg/ml（15.00～65.00pg/ml），术后病理显示：左甲状旁腺癌。术后复查：血钙：3.00mmol/L，PTH：492.00pg/ml；甲状腺彩超提示：左侧甲状腺区可见一2.6cm×1.6cm的低回声区（↑），源于甲状旁腺；^{99}Tc^m-MIBI SPECT/CT（扫描范围从颈部至胸部）显示：双肺多发类圆形结节，边缘光滑，其中较大的一个直径约1.5cm，呈明显放射性浓聚（↑），提示：甲状旁腺癌双肺转移

（四）临床意义

甲状旁腺显像诊断甲状旁腺功能亢进症患者病灶的灵敏度为90%左右，已成为术前诊断和定位甲状旁腺病灶的重要检查方法。尤其是当存异位甲状旁腺时，术前定位较为

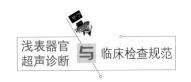
困难，甲状旁腺显像是异位甲状旁腺腺瘤检查的首选定位方法。

相比于 $^{99}Tc^m$-MIBI 平面显像，$^{99}Tc^m$-MIBI SPECT 断层显像提供了三维功能图像，提高了甲状旁腺功能亢进症患者术前定位的准确率。尽管有研究表明，$^{99}Tc^m$-MIBI SPECT/CT 与 SPECT 对甲状旁腺病灶的诊断灵敏度相当，但更多的研究认为 SPECT/CT 比单独SPECT 及平面显像提供了更可靠的三维解剖结构信息，其最大的优势在于更准确的解剖定位，从而提高诊断灵敏度，尤其是对于多个或异位的体积较小的甲状旁腺腺瘤。

对于甲状旁腺功能亢进症，超声是最简便的筛查手段。$^{99}Tc^m$-MIBI SPECT 显像优于超声的主要优势在于发现异位甲状旁腺病灶的高灵敏度。目前较为一致的观点是：在超声阴性或定位不准确的甲状旁腺功能亢进症患者中进一步应用 $^{99}Tc^m$-MIBI SPECT 显像能提高诊断和定位的准确率；另一方面，联合超声或 CT 图像对于 $^{99}Tc^m$-MIBI SPECT 的准确定位能提供更多的信息，尤其是在甲状旁腺激素水平低、年龄大以及多发甲状腺结节的患者中。

五、乳腺核素显像

（一）$^{99}Tc^m$–MIBI

$^{99}Tc^m$-MIBI 肿瘤显像是目前乳腺显像临床应用最多的一种核素显像剂，它有亲肿瘤细胞的功能，在恶性乳腺肿块中有较多的浓聚，因此，$^{99}Tc^m$-MIBI 肿瘤显像可以为乳腺肿瘤的诊断、治疗和疗效监测提供有价值的信息。

1. **原理** 肿瘤细胞摄取 $^{99}Tc^m$-MIBI 的机制不十分确切，有研究证实，细胞中线粒体内膜负电位促进 $^{99}Tc^m$-MIBI 进入细胞，再与低分子蛋白质结合后浓聚于肿瘤细胞线粒体中。肿瘤细胞摄取 $^{99}Tc^m$-MIBI 也受到细胞增殖速率、局部血液供应的影响，增长速度越快，血供越丰富，浓聚越明显。静脉注入体内后，可随血液循环分布于肿瘤组织，肿瘤细胞呈不同程度的高摄取，应用 SPECT 或乳腺专用 γ 相机等设备可显示浓聚于肿瘤部位的高放射性，从而显示肿瘤病灶。

2. **显像方法** 使用乳腺专用 γ 相机（breast specific gamma imaging，BSGI）或常用的 SPECT（配特制检查床），检查者将充分暴露的乳房置于双探头中间。静脉注射 $^{99}Tc^m$-MIBI（20 ～ 30mCi）后，平面采集 10 ～ 20 分钟及 2 ～ 3 小时的早期和延迟静态显像图，需采集正位、侧位及斜位图像。

3. **图像分析** 观测肿块部位放射性分布情况，病灶或肿块部位有明显异常放射性浓聚（图 4-2-20）。也可在图像中病变区与健侧对应部位取同样大小的感兴趣区（ROI），求出肿块与正常组织中放射性计数比值（T/N）。

4. **适应证**

（1）乳腺肿瘤良恶性的诊断。

（2）X 线乳腺摄片及超声检查难以判断的良恶性乳腺肿块的鉴别诊断。

（3）乳腺癌淋巴结转移探测。

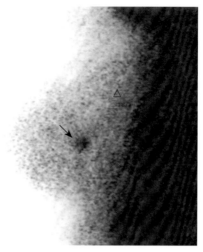

图 4-2-20 乳腺 MIBI 显像

左侧乳腺浸润性导管癌（↑）和腋窝淋巴结转移（△）

5. **临床意义** $^{99}Tc^m$-MIBI 肿瘤显像对乳腺癌的检测价值因肿瘤的大小及临床能否触及而异，总灵敏度为 70% ～ 95%，对临床不能触者及灵敏度较低（50% ～ 60%，与乳腺钼靶 X 线摄影相比仍有较高的敏感性），但特异性仍超过 90%。尽管从检查费用及简便性来看，乳腺 $^{99}Tc^m$-MIBI 肿瘤显像不适于乳腺癌的筛选或体检，但其高敏感度及特异性则有望作为筛查后的进一步检查，即 $^{99}Tc^m$-MIBI 肿瘤显像可作为乳腺钼靶 X 线摄影后、准备活检前进行的检查。作为一种进一步检查的手段，$^{99}Tc^m$-MIBI 基本可以达到与 MRI、超声同样的价值。

（二）前哨淋巴结显像

1. **原理** 前哨淋巴结（sentinel lymph node，SLN）是指最先接受肿瘤区域的淋巴引流、最早可能发生肿瘤转移的淋巴结。在肿瘤部位皮内、皮下或肿瘤周围注射的放射性核素标志物将沿局部淋巴管道逐级引流到周围的各级淋巴结，通过动态显像观察肿瘤局部的淋巴结引流情况，即可标定出肿瘤局部区域内首先显影的淋巴结，即该肿瘤的 SLN。

2. **显像方法** 常用的显像剂有 $^{99}Tc^m$- 硫胶体、$^{99}Tc^m$- 硫化锑及 $^{99}Tc^m$- 右旋糖酐。于术前，在肿瘤部位的皮内、皮下或肿瘤周围注射上述显像剂，使用低能高分辨率准直器进行动态显像，并对首先显影的淋巴结进行体表标记（图 4-2-21），在术中应用手持式 γ 探测仪探测（图 4-2-22），放射性浓聚部位则为 SLN。

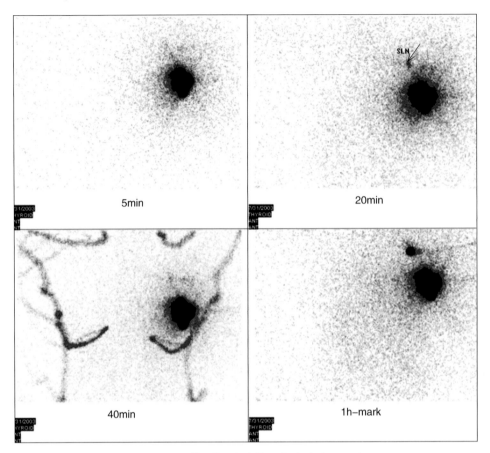

图 4-2-21 $^{99}Tc^m$-硫胶体显像（↑为 SLN）

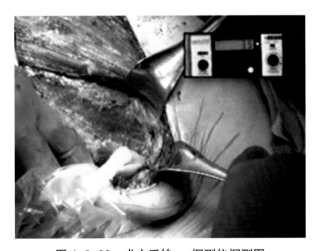

图 4-2-22 术中手持 γ 探测仪探测图

3. 临床意义　目前乳腺癌的外科治疗观念已从传统的腋窝淋巴结清扫的根治手术向对早期患者缩小创伤范围、保留乳房、避免腋窝淋巴结清扫趋向演变。而术前关于腋窝淋巴结肿瘤转移情况的了解，对于选择手术方式至关重要。根据术中 SLN 探测结果活检进行快速病理学检查，可以准确反映腋窝淋巴结的肿瘤转移状况，指导治疗决策。SLN 显像＋术中探测的 SLN 检出率可达 99% 以上，预测腋窝淋巴结转移的准确率为95% ～ 100%。

（三）^{18}F–FDGPET/CT

^{18}F-FDG 是目前研究最成熟和临床应用最广泛的 PET 示踪剂。如第一节所述，^{18}F-FDG PET/CT 显像利用正常组织与肿瘤组织葡萄糖代谢的差异对肿瘤进行诊断，对诊断乳腺癌具有较高的敏感度和特异性。然而 ^{18}F-FDG 摄取并不是肿瘤特异性的，区分良恶乳腺细胞摄取尚有一定困难，特别是在乳腺代谢旺盛的情况下（哺乳期、乳腺炎）。目前公认的指南中均建议适度使用 ^{18}F-FDG PET。但在常规分期检查结果难以判断或者存在疑问时，使用 ^{18}F-FDG PET 可以有效地协助诊断，特别对于局部晚期或出现转移的患者。PET/CT 联合常规的分期检查方式时，可能会检测出局部晚期乳腺癌病例中未被怀疑的区域淋巴结转移和 / 或远处转移。

1. 原理　参见本章"第二节第三部分"。

2. 显像方法及图像分析　空腹（禁食 4 ～ 6 小时，血糖＜ 11.1mmol/L）静脉注射显像剂 18F-FDG，使用 PET/CT 进行显像，采集全身图像并重建横断面、冠状面、矢状面及旋转的最大强度投影（MIP）图，另获得各断面 PET/CT 融合图像。使用图像处理软件在病灶区勾画感兴趣区，计算病灶区与相应正常组织 FDG 摄取比值（T/N）及病灶区标准摄取值（SUV）。SUV 值越高，恶性肿瘤可能性越大。

3. 临床应用

（1）乳腺癌的早期发现和鉴别诊断：最新的 2017 版 NCCN 乳腺癌临床实践指南指出，PET 或 PET/CT 扫描并不适用于临床Ⅰ、Ⅱ期或可切除的Ⅲ期乳腺癌分期，原因在于 PET 扫描在检测较小（＜ 1cm）和低级别病灶时假阴性率高，发现腋窝淋巴结转移的敏感度低，以及假阳性率高。故 ^{18}F-FDG PET/CT 并不推荐用于乳腺癌的早期筛查。

（2）淋巴结转移的探测：^{18}F-FDG PET/CT 对于原发灶直径＞ 20mm 的腋窝淋巴结转移灶具有较高的灵敏度，而对于小病灶的检出敏感度较低，因此，进行乳腺癌的初始分期时不能代替前哨淋巴结和腋窝淋巴结的活检。

（3）疗效评估：研究表明，分子影像定量成像方法可以作为肿瘤疗效预测或治疗效果评价的生物学标志。当显示乳腺肿瘤和淋巴结 ^{18}F-FDG 的摄取值降低时，说明治疗是有效的；相反，如果 ^{18}F-FDG 摄取值下降很少或无下降则说明治疗没有效果。对于三阴性乳腺癌（即雌激素受体、孕激素受体及人表皮生长因子受体 2 表达均为阴性的乳腺癌），新辅助化疗是其主要治疗方法，由于其对于 ^{18}F-FDG 有更高的摄取率，PET/CT 可更好地测量到治疗过程中 SUV 的有效降低。且研究显示，PET/CT 的 SUV_{max} 值与三阴性乳腺癌

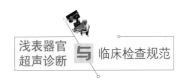

新辅助化疗后的完全缓解率相关。

（4）乳腺癌复发探测及再分期：^{18}F-FDG PET/CT 显像探查局部和远处复发的灵敏度和特异性分别为 90% 和 80%。有研究显示，在肿瘤标志物升高而传统显像方法及结果示阴性或模棱两可的乳腺癌患者中，^{18}F-FDG PET/CT 对再分期起到了重要的作用，其对于复发患者评估复发的完整范围、有无远处转移，以及术后改变与放射性损伤之间的鉴别都有优于传统影像的优势。2008 年美国核医学会（SNM）认为 ^{18}F-FDG PET 应该作为一种常规检查用于检测临床怀疑转移及复发的乳腺癌患者是否有转移和复发。2011 年欧洲肿瘤内科学会（ESMO）临床实践指南也认为：当临床怀疑有局部复发或转移时应行 PET 等检查进行证实。

（5）预后判断：ESMO 临床实践指南认为 PET 及 PET/CT 评价疗效虽然有待进一步研究，但它可以预测疾病进展。有研究显示，乳腺癌患者化疗前后 PET 显像原发肿瘤及腋窝淋巴结转移的标准摄取值的减低率与病理学分级 5 年无瘤生存率成正相关。

4. 典型病例

（1）病例一：患者女性，76 岁，临床诊断为右侧乳腺癌（图 4-2-23）。

（2）病例二：患者女性，25 岁，右侧乳腺癌综合治疗后 2 年（图 4-2-24）。

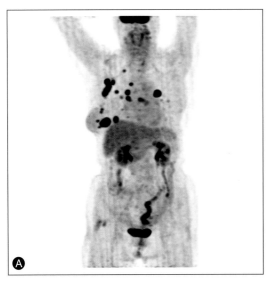
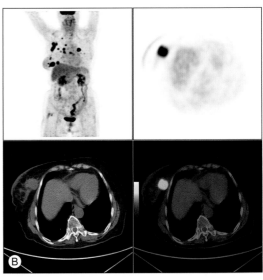

图 4-2-23　^{18}F-FDG PET/CT 检查：右侧乳腺恶性肿瘤性病变伴，右侧腋窝及右侧内乳区、纵隔淋巴结、双肺、右侧第二后肋多发转移

A. MIP 图；B. 乳腺内原发灶 PET/CT 融合图像

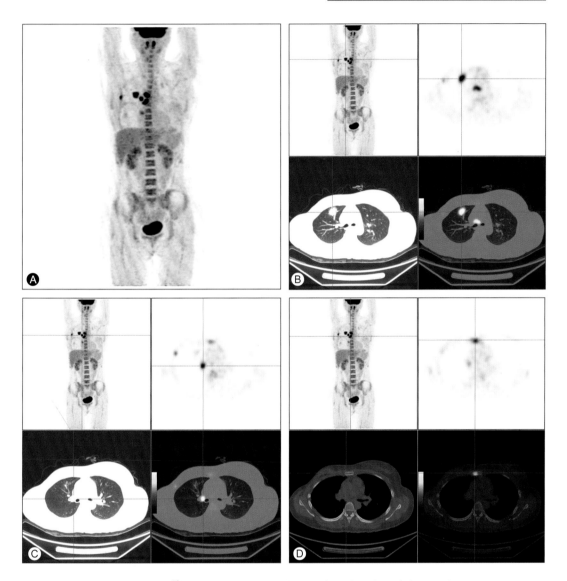

图 4-2-24　^{18}F-FDG FET/CT 显像：右肺上叶、右侧腋窝淋巴结、
纵隔及右肺门淋巴结、胸骨体转移

A. MIP 图；B. 右肺上叶结节，代谢增高；C. 右侧肺门淋巴结肿大，代谢增高；D. 胸骨体局部代谢增高

（四）雌二醇（FES）PET

近年来，靶向治疗是乳腺癌甚至其他肿瘤治疗的研究热点，其临床疗效也逐渐得到肯定。针对肿瘤代谢、增殖扩散以及其他更多肿瘤特定靶点，靶向治疗或许能为乳腺癌的治疗提供更大的价值。大部分乳腺癌肿瘤细胞中表达的雌激素受体可作为显像的兴趣靶点。放射性标记的雌激素受体类似物有 ^{123}I 标记和 ^{18}F 标记的雌二醇、乙烯雌二醇和己烯雌酚，其中 16α-[^{18}F]-17β-雌二醇（FES）进行 PET 显像是目前临床报道最多的。

FES 受体显像是以 FES 与靶组织雌激素受体特异性结合为显像机制，其摄取客观反映了患者活体内雌激素受体的空间分布、密度、亲和力及其生物活性，可以通过测定靶组织 SUV 半定量评估，为临床提供乳腺癌组织及转移灶内癌细胞的雌激素受体分布、密度变化及活动状态等信息。Iakovou 等人的研究显示，肿瘤摄取 FES 程度与免疫组织化学检测的肿瘤雌激素受体密度有关，表明 FES PET 对评估肿瘤雌激素受体状态（特别是在多发性肿瘤患者和不易行活组织检查的患者）和指导抗激素治疗具有潜在应用价值。对于乳腺癌雌激素受体阳性转移灶的诊断，FES PET 显像优于 ^{18}F-FDG PET，通过对雌激素受体的表达水平以及病灶的代谢水平进行评价，能更灵敏和准确地体现出治疗后的反应程度。

虽然 FES PET 显像不作为乳腺癌患者的常规显像方法，但是一种值得去更广泛深入探究的技术，尤其是在预测疗效方面。FES 联合 ^{18}F-FDG 进行 PET 显像对于乳腺癌初诊、分期以及治疗方案选择具有更大的优势。

（五）PEM

PEM 是专门用于乳腺诊断的 PET 设备，其临床应用旨在突破 PET 及 PET/CT 对早期乳腺癌小病灶检测的局限性，在成像分辨率和探测敏感性方面较 PET 更高。全身 PET 分辨率约 5mm，而 PEM 的分辨率能达到 2mm 以下，它可以分辨乳腺的管状结构。同时，PEM 探测器专用于探测乳腺，其探测距离近，敏感度极大提高，因而更有利于早期乳腺癌的检测。研究表明，PEM 诊断乳腺已知病灶的敏感度为 93%，对于未知病灶的敏感度为 85%，明显高于 PET，而且对于未知病灶的检出能力要高于 MRI。

目前 PEM 显像在初诊乳腺癌患者的治疗、新辅助化疗疗效评价以及对致密型乳腺或高风险人群的检测方面均处于研究阶段，并且适用于小视野范围内检测的探头以及乳腺特异性核素显像设备尚在研发中。

（朱小华）

第三节　针吸细胞学检查诊断

一、甲状腺、乳腺细针针吸技术

（一）概述

细针针吸细胞学诊断技术在临床上已经应用得相当普遍，而且日渐成熟，根据我们的工作经验，在甲状腺、乳腺的细胞学诊断上有很多疾病是可以明确诊断的，且诊断的准确率也相当高，在良恶性疾病的鉴别、分类上都很有优势，使许多良性结节避免了不必要的外科手术切除，由于细针细胞学的可重复性及创伤小，也为一些疾病，如桥本甲状腺炎、甲亢、肉芽肿性乳腺炎等在治疗过程中观察治疗效果及调整治疗方案提供依据。此外对于不能明确诊断的标本，可将镜下所见进行描述或提出倾向性意见，为日后复查对比及给临床医师做进一步检查提供方向。

（二）穿刺针的选择

目前临床上常用的穿刺针有两种：负压穿刺针和非负压穿刺针（图4-3-1）。负压穿刺针，一般用10ml注射器，7号针头。非负压穿刺针，一般用22G或者23G×08cm活检针，此种穿刺针是通过针尖的反复切割与虹吸作用将破碎的组织或者细胞吸入针头内。

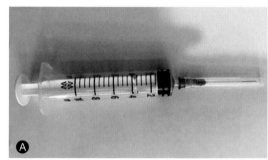
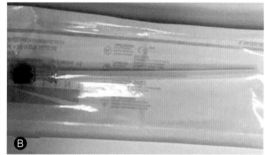

图4-3-1　临床常用穿刺针示意图

A. 负压穿刺针；B. 非负压穿刺针（活检针）

（三）穿刺方式的选择

对于≥1cm，可触及的甲状腺、乳腺肿块，采用触诊穿刺法。对于<1cm，触诊不明确的甲状腺或者乳腺肿块采用超声引导下细针穿刺法。

（四）操作方法

1.负压穿刺法　甲状腺细针穿刺时，患者取端坐位，紧靠椅背，头略低，充分暴露颈前区域，检查前需仔细观察，有些较大肿块，患者颈前甲状腺区域呈明显不对称性凸起。检查者面对患者，采用右手食指及中指或者拇指触诊，嘱患者做吞咽动作（吞咽困难者，可以让患者喝水），通过甲状腺的上下移动，了解甲状腺肿大情况，掌握肿块的位置、大小、深度及硬度。消毒患处及操作者的手，进针时操作者左手食指及中指固定肿块，右手拇指及食指持针，嘱患者不宜吞咽、不要讲话，针尖略向外侧倾斜着进针，避免误刺气管。当针进入到目标深度后，抽取6ml负压并快速多方位来回针吸，穿刺时间以3～5秒最佳，获取标本后迅速退针并制片，避免标本凝固，同时嘱患者用力按压针刺部位5～10分钟以止血。甲状腺穿刺后患者易出血，建议患者尽可能按压时间久一些（图4-3-2）。

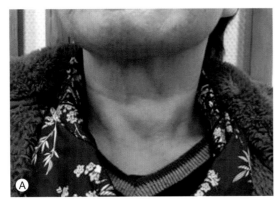
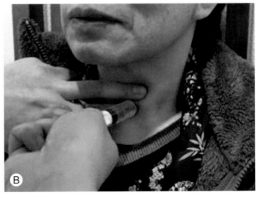

图 4-3-2　甲状腺负压穿刺法示意图

A.患者取端坐体位，暴露颈部甲状腺肿块；B.左手食指和中指固定肿块，右手持针刺入肿块，抽取一定负压后，来回快速穿刺肿块，获取一定量标本

　　乳腺细针穿刺时，患者仍取端坐体位，充分暴露乳腺区域，面对患者，仔细观察患者两侧乳腺是否大小对称，有无明显凸起，皮肤及乳头是否有凹陷及湿疹。触诊时，右手检查左侧乳腺，左手检查右侧乳腺，根据患者提示、临床医师标记或超声提示以手指指腹轻压乳房，了解肿块的大小及质地。对于表面皮肤有明显突起或者凹陷者，需要重点检查，了解肿块的大小、硬度、深度、活动度及边界是否清楚。良性肿块（如乳腺纤维腺瘤）一般为边界清楚的活动性肿块；恶性肿块（如乳腺癌）一般边界不清，质地较硬，部分脂肪包裹的乳腺癌质地可以不硬，但边界不清，肿块较大。此外，需要检查腋下是否有肿大的淋巴结，患者手臂抱头，充分暴露腋下区域，用同样的方法仔细触诊。穿刺时，检查者左手食指及中指固定肿块，右手持针刺入肿块，详细过程与甲状腺穿刺方法相同，快速来回针吸所需要量的标本后迅速退针并制片（图 4-3-3）。

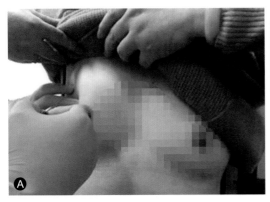
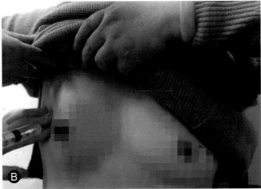

图 4-3-3　乳腺负压穿刺法示意图

　　A.患者取端坐体位，充分暴露乳腺区域，检查者左手食指及中指固定肿块，右手持针刺入肿块；B.抽取 4～6ml 负压后，来回快速穿刺肿块，获取一定量标本

2.非负压穿刺法 穿刺时患者的体位同前负压穿刺法。穿刺前，操作者需松动枕芯，穿刺时操作者左手食指及中指固定肿块，右手拇指及食指以执笔法持针，当针尖进入目标肿块后，拔出枕芯，反复多方位来回切割，通过针尖的切割作用，使组织碎裂后，通过虹吸作用，吸入针头内。相对于普通的穿刺针，非负压穿刺法获取的组织血液成分较多。此法多适用于较深部的肿块，即普通的10ml注射器针头完全刺入组织也无法获取满意的可诊断的细胞团的患者，以及肿块太小（＜5mm），普通注射器回抽负压时有可能针尖偏离肿块，此时活检针凸显优势。

3.超声引导下甲状腺及乳腺细针穿刺 对于＜1cm的甲状腺或者乳腺结节，或者肿块位置较深，触诊无法清楚定位的结节，以及囊实性结节需要针吸其实性区域，一般都采用超声引导下细针穿刺。穿刺针一般选用10ml注射器或者22～23G×8cm的活检针，穿刺时一般由穿刺医师和超声医师互相配合共同完成。

甲状腺穿刺时，患者取平躺仰卧位，肩后垫以软枕，嘱患者不要吞咽、不能讲话；乳腺穿刺时，患者也取平躺仰卧位，充分暴露乳腺区域，若肿块位于乳腺外侧，且乳腺下垂较严重时，患者需取侧卧位。腋窝淋巴结穿刺时，患者平躺仰卧位，手臂上举抱头，充分打开腋窝区域。超声医师操作设备，观察目标位点有无钙化，了解肿块的分级情况，确定经皮进针点，引导进针方向，观察针尖是否位于肿块内。穿刺医师根据提示操作，抽取适量的细胞，迅速制片（图4-3-4）。根据进针点的不同，可以将进针模式分为两种：一种是平行法，即针尖与声束平行方向进针（图4-3-5，图4-3-6）；另一种是垂直法（图4-3-7），即针尖与声束垂直。我们多采用平行法进针，针尖紧贴探头，与声束平行，迅速进入肿块部位，此种操作方法，针尖路径短，组织损伤少，简单易行。缺点是会存在针杆与声束不在同一平面的问题，导致穿刺针无法进入目标位点。垂直法在临床的应用也较普遍，超声确定一个血管损伤少的穿刺路径后，穿刺针以一定角度刺入肿块，探头在穿刺针旁与穿刺针形成一定角度观察针杆的走向，这种方法的优点是针道在超声图像上清晰可见（图4-3-8），缺点是穿刺路径较长，损伤大，对位置较深的小肿块取

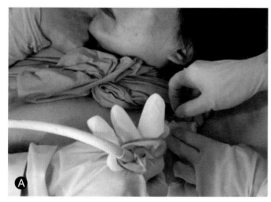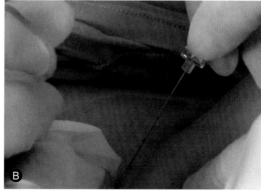

图4-3-4 超声引导下腋下淋巴结穿刺示意图

A.患者取仰卧位，手臂上举抱头，针道与声束平行进入肿块；B.来回快速穿刺肿块，获取一定量标本

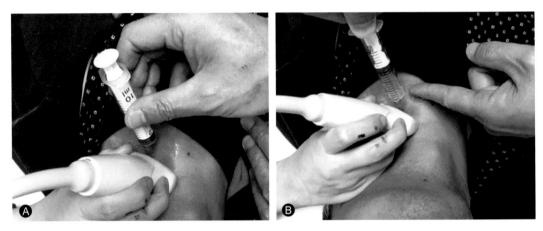

图 4-3-5 超声引导下甲状腺针吸（针尖与声束平行）示意图

A. 从探头中心点针尖紧贴探头，与声束平行的方向刺入肿块；B. 针尖进入肿块后，拉开针芯抽取 6ml 负压并快速来回针吸

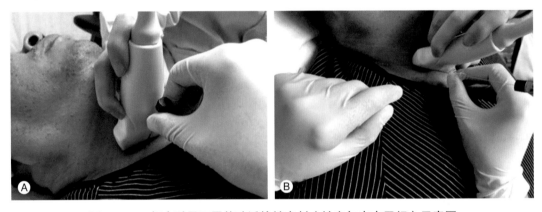

图 4-3-6 超声引导下甲状腺活检针穿刺（针尖与声束平行）示意图

A. 从探头中心点针尖紧贴探头，与声束平行的方向刺入肿块；B. 拔出针芯，通过针尖的切割及虹吸作用吸取所需要量的组织

材效果不满意。因此需由有经验的超声医师和穿刺医师密切配合完成，才能取到满意的标本。

（五）穿刺的注意事项

1. 甲状腺穿刺的注意事项

（1）甲状腺穿刺在细针穿刺中属于比较难的一项技术，一般不主张新手穿刺甲状腺，穿刺医师要求有一定的穿刺经验及良好的针感。

（2）甲状腺组织血供丰富，易出血，因此穿刺要迅速，一般要在 3～5 秒内完成，穿刺时间久了标本容易凝固，影响阅片及诊断。

（3）穿刺前应明确肿块位于甲状腺，对于邻近甲状腺区域的不随吞咽滑动的肿块，

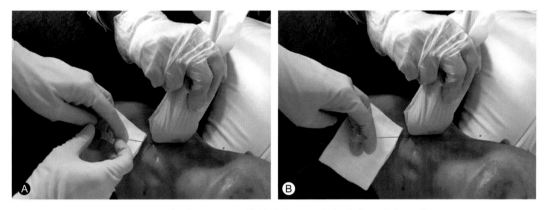

图 4-3-7 超声引导下活检针穿刺（针尖与声束垂直）示意图

A.甲状腺峡部进针，可以避开重要的血管，针尖以一定角度穿过皮肤进入肿块；B.拔出针芯，通过针尖的切割及虹吸作用吸取所需要量的组织

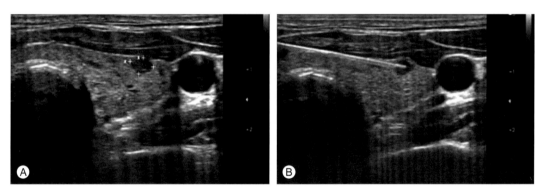

图 4-3-8 超声引导下针吸甲状腺肿块示意图

A.甲状腺结节靠近前被膜，大小为 0.42cm×0.28cm；B.超声引导下针吸甲状腺肿块，针道清晰可见（本图由武汉同济医院甲乳外科夏文飞医师提供）

需鉴别是淋巴结还是甲状腺术后残存的甲状腺组织，此时需建议患者做超声检查辅助诊断。

（4）针吸标本的量，一般以标本充满注射器针头即可。有专家认为每张涂片至少含有 6 个适宜观察的滤泡上皮细胞团，且每团细胞最少含有 10 个细胞。根据我们的经验，每张玻片上应有一定量的具有诊断意义的细胞，如在炎性病变时，有时仅见炎性细胞，少许或无甲状腺滤泡上皮细胞，此时的炎性细胞就是有诊断意义的细胞。对于甲状腺的微小癌，仅针吸到 1～2 团乳头状排列的甲状腺滤泡上皮细胞，或者偶见核内包涵体，都可以认为取材满意。

（5）穿刺后嘱患者按压穿刺部位 5～10 分钟，以免出血形成血肿。

（6）对于大多数甲状腺结节，一般穿刺 1～3 次后都足以取得有代表意义的标本，一般重复取材 3 次后，标本仍然不满意，也不建议继续取材，一方面患者的耐受性变差，另一方面，穿刺部位出血，继续取材也难以取得有意义的细胞。此时可以建议患者休息至少一周后复查，或者密切随访，对于临床高度怀疑恶性肿瘤者，可建议患者手术病检。

（7）针吸黄色或咖啡色液体标本，镜下见均质物背景及大量含铁血黄素细胞，如无明显胶质，无法判读，此时，应结合触诊、临床及影像学等综合分析。如发射型计算机断层扫描仪（ECT）检查为冷结节，触诊为弥漫性多结节性肿块，肿块软，超声也提示良性肿块，可考虑为良性结节性甲状腺肿出血囊性变。若超声提示有钙化，触诊为孤立的小结节，多考虑肿瘤。必要时在抽取囊液后在囊壁上再行针吸，或者超声引导下针吸实性区域，囊液离心制片，以便获取具有诊断意义的细胞成分。

（8）当针吸胶质标本，尽管镜下滤泡上皮细胞不多或无，大多数仍能可靠的诊断为良性。一般来讲，良性囊肿很难获得较多的滤泡上皮细胞，而恶性的细胞量往往会多些，应仔细寻找那些支持诊断的蛛丝马迹。

（9）新手医师操作时有误入气管的情况因为对针的感觉不是很准确，对针的控制性较差，针尖抵及气管误以为是肿块，当有明显落空感，针无负压，并伴有患者咳嗽或不适，多半是针尖刺入气管、轻者，针尖迅速退出气管，更换针尖位置；严重者，应迅速退针，并安抚患者，此时，患者呛咳明显，有可能痰中带血。

（10）对于凝血功能障碍的患者禁止穿刺，对于服用阿司匹林的患者，谨慎的做法是停药1周后再行穿刺。

2.乳腺穿刺的注意事项

（1）穿刺乳晕周围的肿块时，进针点应尽量避开乳晕，因为乳晕上的末梢神经较为丰富，穿刺过程中患者痛觉较为明显，难以忍受，应从乳晕周围进针，斜向刺入肿块，固定好肿块后，快速来回针吸，穿刺时间尽量要短，减少患者因穿刺不耐受而晕针的可能。

（2）乳腺皮肤表面血管较为丰富，穿刺时因尽量避开血管，穿刺标本血细胞太多容易凝固，影响阅片和诊断；若进针即碰到血管，引起明显出血时，只需将针尖退至皮下调整方向重新进针即可；若镜下标本取材仍然不满意，需换点重新穿刺。

（3）乳腺腺病的患者临床没有明显的结节，触诊乳腺部分区域增厚、变硬，穿刺时，当穿刺针进入硬块区域后，检查者可以用左手捏起硬块所在区域的乳腺组织，来回针吸，这样既可以避免穿刺针误入肋间引起气胸，又可以在穿刺过程中根据针感调整进针方向，尽量针吸较硬的区域，便于获取较多有诊断意义的细胞。

（4）临床考虑为炎性乳腺癌的患者，许多病例乳腺包块边界不清，表现为广泛的红斑、水肿、皮肤隆起，由于真皮淋巴管广泛的癌细胞浸润，穿刺过程中穿刺针应尽量平行于皮肤表面，这样穿刺所得的标本血细胞相对较少，有诊断意义的细胞相对较多。

（5）当穿刺囊性肿块时，应尽可能地抽出囊肿中的液体标本，并离心制片，这样可以同时起到诊断和治疗的作用。

（6）对于乳腺癌表皮有破损的患者，应同时进行刮片和穿刺，刮片前应去除肿块表面坏死组织，避免在明显大出血的情况下刮取较深部的组织。穿刺时，进针点应该避开表面破损处。

（7）考虑乳腺 Paget 病的患者通常无明显肿块，直接在其破损的乳头上刮片，即可获取较满意的标本。

（8）穿刺过程应注意穿刺的针感，能很好的帮助诊断。如穿刺过程中有砂粒感，通常是恶性肿瘤；若穿刺过程中有刺入橡胶感，通常提示是良性病变，如乳腺腺病和乳腺纤维腺瘤，若穿刺过程中无任何阻力，通常是脂肪或脂肪坏死。

（9）B 超引导下进行乳腺穿刺时，患者取仰卧位，对于乳腺下垂，皮下脂肪相对变薄或者身形较瘦的，以及乳房较小、皮下脂肪较少的患者，穿刺前应触诊肿块，了解肿块位置情况，在穿刺乳腺过程中应注意穿刺深度，防止针尖滑入肋间，发生气胸。

（10）当出现以下情况时，尽可能采用 B 超引导下再次穿刺：①肿块太小时，没有取到有意义的细胞；②针吸过程时间长标本凝固；③穿刺标本血细胞较多，有诊断意义的细胞较少时；④超声提示肿块性质倾向恶性或有钙化时，即使抽到的细胞量较多，但细胞分化良性好，也应进行再次穿刺。

（11）穿刺结束后，嘱患者用力按压 5 ～ 10 分钟，防止血肿形成。

（六）染色方法

本书全部图片均采用 BaSO 刘氏细胞染色液染色。

（七）甲状腺针吸细胞学诊断报告方式

为了使细胞学检查适用于甲状腺疾病的诊断，2007 年 10 月美国国家癌症研究所召开的甲状腺 FNA 专题会议，在甲状腺 FNA 的形态学诊断标准上达成共识，甲状腺细胞病理学 Bethesda 报告系统分为六级：①标本无法诊断或者不满意（仅有囊液，血或者凝固）；②良性病变：滤泡型结节、桥本甲状腺炎、亚急性甲状腺炎或其他；③性质未定的细胞非典型性病变、滤泡型病变；④滤泡型肿瘤或可疑滤泡型肿瘤；⑤疑恶性肿瘤（可疑乳头状癌、髓样癌、转移癌、淋巴瘤或者其他）；⑥恶性肿瘤（乳头状癌、低分化癌、髓样癌、未分化癌、鳞状细胞癌、混合癌、转移癌、非霍奇金淋巴瘤或其他）。

（马　珩　何　婷　刘利敏）

二、甲状腺疾病

（一）甲状腺炎性病变

甲状腺炎包括一大组疾病，临床上常见的甲状腺炎性病变包括急性甲状腺炎、亚急性甲状腺炎及桥本甲状腺炎，是不同类型、不同病因导致的甲状腺炎性病变。

1.急性甲状腺炎

（1）临床特点：少见，主要见于免疫力低下的人群，如儿童、老人，抵抗力低下的年轻人也可发生。最常见的是细菌感染，高达 80% 的病例检出金黄色葡萄球菌或链球菌感染，少数是真菌感染。患者出现发热、寒战及乏力，甲状腺单侧或双侧肿大，疼痛呈放射性，有脓肿形成。

（2）细胞学特点：临床上常针吸脓性液体标本，镜下见坏死物背景，大量中性粒细胞，部分组织细胞、巨噬细胞、多核巨细胞及类似于肉芽组织的毛细血管结构，可见少许或者不见分化良好的甲状腺滤泡上皮细胞及胶质（图 4-3-9）。细针穿刺除了用于细胞学诊断外，穿刺物还可用于致病微生物培养及药敏试验。

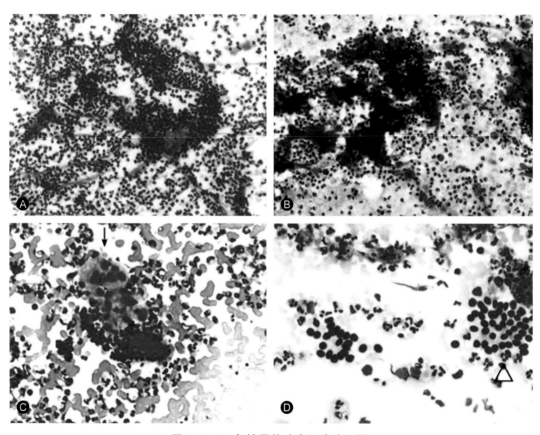

图 4-3-9　急性甲状腺炎细胞病理图

A、B. 大量中性粒细胞，少许巨噬细胞，组织细胞（×100）；C. 偶见多核巨细胞（↑，×200）；D. 分化良好的甲状腺滤泡上皮细胞（△，×200）

（3）诊断及鉴别诊断思路：与颈前的急性炎症相鉴别。因颈前的急性化脓性炎症较常见，甲状腺的化脓性炎症少见，穿刺前需要确定肿块位于甲状腺内，即肿块随吞咽可以上下滑动，才可以确定是甲状腺的急性化脓性炎症。

2. 亚急性甲状腺炎

（1）临床特点：亚急性甲状腺炎是一种自限性甲状腺炎症性疾病，好发于女性，男性少见。笔者统计武汉同济医院近一年诊断的 120 例亚急性甲状腺炎患者中，发现男女比例为 1 ∶ 2.6（33/87），平均年龄 54 岁（24～75 岁）。患者常出现甲状腺局部疼痛，压痛，向颈部放射，吞咽时疼痛加重。询问病史，部分患者可有近期上呼吸道感染、发热的病史。病变范围不一，可先从一叶开始，扩大到另一叶；或始终限于一叶，病变区肿大、质硬、结节状。也有学者认为是整个甲状腺受累，随病情发展出现不对称性肿大。典型者可发生甲状腺功能早期亢进、中期减退、后期恢复正常这样一个过程。在轻症或不典型病例，甲状腺略增大、疼痛轻微、不发热、全身症状轻，甲状腺功能始终正常。本病为自限性疾病，一般病程数周或数月，少数病例病程超过一年且反复发作。

（2）细胞学特点：针吸标本常为血性黏稠状，细胞量丰富。镜下以松散聚集的上皮样组织细胞，包围、吞噬胶质的多核巨细胞为主，多核巨细胞内的核数目多，几个到几十个，排列杂乱，另可见分化尚好及退行性改变的甲状腺滤泡上皮细胞及类胶质（图 4-3-10），部分伴有淋巴细胞、浆细胞等其他炎症细胞，早期可见中性粒细胞聚集。

（3）诊断及鉴别诊断思路：少数病例镜下可见各种炎性细胞，如巨噬细胞、组织细胞、多核巨细胞、大量淋巴细胞，甚至可见淋巴滤泡，少许分化尚好的甲状腺滤泡上皮细胞，且临床特征不典型，可提示甲状腺炎（不典型）。

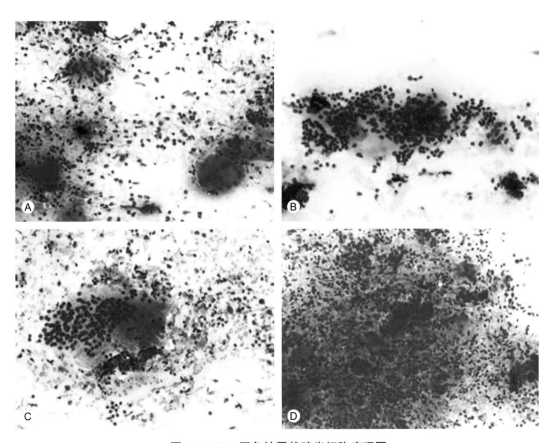

图 4-3-10 亚急性甲状腺炎细胞病理图

A、B、C、D. 镜下细胞丰富，背景可见类胶质，较多上皮样组织细胞，多核巨细胞及淋巴细胞，少许分化尚好的甲状腺滤泡上皮细胞（×100）

3. 桥本甲状腺炎

（1）临床特点：桥本甲状腺炎又称慢性自身免疫学甲状腺炎或淋巴细胞性甲状腺炎，最常见于中青年女性，男女比例 1 ：5 ～ 10。患者常形成弥漫性双叶甲状腺增大，也可不对称肿大，触诊质中，可有局灶性的质地较硬的结节，常伴有颈部不适或轻度疼痛，部分患者仅有压痛。

查血抗甲状腺抗体常（甲状腺球蛋白抗体和甲状腺过氧化物酶抗体）升高，甲状腺功能可正常、降低或者升高。ECT 摄碘或摄锝功能减低。早期 T_3、T_4 代偿性分泌，此时可有短时甲亢表现。随着病变的发展，TSH 增高，为临床亚甲减，随后 T_4 减低，最后 T_3 减低，形成甲减，患者面色差，可伴浮肿，精神萎靡，畏寒，轻度疼痛或不适。

（2）细胞学特点：桥本甲状腺炎有两大特征：①镜下可见大量淋巴细胞，包括成熟的淋巴细胞、反应性增生的幼稚淋巴细胞及偶尔出现的浆细胞组成的混合细胞群，有时可见生发中心，偶见正常或嗜酸性变的甲状腺滤泡上皮细胞（图 4-3-11）；②甲状腺滤泡上皮细胞发生嗜酸性变，核大，胞质丰富，含嗜酸性颗粒，细胞大小不一，

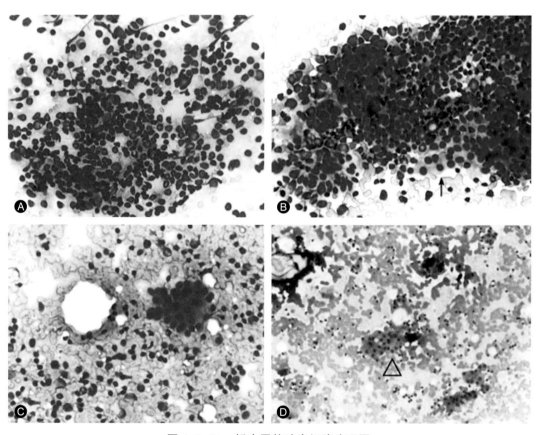

图 4-3-11　桥本甲状腺炎细胞病理图

A、B. 成熟的淋巴细胞背景，可见大量反应性增生的幼稚淋巴细胞，偶见分化良好的甲状腺滤泡上皮细胞（↑，×200）；C. 成熟的淋巴细胞背景，偶见分化良好的甲状腺滤泡上皮细胞（×200）；D. 成熟的淋巴细胞背景，偶见嗜酸性变的甲状腺滤泡上皮细胞（△，×100）

单层片状排列。诊断桥本甲状腺炎无须限定标本中淋巴细胞及滤泡细胞的最低数量，有时镜下仅见到大量淋巴细胞，无甲状腺滤泡上皮细胞，若能确定标本来源于甲状腺，且临床及影像学资料提示结节为良性，则可明确诊断桥本甲状腺炎。或镜下仅见嗜酸性变的甲状腺滤泡上皮细胞，细胞大小不一，但无成团聚集的淋巴细胞，或仅见少许散在的淋巴细胞浸润正常或嗜酸性变的甲状腺滤泡上皮细胞（图4-3-12，图4-3-13），排除甲状腺嗜酸性细胞肿瘤后也可诊断桥本甲状腺炎。

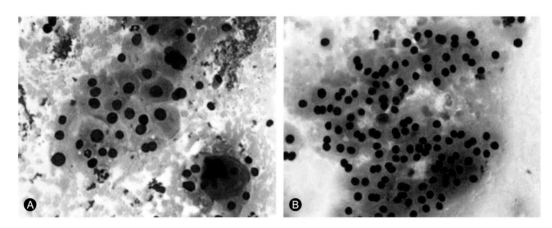

图4-3-12 桥本甲状腺炎细胞病理图

A.（×400）、B.嗜酸性变的甲状腺滤泡上皮细胞，核大、胞浆丰富、细胞大小不一，胞质内含嗜酸性颗粒，细胞具有黏附性，单层片状排列（×200）

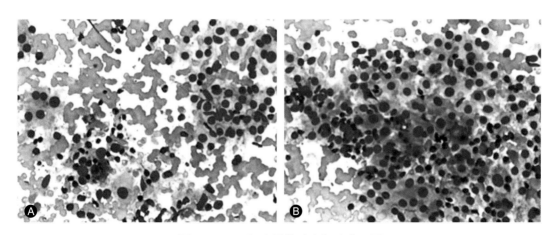

图4-3-13 桥本甲状腺炎细胞病理图

A、B.成熟的淋巴细胞背景，可见嗜酸性变的甲状腺滤泡上皮细胞，淋巴细胞浸润破坏正常的甲状腺滤泡结构，淋巴细胞与甲状腺滤泡上皮细胞混杂存在，片状排列（×200）

桥本甲状腺炎可分为淋巴细胞型和嗜酸细胞型，分型没有严格的时间或形态学限制，往往是交叉重叠的。早期为淋巴细胞型，镜下主要是淋巴细胞，甲状腺滤泡上皮细胞分化良好，无其他改变，可见幼稚淋巴细胞及生发中心。随着病情的发展，甲状腺滤泡上皮细胞可出现高柱状排列及滤泡旁空泡等短时甲亢表现（图 4-3-14），随后甲状腺滤泡上皮细胞发生嗜酸性变、核大、胞质丰富，即嗜酸细胞型，此时可伴有临床亚甲减。后期滤泡上皮细胞可出现变性，细胞核明显大小不等，大小相差可由几倍到十几倍，除淋巴细胞外，可见淋巴滤泡，并可见组织细胞、多核巨细胞等其他炎性细胞。有时由于针吸点的选择，镜下仅见到嗜酸性变的、大小不一的甲状腺滤泡上皮细胞，而无淋巴细胞等炎性细胞，结合临床仍可提示有桥本甲状腺炎的可能。

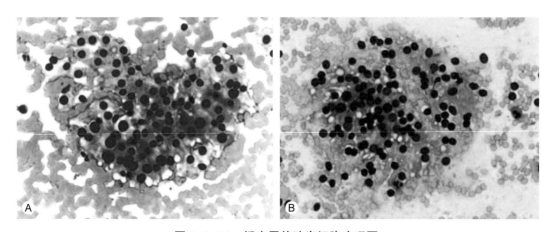

图 4-3-14　桥本甲状腺炎细胞病理图

A、B. 散在的淋巴细胞浸润破坏甲状腺滤泡结构，滤泡上皮细胞呈高柱状排列，可见滤泡旁空泡，此为短时甲亢表现（×200）

　　（3）诊断及鉴别诊断思路：

　　1）与淋巴瘤相鉴别：当出现较多单一的幼稚淋巴细胞，需注意与淋巴瘤鉴别，淋巴瘤的肿瘤细胞形态一致，胞质丰富，具有立体感，核大深染，可见增多的细小核仁。细胞具有明显异型性，部分细胞核可见到裂痕与切迹，有时还可见到"面包圈样"核及核扭曲（图 4-3-15）。

　　2）与嗜酸性滤泡型肿瘤相鉴别：嗜酸性滤泡型肿瘤的细胞形态单一，呈单克隆性，无淋巴细胞背景，但有时固缩的滤泡上皮细胞易误认为淋巴细胞，此时，应注意胞质、淋巴细胞往往有一微小的月牙形胞质，而固缩的滤泡细胞多半是裸核，即便有胞质，也是弥漫、均质状、无具体的包膜。

　　3）与亚急性甲状腺炎相鉴别：病程较久的桥本甲状腺炎穿刺，镜下有时也可见到较多组织细胞、巨噬细胞及多核巨细胞，与亚急性甲状腺炎镜下构象类似（图 4-3-15），但是桥本甲状腺炎以淋巴细胞为主，后者涂片以组织细胞、多核巨细胞为主，背景有较多类胶质，患者会有较明显的疼痛感或者压痛，触诊质地较硬，且亚甲炎患者病程较短，发病前部分患者会有上呼吸道感染及发热的病史，查血抗甲状腺球蛋白抗体及抗甲状腺过氧化物酶抗体一般不会升高，若上述临床症状都不典型，且涂片镜下淋巴细胞、组织细胞及多核巨细胞都很丰富，可考虑为甲状腺炎（不典型），不必进一步分型。

4）与甲状腺乳头状癌相鉴别：临床上5%～85%的桥本甲状腺患者会并发甲状腺乳头状癌，因此，桥本甲状腺的标本镜下还需仔细寻找甲状腺乳头状癌的蛛丝马迹，如乳头状或者腺团状排列紧密的甲状腺滤泡上皮细胞，核内包涵体（图4-3-16，图4-3-17），对于临床也怀疑肿瘤或者超声分级≥Ⅳb级，镜下可疑细胞较少或者没有，需换点穿刺或超声引导下穿刺，以免漏诊。对于可疑或明确诊断桥本甲状腺炎并发甲状腺乳头状癌的标本，需要建议患者手术病检。

5）与淋巴结转移性甲状腺癌相鉴别：淋巴结转移性甲状腺癌的镜下构象是大量淋巴细胞背景，可见甲状腺滤泡上皮细胞，与部分桥本甲状腺炎类似，因此，诊断桥本甲状腺炎还需确定标本来源于甲状腺，即触诊针吸部位的肿块可随吞咽上下滑动，必要时建议患者加做超声检查确定肿块位置，辅助诊断。

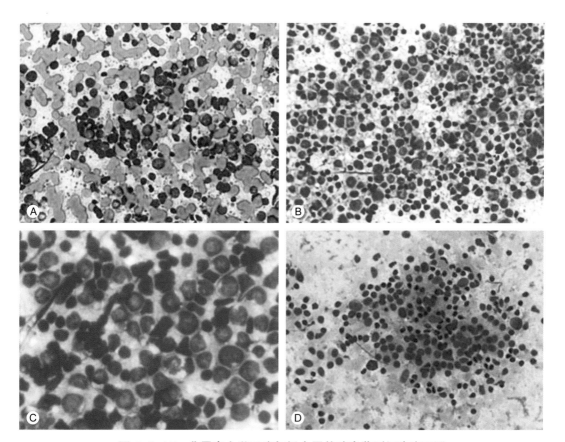

图4-3-15　非霍奇金淋巴瘤与桥本甲状腺炎鉴别细胞病理图

A、B.（×200）、C.非霍奇金淋巴瘤，细胞形态一致，胞浆丰富，具有立体感，核大深染，可见增多的小核仁，部分细胞核可见到切迹，偶见核分裂（×400）；D.桥本甲状腺炎，成熟淋巴细胞背景，可见幼稚淋巴细胞增生，幼稚细胞核粉染，染色质均匀细腻（×200）

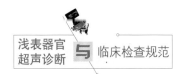

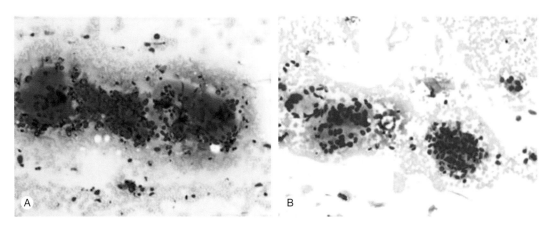

图 4-3-16 甲状腺炎细胞病理图

A.桥本甲状腺炎（×200）；B.亚急性甲状腺炎（×200）

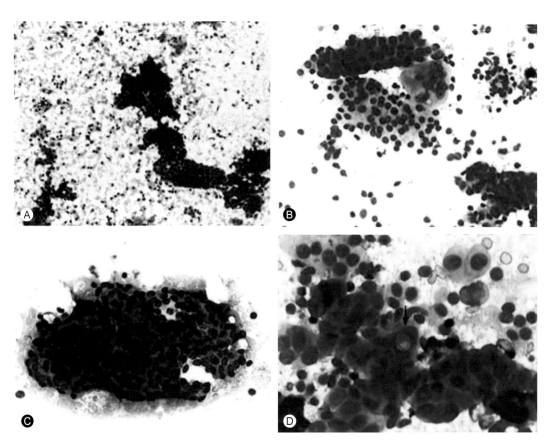

图 4-3-17 甲状腺乳头状癌伴桥本甲状腺炎细胞病理图

A.（×100）、B（×200）、C.（×200）、D.甲状腺乳头状癌伴桥本甲状腺炎，淋巴细胞背景，可见乳头状及腺团状紧密排列的甲状腺滤泡上皮细胞，偶见多核巨细胞及核内包涵体（↑，×400）

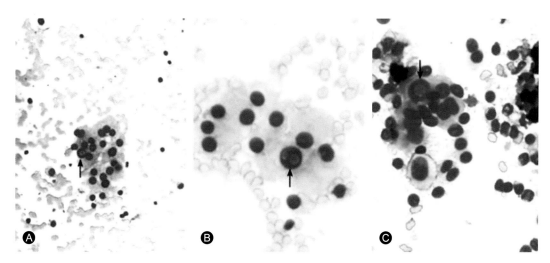

图 4-3-18 甲状腺乳头状癌伴桥本甲状腺炎细胞病理图

A. 少许散在的淋巴细胞,可见嗜酸性变的甲状腺滤泡上皮细胞及核内包涵体(↑,×200);B. 嗜酸性变的甲状腺滤泡上皮细胞中偶见核内包涵体(↑,×400);C. 少许淋巴细胞,可见增生的甲状腺滤泡上皮细胞,及核内包涵体(↑,×400)

(二)甲状腺良性病变

甲状腺肿大统称为甲状腺肿,临床上最常见的非肿瘤性甲状腺肿系由缺碘或其他原因,使垂体前叶的 TSH 分泌增多,甲状腺代偿性肿大。临床根据是否伴有甲亢亢及相关症状,分为毒性及非毒性甲状腺肿。此外,又根据甲状腺肿大的性状,分为弥漫性甲状腺肿和结节性(腺瘤性或腺瘤样)甲状腺肿。结节性甲状腺肿的早期,又称为胶样甲状腺肿,是弥漫性甲状腺肿的胶质储存期,由于长期缺碘,甲状腺激素产生和分泌减少,甲状腺滤泡上皮持续性代偿性增生,缓慢的进行性代偿最终不能维持上皮增生而复退,但甲状腺滤泡腔内胶质在上皮复退后不能吸收而潴留堆积,导致甲状腺内产生多个不同大小的结节,称为胶样甲状腺肿。弥漫性甲状腺肿在发展成结节性甲状腺肿的过程中可有胶样甲状腺肿的过渡阶段,这时甲状腺触诊可为界限清楚的结节。根据病变的类型,甲状腺肿的穿刺物可以是实性、囊实性或者液体。

1. 胶样甲状腺肿

(1)临床特点:通常由碘缺乏诱导的甲状腺增生,青春期和妊娠期妇女有一较长时间的相对缺碘阶段,故此年龄段发生者多见。触诊甲状腺肿大,压之饱满有弹性,一般无疼痛。当结节退变,发生出血囊性变,肿块可突然变大、疼痛。

(2)细胞学特点:穿刺物一般为黄色或者咖啡色(有出血)胶质或液体。如果穿刺物以容易识别的胶质为主,无须限定滤泡细胞的最低数量,因为大多数胶质占优势的穿刺物是良性病变。胶质的数量和性状会受滤泡细胞激素合成和释放功能的影响。功能亢进腺体滤泡内胶质质地稀薄,染色较淡,薄如纸片(图 4-3-19A);滤泡功能减退时胶质浓缩,染色加深。镜下水样胶质染成淡紫色,稠厚胶质呈现深蓝紫色(图 4-1-19B),

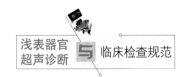
需与钙化物区别，钙化物呈蓝黑色（图4-3-20A、B、C），而胶质呈厚薄不均的云雾状，可鉴别。部分胶质可呈现类似于马赛克形态的特征性裂隙的人工现象（图4-3-20D）。

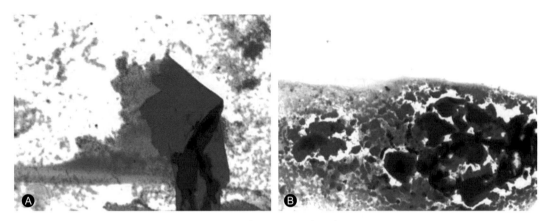

图4-3-19　胶样甲状腺肿细胞病理图

A. 稀薄的胶质，薄如纸片，易掉片（×200）；B. 稠厚的胶质染成深蓝色，另见少许分化良好的甲状腺滤泡上皮细胞（×200）

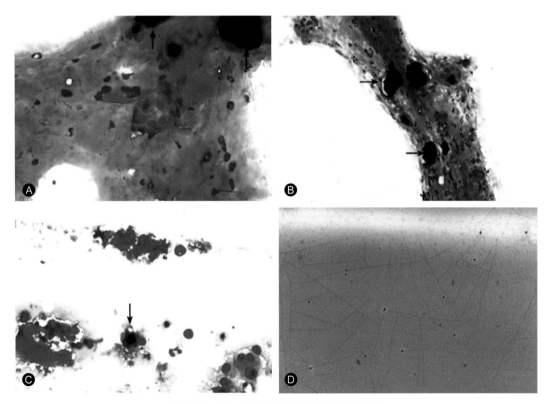

图4-3-20　胶样甲状腺肿细胞病理图

A、B、C. 胶质背景，可见分化良好的甲状腺滤泡上皮细胞，偶见钙化物，染成蓝黑色（↑，×200）；D. 可见有裂隙的胶质，类似于马赛克（×100）

胶质制片过程中极易掉片，需注意染色后冲洗时尽量将水速调慢，冲洗玻片反面。此外，镜下可见少许立方形的甲状腺滤泡上皮细胞，系由大滤泡破裂形成的单层细胞碎片（蜂巢状排列），边缘参差不齐，细胞核小而圆，分布均匀，胞质丰富（图4-3-21）。部分甲状腺滤泡上皮细胞可皱缩、退变，散在分布于涂片中，似裸核（图4-3-22），与淋巴细胞大小相当，注意与淋巴细胞相鉴别。有时完整的滤泡以球形细胞团的形式出现，被胶质包裹形成"合胞体球"（图4-3-23）。

　　结节出血或者囊性变后，镜下见均质物或者胶质背景，散在或成片聚集的大量巨噬细胞，通常包含吞噬的含铁血黄素颗粒，称为含铁血黄素细胞，可见少许或者不见甲状腺滤泡上皮细胞，部分滤泡上皮细胞质内也可见含铁血黄素颗粒，另可见长方形的胆固醇结晶及中性粒细胞（图4-3-24）。

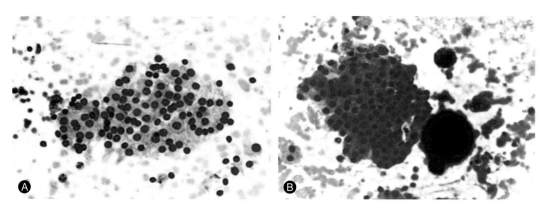

图4-3-21　胶样甲状腺肿细胞病理图

A、B.立方形的甲状腺滤泡上皮细胞，呈单层片状排列（蜂巢状排列），边缘参差不齐，细胞核小而圆，分布均匀、胞浆丰富，偶见含铁血黄素细胞（×200）

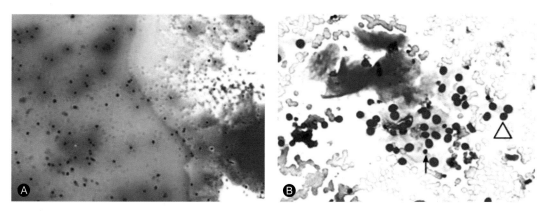

图4-3-22　胶样甲状腺肿细胞病理图

A.（×100）、B.甲状腺滤泡上皮细胞退变、皱缩，散在分布于胶质背景中，似裸核细胞，需与淋巴细胞（↑）相鉴别，退化的甲状腺滤泡上皮细胞（△，×200）

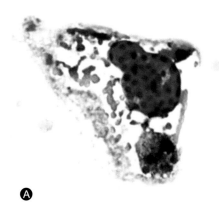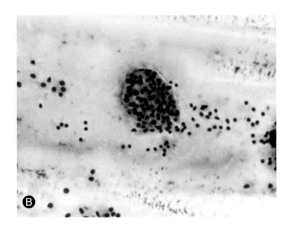

图 4-3-23 胶样甲状腺肿细胞病理图

A.完整的小滤泡以球形细胞团的形式出现，细胞团被胶质包裹形成"合胞体球"，细胞排列疏松，有一定的极性（×200）；B.可见"合胞体球"周围破碎的滤泡，滤泡上皮细胞呈散在单层片状排列（×200）

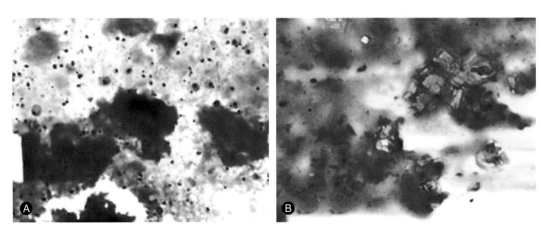

图 4-3-24 胶样甲状腺肿出血囊性变细胞病理图

均质物或者胶质背景，可见巨噬细胞。A.可见中性粒细胞（×100）；B.可见胆固醇结晶（×100）

（3）诊断及鉴别诊断思路：与甲状腺乳头状癌出血囊性变相鉴别。当甲状腺乳头状癌出血囊性变时，穿刺物也为液体，涂片镜下见均质物背景，较多巨噬细胞，少许或者偶见具有乳头状癌核特征的上皮细胞。有时未见明显的癌细胞，极易与甲状腺肿出血囊性变混淆。因此，对于穿刺的液体标本，一定要离心，取沉淀物制片，镜下偶见可疑细胞团时，可以换点复查，重新穿刺时注意多抽吸囊壁部位。甲状腺乳头状癌镜下可见上皮细胞呈乳头状，鹿角状或者分叶状排列（图4-3-25），偶见细胞呈腺团状，腺团最外层的细胞呈"线样"排列紧密（图4-3-26），细胞排列拥挤，极性消失，偶见核内包涵体（图4-3-27）。胶样甲状腺肿的穿刺物，不见上述细胞排列及细胞核的改变，滤泡团的细胞排列有一定方向性，呈"蜂巢状"，腺团最外层细胞排列没有甲状腺乳头状癌的细胞紧密，细胞与细胞之间有一定缝隙，需注意鉴别。

2.结节性甲状腺肿

（1）临床特点：当胶样甲状腺肿持续或反复恶化及缓解时，甲状腺因不规则增生或再生，逐渐出现结节，随着病情的发展，由于甲状腺滤泡上皮内积聚大量胶质（结节性胶样甲状腺肿期），形成巨大滤泡腔，至后期，部分腺体可发生坏死、出血、囊性变、纤维化或钙化，此时，甲状腺不仅体积显著增大，且有大小不等、质地不一的结节形成。

毒性结节性甲状腺肿发病年龄较大，多见于40～50岁女性，病程长，甲状腺呈结节性肿大，局部可触及一个或多个结节，随吞咽活动，其甲亢症状较轻，一般无突眼和皮肤病变，局部可有压迫症状，如声音嘶哑、吞咽困难等。

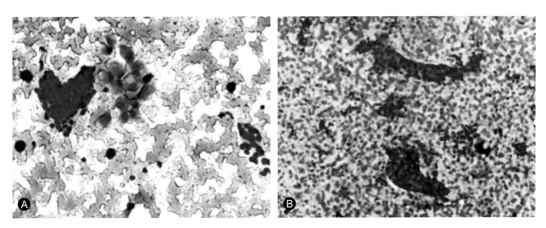

图4-3-25　甲状腺乳头状癌出血囊性变细胞病理图

A.可见含铁血黄素细胞（×200）、B.均质物背景，可见上皮细胞呈乳头状，鹿角状或者分叶状，排列紧密（×100）

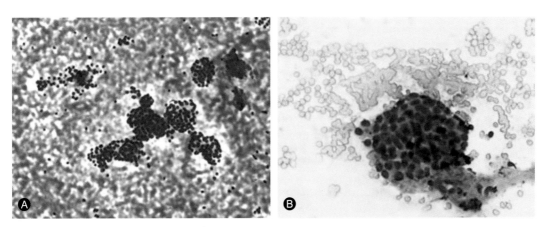

图4-3-26　甲状腺乳头状癌细胞病理图

A.（×100）、B.上皮细胞呈三维立体的腺团样排列紧密，极性消失，细胞与细胞之间排列拥挤，核增大（×200）

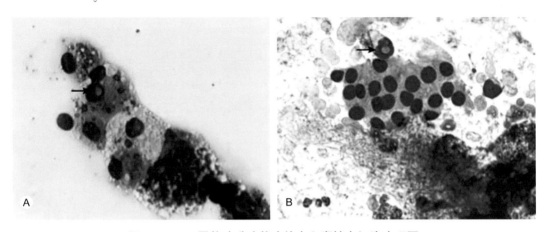

图 4-3-27　甲状腺乳头状癌伴出血囊性变细胞病理图

A、B. 均质物背景，可见含铁血黄素细胞，增生的甲状腺滤泡上皮细胞内可见核内包涵体（↑，×400）

　　触诊：双侧不对称肿大、结节状，部分为单侧肿大，质地中等，合并出血、囊性变时局部质软，囊性感，针吸时最好选择非囊变区，患者一般无自觉症状。

　　（2）细胞学特点：镜下细胞成分与胶样甲状腺肿相似，可见单层片状排列的甲状腺滤泡上皮细胞，部分球形滤泡细胞团及多个滤泡团构成的三维立体细胞团（图 4-3-28），但是结节性甲状腺肿镜下以滤泡上皮细胞为主，胶质少见或者不见。另见纤维包裹的甲状腺滤泡上皮细胞团形成三维立体的乳头状结构（图 4-3-29），提示结节性甲状腺肿伴乳头状增生，乳头粗大，细胞排列紧密但有一定极性，立体细胞团边缘的细胞排列疏松，不呈细线状，可与甲状腺乳头状癌相鉴别。结节性甲状腺肿出血囊性变时，针吸物往往是黄色或咖啡色液体标本，镜下见均质物背景，胆固醇结晶，大量的巨噬细胞及含铁血

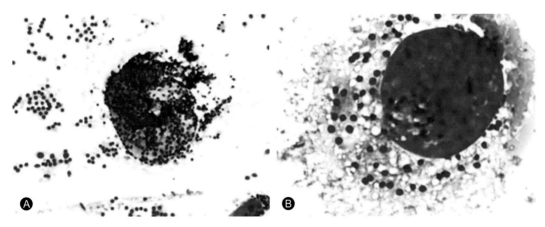

图 4-3-28　结节性甲状腺肿细胞病理图

A.（×100）、B. 均质物背景，可见球形滤泡细胞团，周围为破裂的滤泡，滤泡上皮细胞呈散在单层片状排列（×200）

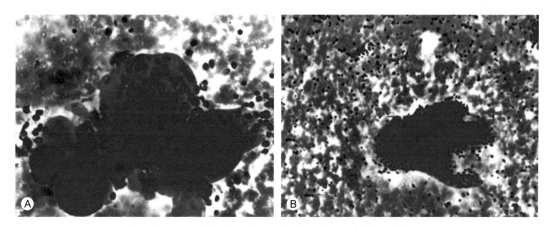

图 4-3-29 结节性甲状腺肿伴乳头状增生细胞病理图

A.（×200）、B.纤维包裹的甲状腺滤泡上皮细胞团形成三维立体的乳头状结构，细胞排列紧密，但有一定极性（×100）

黄素细胞，少许或不见甲状腺滤泡上皮细胞，部分滤泡上皮细胞胞质内也可见到含铁血黄素颗粒（图 4-3-30）。针吸到液体标本需离心，取沉渣制片，仔细寻找有无甲状腺癌的细胞排列及核改变，对临床也不考虑肿瘤的良性标本，细胞学可直接诊断，对临床怀疑肿瘤的结节，换点复查是非常有必要的。

毒性结节性甲状腺肿镜下除了可见结节性甲状腺肿的细胞学特点外，还可见滤泡细胞平铺或成团排列，部分细胞高柱状，胞质丰富，嗜酸性，细胞边缘因具有胞质空泡而破碎（滤泡旁空泡），伴"火焰状"细胞，部分细胞增生，核大，偶见增生性裸核，另见少量的淋巴细胞，伴出血的病例可见到泡沫细胞及含铁血黄素细胞（图 4-3-31）。

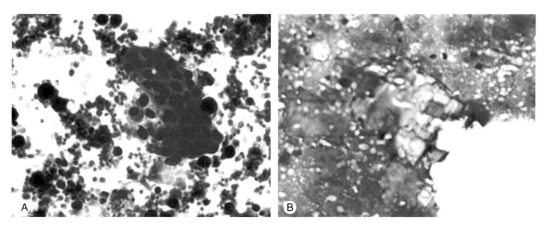

图 4-3-30 结节性甲状腺肿出血囊性变细胞病理图

A.均质物背景，较多含铁血黄素细胞，少许甲状腺滤泡上皮细胞，部分滤泡上皮细胞胞浆内也可见到含铁血黄素颗粒（×200）；B.均质物背景，胆固醇结晶，少许含铁血黄素细胞（×100）

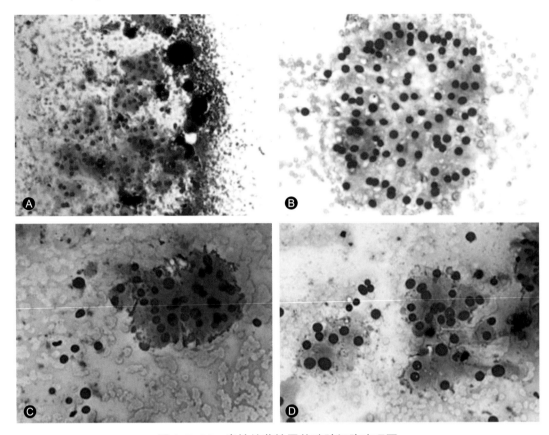

图 4-3-31　毒性结节性甲状腺肿细胞病理图

A.滤泡细胞平铺，胞质丰富，嗜酸性，大小一致，偶见含铁血黄素细胞（×100）；B.细胞高柱状排列，可见滤泡旁空泡（×200）；C、D.细胞增生，偶见增生性裸核及"火焰状"细胞（×200）

（3）诊断及鉴别诊断思路：

1）与甲状腺乳头状癌相鉴别：结节性甲状腺肿伴有乳头状增生镜下可见细胞呈乳头状排列，但乳头多较大，粗顿，无或少分支，乳头常有纤维血管轴心（图 4-3-32A）；当出现细小乳头，且细胞排列拥挤，极性紊乱时应怀疑甲状腺乳头状癌（图 4-3-32B）。此外，结节性甲状腺肿的滤泡团的细胞排列有一定极性，呈"蜂巢状"，腺团最外层细胞排列没有甲状腺乳头状癌的细胞紧密，细胞与细胞之间有一定缝隙，可鉴别。

2）与甲状腺滤泡型腺瘤、甲状腺滤泡癌相鉴别：结节性甲状腺肿、甲状腺滤泡型腺瘤及甲状腺滤泡癌镜下均可见微滤泡结构，三者的细胞学特点具有重叠性。滤泡型腺瘤和滤泡癌镜下以微滤泡结构为主，微滤泡是由 6～12 个滤泡细胞组成的花环状结构，中心可有胶质，腺瘤的滤泡细胞排列较为均匀，核小圆形，大小一致，染色质分布均匀，胞质丰富（图 4-3-33），滤泡癌的细胞排列较为拥挤，核大小不一，详见甲状腺滤泡癌细胞学特点。细胞学上鉴别滤泡型腺瘤及滤泡癌有困难，一般提示滤泡型肿瘤，建议进一步检查。结节性甲状腺肿镜下以均质物或者胶质为主，细胞较少，滤泡细胞形成大滤

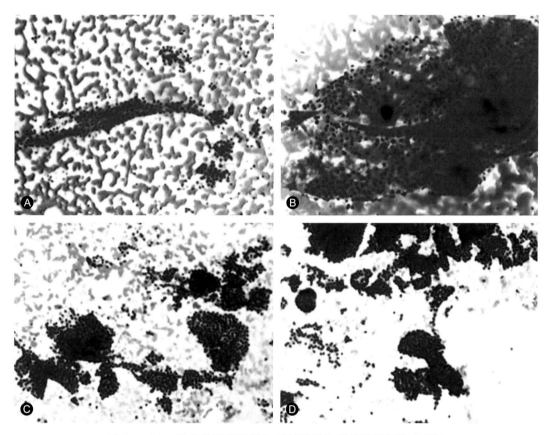

图 4-3-32 结节性甲状腺肿与甲状腺乳头状癌鉴别细胞病理图

A、B. 结节性甲状腺肿伴乳头状增生，乳头多粗大，且无或少分支，有纤维血管轴心，细胞排列疏松有一定极性（×100）；C、D. 甲状腺乳头状癌的乳头较小，有分支，鹿角状，细胞排列拥挤，极性消失（×100）

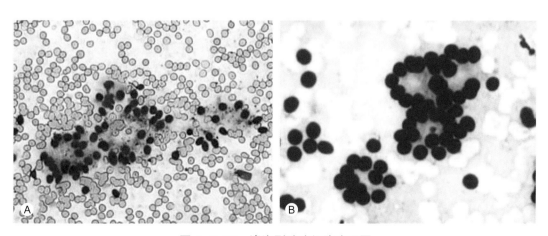

图 4-3-33 滤泡型腺瘤细胞病理图

A.（×200）、B. 6～12 个滤泡细胞组成的小滤泡结构，细胞排列较为单一，核小圆形，大小一致，染色质分布均匀，胞浆丰富，细胞排列均匀（×400）

泡结构或者单层平铺片状排列，细胞排列较松散，不见或者少见微滤泡结构。结节性甲状腺肿伴腺瘤性结节形成时，镜下滤泡细胞的排列具有显著的变化，大滤泡及微滤泡结构同时存在（图4-3-34），但微滤泡结构较结节性甲状腺肿明显增多，可见细胞单层平铺片状排列或者形成三维立体的乳头及腺团状结构，同时可见微滤泡呈"肩并肩"及"背靠背"排列，需注意鉴别。

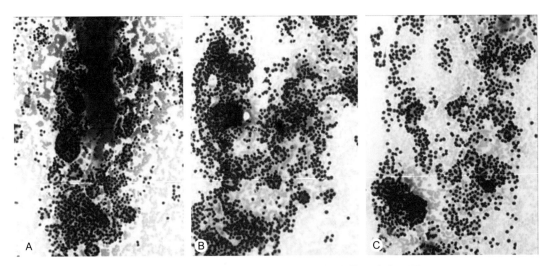

图4-3-34 结节性甲状腺肿伴腺瘤样结节细胞病理图

A、B、C.镜下细胞量丰富，微滤泡结构明显增多，部分细胞形成三维立体的腺团状结构，或者单层平铺片状排列，可见少许纤维细胞及黏液（×100）

3.甲状腺滤泡状腺瘤

（1）临床特点：绝大多数为甲状腺内单个结节，境界清楚，质地软硬不等，一般为2～4cm，无压痛、可随吞咽移动。一旦肿瘤内出血，体积可突然增大，且伴有疼痛和压痛，体积较大，出血囊性变时呈"冷结节"，毒性腺瘤为"热结节"。

（2）细胞学特点：涂片镜下见细胞丰富，单层上皮细胞片及三维立体的大滤泡团少见，主要为菊形团样的小滤泡结构，中间可见浓缩的胶质，或者单个的滤泡细胞和弥漫散在的裸核，此外可见2～3排细胞构成的带状或梁状结构。瘤细胞形态较规则，圆形或卵圆形，核染色质分布均匀，核仁小，细胞排列均匀，不拥挤（图4-3-35）。

嗜酸性细胞腺瘤（也叫许特莱细胞腺瘤）：镜下完全或者几乎完全由具有嗜酸性的滤泡细胞构成的良性肿瘤，细胞数量多，细胞单个分散排列或松散粘连成细胞簇，罕见滤泡形成。细胞体积通常大，圆形、卵圆形、多角形，但在特定的肿瘤中，细胞大小一致，细胞边界清，核浆比低（核比正常甲状腺滤泡上皮细胞核大，但由于胞质丰富，所以核浆比不高），细胞核位于中心或偏心位，双核及多核，可见大核仁，胞质丰富细颗粒状。

（3）诊断及鉴别诊断思路：

1）与结节增生性甲状腺肿、滤泡型癌相鉴别：结节增生性甲状腺肿、滤泡状腺瘤、滤泡型癌是在细胞形态学上相互重叠的三种不同疾病。结节性甲状腺肿镜下以大滤泡结

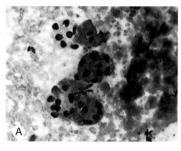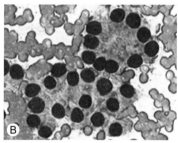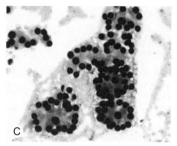

图 4-3-35 甲状腺滤泡型腺瘤细胞病理图

A.（×200）、B.（×400）、C. 镜下可见微滤泡结构，滤泡间可有"背靠背"及"共壁"结构，细胞排列疏松、分布均匀，可见稠厚的胶质（×200）

构为主，偶见小滤泡结构。诊断滤泡癌的必要条件是包膜或者血管侵犯，因此只有甲状腺叶切除的标本，取材见完整的包膜有无肿瘤侵犯才能做出确切诊断，单独依靠细胞学不能做出准确的鉴别诊断，滤泡癌少见散在的胶质，但滤泡内常见红染的胶质球，且易见 5～8 个细胞组成的微滤泡结构，滤泡细胞排列紧密，分化差的滤泡癌其肿瘤细胞核增大、重叠、大小不一、出现大核仁，肿瘤细胞的多形性较明显。很多情况下，甲状腺滤泡型腺瘤与滤泡癌尤其与分化好的滤泡癌在细胞病理学上难以鉴别。总的来说，滤泡癌针吸物细胞数量多，胶质少，常局限在癌细胞围成的腺腔内，形成胶质球。因此，在细胞诊断中，镜下见小滤泡结构明显增多，以小滤泡结构为主，小滤泡明显多于大滤泡结构时，需考虑滤泡型肿瘤或可疑滤泡型肿瘤，建议进一步检查。

2）与嗜酸性细胞腺瘤相鉴别：嗜酸性细胞腺瘤少见，在诊断时需排除常见甲状腺疾病，如桥本甲状腺炎、结节性甲状腺肿等。嗜酸性细胞腺瘤的嗜酸性细胞在特定的肿瘤里是一致的，而桥本甲状腺炎与结节性甲状腺肿的嗜酸性细胞大小不一、形态多变、与正常的甲状腺滤泡上皮细胞混合、缺少单一形态、双核及多核不常见、可见微小核仁、不出现大核仁，而且桥本甲状腺炎可见淋巴细胞的背景。细胞学鉴别嗜酸性细胞腺瘤和嗜酸性细胞癌也是困难的，对于考虑嗜酸性细胞肿瘤或可疑嗜酸性细胞肿瘤的，需建议患者手术病检。

4. 甲状腺功能亢进症

（1）临床特点：甲状腺功能亢进症简称甲亢，是一种自身免疫性甲状腺疾病，临床可见弥漫性甲状腺肿或单个增生性甲状腺结节（毒性腺瘤），患者可有突眼、震颤和皮肤潮红，查血三碘甲状腺原氨酸（T_3）、甲状腺素（T_4）升高，TSH 降低，游离 T_3（FT_3）、游离 T_4（FT_4）明显高于正常值。大多数弥漫性增生性甲状腺肿不需要做穿刺，根据临床表现即可诊断，单个大结节，临床医师怀疑合并恶性肿瘤者，须行细针穿刺细胞学检查。

（2）细胞学特点：针吸标本血液丰富，上皮细胞成分少，滤泡上皮细胞常排列成单层片状或者黏附松散的细胞团，细胞呈高柱状排列，胞质丰富，脆而易碎。细胞增生，核增大，可见核仁，偶见增生性的大裸核。细胞边缘含有胞质空泡（滤泡旁空泡），且染成红色，似火焰状，称为火焰细胞，背景可见少许淋巴细胞（图 4-3-36）。

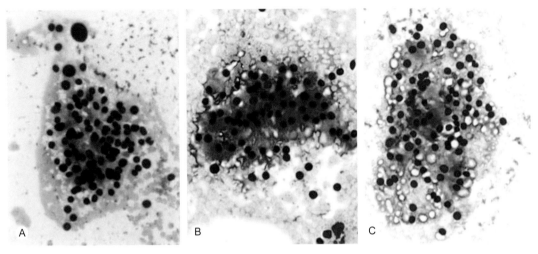

图 4-3-36　甲亢细胞病理图

A.甲状腺滤泡上皮细胞增生，偶见增生性裸核（×200）；B.细胞呈高柱状排列，可见滤泡旁空泡及火焰状细胞（×200）；C.细胞呈高柱状排列，可见滤泡旁空泡，以上为甲亢表现（×200）

（3）诊断及鉴别诊断思路：与桥本甲亢相鉴别：桥本甲亢（图4-3-37）既有甲亢的滤泡上皮增生性改变（增生性裸核），细胞高柱状排列及火焰状细胞，还可见到甲状腺滤泡上皮细胞嗜酸性改变，核大小不一，背景还有大量淋巴细胞，部分可形成淋巴滤泡，少许淋巴细胞浸润滤泡细胞团，其甲亢症状是由部分增生的滤泡上皮分泌过多的甲状腺素引起，需注意与单纯性甲亢相鉴别。

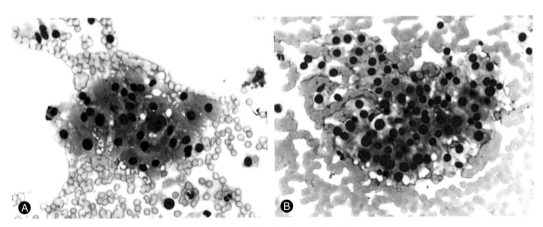

图 4-3-37　桥本甲亢细胞病理图

A.淋巴细胞浸润嗜酸性变的甲状腺滤泡上皮细胞，可见滤泡上皮细胞增生，偶见增生性裸核（×200）；B.淋巴细胞浸润的甲状腺滤泡内，细胞呈高柱状排列，可见滤泡旁空泡及火焰状细胞（×200）

5.意义不明确的细胞非典型病变或滤泡型病变

（1）定义：意义不明确的细胞非典型病变（atypia of undetermined significance，

AUS）或滤泡型病变（follicullar lesion of undetermined significance，FLUS）是指标本内细胞（滤泡细胞、淋巴样细胞或其他细胞）具有结构和核的非典型性，但不足以诊断为"可疑滤泡型肿瘤""可疑恶性肿瘤"或"恶性肿瘤"，然而其非典型性又比明确的良性改变更显著。该诊断的一个影响因素常是样本不理想，如细胞稀少或被血液、细胞凝块遮盖。"意义不明确的滤泡型病变"适用于滤泡细胞出现非典型改变的大部分病例。

（2）细胞学特点：

1）在细胞和胶质稀少的涂片上呈现小滤泡，或在细胞数量较丰富的涂片中出现多于寻常的小滤泡，但小滤泡总量尚不足以诊断为"滤泡型肿瘤/可疑滤泡型肿瘤"。

2）细胞和胶质稀少的涂片上嗜酸性细胞多于寻常（图4-3-38）。

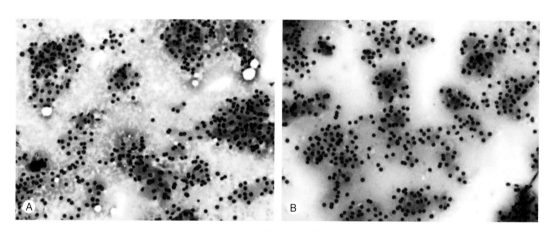

图4-3-38　意义不明确的细胞非典型病变细胞病理图

A、B.大量嗜酸性变的甲状腺滤泡上皮细胞，细胞大小较一致，未见明显淋巴细胞，可疑（×100）

3）滤泡细胞的非典型性因血凝块的影响而难以定性。

4）样本局部偶见细胞似有乳头状癌特征，即核内包涵体及乳头结构（图4-3-39），但总体上保持良性特征（桥本甲状腺炎或者那些具有丰富胶质及良性滤泡的患者）。

5）成熟淋巴细胞背景，可见幼稚细胞增生活跃，但非典型增生的程度不足以诊断为"可疑恶性肿瘤"（图4-3-40）。

（3）处理及预后：初次细针穿刺诊断为"意义不明确的细胞非典型病变或意义不明确的滤泡型病变"的病例，一般建议患者间隔一段时间后重复细针穿刺，或者结合临床采用其他有效方法检查。但是对于诊断医师来讲，这种意义不明确的报告应该控制在极少数范围内，大多数病例可以换点或者多点复查以明确诊断或者给出倾向性意见。

（三）甲状腺恶性肿瘤

1. 甲状腺乳头状癌

（1）临床特点：是临床上最常见的甲状腺癌之一，约占甲状腺恶性肿瘤的80%，甲

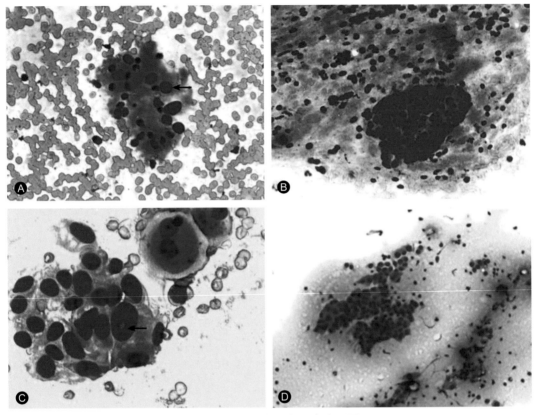

图 4-3-39 桥本甲亢细胞病理图

A、B. 桥本甲状腺炎的背景下偶见核内包涵体样物及排列紧密的细胞团（↑，×200）；C. 结节性甲状腺肿伴出血囊性变的背景上偶见核内包涵体样物（↑，×400）；D. 桥本甲状腺炎背景上，偶见细胞排列紧密，呈三维立体结构（×100）

状腺细针穿刺最重要的作用就是诊断甲状腺乳头状癌，超声引导下甲状腺穿刺使甲状腺乳头状癌的检出率，尤其是微小癌检出率明显提高，可以检测出最小直径为 0.2cm 的结节。任何年龄均可发病，但多见于儿童或年轻的女性患者，男女之比为 1∶6～9。患者临床多为孤立的甲状腺结节，质地硬且表面不平滑，超声提示实质性结节伴钙化，有时会因出血囊性变而呈现囊肿。乳头状癌最常经区域淋巴结转移，其次是肺转移。此种癌症一般预后良好，很少直接导致患者死亡。

（2）细胞学特点：镜下见细胞量丰富，易见细胞团结构，可见细胞呈乳头状排列，偶见核内包涵体，多核巨细胞及钙化物等（图 4-3-41）。

1）细胞团：易见细胞呈腺团状排列，且细胞团边缘紧密排列呈线样，部分细胞呈单层片状，但细胞明显增生，核浆比增大。

2）乳头状排列（有分支）：部分细胞呈乳头状、鹿角状排列，有分支，细胞排列拥挤、极性消失，部分乳头内可见纤维血管轴心。小部分乳头状癌细胞分化差，呈实体癌样弥漫分布，增生极度活跃。

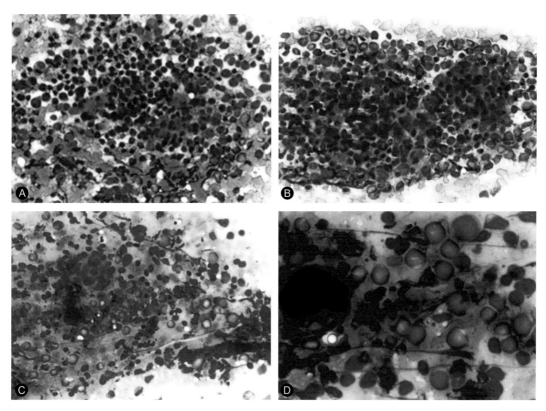

图 4-3-40　桥本甲亢细胞病理图

A、B、C.（×200），D.成熟淋巴细胞背景，可见幼稚细胞异常增生，部分区域呈单克隆性增生，建议手术病检，排除甲状腺非霍奇金淋巴瘤可能（×400）

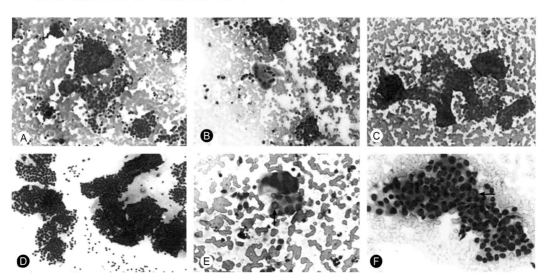

图 4-3-41　甲状腺乳头状癌细胞病理图

A、B.细胞呈三维立体腺团结构，排列紧密，极性消失，偶见多核巨细胞（×100）；C、D.乳头状结构，有分支（×100）；E、F.可偶见核内包涵体及多核巨细胞（×200）

3）核内包涵体：绝大多数甲状腺乳头状癌可见核内包涵体，包涵体的特征是核内见一境界清楚的嗜酸性物，与胞质的染色特性相同，周围是嗜碱性的蓝色核膜环绕，可与细胞退化的空泡相鉴别。

4）非炎症性多核巨细胞：绝大多数甲状腺乳头状癌可见反应性的多核巨细胞，不见其他炎性细胞，胞质内也少见像亚急性甲状腺炎的胶质。

5）钙化物：病理切片镜下可见砂粒体，细胞学涂片中较难见到，而钙化物易见，镜下呈深蓝色或黑色。

甲状腺乳头状癌易出血囊性变，当针吸到液标本时，若镜下偶见细胞呈可疑甲状腺乳头状癌细胞学改变时，需反复取材，尽量抽吸囊壁的部位，离心制片，仔细寻找甲状腺乳头状癌的蛛丝马迹，以免甲状腺癌因为出血囊性变、上皮细胞少而漏诊（图4-3-42，图4-3-43）。

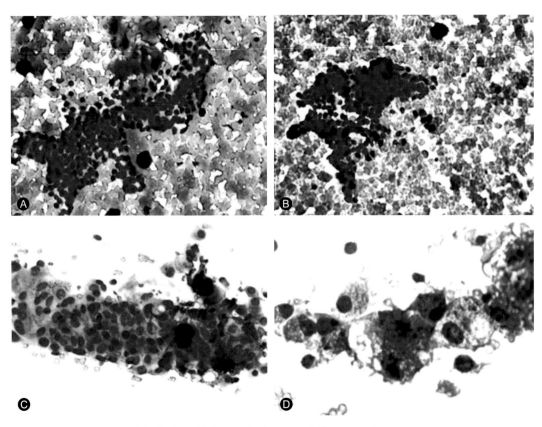

图 4-3-42　甲状腺乳头状癌伴出血囊性变细胞病理图

A、B. 均质物背景，少许含铁血黄素细胞，偶见细胞呈乳头状，排列紧密（×100）；C. 可见细胞呈三维立体的腺团结构（×200）；D. 均质物背景，巨噬细胞，偶见核内包涵体（×400）

（3）诊断及鉴别诊断思路：有些甲状腺乳头状癌细胞核改变不明显，此时需要与结节性甲状腺肿伴乳头状增生相鉴别。乳头状癌中乳头排列细长，且分支多，少见纤维血

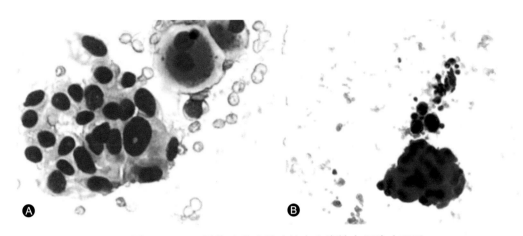

图 4-3-43　甲状腺乳头状癌伴出血囊性变细胞病理图

A.均质物背景，含铁血黄素细胞，偶见核内包涵体样物（×400）；B.可见细胞呈三维立体排列紧密的腺团结构（×400）

管轴心。结节性甲状腺肿的乳头致密性低，少或无分支，乳头结构大而粗钝，细胞排列有一定极性，边缘细胞松散，细胞与细胞之间有缝隙，不呈线状，不见核内包涵体。

（4）乳头状癌的亚型：

1）滤泡亚型：是指部分或完全由小到中等大小的滤泡组成，呈合胞体或不规则状，亦可见单个散在的小滤泡，滤泡中间可见稠厚的胶质团，部分细胞呈乳头状排列，可见核内包涵体。弥漫性滤泡型乳头状癌，镜下以微滤泡结构为主，但可见乳头状癌特征性的核改变，即可见核内包涵体，易发生肺及脑转移，预后差（图 4-3-44）。

2）弥漫性实体亚型：细胞增生极度活跃，弥漫分布，弥漫分布的细胞中可见呈腺样、乳头状及立体球形排列的细胞团，多核巨细胞，偶见核内包涵体，易发生脏器转移（图 4-3-45）。

3）嗜酸细胞型：主要由嗜酸细胞组成，排列成乳头状、片状，或散在的单个细胞。可见核内包涵体，多核巨细胞，无或极少量淋巴细胞，需要与嗜酸细胞腺瘤、嗜酸细胞癌相鉴别。

4）高细胞型和柱状细胞型：瘤细胞长，明显的细胞边界，高度与宽度的比例至少为3：1，此类细胞至少占所有细胞比例的 50%。瘤细胞呈乳头状排列，亦可呈片状或管状结构。由单层肿瘤细胞构成乳头结构称高细胞型，如出现多层滤泡细胞，则为柱状细胞型。可见核内包涵体。

5）透明小梁型：罕见，肿瘤细胞呈小梁状生长，显著的小梁间透明样变。肿瘤细胞放射状排列在淀粉样透明基质周围，可见大量核内包涵体。

（5）甲状腺乳头状癌的转移：

1）淋巴结转移：最常见的是同侧颈部淋巴结转移，需注意的是转移灶易发生出血囊性变，当穿刺颈部淋巴结时，抽吸到黄色或咖啡色液体标本，镜下见均质物背景，泡沫细胞或含铁血黄素细胞，偶见甲状腺滤泡上皮细胞,应怀疑有甲状腺乳头状癌转移的可能，

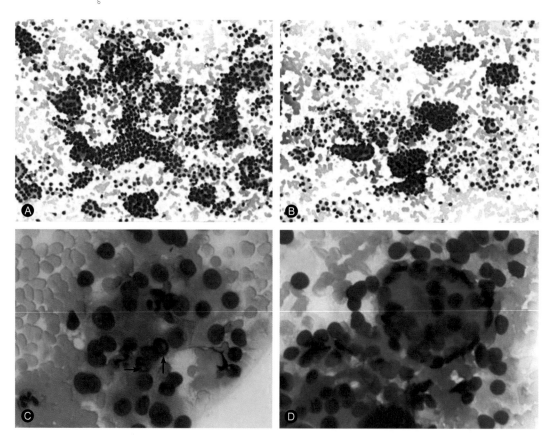

图4-3-44　甲状腺乳头状癌（滤泡亚型）细胞病理图

A、B. 镜下见细胞形成乳头状及三维立体的腺团状结构，部分细胞形成微滤泡结构（×100）；C、D. 细胞形成微滤泡结构，可见核内包涵体（↑，×400）

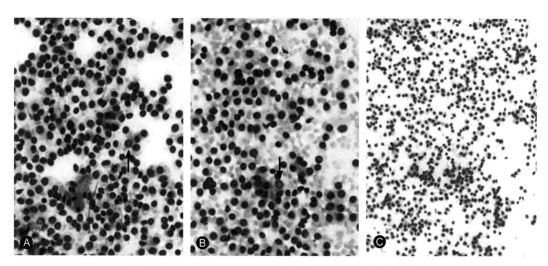

图4-3-45　甲状腺乳头状癌（实体亚型）细胞病理图

A.（×200）、B.（×200）、C. 镜下见细胞丰富，弥漫片状分布，可见核内包涵体结构（↑，×100）

需检查同侧甲状腺。必要时复查淋巴结，液体标本离心制片，仔细寻找甲状腺乳头状癌转移的细胞学证据。

2）通过血液的远处脏器转移：乳头状癌脏器转移远比滤泡癌更为少见，依次为肺、骨、脑，偶见背部、腹壁、头皮、肩膀等部位的皮下转移。

2. 甲状腺滤泡癌

（1）临床特点：甲状腺滤泡癌是除甲状腺乳头状癌以外较为常见的一种甲状腺癌，占 10%～15%。通常认为甲状腺滤泡癌比甲状腺乳头状癌更具有侵袭性，远处转移的可能性更高，且预后更不容乐观。甲状腺滤泡癌的特征是恶性滤泡样分化，且无细胞核的改变，不容易经细针穿刺诊断，仅能通过手术切除的标本确诊。甲状腺滤泡癌和甲状腺滤泡状腺瘤难以鉴别，这是由于其区别仅仅在于是否有胞膜和 / 或血管的侵袭。依据肿瘤对包膜和血管浸润程度分为微小浸润型和广泛浸润型，前者较后者预后要好。

（2）细胞学特点：针吸标本细胞量丰富，形态较一致，排列拥挤呈簇状，可见微滤泡结构，滤泡间有"背靠背"或"共壁"现象，微滤泡中间可见红染的胶质团。滤泡细胞大小正常，胞质稀少，核增大染色深，核仁不明显，分化差的滤泡癌可见部分细胞核增大异型且大小不一，核仁明显，不见甲状腺乳头状癌的细胞核改变，不见核内包涵体（图 4-3-46）。

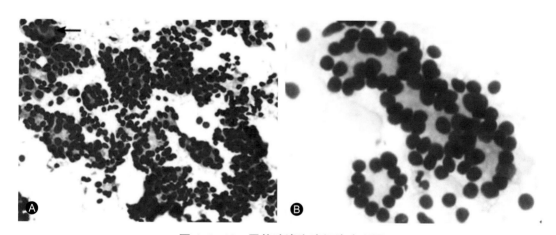

图 4-3-46　甲状腺滤泡癌细胞病理图

A.（×200）、B. 镜下见细胞丰富，排列拥挤，形成微滤泡结构，细胞核增大深染，胞浆少，微滤泡内可见红染的胶质（↑，×400）

（3）诊断及鉴别诊断思路：滤泡型癌与滤泡型腺瘤的鉴别较为困难，镜下均可见滤泡细胞分化较差，细胞小而致密，出现"背靠背"或者"共壁"现象，但是滤泡型癌的细胞排列更为拥挤紊乱，分布不均匀，胞质少，核染色比滤泡型腺瘤更深。滤泡型腺瘤的细胞排列疏松，分布均匀，但是确诊需手术切除标本送病检，因此细胞学诊断中一般不推荐直接报"滤泡型腺瘤"或者"滤泡癌"，可提示"滤泡型肿瘤，建议手术病检"。

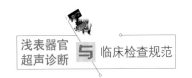

（4）甲状腺滤泡癌的转移：甲状腺滤泡癌浸润血管常见，故常沿血道转移，较多转移至肺、骨，其次为胸膜、心包、脑、肾，预后较差。

3. 甲状腺髓样癌

（1）临床特点：甲状腺髓样癌临床很少见，仅占甲状腺癌的 5% ～ 10%，来源于分泌降钙素的甲状腺旁细胞（C 细胞），肿瘤可分泌生长抑素、蛙皮素、促肾上腺皮质激素，恶性度高，预后差。分为散发型和家族型，家族性的可以伴有其他内分泌器官同时发生的肿瘤，如肾上腺髓质的嗜铬细胞瘤和甲状旁腺腺瘤，原癌基因 RET 突变是其重要的遗传学因子。肿瘤较常位于甲状腺中部或上外 1/2 的区域，多为单个，境界清楚，生长缓慢，肿瘤较大时可以引起呼吸不畅，吞咽困难，侵犯喉返神经可引起声音嘶哑，降钙素引起的血钙降低可致手足抽搐，发生肝脏广泛转移的患者易出现面色潮红、心悸、腹泻、消瘦等类癌综合征。

（2）细胞学特点：针吸标本为血性颗粒状，涂片细胞丰富，镜下见瘤细胞松散排列，形态较为一致，细胞多边形、圆形和 / 或三角形，核偏心位，核仁不明显，胞质粉染均匀细颗粒样，边缘不规则，细胞较分化良好的滤泡上皮细胞大，偶见双核及多核细胞，偶见核内包涵体及较大的巨核瘤细胞（图 4-3-47），可见淀粉洋物，表现为稠厚的无定形物，刘氏染色镜下似稠厚胶质。

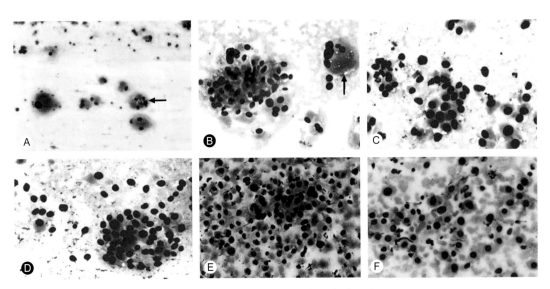

图 4-3-47　甲状腺髓样癌细胞病理图

A.（×100），B、C、D、E、F. 细胞丰富，形态一致，三角形或多边形，核偏心位，胞浆粉染、均匀细颗粒状，偶见双核及多核瘤细胞（↑，×200）

另外需注意一种髓样癌少见的亚型，即梭形细胞亚型（图 4-3-48），镜下全部或者部分由梭形细胞构成，核拉长，深染，细胞可见两头尖的胞质凸起，易误认为是肉瘤或者转移癌。另外可见髓样癌的其他变异型：嗜酸细胞型，巨细胞型，小细胞型，透明细

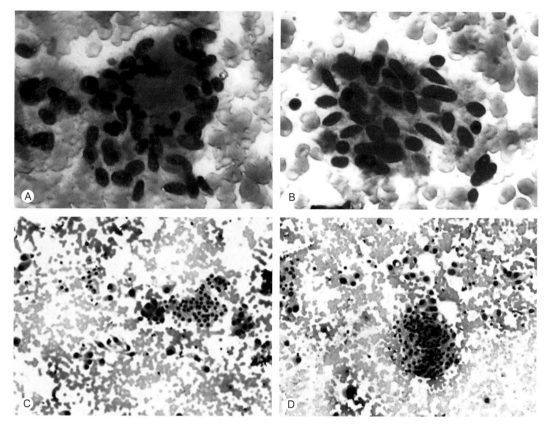

图 4-3-48 梭形细胞亚型的甲状腺髓样癌细胞病理图

A、B.（×400），C、D.细胞呈长梭形，核拉长，染色变深（×100）

胞型，乳头状、滤泡状及滤泡和髓样混合型。

（3）诊断及鉴别诊断思路：

1）与 Hürthle 细胞肿瘤相鉴别：Hürthle 细胞肿瘤细胞形态一致，胞质颗粒状核常偏心位，染色质光滑细腻，有明显的大核仁，无淀粉样物，免疫组化 Hürthle 细胞肿瘤呈 TG 阳性，而 CT 阴性，但髓样癌呈 TG 阴性，而 CT 和 CgA 阳性。

2）与甲状腺乳头状癌相鉴别：分化差的甲状腺乳头状癌，细胞散在弥漫分布，偶见核内包涵体，与甲状腺髓样癌类似，但仔细阅片可见乳头状癌细胞有乳头或三维立体的腺团结构，胞质致密，无粉染颗粒样物，免疫组化广谱的 CK19、HBME-1、Galectin-3、claudin-1 和 NGAL 阳性，CT 阴性可鉴别。

3）梭形细胞型甲状腺髓样癌应与未分化癌和转移性肿瘤相鉴别：未分化癌无淀粉样物质，细胞的多形性较明显，可见破骨样巨细胞，背景可见中性粒细胞及坏死物，免疫组化广谱的 CK 和 Vimentin 常局灶阳性，TTF-1、TG 和 CT 阴性，而髓样癌 CT 和 CgA 阳性。排除细胞形态类似的转移性肿瘤需要了解临床病史及其他检查结果，小细胞髓样癌需要与转移性未分化小细胞癌相鉴别，但后者细胞呈簇状或菊形团样排列，染色质有"椒盐样"改变，不见核仁，降钙素阴性，NSE 阳性。在临床工作中，我们偶见一例肠道来

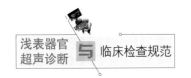

源的神经内分泌肿瘤转移到甲状腺的患者，镜下构象与肠道原发的神经内分泌源性小细胞癌类似（图4-3-49）。

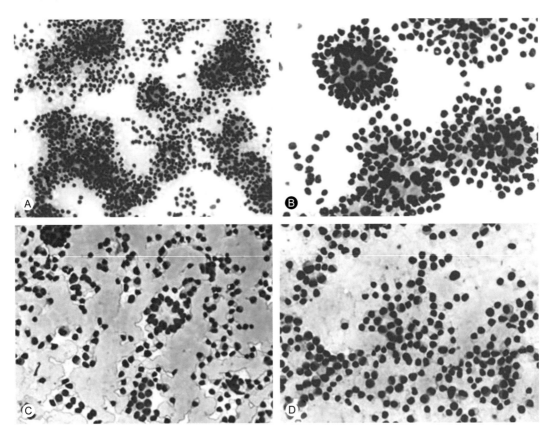

图4-3-49　甲状腺转移性神经内分泌肿瘤细胞病理图
A.（×100），B、C、D.细胞丰富，形态一致，细胞呈簇状或菊形团样排列，不见核仁（×200）

（4）甲状腺髓样癌的转移：髓样癌常发生血道、淋巴道转移，局部淋巴结受累占75%，多数病例在诊断时已有淋巴结转移。血道转移最常转移至肺、肝、骨、肾上腺等。微小甲状腺髓样癌及Ⅰ期病变，5年和10年生存率几乎为100%。因此，早期准确诊断甲状腺髓样癌对患者的治疗及预后具有重要意义。

4. 甲状腺未分化癌

（1）临床特点：甲状腺未分化癌是恶性度最高的甲状腺肿瘤，也是所有甲状腺恶性肿瘤中预后最差的一种，占甲状腺癌的5%～10%，多见于50岁以上的患者，60%～70%的患者为女性，侵袭性极强，确诊后中位生存期为5个月，5年生存率为7%，甲状腺未分化癌死亡占甲状腺肿瘤死亡患者的15%～40%。肿块通常为单个，质硬，表面凹凸不平，活动度差且迅速增大，近80%的未分化癌表现为快速增长的甲状腺肿块，临床上常见有较长的甲状腺肿史或多次肿瘤术后复发、肿块突然迅速增大病史，如侵犯甲状腺周围软组织可引起颈部巨大肿块。肿瘤常累及颈部软组织，侵犯肌肉、神经和血管，进而侵及咽喉、气管和食管，引起呼吸不畅、声音嘶哑、咳嗽、吞咽困难、颈区疼痛和体重下降等，偶见患者以远处转移为首发症状。

（2）细胞学特点：针吸标本为血性黏稠物或颗粒状物，细胞量丰富，明显异型，高度恶性，呈单个散在分布或松散成团排列，细胞圆形、多角形、梭形，可见破骨细胞样巨细胞，核大，不规则且具有多形性，染色质粗块状，核仁明显，可见核分裂象，不见核内包涵体（图4-3-50），有时涂片中可以见到分化好的甲状腺滤泡上皮细胞，部分甲状腺未分化癌是由长期存在的其他类型甲状腺癌渐变而来。因此，镜下可有分化较好的乳头状癌、滤泡状癌和嗜酸细胞等成分。背景可见坏死物碎屑及中性粒细胞。据学者统计，患者血象检查中性粒细胞升高的未分化癌预后较中性粒细胞正常的未分化癌差。甲状腺未分化癌根据肿瘤的细胞形态和组织构型可分为三种亚型：①小细胞型（图4-3-51）；

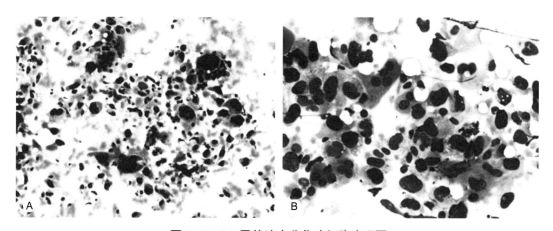

图4-3-50 甲状腺未分化癌细胞病理图

A.（×200）、B. 镜下可见圆形、梭形及巨核瘤细胞混杂存在，细胞异型性明显，分化差（×400）

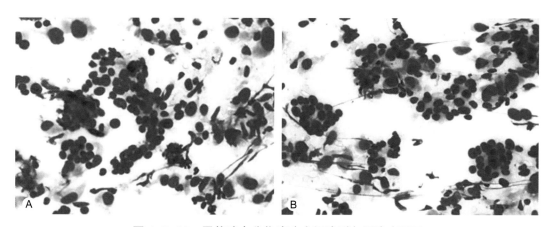

图4-3-51 甲状腺未分化癌（小细胞型）细胞病理图

A、B. 镜下细胞丰富，明显异型，高度恶性，呈单个散在分布或松散成团排列，以小圆形细胞为主，可见少许长梭形及巨核瘤细胞（×200）

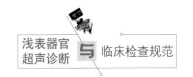

②梭形细胞型（图4-3-52）；③巨细胞型（图4-3-53）。免疫组化广谱的CK和Vimentin常局灶阳性，TTF-1、TG和CT阴性。

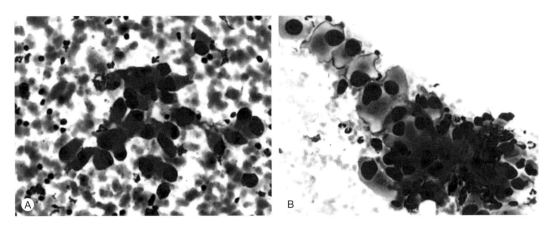

图4-3-52　甲状腺未分化癌（梭形细胞型）细胞病理图

A、B.镜下见中性粒细胞背景，可见长梭形细胞，细胞分化差，核大、核仁明显，偏心位，胞浆丰富，拖尾，不规则（×400）

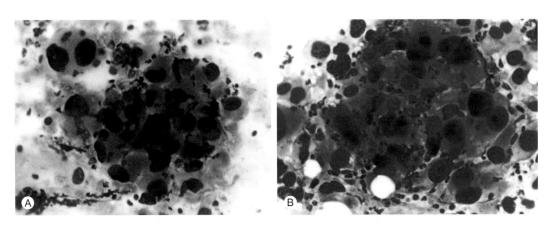

图4-3-53　甲状腺未分化癌（巨细胞型）细胞病理图

A、B.中性粒细胞背景，可见肉瘤样的巨核瘤细胞，细胞双核、多核，核仁明显（×400）

（3）诊断及鉴别诊断思路：

1）与甲状腺原发的肉瘤相鉴别：梭形细胞、恶性多核巨细胞为主的甲状腺未分化癌与肉瘤相似，但是甲状腺原发的肉瘤非常罕见，甲状腺未分化癌涂片内可以见到分化较好的滤泡上皮细胞，此外可有分化较好的乳头状癌、滤泡状癌和嗜酸细胞等成分，低分子量角蛋白对鉴别诊断亦有帮助。

2）与甲状腺低分化癌相鉴别：罕见，侵袭性介于高分化癌（乳头状癌、滤泡癌、嗜酸性细胞癌）和未分化癌之间，由大小一致的小圆形细胞构成，细胞形态单一，偶见恶性多核巨细胞，异型性不如未分化癌明显，无梭形细胞，不见坏死物碎屑及中性粒细胞，肿瘤细胞弥漫分布或者成团聚集，免疫组化显示 TG 阳性（图 4-3-54）。

3）与髓样癌相鉴别：髓样癌的癌细胞整体较甲状腺未分化癌温和，大小一致，异型性小，核偏心位（图 4-3-55）；梭形细胞型的甲状腺髓样癌可见两头尖的胞质凸起，可与浆细胞样的髓样癌细胞混杂存在，胞质丰富细颗粒状，无破骨样巨核瘤细胞和坏死物背景。髓样癌中虽然也可见双核及多核瘤细胞，但细胞较未分化癌的巨核瘤细胞小，异型性不明显，偶见核内包涵体样物，间质内可见淀粉样物质沉积，免疫组化广谱的 CT 和 CgA 阳性，而甲状腺未分化癌二者均为阴性，可鉴别。

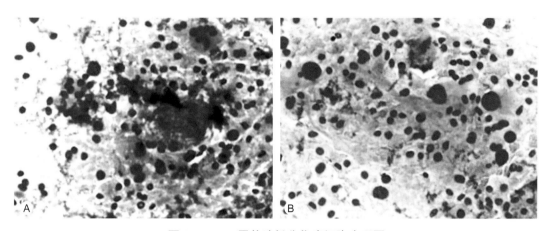

图 4-3-54 甲状腺低分化癌细胞病理图

A、B. 镜下由大小一致的小圆形细胞构成，细胞形态单一，弥漫排列，呈单克隆性，偶见恶性多核癌巨细胞，但异型性不及未分化癌明显（×200）

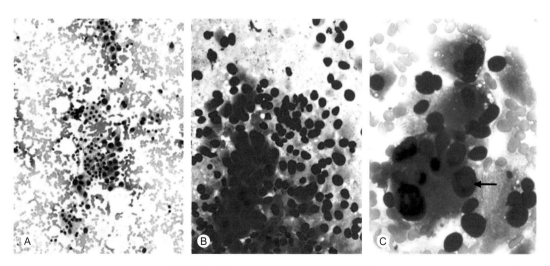

图 4-3-55 甲状腺髓样癌细胞病理图

A. 镜下可见梭形细胞型的髓样癌，细胞分化较未分化癌温和，异型性小（×100）；B. 癌细胞呈三角形、多边形，核偏心位，胞浆粉染细颗粒状，核仁不明显（×200）；C. 可见双核及多核瘤细胞，但细胞较未分化癌小，胞浆粉染细颗粒状，偶见核内包涵体（↑，×400）

4）与恶性淋巴瘤相鉴别：甲状腺原发的淋巴瘤少见，须注意鉴别，防止误诊、漏诊，肿瘤细胞呈单克隆性幼稚细胞，弥漫排列，少许胞质使细胞有立体感，核仁增多（＞3 个），免疫组化染色白细胞共同抗原（LCA）阳性；角蛋白、EMA 阴性，大多数肿瘤 B 细胞抗体反应阳性，属 B 细胞性淋巴瘤。

5）与细胞形态类似的转移性肿瘤相鉴别：如转移到甲状腺的恶性黑色素瘤、低分化鳞癌与甲状腺未分化癌具有类似的镜下特点，须结合患者的恶性肿瘤病史、临床资料及免疫组化检测进行分析，鉴别诊断。

（4）甲状腺未分化癌的转移：甲状腺未分化癌早期即可通过血道和淋巴道发生远处转移，90% 有局部淋巴结转移，血和骨髓的远处转移也常见，其他器官如肺、肾上腺、肝、肾等亦可累及。

5. 甲状腺非霍奇金淋巴瘤

（1）临床特点：原发于甲状腺的恶性淋巴瘤较少见，占原发性甲状腺恶性肿瘤的 1% ～ 5%，占结外淋巴瘤的 2%。原发性甲状腺淋巴瘤主要是非霍奇金淋巴瘤，与甲状腺自身免疫疾病有关，多数患者血清可发现甲状腺自身抗体，流式细胞学检查发现淋巴细胞性甲状腺炎患者存在单克隆性 B 细胞增生。这可能是由于长期慢性的淋巴细胞性甲状腺炎激活 B 淋巴细胞分泌自身抗体，继而淋巴细胞克隆性增生，最终发展为淋巴瘤，故原发性甲状腺淋巴瘤多继发于慢性淋巴细胞性甲状腺炎。老年女性患者多见，平均年龄 65 岁，女性与男性之比为 2.5 ：1。甲状腺非霍奇金淋巴瘤最多见的一般为两组：结外边缘区 B 细胞淋巴瘤（mucos-aassociated lymphoid tissue lymphoma，MALT）和弥漫性大 B 细胞淋巴瘤（diffuse large B-cell lymphoma，DLBCL）。其他罕见亚型包括滤泡细胞淋巴瘤（10%），小淋巴细胞型淋巴瘤（3%），霍奇金淋巴瘤（2%），伯基特淋巴瘤、T 细胞淋巴瘤、套细胞淋巴瘤、淋巴母细胞淋巴瘤（后四者发病率不足 1%）。典型临床常表现为迅速增大的甲状腺肿块，可累及单侧或双侧，质中等或偏硬，肿块大者可引起声音嘶哑，喉部压迫症状，同位素扫描为冷结节。

（2）细胞学特点：原发性甲状腺非霍奇金淋巴瘤淋巴结与的细胞学特点非霍奇金淋巴瘤相似。弥漫性大 B 细胞淋巴瘤：涂片镜下细胞形态一致，呈单克隆性，可见大量弥漫散在的大细胞，细胞核是小淋巴细胞的 3 ～ 5 倍，可有少量嗜碱性胞质，空亮，使肿瘤细胞呈三维立体状，有的细胞核有裂，有的细胞无裂。裂细胞核形不规则，有缺口（或裂沟），染色质细，核仁小或不明显；大无裂细胞核呈圆形或椭圆形，有一个或多个清楚的核仁，有的瘤细胞为双核或多核，易见病理性核分裂，少许瘤细胞具有浆细胞样特点，染色质呈车轮状，可见核旁空晕。

结外边缘区 B 细胞淋巴瘤多为中心细胞，少许为中心母细胞，中心细胞小，比成熟小淋巴细胞稍大。核形不规则，有缺口（或裂沟），染色质粗糙并具有中等量的核周胞质，可见小核仁。中心母细胞可见境界清楚的嗜碱性胞质，核圆形，无核裂，核染色质细颗粒状，核仁明显，2 ～ 4 个，靠近核膜。

淋巴瘤细针穿刺涂片镜下为单克隆的幼稚细胞（图 4-3-56），一般有三种表现模式：①由形态单一的大淋巴细胞组成，此种类型比较典型，细胞学上容易诊断；②由形态单

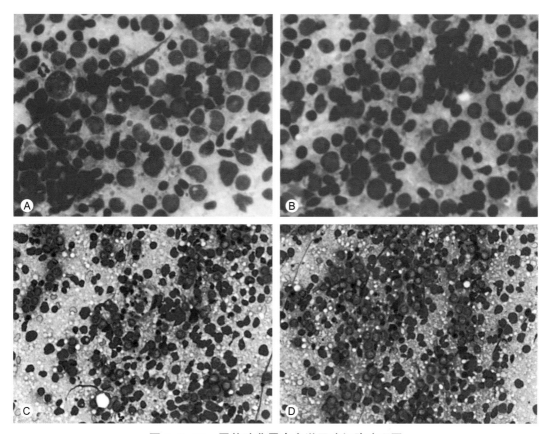

图 4-3-56 甲状腺非霍奇金淋巴瘤细胞病理图

A、B.（×400），C、D.镜下细胞呈单克隆性增生，可见有裂及无裂两种细胞，少许嗜碱性胞浆，核仁增多（×200）

一的小细胞组成，但是小细胞较正常淋巴细胞稍大，核仁明显，它也可能是淋巴瘤，但不排除非活动期甲状腺炎的可能；③大小淋巴细胞混合存在，这种构象多见于淋巴细胞性甲状腺炎，但是如果幼稚细胞明显多于正常，且核仁明显增多，可见异形扭曲的核，病理性核分裂象，缺乏嗜酸性及正常的甲状腺滤泡上皮细胞，不见浆细胞，应考虑非霍奇金淋巴瘤。

免疫组化：绝大多数肿瘤细胞对 B 细胞抗体反应阳性，属 B 细胞淋巴瘤，LCA 阳性，角蛋白、EMA 阴性。

（3）诊断及鉴别诊断思路：原发性甲状腺非霍奇金淋巴瘤细胞病理学诊断时需要与桥本甲状腺炎、小细胞型髓样癌及全身性淋巴瘤累及甲状腺等疾病相鉴别。桥本甲状腺炎有甲状腺滤泡上皮存在，上皮细胞发生嗜酸性变，主要是成熟的淋巴细胞，并含有不等量的组织细胞、浆细胞、多核巨细胞，细胞成分较复杂，有时可见生发中心，而淋巴瘤细胞弥漫排列，单克隆且具有异型性。全身性淋巴瘤累及甲状腺则必须结合病史、免疫组化和流式细胞学等进行鉴别。

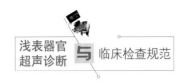
6. 甲状腺转移癌

（1）临床特点：甲状腺转移癌在临床上比较少见（2.7%～4.0%），但是对于甲状腺结节的诊断和鉴别诊断有重要意义，尤其是对于其他部位有原发恶性肿瘤病史的患者，诊断甲状腺结节时一定要注意转移癌的可能。远处部位的肿瘤多通过血行转移至甲状腺，咽、喉、食管、纵隔和颈部淋巴结等部位的肿瘤则通过直接蔓延至甲状腺。血行转移者，原发癌多为低分化腺癌，而直接蔓延者以鳞癌居多。我国甲状腺转移癌的原发肿瘤来源最常见的为肺、乳腺、皮肤（恶性黑色素瘤）、结肠和肾。从临床确诊原发癌至出现转移癌的时间多为9个月到3年，而肾癌出现转移较晚，平均9.4年，最长达21.8年。虽然病理常规和免疫组化染色可以区别甲状腺原发癌和甲状腺转移癌，但是临床医师在检查申请单上注明恶性肿瘤病史对于我们做出准确的诊断和鉴别诊断有重要意义。

（2）细胞学特点：镜下见细胞量丰富，可见异型性较大，与原发部位相似的恶性肿瘤细胞，背景见坏死物碎屑和中性粒细胞，可见分化良好的甲状腺滤泡上皮细胞及胶质。

（3）诊断及鉴别诊断思路：

1）与转移到甲状腺的肺癌相鉴别：转移到甲状腺的鳞癌镜下与原发的肺鳞癌类似，细胞成团分布，梭形、椭圆形，可见大裸核细胞，核仁明显，偶见细胞角化或者鳞状分化（图4-3-57）。转移到甲状腺的肺腺癌一般由中等到大的细胞组成，排列成簇状或球团状，胞质内或细胞间可见黏液，细胞异型性较原发性甲状腺滤泡型肿瘤大，结合病史及镜下的细胞学特点，做出准确的诊断和鉴别诊断并不困难。但是对于转移到甲状腺的支气管肺泡癌，癌细胞小，排列成腺样、乳头状、立体球团状，甚至可见与甲状腺乳头状癌类似的核内包涵体，与甲状腺乳头状癌鉴别困难，若镜下未见正常的甲状腺滤泡上皮及胶质，需注意结合病史和免疫组化进行鉴别诊断。

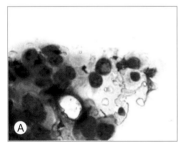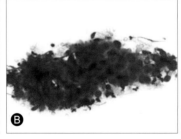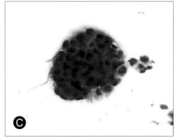

图 4-3-57 甲状腺转移性鳞癌细胞病理图

A.（×400），B、C.细胞成团分布，椭圆形，核仁明显，偶见细胞角化或鳞状分化（×200）

肺小细胞癌与甲状腺小细胞型的髓样癌鉴别也需要注意：肺小细胞癌涂片镜下肿瘤细胞易挤压溶解，细胞丰富，形态一致，弥漫分布或者呈簇状，偶见菊形团样结构，染色质呈"椒盐样"改变，胞质极少或不见胞质，此外需仔细寻找镜下是否有正常的甲状腺滤泡上皮细胞及胶质。甲状腺髓样癌的肿瘤细胞由大量单个散在与片状细胞团交替分布，细胞呈浆细胞样、多边形、圆形和梭形，偶见核内包涵体，胞质粉染细颗粒状，间质中可见淀粉样物，偶见巨细胞，双核或多核，核偏心位，免疫组化 CT 阳性可鉴别诊断。

2）与转移到甲状腺的恶性黑色素瘤相鉴别：恶性黑色素瘤细胞散在分布，黏附性差，大小不一，浆细胞样、梭形或者卵圆形，核大，圆形，偏心位，胞质清晰，边界清楚，细胞完整，胞质内或核旁可见色素颗粒；无色素型恶性黑色素瘤镜下细胞内也可不见色素颗粒，背景中可见吞噬色素颗粒的组织细胞，需要与甲状腺未分化癌相鉴别，但后者镜下可见恶性瘤巨细胞，细胞异型性更大。恶性黑色素瘤免疫组化 S-100、HMB45 和 melan-A 阳性，甲状腺球蛋白阴性，可进行鉴别。

3）与转移到甲状腺的乳腺癌相鉴别：转移性乳腺癌大多数为浸润性导管癌，涂片镜下细胞较一致，圆形或多角形，中等大小，较甲状腺滤泡上皮源性肿瘤细胞略大，黏附性较强，排列成腺团状或者呈簇聚集，肿瘤细胞可见胞质，偶见核内包涵体。对于有乳腺癌病史的患者，镜下不是典型的甲状腺原发恶性肿瘤的构象，须怀疑转移癌可能，免疫组化 TG、TTF-1、CT、ER 及 PR 可以辅助诊断。

4）与转移到甲状腺的肾癌相鉴别：在国外，转移到甲状腺的恶性肿瘤中最多见的是肾癌，主要为透明细胞型，临床表现为单发或者多发结节。镜下细胞丰富，可单个散在，呈小簇状或者片状分布，或形成乳头。胞质丰富淡染，呈细颗粒状、透明或空泡状，细胞核圆形或卵圆形，大小不一，常有大核仁。转移到甲状腺的肾癌需要与 Hürthle 细胞癌相鉴别，但是后者细胞形态一致，免疫组化标记转移性肾癌的肾细胞癌抗原及 CD10 阳性，Hürthle 细胞癌 TG 阳性可鉴别。此外肾细胞癌转移出现较晚，偶见 20 年后才发生转移的病例，诊断时，医师需仔细询问病史，谨防漏诊、误诊。

（马 珩 刘利敏）

三、乳腺疾病

（一）炎性病变

1. 急性、亚急性乳腺炎和化脓性炎症

（1）临床特点：乳腺炎临床上通常表现为一个可触及的乳腺包块，伴有不同程度的疼痛。急性乳腺炎常见于产后哺乳期的女性，多为单侧，常累及一个叶，也可扩散到其他叶。

（2）细胞学特点：急性乳腺炎时可见大量的炎症细胞，包括中性粒细胞、组织细胞、巨噬细胞等。亚急性乳腺炎可出现淋巴细胞、嗜酸性粒细胞等，伴有一些肉芽肿细胞。化脓性乳腺炎，穿刺抽取物可为脓性液体标本，镜下可见大量破坏的中性粒细胞及坏死物，较多组织细胞、巨噬细胞（图 4-3-58，图 4-3-59）。

2. 乳汁潴留囊肿

（1）临床特点：常发生于哺乳期或哺乳后的女性，由导管阻塞扩张积乳而形成。病变可以持续较长时间，临床上表现为质硬肿块。

（2）细胞学特点：穿刺物为乳汁标本，可为白色或黄褐色黏稠物。镜下可见吞噬有乳汁的巨噬细胞，脂性蛋白物质背景（图 4-3-60），可伴有感染发生，伴多量炎症细胞（图 4-3-61）。

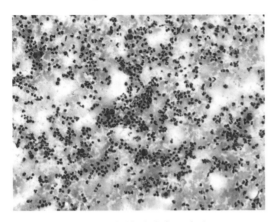

图 4-3-58　急性乳腺炎细胞病理图

大量中性粒细胞,少许淋巴细胞、巨噬细胞(×100)

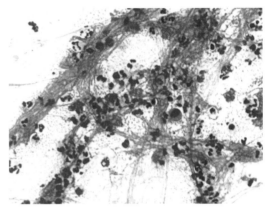

图 4-3-59　化脓性乳腺炎细胞病理图

坏死物,中性粒细胞,散在巨噬细胞(×200)

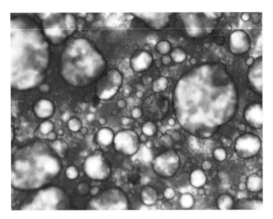

图 4-3-60　积乳囊肿细胞病理图

脂性蛋白物质,较多巨噬细胞(×400)

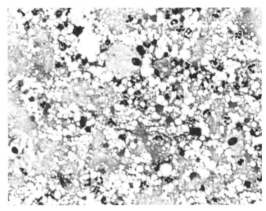

图 4-3-61　积乳囊肿伴感染细胞病理图

脂性蛋白物质,较多巨噬细胞、中心粒细胞(×100)

3. 肉芽肿性乳腺炎

(1)临床特点:指乳腺的非干酪样坏死局限性的肉芽肿性病变。它是一种炎症病变,但是病因不明。临床表现为乳腺肿块,肿块多较大,质硬,边界不清,表面不光滑。临床易误诊为乳腺癌。多数肿块可呈暗红色,伴疼痛或压痛,抗感染治疗后肿块可缩小,易反复发作,须与乳腺癌相鉴别。

(2)细胞学特点:镜下可见散在或小簇分布的上皮样组织细胞、巨噬细胞,混有炎症细胞,少数或大量的异物巨细胞。常有中性粒细胞的大量浸润,伴混合感染,可见小毛细血管,但应排除其他原因引起的肉芽肿,如结核、异物反应等(图 4-3-62,图 4-3-63)。

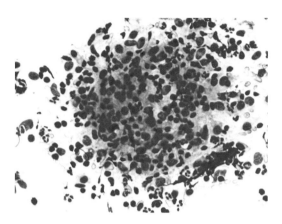

图 4-3-62 肉芽肿性乳腺炎细胞病理图

图中为一个异物巨细胞，散在组织细胞、中性粒
细胞（×200）

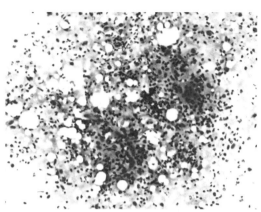

图 4-3-63 肉芽肿性乳腺炎细胞病理图

异物巨细胞，较多中性粒细胞、组织细胞，有毛
细血管生成（×100）

4. 浆细胞性乳腺炎

（1）临床特点：临床较少见，是乳腺慢性炎症中的一种，多发生于 30～40 岁女性。
临床上表现为质硬、边界不清的肿块，肿块区与皮肤表面粘连，乳头亦可因结缔组织增
生而产生回缩，可出现乳头内陷，橘皮样皮肤改变，不易与乳腺癌区分，故细胞学检查
具有重要意义。

（2）细胞学特点：镜下可见多种细胞混杂，浆细胞较多见，可见腺上皮细胞及巨噬
细胞。另外尚可见其他炎症细胞，如中性粒细胞、淋巴细胞、组织细胞及多核巨细胞等，
可形成肉芽肿，但无干酪样坏死（图 4-3-64）。个别患者可见大量淋巴细胞，偶见浆细胞，
另见部分组织细胞、巨噬细胞等肉芽肿细胞，在排除乳腺结核后，也可诊断为浆细胞性
乳腺炎。

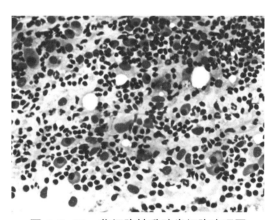

图 4-3-64 浆细胞性乳腺炎细胞病理图

大量淋巴细胞、浆细胞，少许组织细胞、中性粒
细胞及巨噬细胞（×200）

5. 乳腺结核

（1）临床特点：乳腺结核临床上较为少见，可以是全身血性播散型结核的一部分，也可以从邻近的结核灶侵袭而来。临床上可触及肿大包块，有时伴有淋巴结肿大。

（2）细胞学特点：穿刺可见典型的结核改变，主要由类上皮细胞和朗格汉斯巨细胞组成（图4-3-65），可伴有多量炎症细胞，有时可见干酪样坏死物（图4-3-66）。乳腺的多种慢性炎症都可以形成肉芽肿反应，细胞学容易与乳腺其他类型的肉芽肿性炎症相混淆，应注意鉴别。

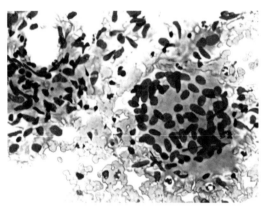

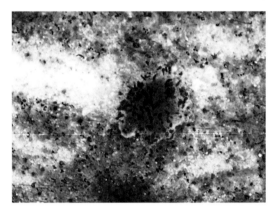

图 4-3-65　乳腺结核细胞病理图
可见朗格汉斯巨细胞、类上皮细胞，病理证实为乳腺结核（×400）

图 4-3-66　乳腺结核细胞病理图
干酪样坏死物，成簇类上皮细胞，中性粒细胞（×100）

（二）损伤性病变

1. 脂肪坏死

（1）临床特点：脂肪坏死较常见的有两种类型：乳房外伤性和手术性。外伤性脂肪坏死常见于老年女性，因为老年女性下垂的乳房易遭受损伤；也有老年女性因为抱小孩而使乳房受伤，又称为"奶奶病"。手术尤其是丰胸术，也会导致脂肪坏死，受伤的部位临床上可表现为质硬包块，与周围组织粘连，肿块边界不清，可形成钙化，临床上和影像学上与乳腺癌类似，易误诊。

（2）细胞学特点：穿刺抽取物可为淡黄色黏稠的脂性物质。正常脂肪细胞多呈团，结构清晰。但脂肪坏死时，脂肪细胞严重变性、退变、坏死，形成空泡或结构不清，胞质融合一片，伴有感染时可见较多炎性细胞等（图4-3-67，图4-3-68）。患者的临床病史有助于诊断。

2. 异物反应

（1）临床特点：丰胸手术后，硅胶等异物置入后因硅胶渗漏或破裂产生异物反应，形成乳腺包块。临床上，这些病变可为单纯的囊肿，异物反应可表现为有触痛的质硬结节。针吸时尽可能减少进针的路径，从肿块上部进针，减少胶质沿针道漏入。

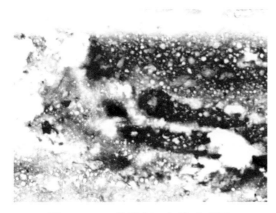

图 4-3-67　脂肪坏死细胞病理图

丰乳术后，退变的脂肪细胞结构不清，形成空泡（×100）

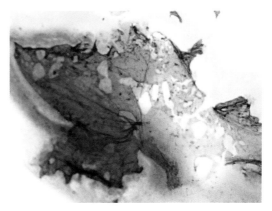

图 4-3-68　脂肪坏死伴感染细胞病理图

乳腺外伤后，坏死脂肪细胞，偶见巨噬细胞（×100）

（2）细胞学特点：细胞学可见典型的异物反应，可见多核巨细胞，部分细胞吞噬有异物碎片，也可见一些坏死物、胶样物，局部可伴有脂肪坏死（图 4-3-69），也可为单纯的胶质背景、胶质湖等。

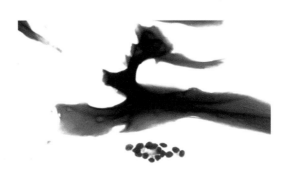

图 4-3-69　丰胸术后乳腺异物反应细胞病理图

胶样物质，多核巨细胞及巨噬细胞（×200）

（三）良性增生性病变

1. 乳腺腺病

（1）临床特点：多发生于 30～40 岁女性，是以乳腺小叶、末梢导管和间质的不同程度的增生形成的一种良性病变。肿块与皮肤不粘连，边界不清，多扁平，质地较硬。

（2）细胞学特点：针吸时有如刺入橡皮的韧感。镜下见腺上皮细胞成片或散在分布，细胞形态正常，核规则，染色质均匀，可见散在的双极裸核细胞，少许肌上皮细胞和黏液（图 4-3-70）。

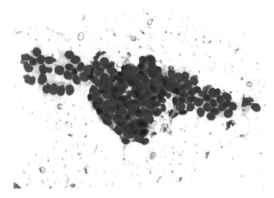

图 4-3-70　乳腺腺病细胞病理图

成片的及散在分布的腺上皮细胞（×200）

2. 乳腺囊肿

（1）临床特点：乳腺囊肿是乳腺常见的疾病，多见于 40 岁左右的女性。肿块位于乳房一侧或双侧，单个或多个大小不等，质软，活动性大，多数界限不清。当超声提示为囊性肿块时，针吸时除了抽吸囊液，还要在囊壁处针吸取材，最好将抽取液体离心处理，或者直接在超声的引导下针吸实性部位，与囊性乳腺癌相鉴别。

（2）细胞学特点：针吸可见淡黄色清亮的液体，当伴有感染时液体可浑浊，呈黄色或黄绿色，出血时可为咖啡色液体等。镜下细胞成分稀少，主要为分化较好的腺上皮细胞，常伴有泡沫细胞，可发生大汗腺化生，细胞的胞质丰富呈颗粒状，可含空泡，胞核明显，染色较深，有时可见核仁，易误诊为恶性细胞，这种大汗腺细胞可分散，也可表现为蜂窝状、乳头状细胞簇（图 4-3-71，图 4-3-72）。

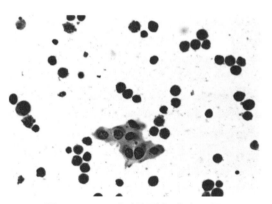

图 4-3-71　乳腺囊肿细胞病理图

泡沫细胞，大汗腺化生细胞（×200）

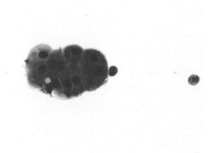

图 4-3-72　乳腺囊肿伴细胞呈大汗腺样化生细胞病理图

乳头状大汗腺细胞簇，散在泡沫细胞（×200）

3. 男性乳腺增生

（1）临床特点：男性乳腺增生常见于青少年和老年，肿块位于乳晕区，单侧或双侧，质软，边界清楚，常有疼痛。与雌激素增加、雄激素减少有关。

（2）细胞学特点：针吸时患者多感不适。细胞量中等到丰富，形态正常，腺上皮细胞增生，常呈单层片状，部分患者腺细胞呈三维立体的乳头状、分叶状或鹿角状排列，背景中可见正常的肌上皮细胞、黏液等，即呈乳腺纤维腺瘤样改变（图 4-3-73），临床上也诊断为男性乳腺增生。

（四）良性肿瘤

1. 乳腺纤维腺瘤

（1）临床特点：乳腺纤维腺瘤是一种良性的乳腺肿瘤，常见于年轻女性。临床表现为质硬、活动性好的肿块，与周围组织甚少粘连，边界清楚。

（2）细胞学特点：针吸涂片细胞数量较多，可见大量良性增生的腺上皮细胞，呈团或者乳头状、鹿角状排列，多分支。乳腺纤维腺瘤的另一个特点是背景中易见散在的双极裸核肌上皮细胞，较一般的增生性病变明显增多，可见红染的黏液纤维性间质分布其中（图 4-3-74），有时黏液较多，背景可出现黏液湖。

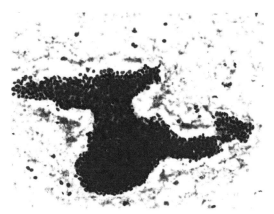
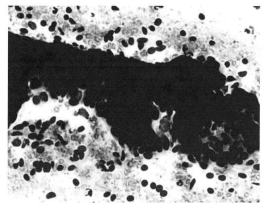

图 4-3-73　男性乳腺增生细胞病理图

增生的腺上皮细胞，散在肌上皮细胞（×100）

图 4-3-74　乳腺纤维腺瘤细胞病理图

乳头状排列的腺上皮细胞，散在肌上皮细胞（×200）

2. 导管内乳头状瘤

（1）临床特点：导管内乳头状瘤多发于 40～50 岁的女性。常为孤立性单发，肿块直径较小，一般在 2cm 以下。发生在乳晕区大导管，多数病例不易触及肿块，主要表现为乳头溢液，呈咖啡色透明液体，或血性溢液。少数患者可触及乳晕下小结节。个别患者可通过超声发现，需在超声引导下针吸。

（2）细胞学特点：诊断导管内乳头状瘤，可单纯通过乳头溢液诊断。乳头溢液涂片上见腺上皮细胞团，呈乳头状排列，细胞可见轻度异型性，背景中可见泡沫细胞，偶见大汗腺细胞，需与癌细胞相鉴别（图 4-3-75）。当患者乳晕下可触及小结节时，可针吸肿块，往往可以获得更多的诊断性细胞。当结节较深不易触及时，需超声引导下针吸，可获得满意结果。针吸物可为咖啡样或血样物质。镜下特点同乳头溢液涂片，但细胞更丰富，尤其是乳头状排列的腺上皮细胞团更多，易于诊断（图 4-3-76）。

图 4-3-75　导管内乳头状瘤细胞病理图

乳头溢液涂片上可见乳头状排列的腺上皮细胞，散在泡沫细胞（×200）

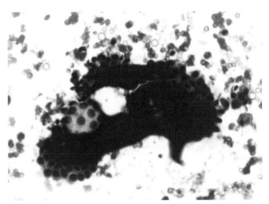

图 4-3-76　导管内乳头状瘤细胞病理图

针吸镜下可见乳头状排列的腺上皮细胞，泡沫细胞，可见脂肪空泡（×200）

3. 乳腺脂肪瘤

（1）临床特点：多见于中年女性，肿块常发生于皮下组织，生长缓慢，质软，边界较清，多无症状。

（2）细胞学特点：针吸物为油脂性物质，镜下见成团的脂肪细胞，分化良好（图4-3-77）。

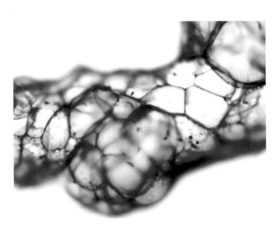

图 4-3-77　乳腺脂肪瘤细胞病理图

成团分化良好的脂肪细胞（×200）

（五）交介性肿瘤

叶状囊肉瘤

（1）临床特点：发病率较低，由恶性的间叶组织和良性的上皮细胞成分混合而成。临床表现为生长迅速、体积大、边界较清晰，质硬，呈分叶状的肿块。由于正常的组织和异常的间质交织在一起，并有小囊腔，有时需要多点针吸，才能获取到满意标本。最好行超声引导下针吸，当针吸到囊液时需离心制片，捕捉有意义的细胞成分。

（2）细胞学特点：穿刺物可为黄色液体标本。镜下细胞丰富，多为梭形细胞，核较大，染色质粗，胞质分布于细胞两端。有时可见良性的腺上皮细胞（图4-3-78，图4-3-79）。

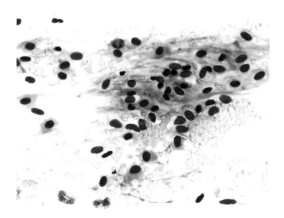
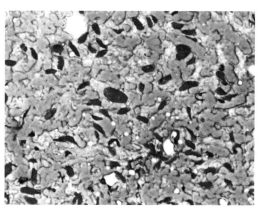

图 4-3-78　叶状囊肉瘤细胞病理图
红染黏液，梭形细胞，核较大（×200）

图 4-3-79　叶状囊肉瘤细胞病理图
梭形细胞，核大，染色质粗，可见核仁（×200）

（六）恶性肿瘤

1.乳腺癌　仅靠针吸细胞学诊断难以有效区别导管癌和小叶癌，也很难鉴别浸润癌和原位癌。下面将这几种癌都划分在广义的细胞学所定义的"乳腺癌"范畴。

（1）临床特点：乳腺癌是女性最常见的恶性肿瘤之一，表现为突然发现或逐渐变大、变硬的无痛性肿块，可呈橘皮样外观，多数活动度差，固定，界限不清，少数呈膨胀性生长，触诊似乳腺纤维腺瘤，表面光滑，可活动，但质硬，针吸时有砂粒感。

（2）细胞学特点：镜下见细胞量丰富，分布弥漫，癌细胞体积大，异型性明显，核大小不等，核深染，染色质成团，核仁明显，可见病理核分裂象。细胞胞质内可见空泡，细胞可成腺泡状排列或立体细胞团，缺乏肌上皮细胞（图4-3-80，图4-3-81）。

2.乳腺 Paget 病

（1）临床特点：乳腺 Paget 病又称湿疹样癌，主要表现为反复的乳头渗出、结痂、糜烂，可伴或不伴有乳腺肿块，当伴有乳腺肿块时，可通过肿块针吸来诊断。

（2）细胞学特点：乳头病灶处刮片，镜下见坏死物及角化上皮细胞背景，易见中性粒细胞，可见单个或成簇的恶性细胞（如图4-3-82），典型的 Paget 细胞体积大、圆形，

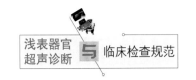
胞质丰富淡染，边缘清楚，核大、核仁明显（图4-3-83）。

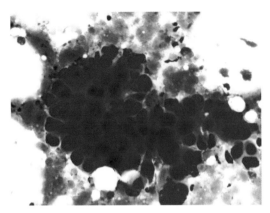

图4-3-80 乳腺癌细胞病理图

可见成团排列，体积大小不等，异型性明显的恶性细胞（×200）

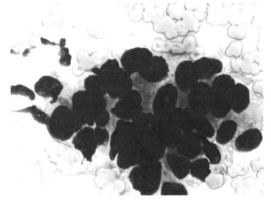

图4-3-81 乳腺癌细胞病理图

高倍镜示核大浓染细胞，染色质粗，核仁明显的癌细胞（×400）

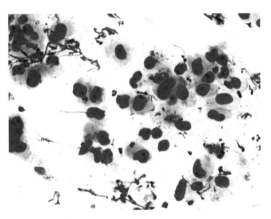

图4-3-82 paget病细胞病理图

坏死物背景中可见Paget细胞（×200）

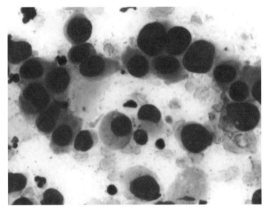

图4-3-83 paget病细胞病理图

高倍镜下见Paget细胞体积大，胞质丰富，核大，核仁明显（×400）

3. 乳腺黏液癌

（1）临床特点：乳腺黏液腺癌又称乳腺胶样癌，是一种含有大量细胞外黏液的上皮性肿瘤，多见于老年妇女，发病率低，预后相对较好。肿块常呈膨胀性生长，质地软，与周围组织分界清楚。

（2）细胞学特点：穿刺物为黄色胶冻样物，镜下可见黏液背景中散在或成团分布的腺上皮细胞团，异型性不十分明显，偶见单个恶性细胞（图4-3-84）。胞质中含大量黏液空泡，将核挤向一侧，甚至形成印戒细胞（图4-3-85）。

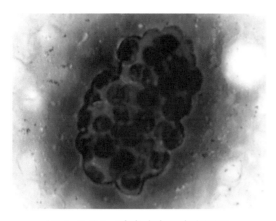

图 4-3-84　黏液腺癌细胞病理图

黏液背景中腺样排列的癌细胞，病理证实为乳腺黏液性腺癌（×200）

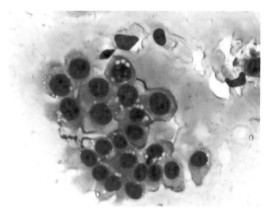

图 4-3-85　黏液腺癌细胞病理图

胞质中含大量空泡的低级别癌细胞，病理证实为乳腺黏液性腺癌（×200）

4. 乳腺恶性淋巴瘤　乳腺淋巴瘤可以是原发，也可以是继发性病变。原发于乳腺的恶性淋巴瘤少见，以非霍奇金淋巴瘤为主（图 4-3-86）。诊断原发性淋巴瘤之前需要排除淋巴瘤累及乳腺，继发性淋巴瘤为全身性病变的一部分。

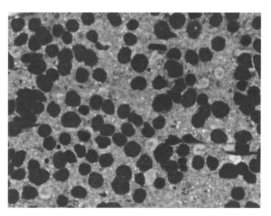

图 4-3-86　乳腺淋巴瘤细胞病理图

经病理证实为乳腺高级别非霍奇金 B 细胞淋巴瘤，
符合弥漫大 B 细胞淋巴瘤（×200）

5. 乳腺癌肉瘤　比较少见，由恶性上皮和恶性间质构成，多发生于中老年女性。肿块生长迅速，质硬，呈结节状，边界较清楚。

（颜　芳　刘利敏）

浅表器官各系统疾病

浅 表 器 官
超 声 诊 断 与
临床检查规范

第二篇

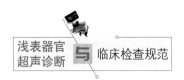

第五章　眼部疾病

第一节　眼部超声检查应用解剖及检查技术

　　眼是人体的视觉器官，由眼球、视路和附属器（包括眼睑、结膜、泪器、眼外肌、眼眶筋膜和脂肪）构成。眼球近球形，位于眼眶内。眼球壁包括三层膜：外层为纤维膜，中层为色素膜，内层为视网膜。眼内容物包括房水、晶状体、玻璃体（图5-1-1）。由于眼球和眼内容物解剖结构规整，层次分明，超声能清晰显示各部分结构，已成为眼科疾病诊断中重要的检查方法。

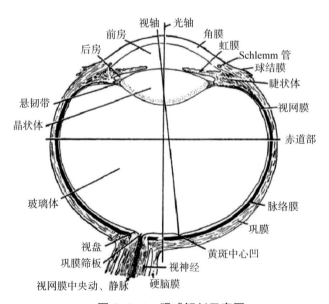

图 5-1-1　眼球解剖示意图

一、检查方法

　　1. 检查前准备　眼部的超声检查无须特殊准备。检查前应详细了解病史，参考眼科各项有关检查。对不能合作的小儿，可给予镇静剂，使之入睡后再检查。对外伤的患者，探头前端要消毒，应用无菌耦合剂。

2. 仪器条件　采用眼科专用超声诊断仪（A 型、B 型及超声生物显微镜）或彩色多普勒超声仪，探头频率 7.5 ～ 10MHz。高频小型探头用于眼球表浅结构显示，较低频的探头（5 ～ 7.5MHz）用于眼球后方结构的显示。

3. 扫查技术　常规扫查法：患者仰卧，双眼轻闭，并保持直视前方，双眼睑皮肤表面涂耦合剂后探头直接轻贴其上，声束方向与眼轴平行，取横切、纵切、轴位，不断转动探头方向和角度，进行全面扫查，重点观察病变的范围、回声强度、声学物理性质及周围结构的关系，进行双眼对比观察。

CDFI 显像：检查眼动静脉及球内、眼眶内肿瘤血流，或眼眶内血管性病变。由于眼眶内血管细小，血流速度缓慢，扫查时需用小取样容积及低脉冲重复频率，低滤波设置。探头水平放置做眼球的水平切面，充分显示视神经，以视神经做眶内血管的定位标志，分别检测眼动脉、视网膜中央动脉及睫状后动脉。

二、眼部解剖

1. 眼球　眼球为一圆球形无回声区，位于眼眶正中靠前部分，前后径为 24mm。周围为强回声光带包绕，为眼球壁，厚度约 1.5mm。眼球前部分的小无回声区为前房，其前表面光带由眼睑、角膜构成，两侧的宽带状回声为虹膜及其后方的睫状肌，中央为晶状体回声，呈双凸面椭圆形，厚度为 3.5 ～ 4.5mm。眼球后 4/5 部分即晶状体后方与球后壁光带之间的无回声区为玻璃体，正常前后径为 14 ～ 15mm（图 5-1-2）。

2. 眼球壁由三层膜组成　外膜前 1/6 为角膜透明部分，后 5/6 巩膜为致密的纤维膜呈强回声光带。中层色素膜为虹膜、睫状体及后部分的脉络膜组成，脉络膜富含血管，彩色多普勒可显示血流信号，脉络膜与睫状体的汇合点为视网膜锯齿缘，是确定视网膜脱离程度的前界。内层膜为视网膜，前界为锯齿缘，后界为视盘周围，由色素细胞层（外层）和锥、杆状细胞层组成。正常时三层膜较薄，难以分别显示，仅在病理情况下如视网膜或脉络膜脱离时，才能分别显示其光带。

3. 眼眶后间隙　声像图呈三角锥形，内有密集的高回声光点，前后径为 20mm，由球后软组织充填包括脂肪、眼肌、血管和神经。

4. 视神经　为眼眶后间隙正中贯穿前后的带状低回声区，呈"S"形，宽度为 4 ～ 5mm，眶内段全长为 25 ～ 30mm。

5. 眼肌　共六条（四条直肌和二条斜肌），均呈低回声。四条直肌起自眶尖，呈放射状前行附着在眼球四周，声像图上显示眶壁与脂肪强回声之间的低回声带即为直肌。眼肌最大厚度不超过 3.5mm。

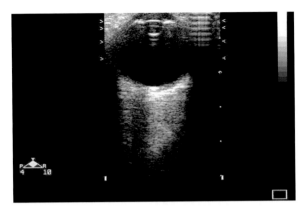

图 5-1-2　正常眼声像图

6. 眼眶内血管（图 5-1-3）

（1）眼动脉：起自颈内动脉，常在眼球后 1.5～2.0cm 处视神经稍偏颞侧，探及红色的眼动脉血流信号。其频谱相当于颈内动脉，呈一个高尖的收缩期峰，其后跟随一个稍低的重搏波及持续的舒张期低峰，收缩期峰值速度为 25～30cm/s。

（2）视网膜中央动脉：为眼动脉的分支，一般在眼球后极 5～10mm 处，视神经低回声内可显示红色的视网膜中央动脉和呈蓝色的静脉，并行排列。动脉频谱与眼动脉频谱相似，血流速度较低，形似斜三角形，收缩期峰值速度为 8～12cm/s（图 5-1-4）。

（3）睫状后短动脉：在获得视网膜中央动脉的同时向视神经两侧偏移，眼球后 5mm 左右即可获得睫状后短动脉的血流信号。其频谱与眼动脉相似，收缩期峰值速度为 10～12cm/s。

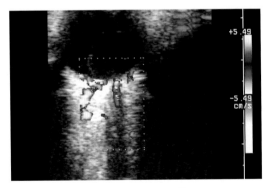

图 5-1-3　眼眶内血管

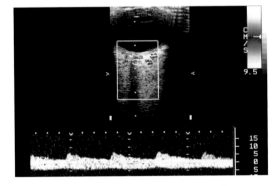

图 5-1-4　视网膜中央动静脉频谱图

三、适应证

1. 对视网膜病变的检查，了解有无视网膜脱离及脱离程度，鉴别原发性和继发性视网膜脱离，适用于手术疗效及术后追踪观察。

2. 玻璃体病变的诊断包括玻璃体混浊、积血、纤维机化膜等。

3.小儿白瞳孔的鉴别诊断，了解病变的性质、病因，以利于选择治疗方案。

4.脉络膜病变的鉴别诊断，了解病变的性质，有无脉络膜脱离及脱离程度，初步鉴别肿瘤的良恶性及对周围组织的浸润程度。

5.了解眼球内肿瘤性质、范围及浸润程度，根据肿瘤形态、内部回声及继发征象初步鉴别肿瘤的良恶性。

6.眼球突出的鉴别诊断，明确眼眶后间隙肿瘤的位置、形态、大小及周邻关系。

7.眼球外伤后了解有无眼球壁损伤、断裂、球内出血等，确定有无异物及异物的定位。

8.眼眶内血管病变的诊断。

9.白内障患者人工晶状体置入术前测量眼球前后径，排除视网膜脱离或玻璃体病变。

第二节　眼内疾病的超声诊断

一、玻璃体疾病

（一）玻璃体积血

眼外伤、视网膜和脉络膜炎症，眼底血管性疾病是引起玻璃体积血的主要原因。

1.声像图表现　玻璃体无回声区内出现细小光点回声或强弱不等、形态不一的团状回声，可以局限性或分散在整个玻璃体内。玻璃体内光点、光团有活跃的后运动现象（图 5-2-1）。

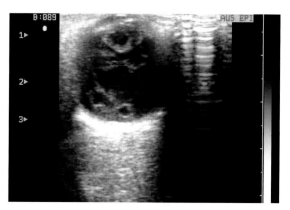

图 5-2-1　玻璃体积血
玻璃体内见细小光点及带状回声

2.诊断及鉴别诊断思路　超声诊断玻璃体积血需与玻璃体积脓、玻璃体变性等多种玻璃体内出现带状或膜状回声的疾病相鉴别，从超声表现上积血与积脓等难以鉴别，需

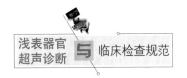

紧密结合临床表现及病史。

玻璃体出血与玻璃体后脱离、视网膜脱离、脉络膜脱离等鉴别,见表 5-2-1。

表 5-2-1　玻璃体内膜状回声的鉴别诊断

鉴别点	视网膜脱离	脉络膜脱离	玻璃体出血	玻璃体后脱离
形态	凹面向前或漏斗状	凸面向前、半球形、多个	弯曲、多样	光滑的弧形光带
厚薄	薄,一致	较厚	薄,不一致	薄,一致
边缘	光滑、整齐	不一,圆隆	不整齐	整齐
回声强度	较强	较强	较弱	较弱
起止点	前锯齿缘、后视盘	可达睫状体赤道部前	有或无粘连	一端或两端连于球壁
后运动	无	差	活跃	明显
血流情况	有血流信号	血流信号丰富	无	无

3. 临床价值　眼内出血时,眼底镜多无法清楚显示有无其他并发症的存在,而超声检查可发现出血分布范围,明确有无玻璃体后脱离、视网膜或脉络膜脱离等并发症,便于治疗后的追踪观察。

(二)玻璃体后脱离

玻璃体后脱离是指基底部以后的玻璃体与视网膜相互分离,多为老年变性引起,炎症、出血、外伤等也可导致玻璃体后脱离。

1. 声像图表现　玻璃体内连续条带状弱回声,不与后极部眼球壁相连,运动及后运动实验均呈阳性,为自眼球一侧向另外一侧的波浪状运动(图 5-2-2)。CDFI 显示玻璃体带状回声内无血流信号。

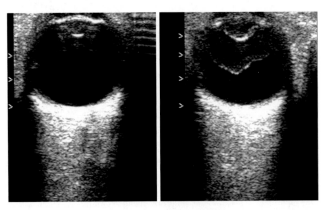

图 5-2-2　玻璃体后脱离

玻璃体内见漂浮的带状回声,不与眼球后壁相连

2. 诊断及鉴别诊断思路　玻璃体后脱离须与视网膜脱离相鉴别，部分患者可由于后界膜的牵拉而导致视网膜破孔，甚至视网膜脱离，需注意观察。CDFI检查对二者鉴别有帮助。

二、视网膜疾病

（一）视网膜脱离

由于视网膜色素细胞与神经细胞层间粘连松弛，因炎症、出血等原因致二层分离，形成视网膜脱离，引起视力障碍。原发性视网膜脱离多见于高度近视眼患者，继发性视网膜脱离可由炎症、肿瘤、外伤、糖尿病等所致。

1. 声像图表现

（1）玻璃体无回声区内眼球壁前方可见脱离的视网膜光带回声，光带凹面向前，后端连于视盘，前端达锯齿缘，眼球运动时，该光带亦随之运动。

（2）根据视网膜脱离程度，范围以及时间长短不同可分为部分性、完全性、陈旧性视网膜脱离，分别表现为呈"一""V"及"～"的光带回声（图5-2-3）。

（3）CDFI检测时，视网膜脱离的光带上可见彩色血流信号，多从视盘连接处由视网膜中央动脉向上延伸，频谱与视网膜中央动脉相同（图5-2-4）。

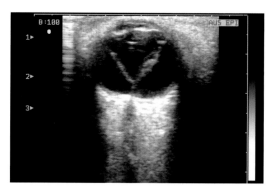

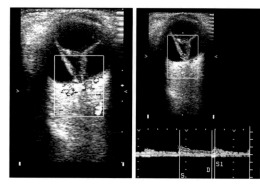

图5-2-3　视网膜脱离

玻璃体内可见"V"形光带回声，与视盘相连

图5-2-4　视网膜脱离血流频谱图

脱离的光带上可见与视网膜中央动脉相延续的血流信号

2. 诊断及鉴别诊断思路　视网膜脱离因病因不同而分为原发性和继发性，两者声像图各异，继发性视网膜脱离多由炎症、肿瘤所致，脱离的视网膜下方可出现实质性光团或光点回声，而原发性者多为无回声区。还须与玻璃体机化膜、玻璃体后脱离、脉络膜脱离等鉴别，主要以病变的形态、回声、光带与眼球壁的连接关系、运动情况及内部血流等鉴别（表5-2-1）。

3. 临床价值　超声检查可早期发现视力障碍的病因，判断脱离部位、程度、追踪观察手术效果，特别是在眼底镜检查窥视不清时，超声诊断视网膜脱离是方便、有效的方法。

（二）视网膜母细胞瘤

视网膜母细胞瘤是儿童时期常见的眼内恶性肿瘤，30%左右的患者发生于双眼。对于儿童患者，应常规双眼探测。

1. 声像图表现

（1）眼内实质性肿块回声：玻璃体内可见呈高回声的圆形、半圆形或不规则的团块回声，与球壁紧密相连，以眼球后极部病变较多见。

（2）肿块内部回声不均，若有液化时，内部可出现无回声区，也可钙化形成强回声斑，后方伴声影（图5-2-5）。

（3）肿块边缘不规则，表面高低不平，不光滑，肿块大小不等，较大的可占满整个玻璃体腔。

（4）玻璃体内可出现继发性视网膜脱离的光带回声。

（5）肿瘤可向眼球外生长或向四周浸润性生长，使球壁回声中断，视神经增粗，球后组织正常结构被破坏等。

（6）彩色多普勒检测肿瘤内可见斑点或条带状彩色血流信号显示，由基底部伸向内部或包绕肿瘤周边，与视网膜中央动脉相延续，呈搏动性动脉频谱（图5-2-6）。

2. 诊断及鉴别诊断思路　视网膜母细胞瘤最常见的体征是白瞳孔，而另一些儿童眼病也可有类似发现，因此需进行鉴别，如先天性白内障、原始玻璃体增生症、早产儿视网膜病变等（表5-2-2）。

3. 临床价值　超声检查可以准确诊断视网膜母细胞，明确肿瘤的大小及眶壁视神经是否受侵，鉴别儿童白瞳孔的病因，为选择治疗方法及手术适应证，观察治疗效果提供依据。

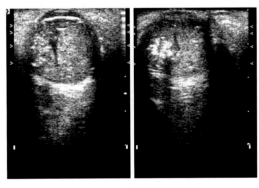

图 5-2-5　视网膜母细胞瘤
眼球内肿块回声不均匀，可见钙化的强回声光斑

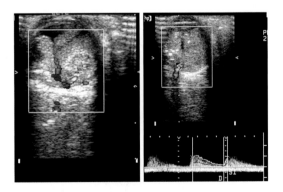

图 5-2-6　视网膜母细胞瘤血流频谱图
肿块内见分支状的血流信号，频谱与视网膜中央动脉相似

表 5-2-2　视网膜母细胞瘤与其他白瞳孔的鉴别诊断

病种	临床特点	声像图特征		
		部位	眼轴长	玻璃体
视网膜母细胞瘤	猫眼征	75% 单眼，25% 双眼	正常或增长	可见光团，与球壁相连伴视网膜脱离，团块内可见分支状血流信号
早产儿视网膜病变	早产儿有缺氧史，吸氧过度史	双眼	正常	晶状体后条索状不规则光带，可伴视网膜脱离，有与视网膜中动脉相延续的血流信号
原始玻璃体增生症	原始玻璃体未消失	多为单眼	缩短	从晶体后呈三角形或漏斗状强回声带，尖端向后与视盘相连，可有与视网膜中央动脉相延续的血流信号
渗出性视网膜炎（Coats 病）	视网膜外层血管渗出性病变	多为单眼	正常	伴视网膜脱离，脱离的视网膜光带下方与球壁之间可见细小光点，光带上可有与视网膜中央动脉相延续的血流信号
玻璃体积脓	全身脓毒血症或眼局部炎症	单眼	正常	玻璃体内布满光点或光团回声，明显后运动

三、色素膜疾病

（一）脉络膜脱离

外伤性穿通伤或手术治疗引起眼内压突然降低，或巩膜炎、葡萄膜炎等可致脉络膜与巩膜之间液体积存而分离，称脉络膜脱离，分离部位多于眼球赤道部之前达睫状体区。

1. 声像图表现

（1）玻璃体内出现一个或多个半球形隆起的异常光带，凸面向前，一般在眼球周边部，后界位于眼球赤道部附近与球壁相连，不与视盘相连，此点可与视网膜脱离相鉴别，缺乏后运动。

（2）出现脉络膜接触：脱离的脉络膜多位于眼球赤道部之前，如睫状体与前脉络膜均有脱离时，相对面的脱离膜可以接触（图 5-2-7）。

（3）当合并有视网膜脱离时，玻璃体无回声区出现两层膜状物与球壁分离，其内层为脱离的视网膜光带及视网膜下积液，靠外层即为脱离的脉络膜光带。

（4）CDFI 显示：脱离的脉络膜光带上有较丰富的血流信号，与睫状后短动脉频谱特征相同。

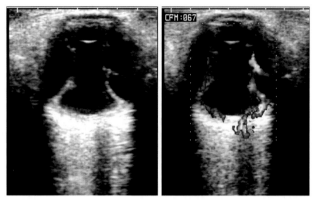

图 5-2-7　脉络膜脱离二维及

2. 诊断及鉴别诊断思路　须与引起玻璃体内膜状回声表现的疾病相鉴别，如视网膜脱离、玻璃体机化膜等。

（1）原发性视网膜脱离：玻璃体无回声区内异常光带多位于眼球后半部，一端与视盘相连，而脉络膜脱离光带多位于赤道之前，不与视盘相连。

（2）脉络膜黑色素瘤：多见于老年人，玻璃体内呈实质性，蘑菇状回声区，而脉络膜脱离仅显示光带回声。

3. 临床价值　超声检查可及时发现脉络膜脱离的异常光带，与肿瘤相鉴别，明确诊断。

（二）脉络膜黑色素瘤

脉络膜黑色素瘤是成年人最常见的眼内恶性肿瘤之一，多发生于眼球后极部，近视盘区。

1. 声像图表现

（1）玻璃体无回声区内可见半球形或蘑菇状光团回声，边缘回声较强，光滑，锐利（图 5-2-8）。

（2）肿块内部回声不均匀，呈中低回声，肿块前部光点密集，偏后接近球壁处回声减弱，似无回声区，出现"挖空现象"。

（3）肿瘤内部不均匀，亦可出现钙化而呈强回声，后方回声衰减出现声影。

（4）肿瘤基底部因脉络膜被肿瘤组织浸润而出现"脉络膜凹陷征"，即局部眼球壁较周围正常者回声减低。

（5）继发改变：伴视网膜脱离时，玻璃体内出现异常光带回声。

（6）CDFI 显示：肿瘤内部可见丰富的彩色血流信号，部分从基底部呈分支状进入肿瘤中央，其血流频谱呈低阻型动脉频谱特征，其周边亦常可见血管环绕（图 5-2-9）。

（7）超声造影：表现为快进快出，均匀性高增强，增强后团块后缘不光滑，增强后团块后缘不光滑为其特征性表现。

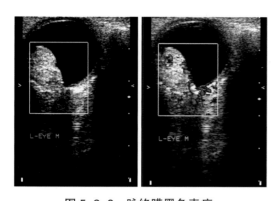

图 5-2-8 脉络膜黑色素瘤

眼球侧壁可见团块回声，回声不均匀，后方回声衰减内部可见较丰富的血流信号

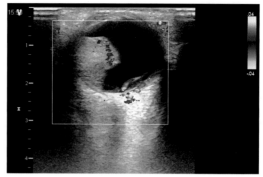

图 5-2-9 脉络膜黑色素瘤

肿块内可见血流信号，并可见合并视网膜脱离光带上的血流

2. 诊断及鉴别诊断思路 注意与脉络膜血管瘤、脉络膜转移癌等疾病相鉴别。

（1）脉络膜血管瘤：为椭圆形实性病变，内部回声均匀，中等程度到强回声，无脉络膜凹陷及声衰减（图 5-2-10）。

（2）脉络膜转移癌：为扁平状实性病变，内回声较均匀，呈较低回声，边缘欠光滑，应密切结合临床，了解病史。

3. 临床价值 超声诊断脉络膜黑色素瘤有一定特异性，能了解肿瘤的性质、大小及侵犯程度，对早期诊断、选择治疗方案有很大帮助，同时检测病变内血流信号的丰富程度对评价疗效有一定的意义。

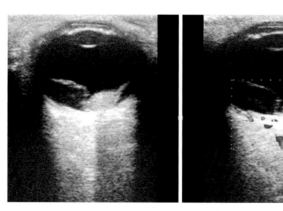

图 5-2-10 脉络膜血管瘤

眼球后壁可见椭圆形团块，回声均匀，内可见血流信号

第三节　眼眶疾病的超声诊断

一、眼眶肿瘤

根据肿瘤的形状轮廓及透声性等物理特性,将肿瘤性病变分为囊性、实质性、脉管性、浸润性四大类。眼眶肿瘤的超声检查可确定肿瘤的部位、来源及物理性质,根据声像图特征初步鉴别肿瘤的良恶性,并能早期明确眼球突出的病因。

(一)眼眶囊性肿瘤

常见的有副鼻窦黏液性囊肿和眼眶内皮样囊肿。

1. 超声声像图表现

(1)眼球后间隙内显示类圆形无回声区,边界清晰,包膜光滑。

(2)囊肿后方回声增强,加压探头,囊肿形态有改变。

(3)皮样囊肿声像图较复杂,呈多样性,内部可呈密集光点回声,或因存在皮脂、毛发等出现强回声光团或钙化光斑,后方可伴有声影。黏液性囊肿内如有脱落上皮可出现散在细小光点回声。

2. 诊断及鉴别诊断思路

黏液性囊肿由副鼻窦黏液滞留侵入眶内导致病眼突出,而皮样囊肿常见于青年人,因病理内容物来自三胚层组织,声像图较复杂,超声扫查可明确物理性质并能精确定位,还需与眼眶炎性病变如脓肿或肉芽肿等相鉴别。眼眶炎性病变有明显的全身或眼局部感染病史,且声像图显示病变部位边界模糊,不规则,回声不均匀或有不规则光点、光团。

(二)海绵状血管瘤

为较多见的眼眶良性肿瘤,多发生于 20 ～ 50 岁成年人,较大肿瘤可致眼球突出,影响视力,视盘水肿或眼球运动障碍。

1. 声像图表现

(1)眼眶球后间隙可见圆形或椭圆形实质性回声区,多位于肌锥内。

(2)肿瘤内部回声多呈较强回声的光点、光带及间隔的低回声区或小无回声区呈蜂窝状,为大小不等的血窦构成(图 5-3-1)。

(3)肿瘤有包膜,边界清楚锐利,其后壁因透声较好而显示清晰,或稍有增强。

(4)CDFI 显示:肿瘤内部常有斑点状彩色血流信号,收缩期峰值速度较低。

(5)超声造影:肿块周边首先开始环状增强,随后呈结节状向心性增强,亦可表现为由肿块中心先开始增强,随后缓慢向周边增强,达峰时呈不均匀性高增强。

2.**诊断及鉴别诊断思路**　海绵状血管瘤与神经鞘瘤均发生于眼部肌锥内，须注意鉴别，神经鞘瘤呈低回声，部分病例有囊性变，病变内可见无回声区，血流信号不丰富（图5-3-2）。

3.**临床价值**　因海绵状血管瘤声像图具有一定的特征，超声检查可基本明确诊断，并可准确定位。

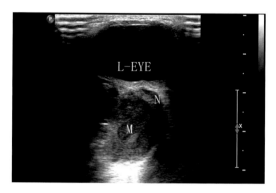

图5-3-1　眶海绵状血管瘤

球后间隙内可见低回声团块，回声不均匀，并挤压视神经

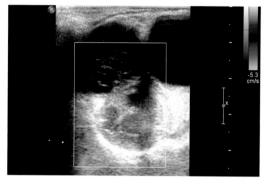

图5-3-2　神经鞘瘤

球后间隙可见低回声团块，部分呈无回声区，无血流信号显示

（三）视神经胶质瘤

视神经胶质瘤是发生于视神经胶质细胞的良性或低度恶性肿瘤，可导致视力障碍，多见于儿童或青年人，多起自于视神经孔附近，向眼眶内或颅内发展（图5-3-3）。

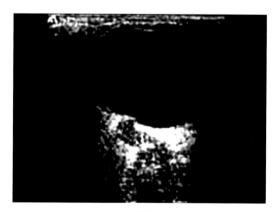

图5-3-3　视神经胶质瘤

1.**声像图表现**

（1）肿瘤位于球后间隙沿视神经行走，视神经增粗，呈椭圆形或梭形低回声。

（2）肿瘤低回声区内呈分布均匀，细小的光点回声，边界清晰。

（3）玻璃体暗区内视盘较正常隆起，显示视盘水肿征象。

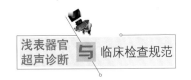

（4）CDFI 显示：病变内血流信号较少见。

2. 临床价值　超声检查可根据肿瘤的沿视神经行走生长特征，发现视神经肿大，协助肿瘤的定位、定性诊断。

二、眼眶蜂窝组织炎

眼眶蜂窝组织炎是指继发于全身脓毒血症或眼局部感染之后发生的眼眶内组织炎性病变。

1. 声像图表现　眼眶间隙内可见异常回声区，其内回声不均，呈强弱不等的光点、光团及间隔的小无回声区，似蜂窝状，周边不规则，与周围组织界限不清。病灶内液化、脓肿形成时，可见典型的无回声区，内有细小光点，后方回声因透声较好而增强。病灶内少有血流信号显示。

2. 诊断及鉴别诊断思路　眼眶炎性病变需要与球后间隙肿瘤相鉴别。良性肿瘤多为明显而清晰的边界；恶性肿瘤形态不规则，回声不均，动态观察可明确病变性质和治疗效果。

三、血管性疾病

1. 眼眶静脉曲张　为一种先天性静脉畸形，典型特征为体位性眼球突出。

声像图表现：眼球未突出时为正常眼声像图。患者低头位或压迫颈内静脉使眶内静脉充血时，眼球突出，球后间隙回声区内出现一个或多个无回声区，呈扩张纡曲状。CDFI 检测可见无回声区内呈静脉频谱的彩色血流信号。

2. 颈动脉－海绵窦瘘　外伤性颅底骨折或海绵窦内段颈内动脉瘤破裂致动脉血直接进入静脉窦，引起眶内静脉充血，扩张和软组织水肿，临床表现搏动性突眼、杂音。

声像图表现：眼上静脉扩张，视神经与上直肌之间出现管状无回声区，用探头加压可见扩张的血管明显搏动，压迫同侧颈动脉可使搏动消失（图 5-3-4）。CDFI 显示眼静脉扩张，呈动脉化频谱及双向血流，血流速度加快（图 5-3-5，图 5-3-6）。

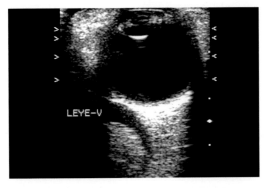

图 5-3-4　颈动脉－海绵窦瘘眼静脉增宽

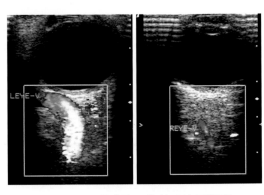

图 5-3-5　颈动脉－海绵窦瘘两侧眼
　　　　　静脉血流

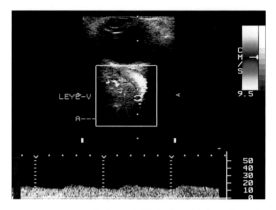

图 5-3-6　颈动脉 – 海绵窦瘘眼静脉血流呈动脉样频谱图

第四节　眼外伤的超声诊断

一、眼球破裂伤

声像图表现

（1）眼球壁光带连续性中断，其间出现无回声裂隙，破口处嵌有无回声的玻璃体，眼球内径较正常短。

（2）眼内容物脱出，脱出的玻璃体在眼球周围形成无回声区或低回声区。

（3）玻璃体无回声区内因出血而出现光点或光斑回声（图 5-4-1）。

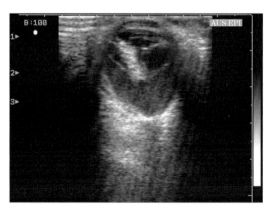

图 5-4-1　外伤致玻璃体积血

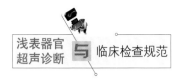

二、眼内异物

1. 声像图表现

（1）眼球无回声区或眼眶内出现强回声光点或光团，其大小、形态因异物不同而异。

（2）异物的强回声后方出现声影，若异物较大而形态规则（金属异物），其后方出现"彗尾征"（图5-4-2）。

（3）位于球后组织内的异物强回声，在降低增益后，眼正常结构回声消失而该异物回声仍然存在。

（4）继发改变：玻璃体内因积血而出现相应异常光点或光带回声。

（5）若伴有眼球壁穿孔破裂，出现球壁光带连续性中断，眼球缩小，失去正常形态，可因感染致玻璃体内出现异常光点回声。

2. 诊断及鉴别诊断思路

（1）玻璃体积血：玻璃体暗区异常回声较异物回声低，后方不伴声影。

（2）晶状体脱位：玻璃体前未见到正常晶状体回声，玻璃体内显示椭圆形晶状体光环回声。

3. 临床意义

超声检查可明确指出是否有异物和准确定位，特别是对X线摄片不能显示的非金属异物的确定和定位有很大价值，并能确定有无合并球壁破裂、玻璃体积血、视网膜脱离等，有助于选择治疗和手术路径。

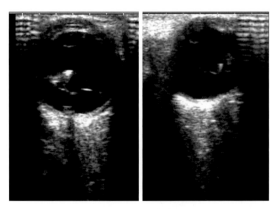

图 5-4-2 眼球内异物

玻璃体内强回声光斑，后方呈"彗尾征"

（黎春雷）

第五节　超声造影在眼科局灶性疾病中的应用

一、眼科超声造影的应用价值

二维超声可以提供眼科局灶性疾病的解剖位置和彩色多普勒血流等信息，是眼科临床常用的影像诊断技术。但是，对于部分位置较深的眼眶肿块，其后方声衰减较大，边界结构显示不清。此外，部分肿块内部血流速度低，彩色多普勒不能探及，因而存在一定的局限性。超声造影作为一种血池显像剂，相较于常规二维超声具有以下优势：①能增加病灶内部的回声反射，提高图像的分辨率；②能显示眼科局灶性病变的血流灌注情况，弥补彩色血流显示不足所带来的诊断信息缺失；③通过分析病灶内的血流灌注模式可对眼科局灶性病变进行鉴别诊断。需要指出的是，由于眼眶组织结构多样，病变种类复杂，超声造影仍存在一些不确定性，在使用超声造影技术时，最好与其他影像学技术，特别是与 MRI 相结合。MRI 在局灶性病变的定位及病灶整体观方面优于超声，但对局灶性病变内部结构的显示不如二维超声，特别是超声造影。超声造影在显示局灶性病变内部血流灌注特征方面更有价值，相信随着病例数量的增加及经验的积累，超声造影对眼科局灶性病变的诊断也将日渐成熟。

二、眼科超声造影的检查方法

（一）检查前准备

1. 仔细询问病史、查阅病历，了解患者病情，掌握超声造影禁忌证。

2. 超声造影检查前应先行常规超声检查，充分了解病灶信息。

3. 为预防造影剂过敏的情况出现，检查室应常规配备心肺复苏设备及抢救药品。

4. 签署《超声造影知情同意书》。

5. 穿刺外周静脉，建立静脉通道。

（二）检查方法

1. **仪器设置**　配有高频探头及超声造影程序的超声诊断仪，设置造影条件：功率 10%，机械指数 0.08，探头频率 4 ～ 7MHz。

2. **造影剂配备**　取声诺维冻干粉，注入生理盐水 5ml，充分震荡摇匀形成微泡混悬液，作为造影剂。

3. **造影方法**　患者平卧位，轻轻闭合眼睑。常规超声扫查眼部病灶，选择合适的切面，调整增益、聚焦、深度等，使病灶图像在基频状态下达到最佳，切换至造影模式，调整好所需的参数，经外周静脉快速推注造影剂 1.0ml 左右（为保证造影效果，必要时可推注 2ml，本科室单次常规推注 1.2ml），继以生理盐水 10ml 冲管。稳定探头不动，嘱患者不要眨眼及转动眼球，连续观察病灶的灌注过程 120～180 秒并存储图像。如一次造影效果不满意，可再次造影，但间隔时间应大于 10 分钟，以保证循环中的微泡已经清除。病灶造影目标完成后可移动探头，对眼球及眼眶进行全面扫查，有助于发现常规超声不能显示的病灶。

三、眼科超声造影的图像分析

目前，眼科超声造影的图像分析评价尚无统一标准，临床工作中主要依赖造影医师的视觉观察和定性评判。主要观察内容包括肿块相对于周围正常组织增强的快慢，增强达到峰值的强度，达到峰值强度的时间，增强的方式，增强的均匀程度，增强后肿块的形态、边界，以及增强后较二维超声有无增大等。

超声造影图像评价分析的主要内容：

（1）增强时间：与脉络膜组织或周围正常组织相比，快进、同进、慢进。
（2）增强强度：高增强、等增强、低增强、无增强。
（3）增强程度：均匀性增强、不均匀性增强。
（4）增强的方式：由周围向中央向心性增强、由中央向周围放射性增强。
（5）增强后肿块的边界：清晰、欠清晰、不清晰。
（6）增强后肿块的形态：规则、欠规则、不规则。
（7）增强后较二维超声有无增大：有增大、无增大。
（8）肿块有无大的滋养动脉：有、无。

超声造影分析软件的出现使超声造影的图像分析得以客观量化，通过超声造影分析软件获取肿块增强的动态血管模式曲线（DVPC）和时间 – 强度曲线（TIC），可以得到肿块的血流灌注模式和相关量化参数，如峰值强度（IMAX）、到达时间（AT）、上升时间（RT）、达峰时间（TTP）、平均渡越时间（mTT）、上升支斜率（K1）及下降支斜率绝对值（K2）等。

四、眼科超声造影的鉴别

1. 眼球局灶性疾病的鉴别

（1）玻璃体内复杂的条带状异常回声的鉴别包括复杂的视网膜脱离或脉络膜脱离、玻璃体内积血机化、玻璃体后脱离、原始玻璃体增生等。
（2）玻璃体内半球形团块的鉴别包括玻璃体内积血、视网膜母细胞瘤、脉络膜血管瘤、脉络膜黑色素瘤、脉络膜转移瘤等。

2.眼眶局灶性疾病的鉴别

（1）单纯性囊肿二维超声即可确诊，超声造影主要应用于二维超声表现为低回声团块的复杂性囊肿的鉴别，包括皮样囊肿、表皮样囊肿、黏液囊肿、皮脂腺囊肿等。

（2）炎症性疾病包括急性炎症（如蜂窝织炎、脓肿）、慢性炎症（如 Wegener 肉芽肿、异物性肉芽肿）、特发性炎症（如炎性假瘤）。

（3）肿瘤包括良性肿瘤和恶性肿瘤，以及眼眶原发性肿瘤和转移性肿瘤。

五、超声造影在眼球局灶性病变诊断中的应用

（一）玻璃体积血

1. **常规超声**　灰阶超声上早期的积血呈点状或絮状低回声或稍高回声，出血量多及时间较久后呈团块状或不规则形状高回声，后运动活跃或不活跃取决于积血时间长短，可伴有视网膜脱离、脉络膜脱离或玻璃体脱离。CDFI 显示团块内无血流信号。

通常情况下,常规超声即可明确诊断玻璃体积血，但是某些情况下玻璃体内积血机化，形状很不规则，且 CDFI 又不能确定病变内无血流，因而与复杂的视网膜或脉络膜脱离、增殖性血管病变以及眼球内肿瘤鉴别困难，须行超声造影进一步明确诊断。

2. **超声造影**　玻璃体积血如为无血供病变，超声造影显示病变内无增强，伴视网膜或脉络膜脱离时，积血病变内部无增强，而剥离的视网膜或脉络膜光带上可显示造影剂信号，依据光带上造影剂信号来源可鉴别视网膜动脉与睫状动脉。

病例

病史摘要：患者男性，20 岁，因"视物模糊 3 天"入院。

常规超声：左眼玻璃体内可见纤曲高回声带及低回声团，后运动较差。CDFI 显示上述高回声带内可见线状血流信号，低回声团内未探及明显血流信号。

超声造影：第 20 秒时可见来自视网膜中央动脉的造影剂到达弧形光带内，造影剂信号沿弧形光带分布，呈弱增强，低回声团内始终未探及明显造影剂信号（图 5-5-1 ～图 5-5-3 ）。

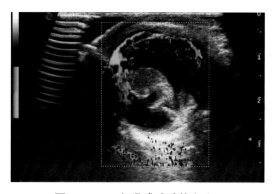

图 5-5-1　左眼球玻璃体积血

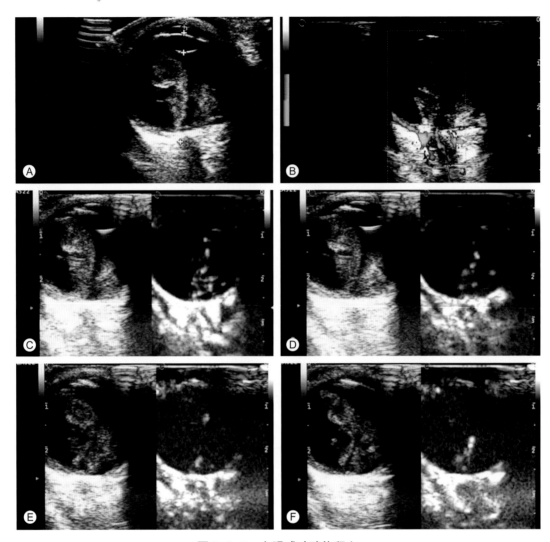

图 5-5-2　左眼球玻璃体积血

A、B.二维超声显示左眼球内纤曲高回声带及稍低回声团,高回声带可见细线状血流;C、D、E、F 分别为超声造影第 20 秒、35 秒、57 秒和 72 秒图像

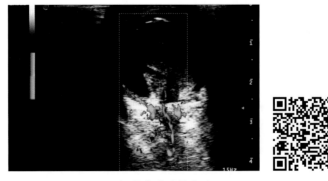

图 5-5-3　左眼球玻璃体积血

手术结果：术中见左眼玻璃体大量积血并脉络膜脱离。

超声造影小结：本例眼球内可见低回声团及高回声带。超声造影显示低回声团内未见造影剂信号，玻璃体积血诊断即可成立。在部分陈旧性玻璃体积血中，由于毛细血管增生，可以出现散点状造影剂信号增强，与积血合并视网膜或脉络膜脱离的条带状增强有所不同。

（二）脉络膜血管瘤

1. 常规超声 灰阶超声上孤立性脉络膜血管瘤多表现为眼球后极部或视神经乳头附近球壁的扁平形或半球性实性肿块，凸向玻璃体腔，边界清晰，表面光滑。肿块内部回声通常为与球后脂肪相近的高回声，回声均匀，肿块无挖空征，后方回声无衰减，可伴有视网膜脱离和玻璃体积血。CDFI 显示肿块内可见睫状动脉的斑点状或条状血流信号，肿块基底部可见来自睫状动脉的粗大血管而表现为"血管池"。弥漫性脉络膜血管瘤则主要表现为球壁广泛不均匀性增厚。

2. 超声造影 注射造影剂后肿块与脉络膜组织同步增强，因血管瘤内静脉较多因而消退缓慢，呈"同进慢退"或"快进慢退"模式。病灶表面可见来自视网膜中央动脉的造影剂信号被覆在表面，达峰时呈均匀性高增强，增强后肿块后缘脉络膜回声光滑连续。

病例

病史摘要：患者男性，23 岁，因"左眼视力下降 10 天"入院。

常规超声：于左眼视盘偏颞侧可见一大小约 11.4mm×6.6mm 稍高回声团，边界清晰，内部回声不均，其旁可见脉络膜剥离。CDFI 可见较丰富的血流信号。

超声造影：第 9 秒时可见来自睫状动脉和视网膜中央动脉的造影剂信号快速到达病灶区；第 20 秒时病灶区增强达最高峰，回声强度高于周边正常组织，病灶内部增强较均一，中心部未见明显无增强区，与周边组织分界清晰，病灶表面可见带状视网膜动脉信号充盈，病灶区造影剂消退速度慢于周边组织；至第 94 秒仍可见明显增强，增强后肿块大小与二维所见无明显变化（图 5-5-4 ～图 5-5-6）。整个造影过程中，病灶区增强模式表现为"高灌注、快进慢退"。

手术结果：视盘处脉络膜血管瘤。

超声造影小结：脉络膜血管瘤、脉络膜黑色素瘤和脉络膜转移癌均可表现为血流较丰富的眼球内实性团块，单一的常规超声在三者鉴别诊断中存在一定的困难，超声造影有助于三者的鉴别。主要鉴别要点：脉络膜血管瘤为良性肿瘤，内有扩张的血管及静脉窦，血流缓慢，因而造影多表现为"快进慢退"或"同进慢退"模式，"慢退"廓清是这类血管瘤的共同造影特征，增强后肿瘤后方脉络膜回声光滑，而脉络膜黑色素瘤和脉络膜转移癌均为恶性肿瘤，内可见丰富的肿瘤新生血管网，血管网内存在大量异常吻合及动静脉瘘，因而超声造影多表现为"快进快退"或"同进快退"或"慢进快退"，增强后肿瘤后方脉络膜回声增厚、不光滑。根据造影剂充盈和消退的快慢、强化程度以及增强后肿瘤后方脉络膜回声情况有助于肿瘤良恶性的鉴别，而病史则有助于脉络膜黑

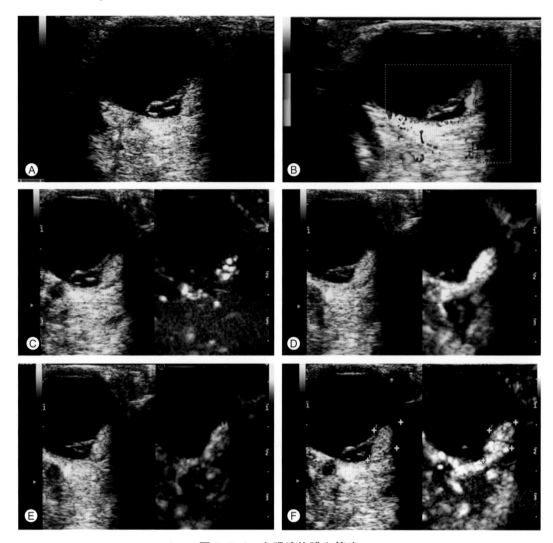

图 5-5-4　左眼脉络膜血管瘤

A、B. 二维超声显示左眼球内扁平形高回声团，内可见丰富血流；C、D、E、F. 分别为超声造影第 9 秒、20 秒、61 秒和 94 秒图像

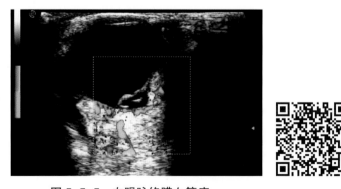

图 5-5-5　左眼脉络膜血管瘤

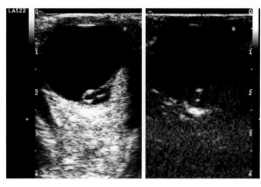

图 5-5-6　左眼脉络膜血管瘤

色素瘤和脉络膜转移癌的鉴别。

（三）脉络膜黑色素瘤

1. 常规超声　脉络膜黑色素瘤是眼球最常见的恶性肿瘤之一，多位于眼球后极部。孤立性脉络膜黑色素瘤在灰阶超声上表现为半球形或蕈状，当肿块较小，未突破 Bruch 膜时呈半球形，当肿块较大，突破 Bruch 膜后呈蕈状。肿块回声常低于球后脂肪回声，不均匀，因黑色素瘤周边血管呈窦样扩张使得肿块前缘回声增强，其后方回声逐渐减弱，接近球壁时回声明显减低，近似无回声区，称为"挖空征"阳性。当肿块所在部位的脉络膜被肿瘤细胞浸润，形成局部脉络膜无回声区，称为脉络膜凹陷征阳性。肿瘤可将视网膜顶起，导致视网膜脱离。CDFI 显示肿块内可见丰富血流信号，尤以基底部为著，弥漫性脉络膜黑色素瘤则主要表现为球壁大范围的不均匀性增厚。

2. 超声造影　多数病变表现为肿块先于脉络膜组织增强，早于脉络膜组织消退，呈典型"快进快退"模式，达峰时呈均匀性高增强。增强后肿块后缘脉络膜回声不光滑，伴有视网膜或脉络膜剥离时，剥离光带可见超声造影剂信号。

病例

病史摘要：患者男性，70 岁，因"右眼视力下降 8 年"入院。

常规超声：右眼玻璃体内可见一大小约 15.0mm×10.5mm 的蕈状稍低回声团，边界清，形态不规则，内部回声不均。

超声造影：第 18 秒时可见超声造影剂到达病灶区，增强速度明显快于周边正常组织，造影剂自中央区向周边扩散增强，瘤体基底部可见一睫状动脉进入瘤体内；第 23 秒时病灶区增强达最高峰，回声强度明显高于周边正常组织，病灶内部增强较均一，与周边组织分界清晰，病灶区造影剂消退速度明显快于周边组织，直至造影结束（图 5-5-7 ～图 5-5-9），整个造影过程中，病灶区增强模式表现为"高灌注，快进快退"。

手术结果：（右眼球）脉络膜恶性黑色素瘤，混合细胞型，肿瘤大小约 15.0mm×10.0mm。

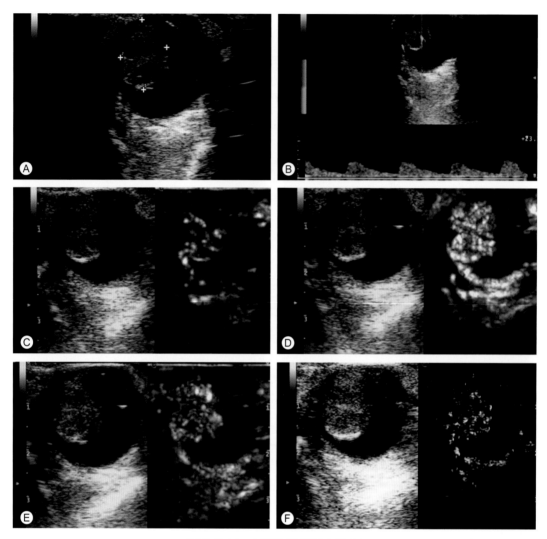

图 5-5-7 右眼脉络膜黑色素瘤

A、B. 二维超声显示左眼球内蕈状稍低回声团，内可见丰富血流并可见动脉频谱；C、D、E、F. 分别为超声造影第 18 秒、23 秒、57 秒和 87 秒图像

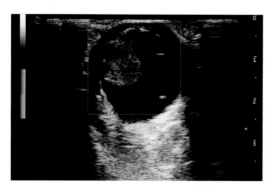

图 5-5-8 右眼脉络膜黑色素瘤

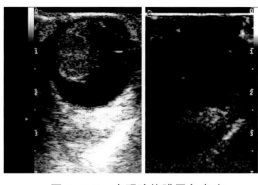

图 5-5-9　右眼脉络膜黑色素瘤

超声造影小结：脉络膜恶性黑色素瘤需要与脉络膜血管瘤相鉴别，尤其在病灶呈扁平状时，更易于混淆，此时"快进快退"的造影模式可与脉络膜血管瘤相鉴别。

（四）脉络膜转移癌

1. 常规超声　脉络膜转移癌好发于眼球后极部。通常情况下，脉络膜转移癌沿着脉络膜生长，不突破 Bruch 膜，因而基底较宽，扁平生长，肿块表面不平整。典型的脉络膜转移癌呈扁平状，表面有切迹，肿块内部通常呈低回声，较均匀。CDFI 可见丰富血流信号，通常伴有视网膜脱离。

2. 超声造影　典型病变表现为肿块先于脉络膜组织增强，早于脉络膜组织消退，呈"快进快退"模式，达峰时呈均匀性高增强。增强后肿块后缘脉络膜增厚，不光滑。

病例

病史摘要：患者女性，81 岁，因"左眼胀痛不适 3 个月，伴视力下降"入院。

常规超声：左侧眼球切面形态失常，眼球内可见一大小约 12.2mm×4.9mm 的高回声团，边界清晰，内部回声不均。左眼玻璃体内可见 Y 形的光带回声，CDFI 显示其内可见丰富血流信号。

超声造影：第 19 秒时可见造影剂经睫状动脉进入病灶区，增强速度快于周边正常组织；第 26 秒时病灶区增强达最高峰，达峰时肿块边界不清；到第 36 秒时球内病灶开始减退，到第 60 秒时呈明显低增强，病灶区造影剂消退速度快于周边组织，直至造影结束（图 5-5-10）。整个造影过程中，病灶区增强模式表现为"高灌注、快进快退"。

手术结果：肝癌脉络膜转移。

超声造影小结：病史在本病诊断中具有重要价值。本例病灶回声偏低，形态扁平，较之血管瘤，转移癌的病程进展较快，超声造影下"快进快退"特征明显，且病灶增强明显不均一，增强后肿瘤后方脉络膜回声增厚、不光滑。超声造影特征结合病史，有助于明确诊断。

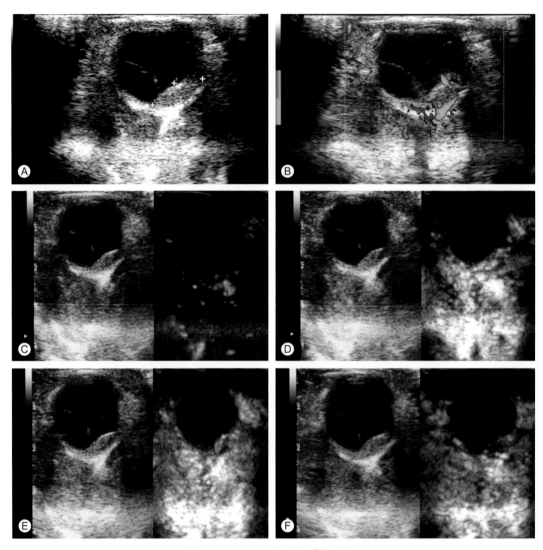

图 5-5-10　左眼脉络膜转移癌

A、B. 二维超声显示左眼球内扁平状高回声团，内可见丰富血流；C、D、E、F. 分别为超声造影第 19 秒、26 秒、37 秒和 60 秒图像

六、超声造影在眼眶占位病变诊断中的应用

由于眼眶占位病变来源广泛，难以尽述，以下将对临床较为常见的眼眶疾病进行讨论。

（一）眼眶囊肿

1. 皮样囊肿及表皮样囊肿　两者均属于先天性病变，临床上属于同一种疾病，除病理结构有所不同外，临床表现及诊疗原则均完全相同，二者临床诊断难以进行明确区分，也没有区分的必要。皮样囊肿及表皮样囊肿好发于眼眶外上方，有弹性，多无明显压痛。

常规超声显示肿块通常呈类圆形，也可呈不规则形，边界清晰，因内容物成分多样，可为胆固醇、脂质、脱落上皮、毛囊等，故回声表现也多样，可为纯无回声区，也可为低回声或囊实混合性回声，肿块后方回声增强。眼眶皮样囊肿因起自骨膜下，造成骨表面起伏不平。因此，在超声上表现为病灶后缘回声增强，呈波浪样或花瓣样，具有特征性。CDFI 显示肿块内无血流信号。超声造影显示肿块内无增强。

病例

病史摘要：患者女性，24 岁，因"左眼上眼睑及下眼睑红肿"入院。

常规超声：于左侧眼眶外上方皮下可见一大小约为 14.5mm×13.8mm 的混合回声团，边界清晰，内可见絮状回声漂浮。

超声造影：第 27 秒时可见造影剂到达病灶区，周边快速增强，病灶中央无明显增强；第 44 秒时病灶区增强达最高峰，病灶中央无增强，病灶周边环状增强，与周边组织分界清晰；此后造影剂逐渐消退，直至造影结束（图 5-5-11，图 5-5-12）。整个造影过程中，病灶区增强模式表现为"周边环状灌注增强，内部无灌注增强"。

手术结果：左眼眶内皮样囊肿。

2. 皮脂腺囊肿　皮脂腺囊肿俗称粉瘤，是皮脂腺排泄管阻塞导致皮脂腺排泄物潴留而形成囊肿。常规超声可见类圆形肿块，边界清晰，内部常呈不均匀性低回声，也可见小片状无回声区，探头按压有轻微波动感，肿块后方回声增强。肿块浅侧在超声探头

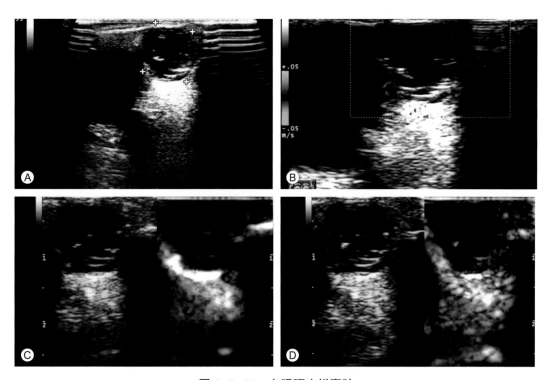

图 5-5-11　左眼眶皮样囊肿

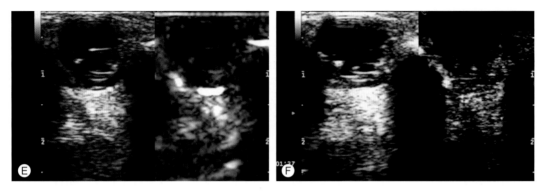

图 5-5-11 （续）

A、B.二维超声显示左眼眶类圆形混合回声团，内未见明显血流信号；C、D、E、F.分别为超声造影第
28 秒、44 秒、67 秒和 87 秒图像

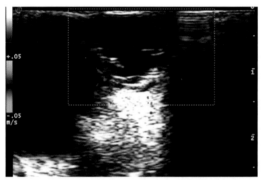

图 5-5-12 左眼眶皮样囊肿

下可见窦道口呈乳头状凸起，与皮肤相通，此征象具有特征性，据此通常可明确诊断。
CDFI 显示肿块内无血流信号。超声造影显示肿块内无增强。

3. 黏液囊肿 先天性黏液囊肿罕见，多数黏液囊肿为慢性鼻窦炎所致，原发于鼻窦，
由于压迫突入眼眶，肿块常位于眼眶内上方或内侧。常规超声显示肿块多呈类圆形，也
可呈不规则形，边界清晰，内呈无回声或低回声，后界通常光滑。CDFI 显示肿块内无血
流信号。超声造影显示肿块内无增强，周边囊壁可见环状增强。

（二）眼眶炎性病变

1. 眼眶感染 典型的急性眼眶感染患者有"红、肿、热、痛"的临床表现，常规超
声可见局部软组织肿胀增厚，边界不清，回声不均，CDFI 可见丰富血流信号，诊断较容
易。脓肿形成后表现为囊实混合性回声肿块，边界清晰或不清晰，周边为低回声，中央
为无回声区。CDFI 显示脓肿周边可见丰富血流信号。对于病程较长，临床表现不典型的
眼眶脓肿须与肿瘤相鉴别。

眼眶脓肿超声造影：典型病变表现为肿块先于周围组织增强，晚于周围组织消退，
呈"快进慢退"模式。达峰时肿块呈不均匀性环状增强，中央区无灌注。

病例

病史摘要：患者男性，71岁，因"右眼下睑肿胀"入院。

常规超声：于右侧下眼睑内侧可见一大小约为23.8mm×14.7mm的混合回声团，边界清晰，内部回声不均，其内可见片状液性暗区。CDFI显示周边可见血流信号。

超声造影：第18秒时可见造影剂到达病灶区，增强速度快于周边正常组织，病灶周边先于中央区增强；第24秒时病灶区增强达最高峰，周边呈现环状增强，中心部未见明显增强区，与周边组织分界清晰；病灶区造影剂消退速度慢于周边组织，直至造影结束。整个造影过程中，病灶区增强模式表现为"环状增强，中央无灌注"（图5-5-13～图5-5-15）。

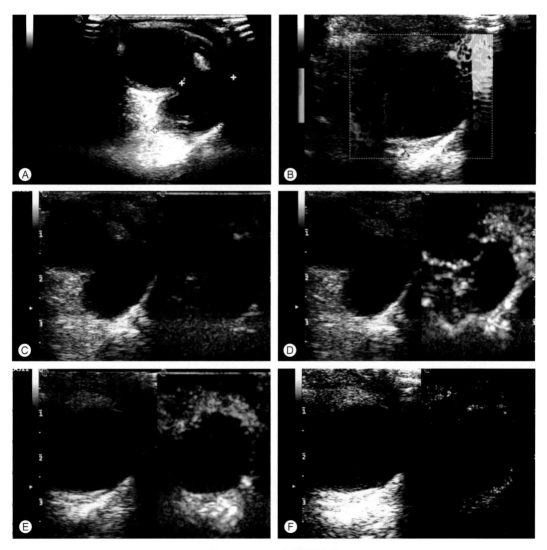

图5-5-13 右眼眶脓肿

A、B.二维超声显示右眼眶混合回声团，周边可见少许血流；C、D、E、F.分别为超声造影第18秒、24秒、45秒和97秒图像

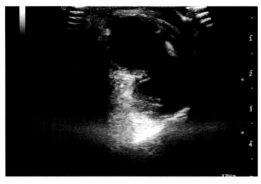

图 5-5-14　右眼眶脓肿

与图 5-5-13 为同一病例

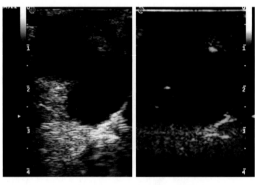

图 5-5-15　右眼眶脓肿

与图 5-5-13 为同一病例

手术结果：行眼眶穿刺抽出脓液，考虑眼眶脓肿。

超声造影：眼眶脓肿超声影像改变取决于脓肿性质及时间长短、脓肿成熟度，完全液化的脓肿造影下呈现周边环状增强，内部无增强，对于非成熟液化不彻底的脓肿，除伴有环状增强外，内部也可有部分增强。

2. 炎性假瘤　特发性眼眶炎性假瘤是一种非特异性慢性增生性炎症疾病，本质上属于免疫性疾病，其主要病理改变是淋巴细胞增生。根据受累部位不同分为五型：肿块型、泪腺炎型、肌炎型、视神经周围炎型、混合型。泪腺炎型、肌炎型及视神经周围炎型有明显的部位特点，常规超声容易诊断，肿块型炎性假瘤与真性肿瘤鉴别困难，是超声造影所讨论的重点，下述炎性假瘤特质肿块型炎性假瘤。

常规超声：肿块可位于眼眶任何部位，以眼眶脂肪组织及泪腺区多见，常表现为低回声团块，边界可清晰或不清晰，形态可规则或不规则，回声可均匀或不均匀。CDFI 可见较丰富血流信号，多为 Ⅱ 级血流。炎性假瘤常规超声无明显特征性，诊断较困难。

超声造影：典型病变表现为肿块先于周围组织增强，晚于周围组织消退，呈"快进慢退"模式；达峰时肿块呈均匀或不均匀性高增强，增强后肿块后缘圆钝，较常规超声所见略有增大。

病例

病史摘要：患者男性，62 岁，因"发现右眼眶肿物 2 个月"入院。

常规超声：于右侧眼眶下方可见一大小约为 30.9mm×27.4mm 的混合回声光团，边界尚清晰，包膜不完整，内部回声不均，并可见片状无回声区。CDFI 可见上述混合回声光团内可见血流信号。

超声造影：第 9 秒时可见造影剂到达病灶区，增强速度快于周边正常组织，造影剂呈向心性增强；第 25 秒时病灶区增强达最高峰，回声强度明显高于周边正常组织，病灶

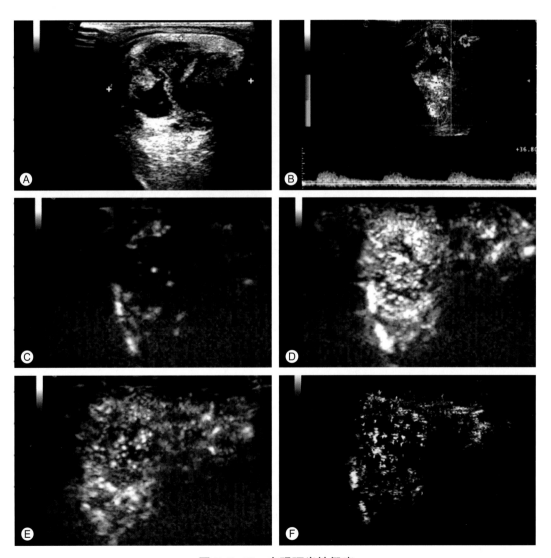

图 5-5-16　右眼眶炎性假瘤

A、B. 二维超声显示右眼眶混合回声团，内可见丰富血流并可见动脉频谱；C、D、E、F. 分别为超声造影第 9 秒、15 秒、56 秒和 117 秒图像

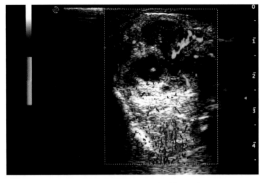

图 5-5-17　右眼眶炎性假瘤

与图 5-5-16 为同一病例

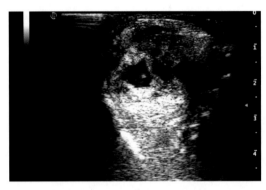

图 5-5-18　右眼眶炎性假瘤

与图 5-5-16 为同一病例

内部增强不均一，中心部可见无增强区，与周边组织分界尚清晰；病灶区造影剂消退速度慢于周边组织，直至造影结束（图 5-5-16 ～图 5-5-18）。整个造影过程中，病灶区增强模式表现为"不均匀高灌注，快进慢退"。

手术结果：右眼眶炎性假瘤。

（三）眼眶海绵状血管瘤

海绵状血管瘤因瘤内富含大血管窦呈海绵状而得名，是成人最常见的眼眶肿瘤之一，多位于眼球后肌锥内及眶前区。

常规超声：肿块多呈圆形或椭圆形，边界清晰，周边可见强回声包膜，回声较球后脂肪回声相近或略低，分布均匀，位于眶前区的肿块具有压缩性。CDFI 可见肿块内无血流显示或为Ⅰ级血流，探头加压时肿块内血流减少，减压瞬间血流增多且血流方向反向，是海绵状血管瘤的特征性表现。

超声造影：海绵状血管瘤超声造影具有一定特征性，典型病变表现为肿块周边先增强，逐渐向心性增强，少部分病例表现为离心型增强，增强后肿块内造影剂晚于周围组织消退，可呈"快进慢退""同进慢退"或"慢进慢退"模式。达峰时肿块呈不均匀性高增强，可见无增强区，增强后肿块较常规超声所见无增大，肿块后方及周边常可见较大的滋养动脉。

病例

病史摘要：患者男性，27 岁，因"眼眶肿物"入院。

常规超声：于左眼眶肌锥内鼻侧可见一大小约 18.7mm×17.8mm 类圆形稍高回声团，边界清晰，内部回声不均匀。

超声造影：第 11 秒时可见造影剂到达病灶区，增强速度快于周边正常组织，造影剂自边缘向中央增强；第 30 秒时病灶区增强达最高峰，病灶内部增强不均一，并可见片状

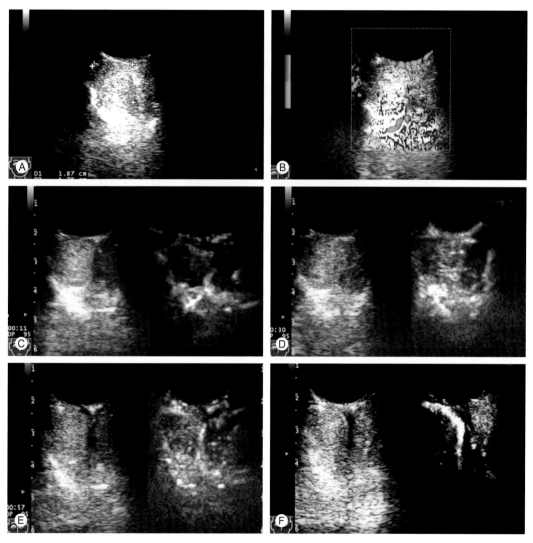

图 5-5-19　左眼眶海绵状血管瘤

A、B. 二维超声显示左眼眶稍高回声团，内可见少许血流；C、D、E、F. 分别为超声造影第 11 秒、30 秒、57 秒和 128 秒图像

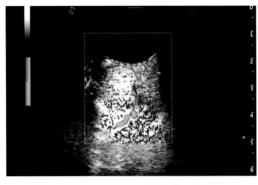

图 5-5-20　左眼眶海绵状血管瘤

与图 5-5-19 为同一病例

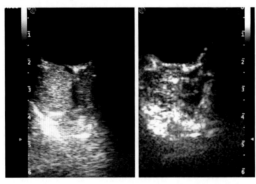

图 5-5-21　左眼眶海绵状血管瘤

与图 5-5-19 为同一病例

无增强区，与周边组织分界尚清晰；病灶区造影剂消退速度慢于周边组织，直至造影结束（图 5-5-19～图 5-5-21）。整个造影过程中，病灶区增强模式表现为"稍高灌注，快进慢退"。

　　手术结果：左眼眶海绵状血管瘤。

　　超声造影：造影剂由周边开始增强，而后向病灶中央汇聚，消退缓慢是眼眶内海绵状血管瘤的造影特征性改变。

（四）眼眶淋巴瘤

　　眼眶淋巴瘤好发于泪腺、眼睑及球后脂肪区，多为非霍奇金淋巴瘤，并以黏膜相关性淋巴瘤及弥漫性大 B 细胞淋巴瘤较为常见。

　　常规超声：眼眶低回声肿块，形态不规则，以近似三角形和新月形较常见，边界不光整，常可见分叶，内部回声不均匀，可见散在带状高回声，但无钙化及液性坏死区。泪腺及眼睑区的肿块常沿肌锥后间隙向后生长，因而肿块后缘常呈锐角。CDFI 显示肿块内可见丰富血流信号，以Ⅲ级血流多见。

　　超声造影：注射造影剂后肿块先于周围正常组织增强，早于正常组织消退，呈"快进快退"模式；达峰时呈均匀性高增强；增强后肿块较二维所见增大，后缘边界不清，且较二维所见更加锐利，呈倒三角形。

病例

病史摘要：患者女性，62 岁，因"发现左眼不适 1 个多月"入院。

常规超声：于左上眼睑外侧可见一大小约为 21.3mm×17.2mm 的低回声光团，边界清晰，内部回声不均。

超声造影：第 16 秒时可见造影剂到达病灶区，增强速度等于周边正常组织，病灶区

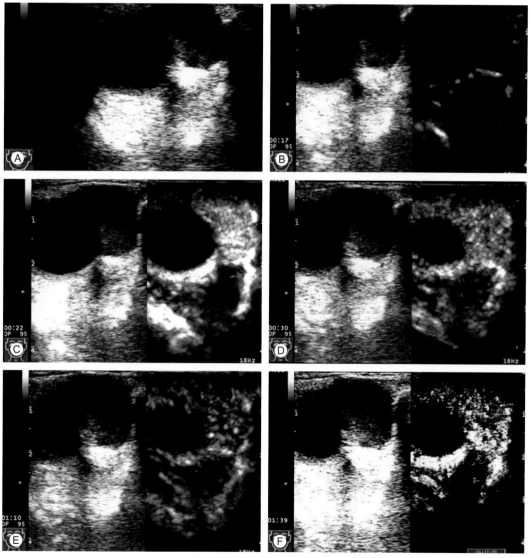

图 5-5-22 左眼眶淋巴瘤

A. 二维超声显示左眼眶不规则低回声团；B、C、D、E、F. 分别为超声造影第 17 秒、22 秒、30 秒、70 秒和 99 秒图像

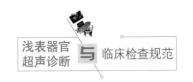

呈向心性增强；第 22 秒时病灶区增强达最高峰，回声强度与周边正常组织相近，病灶内部增强较均一，与周边组织分界清晰；病灶区造影剂消退速度快于周边组织，直至造影结束（图 5-5-22～图 5-2-24）。整个造影过程中，病灶区增强模式表现为"高灌注，同进快退"。

手术结果：左眼眶淋巴瘤。

超声造影小结：眼眶内淋巴瘤二维超声上多呈现低回声，边界相对清晰，多呈长椭圆形或不规则形，造影上多表现为周边先开始增强，而且向中央汇聚，以"快进快退"为主要模式。

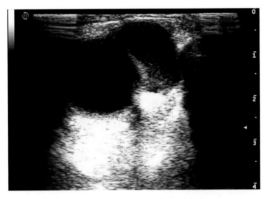

图 5-5-23　左眼眶淋巴瘤

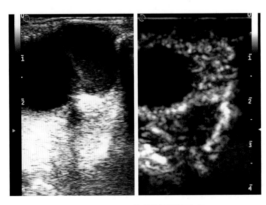

图 5-5-24　左眼眶淋巴瘤

（五）眼眶神经源性肿瘤

1. 神经鞘瘤　常规超声：眼眶神经鞘瘤好发于肌锥及周围，超声表现为眼眶内低回声肿块，可呈椭圆形或不规则形，边界清晰，包膜光整，偶可探及神经干与其相连，内部呈偏低回声，较均匀，若伴有囊性变，则可见片状无回声区。CDFI 可见较丰富血流信号，多为Ⅱ级血流。

超声造影：注射造影剂后肿块先于周围正常组织增强，晚于正常组织消退，呈"快进慢退"模式；达峰时呈不均匀性高增强，若伴有囊性变，则可见片状无增强区。

病例

病史摘要：患者男性，52 岁，因"左眼渐进性向外突出 1 年"入院。

常规超声：于左眼球后方圆锥内可见一大小约为 28.8mm×14.2mm 混合回声光团，以囊性为主，边界尚清晰，内部回声不均。CDFI 显示其内可探及较丰富血流信号。

超声造影：第 12 秒时可见造影剂到达病灶区，增强速度快于周边正常组织，造影剂

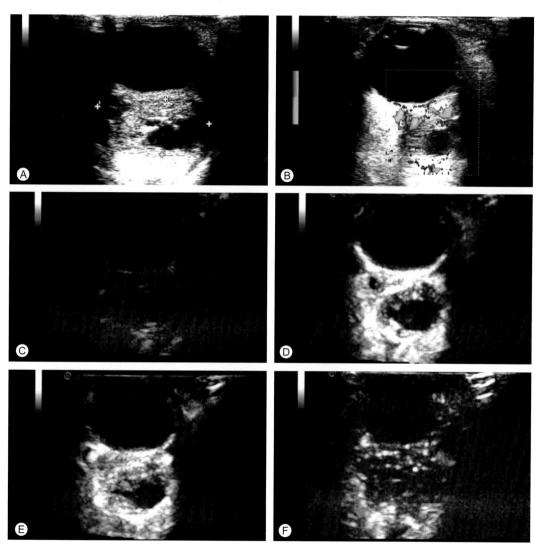

图 5-5-25　左眼眶神经鞘瘤

A、B.二维超声显示左眼眶混合回声团，内可见较丰富血流信号；C、D、E、F.分别为超声造影第 17 秒、22 秒、30 秒、70 秒和 99 秒图像

自周边呈向心性增强；第 19 秒时病灶区增强达最高峰，回声强度高于周边正常组织，病灶内部增强不均一，内部可见片状无灌注区，与周边组织分界清晰；病灶区造影剂消退速度慢于周边组织，直至造影结束（图 5-5-25 ～图 5-5-27）。整个造影过程中，病灶区增强模式表现为"不均匀高灌注，快进慢退"。

手术结果：左眼眶神经鞘瘤。

超声造影：眼眶神经鞘瘤病史长，生长缓慢，以椭圆形常见，在内部低回声灶内常伴有液化区，超声造影呈现非均质强代伴无增强区的病灶。

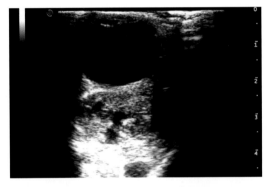

图 5-5-26   左眼眶神经鞘瘤

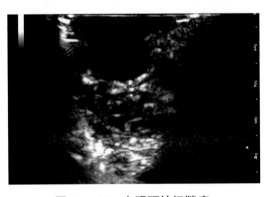

图 5-5-27   左眼眶神经鞘瘤

2. 脑膜瘤   脑膜瘤分为生长于眶内组织的原发性脑膜瘤和由颅内蔓延至眶内的继发性脑膜瘤，以后者多见。

常规超声：眼眶内低回声肿块，呈长椭圆形或锥形，边界欠清晰，形态不规则，内部回声不均匀，若伴有囊性变，则可见片状无回声区。CDFI 可见较丰富血流信号，多为Ⅱ级血流。

超声造影：注射造影剂后肿块先于周围正常组织增强，晚于正常组织消退，呈"快进慢退"模式；达峰时呈不均匀性增强，增强后肿块边界不清，较二维所见有所增大，若伴有囊性变，则肿块内可见片状无增强区。

病例

病史摘要：患者女性，68 岁，因"左眼突出 2 个多月"入院。

常规超声：于左侧眼眶外侧可见一大小约为 22.7mm×14.5mm 的混合回声团，边界不清晰，内部回声不均。

超声造影：第 9 秒时可见造影剂到达病灶区，增强速度稍快于周边正常组织，造影剂自周边向中央增强；第 19 秒时病灶区增强达最高峰，回声强度低于周边正常组织，病灶内部增强不均一，与周边组织分界不清晰；病灶区造影剂消退速度慢于周边组织，直至造影结束（图 5-5-28 ～图 5-5-30）。整个造影过程中，病灶区增强模式表现为"快

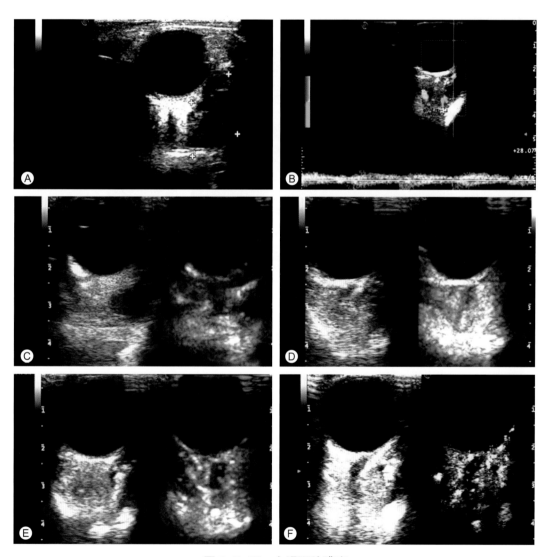

图 5-5-28　左眼眶脑膜瘤

A、B. 二维超声显示左眼眶混合回声团，内可见较丰富血流信号；C、D、E、F. 分别为超声造影第 9 秒、19 秒、48 秒和 134 秒图像

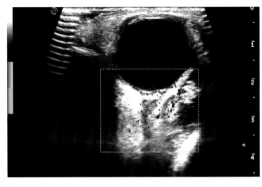

图 5-5-29　左眼眶脑膜瘤

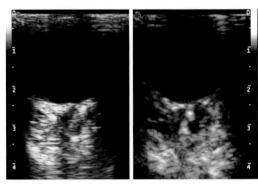

图 5-5-30　左眼眶脑膜瘤

进慢退，不均匀性低灌注"。

手术结果：左侧颞部及眼眶沟通脑膜瘤。

超声造影小结：视神经脑膜瘤位置相对固定，位于球后视神经管周围的梭形低回声病灶，边界相对清晰，包膜光带少见，造影中显示邻近视神经管的梭形低回声灶呈低灌注非均质性增强。

（六）泪腺肿瘤

1. 泪腺多形性腺瘤　多形性腺瘤是泪腺最常见的肿瘤之一，多为良性肿瘤，但也可以恶变。

常规超声：眼眶外上方泪腺窝处可见实性低回声团块，呈类圆形，边界清晰，可见包膜回声，内部回声较均匀，伴液化时不均匀，探头按压肿块不能压缩，不随眼球转动而运动。CDFI 血流信号多为Ⅰ或Ⅱ级。

超声造影：注射造影剂后肿块多先于周围正常组织增强，从周边开始向中央增强，晚于正常组织消退，呈"快进慢退"模式；增强后肿块边界清晰，周边可见环状高增强，肿块较二维无增大，达峰时常不均匀性增强；若伴有囊性变，则肿块内可见无增强区。

病例

病史摘要：患者女性，35 岁，因"发现左眼球突出一周"入院。

常规超声：于左侧眼眶外上方近颞侧可见一大小约 23.1mm×21.8mm 的低回声光团，边界清晰，包膜增厚、光整，内部回声不均。

超声造影：第 16 秒时可见造影剂到达病灶，增强速度快于周边正常组织，造影剂自周边向中央扩散增强；第 21 秒时病灶区增强达最高峰，回声强度稍高于周边正常组织，病灶内部增强较均一，与周边组织分界清晰，呈环状增强；病灶区造影剂消退速度慢于周边组织（图 5-5-31～图 5-5-33）。整个造影过程中，病灶区增强模式表现为"均匀

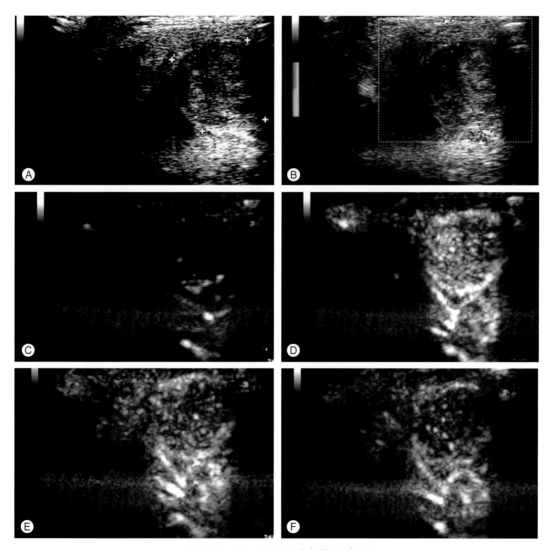

图 5-5-31 左眼泪腺多性形腺瘤

A、B. 二维超声显示左眼泪腺区低回声团，内可见较丰富血流信号；C、D、E、F. 分别为超声造影第 16 秒、21 秒、42 秒和 64 秒图像

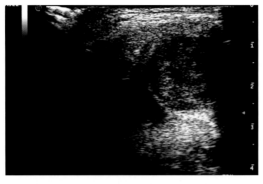

图 5-5-32 左眼泪腺多性形腺瘤

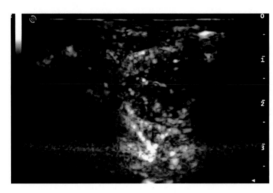

图 5-5-33 左眼泪腺多性形腺瘤

性稍高灌注，环状增强，快进慢退"。

手术结果：左眼泪腺多性形腺瘤。

超声造影小结：多性形腺瘤位置较为固定，且瘤体包膜清晰光整，瘤体回声较为均匀，造影下包膜光带显示清晰，内部增强较为均匀，液化坏死少见。

2.泪腺腺样囊性癌 常规超声：眼眶外上方泪腺窝处可见实性低回声团块，形态不规则，边界不清晰，内部回声不均匀，可见斑片状高回声，伴液化时可见囊性无回声区，探头按压肿块不能压缩，不随眼球转动而运动。CDFI 血流信号较丰富。

超声造影：注射造影剂后肿块先于周围正常组织增强，早于正常组织消退，呈"快进快退"模式；肿块呈不均匀性高增强，增强后肿块边界不清晰，较二维所见有所增大。

病例

病史摘要：患者男性，46 岁，因"右眼突出 1 年余"入院。

常规超声：于右侧眼眶颞侧可见一大小约为 27.1mm×24.3mm 的低回声光团，形态规则，边界清晰尚规整，内部回声不均。

超声造影：第 16 秒时可见造影剂到达病灶区，增强速度快于周边正常组织，造影剂自中央区向周边扩散增强；第 26 秒时病灶区增强达最高峰，病灶周边环状增强，内部增强不均一，与周边组织分界尚清晰；病灶区造影剂消退速度快于周边组织，直至造影结束（图5-5-34～图5-5-36）。整个造影过程中，病灶区增强模式表现为"非均匀性高灌注，快进快退"。

手术结果：右眼眶泪腺腺样囊性癌。

超声造影小结：腺样囊性癌肿瘤位置与良性一致，位于泪腺区，二维超声上与良性多形性腺瘤也较为相似，但由于良性和癌的特点，造影条件下常可见内部无灌注增强区，同时造影下"快进快退"较良性腺瘤更加明显。

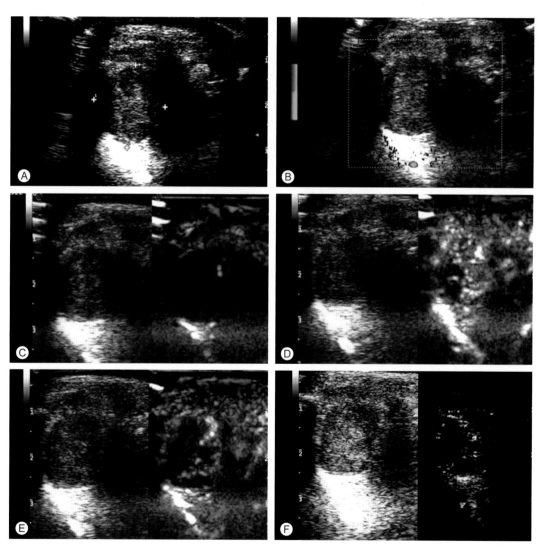

图 5-5-34　右眼眶泪腺腺样囊性癌

A、B.二维超声显示右眼泪腺区低回声团，内可见较丰富血流信号；C、D、E、F.分别为超声造影第16秒、26秒、61秒和123秒图像

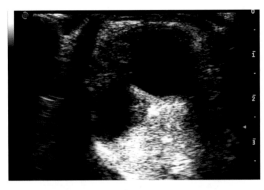

图 5-5-35　右眼眶泪腺腺样囊性癌

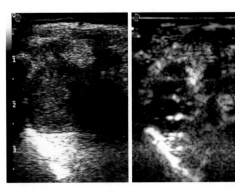

图 5-5-36　右眼眶泪腺腺样囊性癌

（七）其他来源肿瘤

1. 淋巴管瘤　常规超声：眼眶内多房囊性无回声团，边界清，形态欠规则，CDFI无明显血流信号。

超声造影：注射造影剂后肿块全程无增强。

病例

病史摘要：患者女性，22岁，因"左眼突出1月余"入院。

常规超声：于左侧眼眶圆锥内可见一大小约31.5mm×20.7mm混合回声团，边界清晰，内部回声不均匀。

超声造影：第14秒时造影剂到达病灶区，病灶区周边组织快速增强；第31秒增强达到峰值，病灶内可见无增强区，此后造影剂缓慢消退，直至造影结束时，病灶区内大部分始终无增强（图5-5-37～图5-5-39）。整个造影过程中，病灶区增强模式表现为"全程非均匀性增强，大部分无增强，仅可见条带样增强"。

手术结果：左眼眶淋巴管瘤。

超声造影小结：眼眶淋巴管瘤具有与其他部位淋巴管瘤相似的生长特性，形态上既可以是单房也可以是多房型，造影条件下瘤体呈现以多房分隔光带增强为主的特征，内

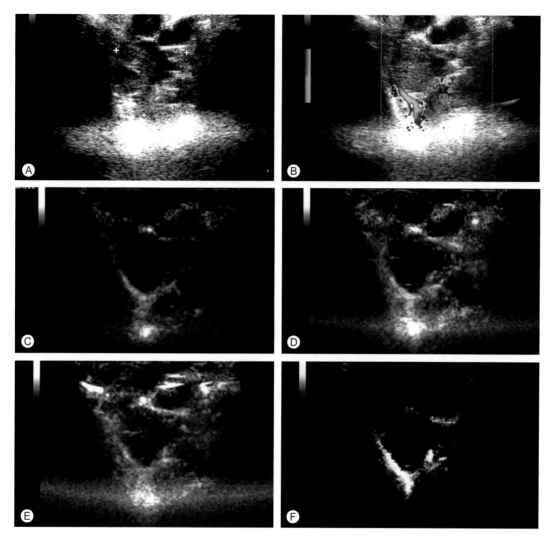

图 5-5-37　左眼眶淋巴管瘤

A、B. 二维超声显示左眼眶混合回声团，内可见丰富血流信号；C、D、E、F. 分别为超声造影第 14 秒、31 秒、77 秒和 95 秒图像

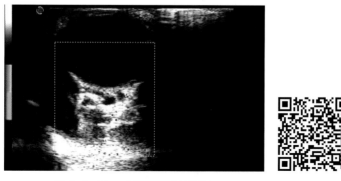

图 5-5-38　左眼眶淋巴管瘤

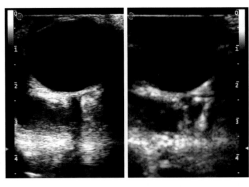

图 5-5-39　左眼眶淋巴管瘤

部因为充满淋巴液而呈现无回声增强。

2. 错构瘤　常规超声：眼眶内实性高回声团，边界清，形态较规则，回声不均匀。CDFI 可见少许血流信号。

超声造影：注射造影剂后肿块晚于周围正常组织增强，晚于正常组织消退，呈"慢进慢退"模式。肿块呈不均匀性高增强。

病例

病史摘要：患者男性，83 岁，因"左眼眼球突出 3 年"入院。

常规超声：于左眼圆锥内可见一大小约为 15.8mm×10.4mm 的高回声团，边界欠清晰，边缘不光整，内部回声不均。

超声造影：第 18 秒时可见造影剂到达病灶区，增强速度慢于周边正常组织，造影剂自周边向中央区扩散增强；第 29 秒时病灶区增强达最高峰，病灶内部增强不均一，中心部未见明显无增强区，病灶与周边组织分界欠清晰；病灶区造影剂消退速度慢于周边组织，直至造影结束（图 5-5-40～图 5-5-42）。整个造影过程中，病灶区增强模式表现为"非均匀性高灌注，慢进慢退"。

手术结果：左眼眶错构瘤。

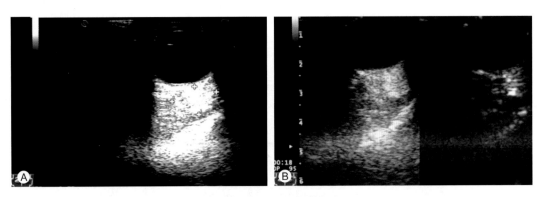

图 5-5-40　左眼眶错构瘤

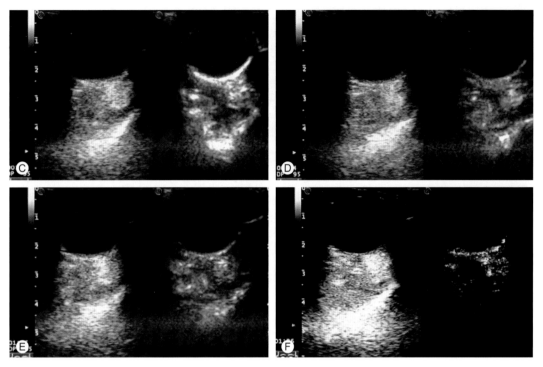

图 5-5-40 （续）

A. 二维超声显示左眼眶高回声团；B、C、D、E、F. 分别为超声造影第 15 秒、29 秒、44 秒、65 秒和 86 秒
图像

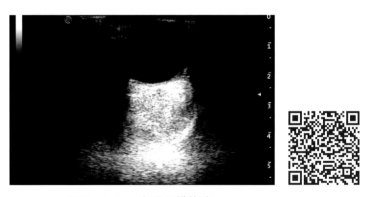

图 5-5-41 左眼眶错构瘤

　　超声造影小结：错构瘤作为良性肿瘤，生长缓慢，眼眶错构瘤二维超声以实性、高
回声结节多见，造影条件下以非均质性增强为主，内部灌注特点取决于瘤体内部血管、
平滑肌和脂肪成分的比例，常呈"非均匀性增强，慢进慢退"。

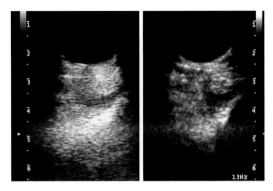

图 5-5-42　左眼眶错构瘤

3. 孤立性纤维瘤　常规超声：眼眶内实性低回声团，边界清，形态较规则，回声较均匀，CDFI 可见丰富血流信号。

超声造影：注射造影剂后肿块先于周围正常组织增强，早于正常组织消退，呈"快进快退"模式，肿块呈不均匀性高增强。

病例

病史摘要：患者男性，45 岁，因"右眼睑肿物 1 年余"入院。

常规超声：于右侧眼眶颞侧可见一大小约为 23.6mm×15.2mm 的低回声光团，边界清晰光整，内部回声不均匀。

超声造影：第 13 秒时可见造影剂到达病灶区，增强速度快于周边正常组织，造影剂扩散增强；第 19 秒时病灶区增强达最高峰，周边环状增强，强度明显高于周边正常组织，病灶内部增强不均一，未见明显无增强区，病灶与周边组织分界清晰；病灶区造影剂消退速度快于周边组织，直至造影结束（图 5-5-43 ～图 5-5-45）。整个造影过程中，病灶区增强模式表现为"高灌注，快进快退"。

手术结果：右眼眶孤立性纤维瘤。

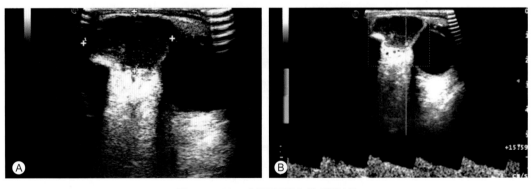

图 5-5-43　右眼眶孤立性纤维瘤

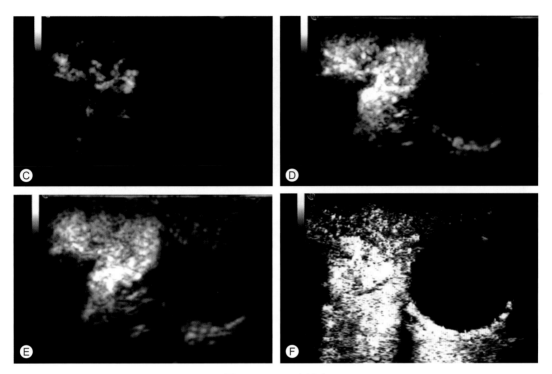

图 5-5-43　（续）

A、B. 二维超声显示右眼眶低回声团，其内可见较丰富血流信号并可探及动脉频谱；C、D、E、F. 分别为超声造影第 13 秒、19 秒、24 秒、67 秒图像

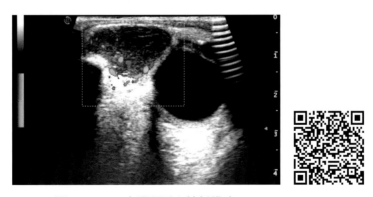

图 5-5-44　右眼眶孤立性纤维瘤

　　4. 结膜恶性黑色素瘤　常规超声：眼睑处的实性低回声团，边界清，形态不规则，回声较均匀，CDFI 可见较丰富血流信号。

　　超声造影：注射造影剂后肿块先于周围正常组织增强，常早于正常组织消退，也可晚于正常组织消退；肿块呈不均匀性高增强，增强后肿块边界不清晰，较二维所见有所增大。

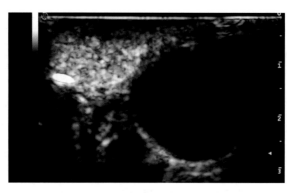

图 5-5-45　右眼眶孤立性纤维瘤

病例

病史摘要：患者男性，46 岁，因"左眼不适 1 年余"入院。

常规超声：于左眼浅表眼睑下方可见一大小约 18.3mm×9.0mm 混合回声团，边界欠清晰，形态欠规则，内部回声不均匀，内部可见点状强回声光斑。

超声造影：第 16 秒时可见造影剂到达病灶区，增强速度快于周边正常组织，病灶区边缘首先增强，并呈向心性增强；第 27 秒时病灶区增强达最高峰，回声强度高于周边正常组织，病灶内部增强不均一，与周边组织分界不清晰；病灶区造影剂消退速度慢于周边组织，直至造影结束（图 5-5-46～图 5-5-48）。整个造影过程中，病灶区增强模式

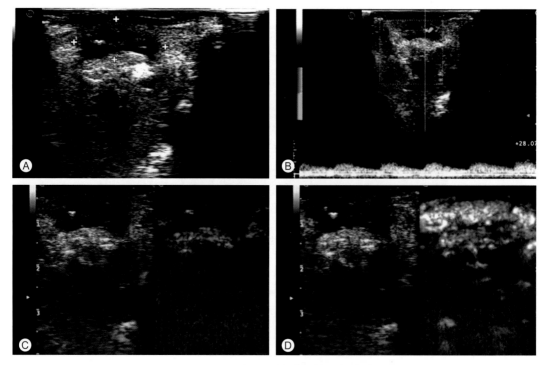

图 5-5-46　左眼睑结膜恶性黑色素瘤

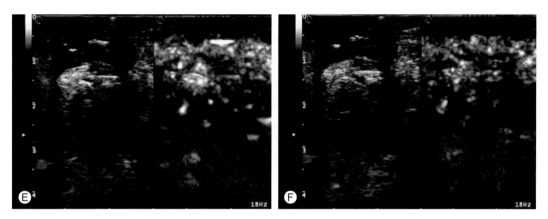

图 5-5-46 （续）

A、B. 二维超声显示左眼睑混合回声团，内可见丰富血流信号并可探及动脉频谱；C、D、E、F. 分别为超声造影第 16 秒、27 秒、41 秒和 69 秒图像

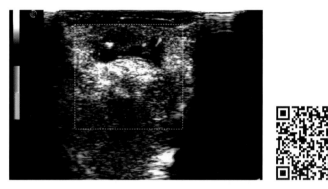

图 5-5-47 左眼睑结膜恶性黑色素瘤

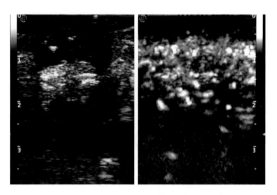

图 5-5-48 左眼睑结膜恶性黑色素瘤

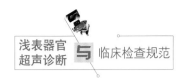

表现为"不均匀灌注,快进慢退"。

手术结果:左眼睑结膜恶性黑色素瘤。

超声造影小结:眼睑结膜恶性黑色瘤不常见,具有黑色素瘤类似的特征,浸润能力较强,二维超声上常表现瘤体边界不规整,内部回声不均且血供丰富,造影条件下瘤体快速增强,且早期就呈现高灌注,不均匀增强。

5.眼眶黑色素瘤 常规超声:眼眶实性低回声团,边界清,形态不规则,回声不均匀,CDFI 可见丰富血流信号。

超声造影:注射造影剂后肿块先于周围正常组织增强,早于正常组织消退,肿块呈不均匀性高增强,增强后肿块边界不清晰,较二维所见有所增大。

病例

病史摘要:患者男性,51 岁,因"左眼眶不适 1 年余"入院。

常规超声:左侧眼眶圆锥内可见一大小约为 46.2mm×42.4mm 的低回声光团,边界欠清晰,形态不规则,内部回声不均。

超声造影:第 18 秒时可见造影剂经睫状动脉进入病灶区,增强速度快于周边正常组织;第 26 秒时病灶区增强达最高峰,强化不均匀,病灶边界不清,到第 36 秒时病灶开始减退,眼眶内肿块回声强度明显高于周边正常组织;病灶区造影剂消退速度快于周边组织,直至造影结束(图 5-5-49 ～图 5-5-51)。整个造影过程中,病灶区增强模式表

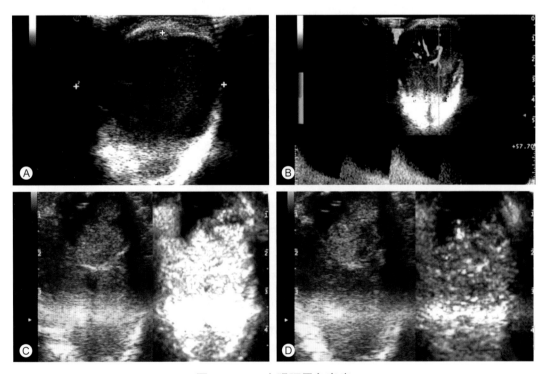

图 5-5-49 左眼眶黑色素瘤

A、B.二维超声显示左眼眶低回声团,其内可见丰富血流信号并可探及高速高阻的动脉频谱;C、D.分别为超声造影第 33 秒和第 74 秒图像

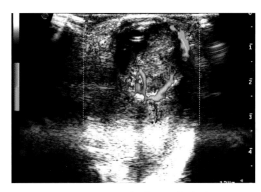

图 5-5-50　左眼眶黑色素瘤

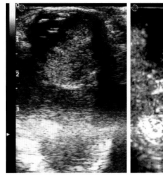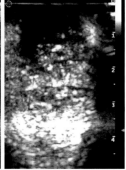

图 5-5-51　左眼眶黑色素瘤

现为"高灌注，快进快退"。

手术结果：左眼眶黑色素瘤。

超声造影小结：位于眼眶圆锥内的黑色素瘤，常与圆锥内的其他低回声肿瘤如淋巴瘤、纤维瘤难以鉴别，本病好发于 50 岁左右，生长较为迅速，患者不适症状较为明显，造影条件下具有"高灌注，快进快退"的特点，这与此类肿瘤浸润性强，血流丰富的结构特征有关。

（八）眼眶转移性肿瘤

眼眶转移性肿瘤罕见，以转移至脉络膜相对多见，也可转移至眼眶其他部位。

常规超声：眼睑处的实性低回声团，边界清，形态不规则，回声较均匀，CDFI 可见较丰富的血流信号。

超声造影：注射造影剂后肿块先于周围正常组织增强，早于正常组织消退，呈"快进快退"模式；肿块呈不均匀性高增强，增强后肿块形态不规则，边界不清晰。

病例

病史摘要：患者女性，71 岁，因"乳腺癌化疗及内分泌治疗后 5 个月余，左眼眶不适"入院。

231

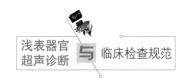

常规超声：于左眼眶内侧可见一大小约33.1mm×32.2mm的低回声光团，边界清晰，内部回声不均匀，CDFI显示其内可见丰富血流信号。

超声造影：第10秒时可见造影剂到达病灶区，增强速度快于周边正常组织，造影剂由周边呈向心性增强；第26秒时病灶区增强达最高峰，回声强度高于周边正常组织，病灶内部增强不均一，中心部未见明显无增强区，与周边组织分界不清晰；病灶区造影剂消退速度快于周边组织，直至造影结束（图5-5-52～图5-5-54）。整个造影过程中，病灶区增强模式表现为"不均匀高灌注，快进快退"。

手术结果：乳腺癌眼眶转移。

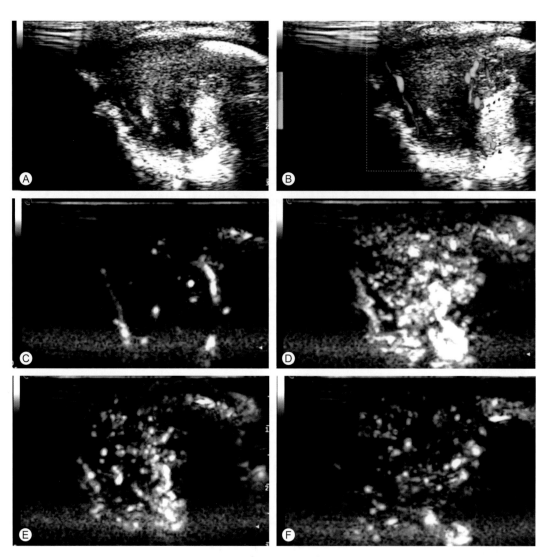

图5-5-52 左眼眶转移癌

A、B.二维超声显示左眼眶低回声团，内可见丰富血流；C、D、E、F.分别为超声造影第10秒、26秒、72秒和165秒图像

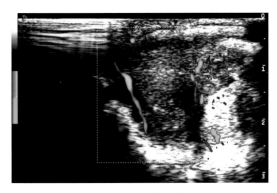

图 5-5-53 左眼眶转移癌

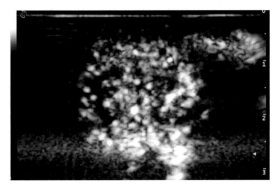

图 5-5-54 左眼眶转移癌

超声造影小结：眼眶转移性癌病史较短，往往有原发病史，转移癌二维超声上形态多不规则，内部回声可以均匀或不均匀，取决于原癌病理特征，由于瘤内血管丰富常伴有恶性肿瘤内的动静脉瘘，造影下肿块形态不规则，"快进快退"是这类肿瘤较为特征性的改变。

（邓 倾 陈文卫）

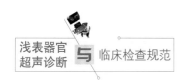

第六章　甲状腺及甲状旁腺疾病

第一节　甲状腺超声检查应用解剖

一、甲状腺形态及血管

甲状腺分为左右两侧叶，中间是峡部连接呈"H"形，部分人在峡部上缘有一尖端向上的锥状叶（图 6-1-1）。甲状腺被膜由两层结缔组织包裹，气管前筋膜包绕甲状腺的前后面形成甲状腺鞘为外包膜。颈内筋膜壁层由致密结缔组织和弹力纤维所组成，为甲状腺自身的外膜即"纤维囊"，又叫甲状腺固有膜。甲状腺的浅层由浅入深依次为皮肤、浅筋膜、颈筋膜浅层、舌骨下肌群和气管前筋膜。

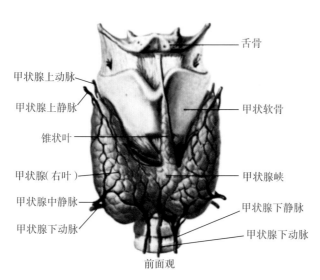

图 6-1-1　甲状腺形态结构解剖示意图（引自《奈特人体解剖彩色图谱》）

甲状腺的血管分为动脉及静脉，上、下动静脉伴行，甲状腺上动脉绝大多数起于颈外动脉，向下行至甲状腺侧叶上极附近分前后两支进入腺体实质内。甲状腺下动脉绝大多数起自锁骨下动脉的分支甲状颈干，向上至甲状腺下极分两支进入甲状腺内。甲状腺最下动脉可起自头臂干或主动脉弓向上直到甲状腺峡部下缘或甲状腺下极（图6-1-2）。

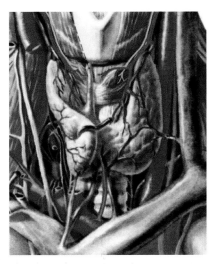

图6-1-2　甲状腺血管解剖示意图（引自《奈特人体解剖彩色图谱》）

二、颈部淋巴结分区

甲状腺的淋巴管网极为复杂，大体分为三个淋巴结组：①甲状腺上部淋巴引流入喉前、咽前淋巴结；②甲状腺下部淋巴引流入气管前、气管旁淋巴结；③甲状腺侧叶淋巴引流入气管旁及颈内静脉周围淋巴结群（图6-1-3）。

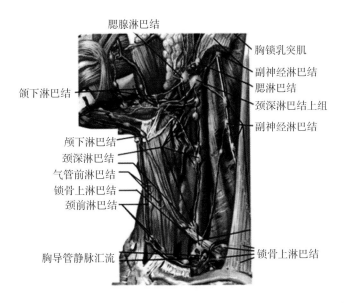

图6-1-3　颈部淋巴结解剖示意图（引自《奈特人体解剖彩色图谱》）

美国耳鼻咽喉外科基金协会 1991 年提出颈部淋巴结分区法：Ⅰ区：颏下和颌下淋巴结群；Ⅱ区：颈深上群；Ⅲ区：颈深中群；Ⅳ区：颈深下群；Ⅴ区：颈后枕三角群；Ⅵ区：喉前、颈部气管前、气管旁群；Ⅶ区：前上纵隔群。甲状腺癌淋巴结Ⅵ、Ⅳ、Ⅲ区转移率高，Ⅰ、Ⅴ区较少见（图 6-1-4）。

Ⅰ区：颏下及下颌下区淋巴结，上以下颌骨为界，下以二腹肌及舌骨为界，分为ⅠA（颏下）及ⅠB（下颌下）。

Ⅱ区：颈内静脉淋巴结上组，前界为茎突舌骨肌，后界为胸锁乳突肌后缘上 1/3，上界颅底，下界平舌骨下缘，以在该区中的副神经为界分为前下的ⅡA区、后上的ⅡB区。

Ⅲ区：颈内静脉淋巴结中组，前界为胸骨舌骨肌外缘，后界为胸锁乳突肌后缘中 1/3，上界平舌骨下缘，下界在环状软骨下缘水平。

Ⅳ区：颈内静脉淋巴结下组，为Ⅲ区向下的延续，上界在环状软骨下缘水平，下界为锁骨上缘，前界为胸骨舌骨肌外缘，后界为胸锁乳突肌后缘下 1/3 段。

Ⅴ区：包括颈后三角区及锁骨上区淋巴结。前界为胸锁乳突肌后缘，后界斜方肌前缘，下界为锁骨，以环状软骨下缘平面分为上方的ⅤA区（颈后三角区）和下方的ⅤB区（锁骨上区淋巴结）。

Ⅵ区：中央区淋巴结：上界为舌骨下缘，下界为胸骨上缘，外侧至两侧颈总动脉。

Ⅶ区：前上纵隔淋巴结组，此组淋巴结位于纵隔内。

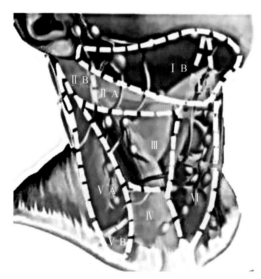

图 6-1-4　颈部淋巴结分区（引自《奈特人体解剖彩色图谱》）

三、甲状腺激素

甲状腺是人体内最大的内分泌腺，主要分泌甲状腺激素和降钙素，滤泡是甲状腺的基本结构，滤泡壁立方上皮细胞合成和分泌甲状腺激素。滤泡间和滤泡上皮细胞之间有滤泡旁细胞，又称 C 细胞，此细胞分泌降钙素。

第二节　甲状腺超声检查技术

一、扫查方法及正常声像图

（一）二维超声检查

选用高、中档彩色多普勒超声诊断仪，采用高频超声探头，频率为 7 ～ 12MHz，如果甲状腺肿大明显，换用频率稍低探头，有利于更全面地显示甲状腺。遇甲状腺下极向胸骨后延伸的变异时可选用腔内超声探头，发挥其体积小、扫查角度大的优势。

检查前无须特殊准备，患者取仰卧位，颈部垫以枕头，头后仰，充分暴露颈部。横切面扫查将探头置于颈前正中甲状软骨处自上而下平行向下扫查，同时显示甲状腺峡部及两侧叶，扫查时尽可能使探头与皮肤垂直。横切扫查两侧叶时尽可能利用胸锁乳头肌作声窗显示甲状腺及周围组织。此时特别要注意颈前淋巴结及侧颈部淋巴结。纵切面扫查左右甲状腺两侧叶时，沿甲状腺纵轴由外向内滑行扫查。正常甲状腺声像图显示呈"H"形，两侧叶基本对称，边缘规则，包膜完整，境界清晰。内部回声中等，分布均匀，周围肌群为低回声。甲状腺内 CDFI 显像可见短线状或斑点状血流（图 6-2-1，图 6-2-2）。

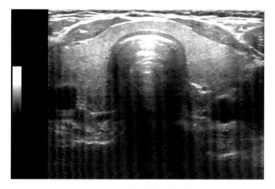

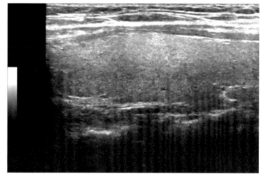

图 6-2-1　正常甲状腺横切面　　　　　图 6-2-2　正常甲状腺纵切面

异位甲状腺临床比较少见，甲状腺正常部位应该在甲状软骨处，但在甲状腺发育过程中，胚胎早期甲状腺要经过由头侧向尾侧下降的过程，如果下降过程中滞留，则形成异位甲状腺。常见部位是舌盲孔处的黏膜下、舌肌内、舌骨附近和胸部。如果只有部分甲状腺组织在迁移过程中停滞于异常部位，如停滞在喉、气管、心包等处，则形成异位甲状腺组织。

异位甲状腺分为副甲状腺、迷走甲状腺和远处甲状腺。①副甲状腺是指正常位置有甲状腺，额外甲状腺位于其他位置；②迷走甲状腺是指正常位置无甲状腺，而甲状腺位

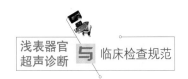

于颈部其他位置；③远处甲状腺出现在颈部以外的部位，据报道有纵隔甲状腺、腹腔甲状腺、膀胱甲状腺和卵巢甲状腺等。正常部位甲状腺的所有疾病异位甲状腺都可以发生。

正常甲状腺测量及正常值：在进行滑行横切甲状腺时取最大横切面测量甲状腺横径及前后径，横切面峡部最厚处测量峡部前后径，侧叶纵切面扫擦时侧甲状腺纵径。甲状腺血管一般都不太粗，要启用彩色多普勒血流显像。甲状腺上动脉是颈外动脉的第一分支，扫查时纵切面侧动探头显示甲状腺上极上方纵行的甲状腺上动脉，后者至甲状腺上极时分前后两支，取血流时在分支之前测量。甲状腺下动脉发自锁骨下动脉，扫查时纵切面侧动探头显示甲状腺上极下方纵行的甲状腺下动脉，该血管从甲状腺下极的背侧进入甲状腺，甲状腺下动脉较甲状腺上动脉难以显示。

甲状腺正常值纵径 4～5cm、前后径 1.0～1.5cm、横径 1.5～2.0cm，其中前后径 > 1.7cm、纵径 > 6cm 是甲状腺增大的重要指标，前后径 < 0.9cm 可认为甲状腺缩小。正常甲状腺下动脉峰值流速 20～40cm/s、舒张末期流速 10～15cm/s、RI 0.5～0.7。

（二）超声造影的检查方法及观察内容

详见"第一章第五节"。

（三）超声弹性成像的分析方法

详见"第一章第六节"。

二、适应证

1. **甲状腺弥漫性疾病**　单纯性甲状腺肿、Graves 病、亚急性甲状腺炎、桥本甲状腺炎等。
2. **甲状腺局限性疾病**　甲状腺囊性病变、结节性甲状腺肿、甲状腺腺瘤、甲状腺癌等。
3. **介入超声的应用**　超声引导下甲状腺穿刺活检、囊肿穿刺引流、乙醇硬化治疗等。

第三节　甲状腺结节性疾病的超声诊断

一、灰阶超声

1. **部位**　甲状腺两侧叶分别分为上、中、下三个区域，加上峡部共七个区域。不同性质的病变其发生区域有一定的规律可循，少部分甲状腺结节还可以出现异位，分布到颈部或其他位置。单区域发生的结节多见于甲状腺癌及腺瘤，多区域发生的结节主要见于结节性甲状腺肿，桥本甲状腺炎出现的增生结节可以多区域发生，少数甲状腺癌也可多区域发生。甲状腺髓样癌好发于甲状腺上极的滤泡旁细胞。

　　2. 形态、大小与数目　甲状腺结节的形态变化多样，可分为椭圆形、圆形、类圆形及不规则形，以椭圆形及类圆形多见，多数良性结节呈椭圆形或类圆形，恶性结节多呈不规则形（图 6-3-1，图 6-3-2）。一般良性结节体积较大或大小不一，恶性结节以小结节易见。测量结节大小以长轴切面的最大径测量，多选择纵切面显示病变的长轴。如果结节周边有声晕者，测量时包含声晕厚度；若病灶周边模糊者，需包括其周边区。甲状腺结节的数目分为单发结节及多发结节，多发结节主要见于结节性甲状腺肿，少见于甲状腺腺瘤及甲状腺癌，部分结节性甲状腺或桥本甲状腺炎的增生结节也可以融合成团。单发结节好发于甲状腺腺癌、甲状腺瘤及结节性甲状腺肿（图 6-3-3，图 6-3-4）。

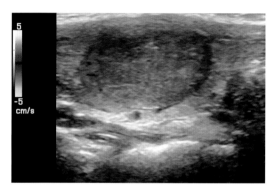

图 6-3-1　甲状腺良性结节

病灶呈椭圆形，边界清，内部回声均匀

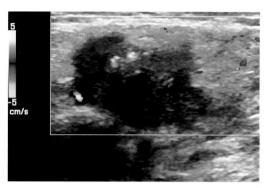

图 6-3-2　甲状腺恶性结节

病灶边界明显不规则，回声极低

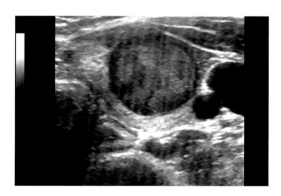

图 6-3-3　甲状腺良性结节声晕

结节周边环形窄声晕

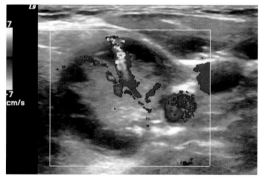

图 6-3-4　甲状腺恶性结节声晕

结节周边声晕较厚，不完整

　　3. 纵横比　纵横比（anteroposterior to transverse diameter ratio，T/A）是鉴别甲状腺结节良恶性的重要指标，是结节形态的变异指标，也与结节的生长方式相关。纵径是指与皮肤垂直的结节最大前后径，横径是指与皮肤平行的结节最大径，两者之比称为纵横比。甲状腺结节的周边分为 T/A ＞ 1 及 T/A ＜ 1，T/A ＞ 1 见于 32.7% ～ 83.6% 恶性结节，也可见于 7.5% ～ 18.5% 的良性结节；T/A ＜ 1 多见于良性结节及部分甲状腺癌等（图 6-3-5，图 6-3-6）。

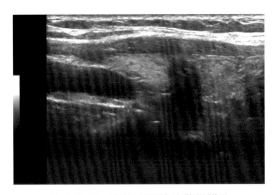

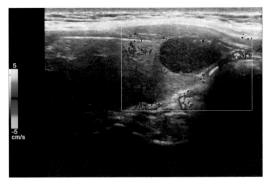

图 6-3-5　甲状腺恶性结节纵横比＞1　　　　图 6-3-6　甲状腺良性结节纵横比＜1

4. 边界及边缘　甲状腺结节的边缘分为清晰与模糊，边界清晰定义为结节与周围甲状腺组织分界明确，多见于良性病变、甲状腺髓样癌、部分甲状腺乳头状癌及滤泡状癌及甲状腺淋巴瘤（图6-3-7，图6-3-8）。边缘模糊则指结节与周围甲状腺组织分界不明确，多见于甲状腺乳头状癌、未分化癌及部分结节性甲状腺肿等。甲状腺结节的边界以规则与不规则来区分，边界规则是指和周围甲状腺组织交界较光滑，不规则指的是成角或分叶状。边界规则者多见于良性结节，边界不规则多见于恶性结节（图6-3-9，图6-3-10）。

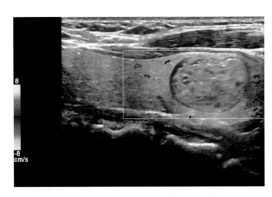

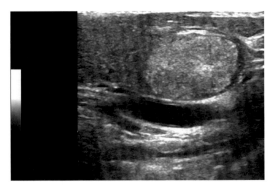

图 6-3-7　良性结节边界清晰　　　　　　　图 6-3-8　良性结节边界清晰

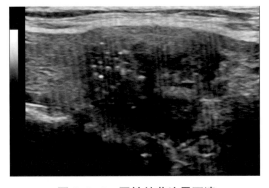

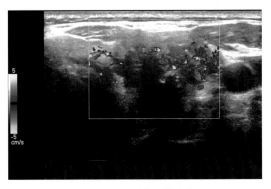

图 6-3-9　恶性结节边界不清　　　　　　　图 6-3-10　恶性结节边界不清

5. **周边及声晕**　甲状腺结节的周边甲状腺组织回声可正常或不正常，结节周边回声正常者多为甲状腺癌或甲状腺腺瘤，结节周边甲状腺组织回声不正常者见于结节性甲状腺肿、桥本甲状腺炎的增生结节及甲状腺淋巴瘤（图6-3-11，图6-3-12）。声晕是指环绕结节周围的低回声或无回声环。声晕厚度≤2mm者为窄声晕，＞2mm者为宽声晕。良性病变的声晕多呈圆环状窄声晕，宽窄基本一致。CDFI显示声晕处多为圆环状血流，恶性病变声晕少见，厚声晕，不完整、宽窄不一，声晕处多不显示血流（图6-3-13，图6-3-14）。

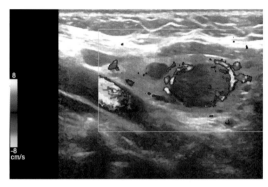

图6-3-11　良性结节周边甲状腺组织
结节性甲状腺肿患者病灶周边回声不均匀，并可见小无回声区

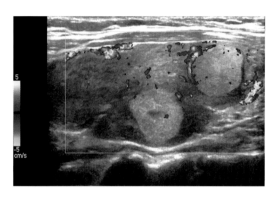

图6-3-12　良性结节周边甲状腺组织
桥本甲状腺炎患者多发结节，病灶周边回声明显不均匀

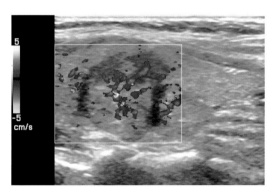

图6-3-13　甲状腺癌声晕
病灶周边可见较厚且宽窄不一的声晕

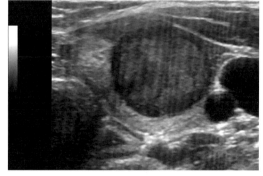

图6-3-14　甲状腺腺瘤声晕
病灶周边可见环形声晕，宽窄较一致

6. **内部回声**　甲状腺结节中良性病变容易见囊性变，如结节性甲状腺肿、甲状腺腺瘤等，其无回声区范围比例较大，囊壁尚光滑。恶性病变囊性变少见，无回声区范围小，部分实变区内血流丰富（图6-3-15～图6-3-17）。

7. **钙化**　钙化病变的表现对鉴别甲状腺结节良恶性具有特别重要的价值，恶性病变主要表现为细小砂粒状钙化，散在分布在病变内，如伴有病灶血流丰富者，更具有特异性。良性病变的钙化多呈斑片状或条索状，多出现在囊性病变中或周边（图6-3-18，图6-3-19）。

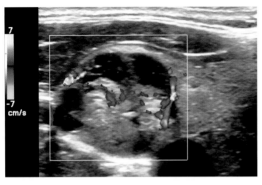

图 6-3-15　结节性甲状腺肿囊性变

病灶内部无回声、等回声及高回声区均可见

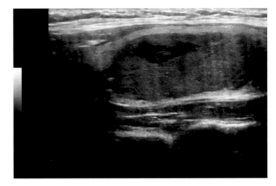

图 6-3-16　甲状腺腺瘤囊性变

病灶呈实性低回声，可见部分无回声区

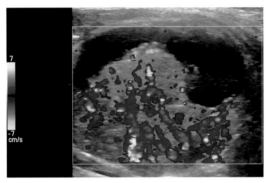

图 6-3-17　甲状腺癌液化坏死

病灶内部呈囊实混合性，以实质性为主，伴血流丰富

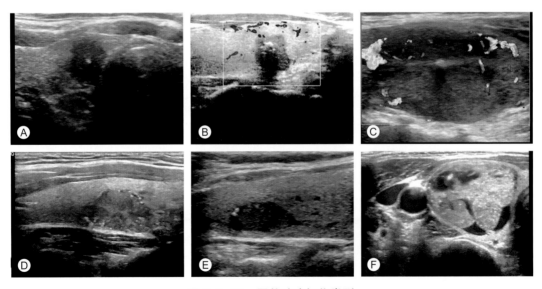

图 6-3-18　甲状腺癌钙化类型

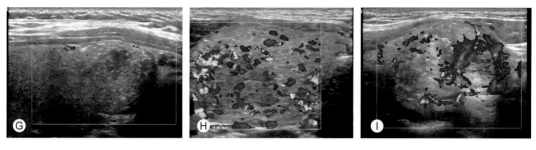

图 6-3-18 （续）

A.乳头状癌病灶低回声区内部见单个微钙化；B.乳头状癌病灶低回声区内部见多个微钙化；C.滤泡状癌内见粗钙化，周边有宽低回声区围绕；D.乳头状癌病灶边缘多发微钙化；E.滤泡状癌低回声病灶周边多发粗钙化；F.乳头状癌伴液化，内部见粗钙化；G、H.弥漫性硬化型甲癌见散在分布较多的微钙化；I.甲状腺乳头状癌滤泡亚型病灶内较多微钙化伴放射状血流

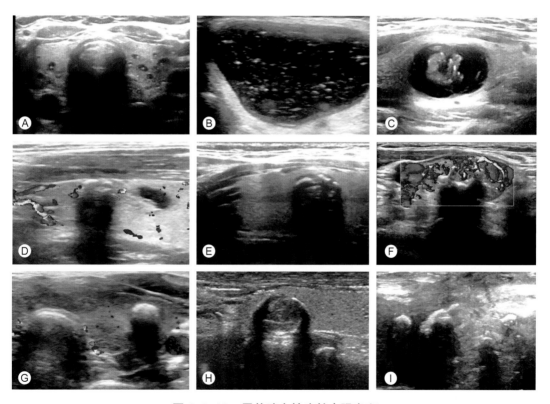

图 6-3-19 甲状腺良性病灶内强光斑

A.多发增大滤泡内浓缩胶质形成的强光点；B.胶质囊肿内多发浓缩胶质形成强光点，部分伴"彗尾征"；C.囊性病灶内未完全液化病灶区内浓缩胶质强光点；D.粗钙化灶，周边未见低回声围绕，多见于良性；E.病灶内粗细不等钙化灶，多见于良性；F、G.病灶内多发粗钙化，多见于良性；H.病灶周边环形钙化，且强光斑连续，多见于腺瘤；I.甲状腺结核病灶区内多发钙化灶，大小不等

二、彩色多普勒血流

彩色多普勒血流鉴别甲状腺结节的良恶性重点是注意血流丰富程度及其存在部位，

部分恶性病变血流丰富呈放射状或网状，频谱多普勒峰值高，位置前移（图6-3-20～图6-3-26）。

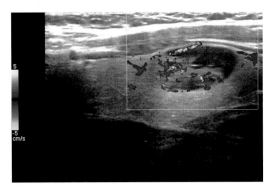

图6-3-20 结节性甲状腺肿

病灶内部呈海绵状，内见少量短线状血流信号

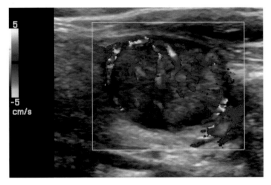

图6-3-21 甲状腺腺瘤

病灶周边及内部见较丰富血流信号，病灶周边见环形窄声晕

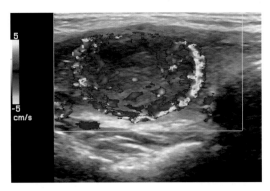

图6-3-22 甲状腺腺瘤

椭圆形病灶，周边及内部可见较丰富血流信号

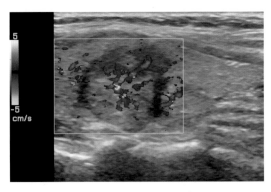

图6-3-23 甲状腺癌

病灶内可见放射状血流信号，周边宽窄不等声晕

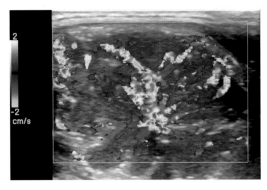

图6-3-24 甲状腺乳头状癌

病灶周边及内部较多微钙化，病灶内见丰富血流

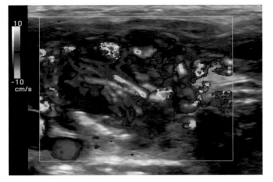

图6-3-25 甲状腺癌

病灶血流丰富，走行明显不规则，分支多

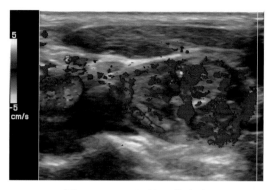

图 6-3-26　异位甲状腺癌

病灶异位于颈内静脉外侧，结节内部血流丰富，
呈网状

三、超声造影

近年来，超声造影在甲状腺结节良恶性病变鉴别诊断中的取得了一定的进展，超声造影比彩色多普勒血流显像能够更好地显示病变区的微血供。甲状腺恶性病变依其血供不同，其超声造影表现不同。

1. **甲状腺微小癌的超声造影**　其低增强特征具有较重要的诊断价值（图 6-3-27）。84.7% 的甲状腺微小癌表现为病灶内造影剂充填较少，回声明显低于周围甲状腺组织，但 15.3% 的微小癌呈等增强或高增强（图 6-3-28）。如果超声造影显示病灶内无增强者多考虑为良性病变。此时要注意当甲状腺微小癌更小的病变（直径＜ 0.5cm）与甲状腺内某些小的良性病变，尤其是小囊性病变伴囊内积血时容易混淆。很小的甲状腺良性病变由于周围组织增强明显，出现部分容积效应，部分掩盖了病变组织的无增强，显示的图像类似于低增强，容易将良性病变误认为恶性病变。

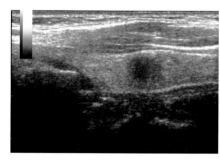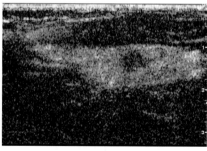

图 6-3-27　甲状腺微小癌低增强

病灶内造影剂填充少，回声明显低于周围组织

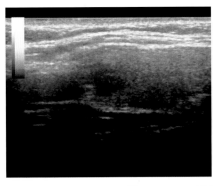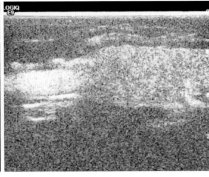

图 6-3-28　甲状腺微小癌等增强

病灶内造影剂填充类似于周围组织

2. 甲状腺癌的超声造影　中等以上甲状腺癌超声造影表现也有不同，表现为：①病灶内不均匀增强，强弱不等，病灶内部分呈高增强，部分呈低增强，如果病灶内有坏死则呈无增强（图 6-3-29），少部分甲状腺滤泡型癌呈均匀增强；②部分甲状腺癌超声造影后，病灶区增强范围超过原二维病灶的大小，且边界不清晰（图 6-3-30），其原因是

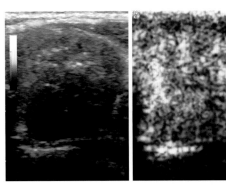

图 6-3-29　甲状腺癌结节非均匀增强

病灶内造影剂填充不均匀，回声不等

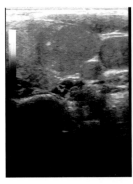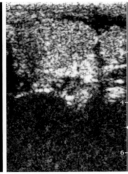

图 6-3-30　甲状腺滤泡状癌超声造影

病灶内造影剂均匀填充，内部回声均匀

恶性病变肿瘤血管向周围侵犯，此时肿瘤血管分支多，管壁不完整，内膜不全，且肿瘤呈盲端，尚未形成静脉回流，造影剂在血管内停留时间长，范围广，所以超声造影时病变区范围超过未造影前的二维大小；③时间 – 强度曲线表现为下降支呈多相，且反回基线时间明显延长。而甲状腺良性病变主要表现为病灶周边出现增强，病灶内部可增强或不增强，时间 – 强度曲线下降支较平滑且返回基线时间较恶性短（图 6-3-31）。

甲状腺乳头状癌占甲状腺恶性病变的 95% 左右，甲状腺乳头状癌 80% 左右为乏血供表现低增强，有 10% 为高增强，髓样癌、低分化癌等都表现为等增强和高增强，良性增生性结节也是高增强。所以超声造影必须是在二维的基础上综合判断。

3. **甲状腺腺瘤的超声造影**　其表现依据病灶及类型而异，比较典型的表现为病灶周边环形增强为主，内部稍增强或无增强，时间 – 强度曲线显示病灶区造影剂消退呈单向曲线（图 6-3-32）。少部分病例可表现为病灶内部及周边均匀性增强，此表现不易与滤泡型癌相鉴别，需要结合临床及病理表现（图 6-3-33）。小的甲状腺腺瘤也是类似均匀性增强，鉴别也类似。

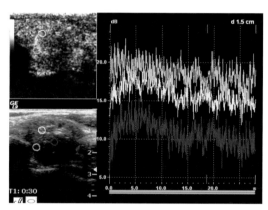

图 6-3-31　超声造影时间 – 强度曲线

病灶内造影剂时间 – 强度曲线呈多相，强度高低不等

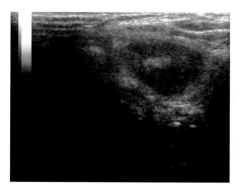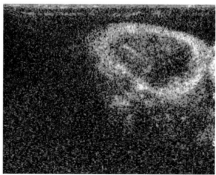

图 6-3-32　甲状腺腺瘤超声造影

甲状腺低回声病灶周边环形增强、内部低增强

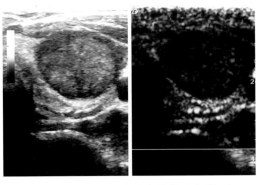

图 6-3-33　甲状腺腺瘤结节均匀增强

病灶周边及内部均增强，回声均匀

4. 其他良性病变的超声造影　甲状腺其他良性病变的超声造影表现主要有病灶区未见造影剂填充，呈无增强；病灶区造影剂填充类似于周围正常甲状腺组织增强；部分小良性病灶呈高增强，但增强范围不超过其二维大小（图 6-3-34，图 6-3-35）。

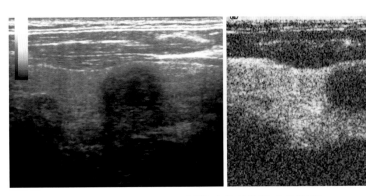

图 6-3-34　甲状腺结节囊性变无增强

病灶内未见造影剂填充，呈无增强

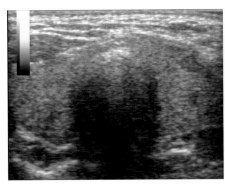
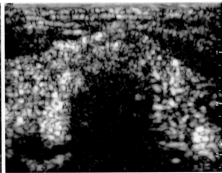

图 6-3-35　甲状腺增生结节高增强

病灶内造影剂填充较多，高于周边甲状腺组织

四、弹性成像

目前，超声弹性成像在甲状腺中的应用比较广泛，主要分为应变力弹性成像和剪切波弹性成像。

（一）弹性成像评分法

目前，临床多采用五级分法对甲状腺占位性病变进行弹性评分，其评分标准如下：

0级：病灶区以囊性为主，表现为红蓝相间或蓝绿红相间。

Ⅰ级：病灶区与周围组织呈均匀的绿色。

Ⅱ级：病灶区以绿色为主，周边呈蓝色。

Ⅲ级：病灶区呈杂乱的蓝绿相间分布。

Ⅳ级：病灶区完全为蓝色覆盖。

0级提示肿块囊性变或囊内出血，甲状腺囊性变弹性图上具有特征性的表现即"蓝 – 绿 – 红"分布（blue-green-red sign，"BGR"征象）。甲状腺腺瘤或增生结节的弹性分级多为Ⅰ～Ⅱ级，而腺癌的分级多为Ⅲ～Ⅳ级，这表明甲状腺恶性肿瘤的硬度大于良性肿瘤（图6-3-36～图6-3-39）。

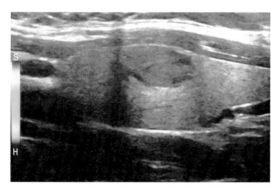
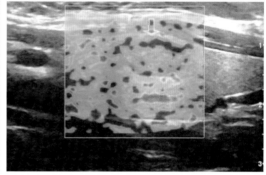

图6-3-36 甲状腺结节弹性成像Ⅰ级

结节内部呈均匀绿色

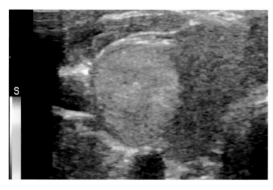
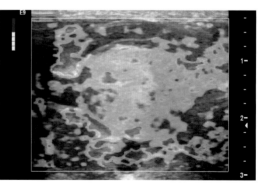

图6-3-37 甲状腺结节弹性成像Ⅱ级

结节内部以绿色为主，少量蓝色

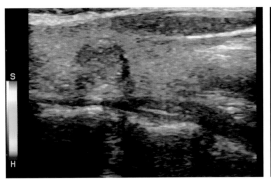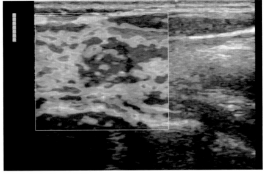

图 6-3-38　甲状腺结节弹性成像Ⅲ级

结节内部蓝色较多，少量绿色

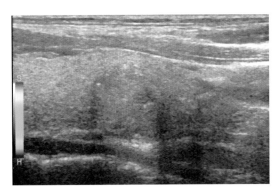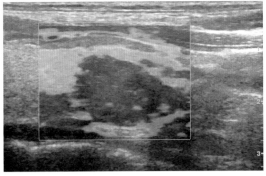

图 6-3-39　甲状腺结节弹性成像Ⅳ级

结节内部及周边少量均呈蓝色

（二）弹性应变率比值法

虽然弹性成像评分法作为一种定性诊断方法具有简单直观、方便易行等优点，但图像的评分法易受到操作者主观因素的影响，并且病灶区内颜色分布还受到取样框大小及结节周围组织质地的改变影响。而弹性应变率比值是通过比较两个区域的顺应性差来反映两者的硬度比，是一种半定量的诊断方法，较评分法判断甲状腺结节良恶性更有优势。弹性应变率在实时弹性成像图像基础上，利用超声诊断仪自带的应变率软件，描绘病灶和需要对比的组织感兴趣区，计算出病灶与正常组织的硬度比。通常弹性应变率比缩值越高，说明病灶越硬，其恶性倾向越大。甲状腺恶性结节弹性应变率比值高于良性结节，以良恶性结节弹性应变率比值界点为 3.30，弹性应变率方法对甲状腺良恶性结节诊断的敏感度为 81%、特异性为 90%、准确率为 87%。以术后病理结果为金标准分组，良性组 90 个结节应变率比值是 2.34（±1.02），恶性组 32 个结节的弹性应变率比值是 4.15（±1.09）。

（三）剪切波弹性成像

　　传统的弹性成像技术包括彩色评分法和应变率比值法，两者可对病灶组织弹性进行定性分析，从而间接反映病灶组织的相对硬度，但这两种方法均不能对病灶弹性进行定量分析，且影响因素较多，重复性差。声触诊组织量化技术可以直接对甲状腺结节硬度进行量化分析，原理是通过发射推力脉冲作用于感兴趣区，使其在发生纵向形变的同时产生横向剪切波，系统同时发出高敏感度的探测波捕捉剪切波信息，自动记录并计算病灶的剪切波速度。剪切波速度越大，表明组织弹性越小、硬度越大。反之，剪切波速度越小，则弹性越大、硬度越小（图6-3-40，图6-3-41）。组织弹性与其内部病理结构密切相关，当组织发生病理改变时其硬度也会相应改变。研究表明甲状腺不同病理类型结节，其剪切波速度值具体为甲状腺乳头状癌＞桥本甲状腺炎＞结节性甲状腺肿＞甲状腺腺瘤。甲状腺癌硬度最高，原因可能为间质内含有大量纤维、血管组织、钙化以及玻璃样变，导致其细胞成分少，间质成分增多，硬度增加。同时恶性肿瘤易浸润周围正常组织，并与之发生粘连，使病灶组织活动度变差，弹性变小，硬度增加。良性病变中，桥本甲状腺炎的剪切波速度最高，原因在于随着病程进展，甲状腺正常滤泡逐渐被淋巴细胞浸润，纤维组织增生使局部纤维硬化，组织硬度增加。研究结果显示甲状腺恶性结节的Vmax、Vmin、Vm、Vm/n均明显高于甲状腺良性结节，其临界值为2.48m/s，其对甲状腺良恶性结节的灵敏度和特异性分别为97%、81%。

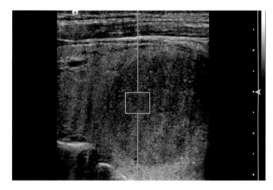

图6-3-40　甲状腺良性结节

良性结节病灶内剪切波速度较低

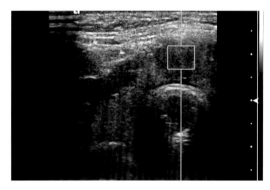

图6-3-41　甲状腺恶性结节

恶性结节病灶内剪切波速度较高

　　剪切波弹性成像也有较多影响因素，如果恶性病灶小于取样框时，取样框内包含正常甲状腺组织，则其剪切波速值偏小，部分良性病变靠近峡部或结节凸向包膜，取样框内包含甲状腺被膜组织，剪切波速测值偏大。结节较大时，取样框的位置不同测值也不同，位置越深剪切波速值越小，原因可能与病灶内病理成分、结节内是否出现囊性变等有关。取样部位邻近颈总动脉时可频繁出现X.XXm/s，导致无法测量剪切波速值。探头纵切或横切时同一病灶测值也不同，原因可能是颈部存在弧度，且后方组织的硬度不同，所以在选择线阵探头纵切时应与颈部皮肤较好地贴合。

第四节　甲状腺炎性疾病的超声诊断

一、急性化脓性甲状腺炎

1. 临床表现　急性化脓性甲状腺炎是由细菌或真菌感染引起的，可形成脓肿，有明显颈部肿痛及发热症状。在无抗生素时期，此病发病较多，现在急性化脓性甲状腺炎已相当少见。甲状腺急性感染少见是由于甲状腺细胞内的过氧化氢和碘含量很高，使之具有抵抗力。甲状腺某些解剖结构及机体免疫力下降是其发病的重要因素。其中，梨状隐窝窦道是导致急性化脓性甲状腺炎的主要原因。急性化脓性甲状腺炎一般表现为甲状腺肿大，颈前部剧烈疼痛，触痛，畏寒，发热，心动过速，吞咽困难及吞咽时颈痛加重。临床检验外周血液中白细胞增高，中性粒细胞明显增多，血清甲状腺素水平正常。

2. 声像图表现

（1）甲状腺及周围组织的超声改变：急性甲状腺炎的发生部位与梨状隐窝窦道的走行有关，病变多发生在甲状腺中上部近颈前肌的包膜下区域。甲状腺单侧、双侧或局限性肿大，由于甲状腺组织的严重充血水肿引起甲状腺出现低回声区，范围较大，边缘模糊不清。脓肿形成后期则呈液性暗区，内可见细小光点回声（图 6-4-1 ～图 6-4-3）。超声引导下穿刺抽吸脓液，既可明确诊断，又可引流治疗。当急性化脓性甲状腺炎较重时，病变向周围组织蔓延引起甲状腺包膜及周围组织变模糊，回声明显减低。无论病情轻重，残余甲状腺实质回声可保持正常。CDFI 显示病灶内部及周边血供增加，脓肿形成者其周边血流较多，内部未见血流。

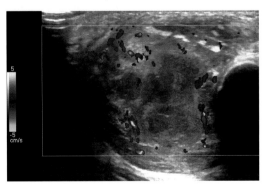

图 6-4-1　急性甲状腺炎

甲状腺体积增大，回声减低不均匀，血流信号稍增多

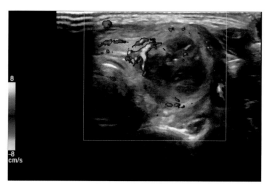

图 6-4-2 甲状腺脓肿

甲状腺横切面，病灶内见低回声及无回声区，边界欠清

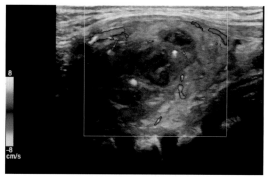

图 6-4-3 甲状腺脓肿

甲状腺纵切面，病灶内回声明显不均匀

（2）梨状隐窝窦道的超声表现：梨状隐窝窦道超声显示较困难，可通过嘱患者吹喇叭式鼓气（改良 Valsalva 动作）或检查前喝碳酸饮料使咽部气体进入窦道，超声显示气体从梨状隐窝尖部向前下方进入颈部软组织或甲状腺病灶，此时可勾画出窦道的走行。

3. 诊断及鉴别诊断思路　患者有明显细菌感染的临床征象、声像图显示甲状腺炎性病变的大范围低回声区及周围组织的炎性改变即考虑此诊断。

二、亚急性甲状腺炎

亚急性甲状腺炎又称病毒性甲状腺炎、肉芽肿性甲状腺炎，是一种自限性甲状腺炎性疾病。疾病早期表现为滤泡上皮的变性、退化以及胶质的流失，接着发生炎症反应，甚至形成小脓肿，继而甲状腺滤泡大量破坏形成肉芽肿性炎症。

1. 临床表现　亚急性甲状腺炎是一种较少见的甲状腺病毒感染性疾病，好发于 20～60 岁女性，男女发病比例是 1：2～1：6。病程为数周或数月，表现为发热、咽痛、声音嘶哑、乏力、全身不适，甲状腺中度肿大和疼痛、局部压痛。

2. 声像图表现　亚急性甲状腺炎病变区一般位于甲状腺中上部腹侧近包膜处，甲状腺非均匀性肿大，内有不规则低回声区，疾病进展过程中，部分低回声区互相融合成较大范围的片状低回声区。甲状腺炎症病灶与颈前肌形成粘连，回声减低形成囊肿样改变或"假囊征"（图 6-4-4，图 6-4-5）。嘱患者吞咽时可发现甲状腺与颈前肌之间粘连。CDFI 显示疾病早期由于滤泡破坏，大量甲状腺素释放入血，引起甲状腺功能亢进时甲状腺内病灶周围血流信号较丰富，病灶内部常呈低血供或无血供。

3. 诊断及鉴别诊断思路　主要依据临床表现及超声显示的病灶位于甲状腺前壁，病变范围较大，病灶内部低血供及病灶周围的甲状腺组织出现丰富血流信号等征象考虑此病的诊断。

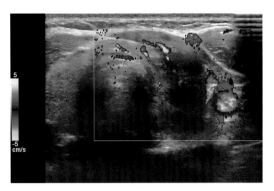

图 6-4-4 亚急性甲状腺炎
患侧甲状腺内片状低回声区，边界不清晰

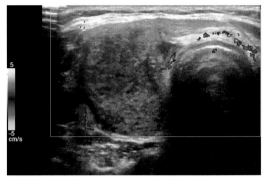

图 6-4-5 亚急性甲状腺炎
右侧叶甲状腺前壁回声明显减低，类似于颈前肌组织回声，边缘欠清

三、桥本甲状腺炎

1.概述 桥本甲状腺炎即慢性淋巴细胞性甲状腺炎，又称淋巴瘤样甲状腺肿、自身免疫性甲状腺炎。发病原因通常是环境因素与遗传因素共同作用的结果，因此，常在同一家族的几代人中发生，它是自身抗体针对特异性靶器官产生损害而导致的疾病。病理上主要是以广泛淋巴细胞或浆细胞浸润，形成淋巴滤泡为特征，后期伴有部分甲状腺上皮细胞增生及不同程度的结缔组织浸润与纤维化，导致甲状腺功能减退。

2.临床表现 此病常见于女性，病程较长。甲状腺弥漫性肿大，压痛不适，部分患者可有轻度甲亢表现，后期可出现甲减的表现。血清中甲状腺微粒体抗体（TM-Ab）、甲状腺过氧化物酶抗体（TPO-Ab）和血清甲状腺球蛋白抗体（TG-Ab）滴度明显增高。在病程早期，血清 T_4、T_3 常在正常范围内，但血清 TSH 可升高，后期血清 T_4、T_3 降低。

3.声像图表现

（1）甲状腺弥漫性肿大，尤其是前后径增大，有时峡部增大明显。病程后期甲状腺体积缩小。多数病例甲状腺内部回声较正常减低，或呈片状低回声区，或呈较多小结节状低回声，伴纤维化组织增生时呈网络状（图 6-4-6，图 6-4-7）。部分病例可见甲状腺增生结节形成，表现为等回声或高回声，边界欠清，内部回声不均匀，这种高回声结节即"白骑士征"，很多个高回声结节聚集在一起甚至布满整个甲状腺侧叶者又称"长颈鹿征"，此结节特别要注意与甲状腺肿瘤病变相鉴别（图 6-4-8 ～图 6-4-10）。少数病例可见胶质浓缩形成的强光点回声，当出现胶质浓缩形成的点状强回声时，需要与微钙化相鉴别（图 6-4-11）。胶质浓缩强光点后方可见多重反射形成的"星花征"，多出现在囊性病变区，局部血流不明显，而微钙化出现在实质性病灶区，后方伴声影，局部血流增多甚至呈分支状。

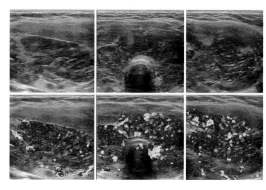

图 6-4-6　桥本甲状腺炎

甲状腺体积大，回声不均，呈网络状，伴血流丰富

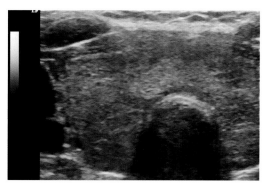

图 6-4-7　桥本甲状腺炎

甲状腺体积大，内见多发低回声区，峡部增厚

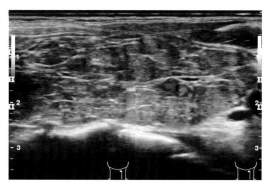

图 6-4-8　桥本甲状腺炎

甲状腺呈网状，内见多发增生结节形成的低回声

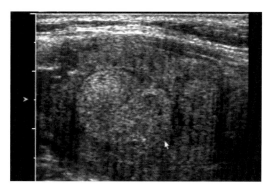

图 6-4-9　桥本甲状腺炎

甲状腺内多发增生结节形成的稍高回声，即"长颈鹿征"

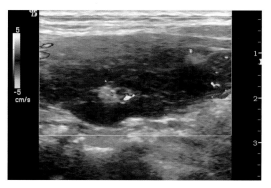

图 6-4-10　桥本甲状腺炎

甲状腺内低回声区内局限性强回声，即"白骑士征"

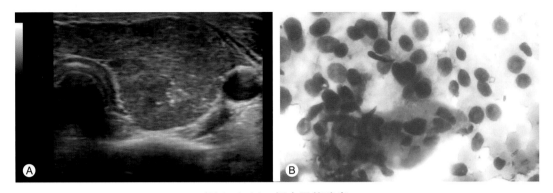

图6-4-11 桥本甲状腺炎

A.甲状腺内多发强光点；B.细胞学显示胶质红染物质（×400）

根据桥本甲状腺炎的表现，临床声像图上分为三型，但病变发展过程中也可相互转换。

1）弥漫型：是桥本甲状腺炎的常见类型，以腺体弥漫型非均匀性肿大伴多发淋巴细胞浸润形成的低回声图像为主。回声减低程度与TSH水平负相关（图6-4-12）。

2）局限型：病理上表现为甲状腺局部区域淋巴细胞浸润，也可能是相对其他区域甲状腺淋巴细胞浸润较为严重所致。声像图表现为甲状腺局限性不均匀低回声区，形态不规则呈"地图状"（图6-4-13，图6-4-14）。

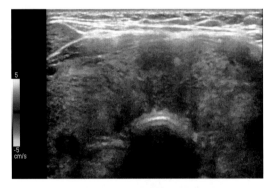

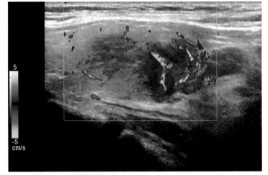

图6-4-12 弥漫型桥本甲状腺炎

甲状腺体积增大，回声减低，明显不均匀

图6-4-13 局限型桥本甲状腺炎

甲状腺内局限型低回声区，边界不清，血流较多

3）结节型：是桥本甲状腺炎发展过程中，由于纤维组织增生，将病变甲状腺分隔形成结节，也可能是甲状腺内增生的组织形成的结节（图6-4-15）。

（2）CDFI显示桥本甲状腺炎的腺体实质内血流信号表现多样，多呈轻度或中度增多，部分患者显示低回声区内血流信号明显增多呈"火海征"，后期甲状腺内血流信号明显减少。当甲状腺内血流信号增多时，与甲亢时出现的甲状腺"火海征"没有明显区别，但其血流速度较慢。

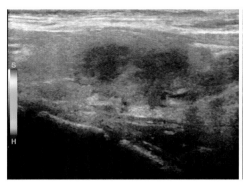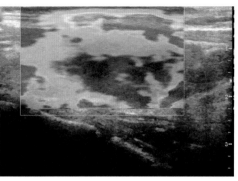

图 6-4-14　局限型桥本甲状腺炎

甲状腺内局限型低回声病灶，弹性显示质地较硬

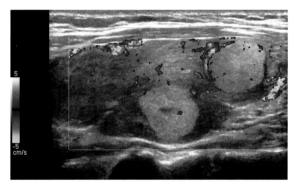

图 6-4-15　结节型桥本甲状腺炎

甲状腺内多发稍高回声区，边界尚清

4. 诊断及鉴别诊断思路　桥本甲状腺炎是临床上比较常见的甲状腺疾病，其超声声像图改变明显，表现多样，既可出现甲状腺弥漫性病变表现，也可出现局灶性改变，甚至可以出现恶变而成为甲状腺癌。依据超声表现的特征，结合甲状腺化验检查中的抗体滴度的改变，血清中甲状腺微粒体抗体（TM-Ab）、甲状腺过氧化物酶抗体（TPO-Ab）和血清甲状腺球蛋白抗体（TGAB）滴度明显增高即可诊断。需要鉴别的疾病很多，包括亚急性甲状腺炎、肉芽肿性甲状腺炎、甲亢及甲状腺肿瘤，其中甲状腺肿瘤又包括甲状腺腺瘤和甲状腺癌（图 6-4-16，图 6-4-17）。

（1）亚急性甲状腺炎往往近期有上呼吸道感染病史，甲状腺内部低回声区范围较大，大于桥本甲状腺炎，多出现在甲状腺前壁，甚至侵及颈前肌肉和软组织。

（2）原发性甲亢患者临床症状明显，多数桥本甲状腺炎患者可出现甲亢的表现，尤其是早期桥本甲状腺炎，但是原发性甲亢者甲状腺内部回声均匀，甲状腺上动脉血流速度明显增加。而桥本甲状腺炎患者甲状腺内回声明显不均匀、回声减低，部分患者可出现增生结节。

（3）部分桥本甲状腺炎患者可出现甲状腺内增生结节，需要与甲状腺肿瘤结节相鉴别。桥本甲状腺炎患者结节回声增高多见，边界不清，背景甲状腺回声明显不均，未见

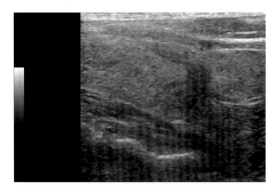

图 6-4-16 桥本甲状腺炎恶变

长期桥本甲状腺炎患者见局限性极低回声病灶，纵横比＞1

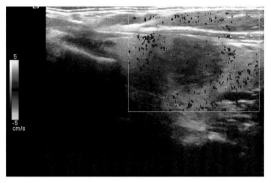

图 6-4-17 肉芽肿性甲状腺炎

甲状腺内低回声病灶，边缘不清，内部回声欠均匀

钙化等征象。而肿瘤结节可出现声晕、钙化，背景甲状腺回声可以是均匀的。

5. 临床价值及存在问题　超声对桥本甲状腺炎的诊断临床价值首先可以筛查甲状腺结节性病变的存在，除外甲状腺肿瘤病变的可能，其次可以帮助临床医师了解甲状腺功能改变的病因，并帮助确定 Graves 病、亚急性甲状腺炎及结节性甲状腺肿的诊断。存在的问题是部分病例，如局灶性桥本甲状腺炎、伴有浓缩胶质形成强光点时不易与其他疾病相鉴别。

四、侵袭性甲状腺炎

1. 临床表现　侵袭性甲状腺炎又称纤维性甲状腺炎，是一种少见的甲状腺慢性炎性病变，早在 1883 年由 Bernard Riedel 首先描述并报道，因此得名 Riedel 甲状腺炎。病变甲状腺的炎性纤维组织增殖替代了正常甲状腺组织，并且穿透甲状腺包膜向周围组织侵犯，使甲状腺紧贴于气管上或与颈部肌肉粘连而不易分离。病变甲状腺触感坚硬如木，故又称为"木样甲状腺炎"。

2. 声像图表现　此变甲状腺炎有类似恶性的侵袭性生长特点，病变腺体往往体积明显增大，更由于突破包膜的浸润性生长而呈各种形态。内部回声明显减低，分布明显不均匀（图 6-4-18）。由于病变腺体的纤维化改变常导致结节性病灶形成，与恶性肿瘤难以鉴别。侵袭性甲状腺炎虽然病灶肿块体积巨大，但没有淋巴结病变。CDFI 显示血流信号减少，血流速度减低。

3. 诊断及鉴别诊断思路　此病唯一正确的诊断方法是手术活检，超声表现不典型，伴结节时须与甲状腺癌相鉴别。

4. 临床价值及存在问题　超声检查提示慢性甲状腺炎可能，超声可部分排除恶性肿瘤，检测血清多数有甲减。

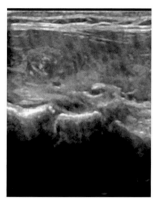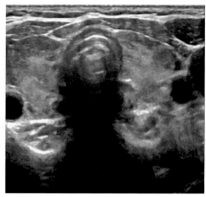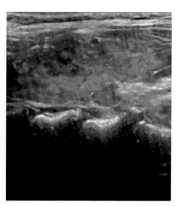

图 6-4-18 侵袭性甲状腺炎

甲状腺体积明显缩小，与周边组织分界不清

五、结核性甲状腺炎

1.临床表现 结核性甲状腺炎又称甲状腺结核，是一种比较罕见的非特异性甲状腺疾病，此病可以是全身结核的一部分，单独出现很少见，多数伴有肺结核。此病的感染途径一般有两种：一种为血行感染，原发灶为粟粒性结核；另一种为淋巴途径感染，或直接由喉/颈部结核性淋巴结直接累及。

结核性甲状腺炎的病理表现有三种：①粟粒性播散，甲状腺多发病灶，病灶大小、密度不一；②甲状腺局灶性干酪样坏死，多为孤立性，局部肿大与甲状腺癌类似，可仅表现为结节状改变或结节伴囊性成分，也可发展为冷脓肿；③纤维增生型，甲状腺肿大明显，表面不光滑，质地较硬，由结核肉芽肿组成，周围纤维组织增生。

结核性甲状腺炎通常无明显结核病的临床症状，多以甲状腺包块就诊，容易被误诊为甲状腺癌、甲状腺炎、桥本甲状腺炎及甲状腺腺瘤等。

2.声像图表现 因病理分型和病程不同，其表现可复杂多样。据临床经验在各种炎症、肿瘤诊断不明确时，须考虑此病。结核性甲状腺炎可表现为单个结节或弥漫性多结节，早期与腺瘤类似，多为局灶性包块样改变，体积大小不等。随着病情发展，如引起周围组织水肿粘连，则病变区域扩大，形态不规则。急性期冷脓肿形成时，由于病灶边缘纤维组织增生而形成较厚的脓肿壁，为其特征表现。粟粒性结核者甲状腺内部缺乏特异性表现，由于结核容易出现钙化灶，推测部分患者在结核病控制或轻微炎症自愈后在甲状腺实质内残留散在钙化灶。CDFI 观察病灶区血供多不丰富，血供减少这一现象与病理基础相符合（图 6-4-19）。

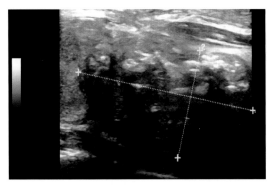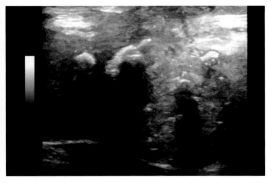

图 6-4-19　结核性甲状腺炎

甲状腺病灶内回声明显不均匀，可见低回声、等回声及钙化的强光斑

第五节　甲状腺增生性疾病的超声诊断

一、毒性弥漫性甲状腺肿

1.概述　毒性弥漫性甲状腺肿又称 Graves 病，是一种伴甲状腺激素分泌增多的器官特异性自身免疫性疾病。研究表明本病是在遗传的基础上，因感染、精神创伤等应激因素而诱发。病理上甲状腺弥漫性、对称性增大质软坚韧，表明光滑，也可不平或分叶状。镜下显示滤泡细胞呈弥漫性增生，滤泡数目增多，上皮呈高柱状，排列紧密，细胞大小、形态略有不同。滤泡间质血管丰富、充血和弥漫性淋巴细胞浸润伴淋巴滤泡形成。

2.临床表现　此病发病率仅次于甲状腺结节性疾病，多数甲亢起病较缓慢，也有急性发病，女性多于男性。临床症状有心慌、怕热、多汗、食欲亢进、消瘦、情绪易激动等。甲状腺弥漫性体积增大，质地较软，表面光滑，突眼及指端粗厚等上述表现可序贯出现或单独出现。

3.声像图表现　甲状腺呈轻度或中度弥漫性、对称性、均匀性增大，内部呈密集细小光点，无结节。甲状腺包膜连续、光滑，分界清楚。CDFI 显示肿大甲状腺内血流信号增多，甚至异常丰富，呈"火海征"。双侧甲状腺上动脉血流速度异常增高，甚至达正常的两倍以上（图 6-5-1 ～图 6-5-4），一般 > 70cm/s 者具有诊断价值。

超声造影对 Graves 病显示呈高增强，甲状腺内可见密布、均匀的造影剂光点填充，未见局限性造影减低区或无增强区。注意此种情况下可适量减少注射造影剂，以免过增强掩盖部分异常增强的表现。

超声弹性成像对于 Graves 病像表现为比较均匀的硬度表现，多以绿色或部分红色显示，剪切波弹性成像检测剪切波速度多 < 2.85cm/s。

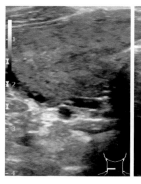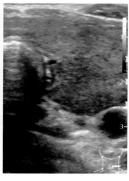

图 6-5-1　Graves 病

甲亢患者甲状腺弥漫性增大

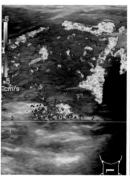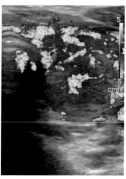

图 6-5-2　Graves 病

甲状腺横断面血流异常丰富，呈"火海征"

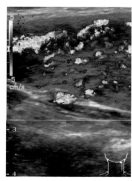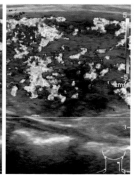

图 6-5-3　Graves 病

甲状腺纵断面血流异常丰富，呈"火海征"

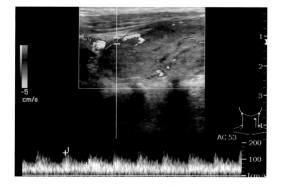

图 6-5-4　Graves 病频谱图

频谱多普勒显示甲状腺上动脉血流速度异常增高

4. 诊断及鉴别诊断思路　超声对于原发性甲亢的诊断重点是甲状腺均匀性肿大及血流丰富，但是甲状腺出现血流丰富的疾病有几种，需要进行如下鉴别：

（1）毒性结节性甲状腺肿：继发于结节性甲状腺肿或高功能甲状腺腺瘤，占甲亢的10%～30%，此病有单个或多个甲状腺结节，部分结节容易出现囊性变。

（2）甲状腺炎性甲亢：见于桥本甲状腺炎或亚急性甲状腺炎，在疾病初期，甲状腺滤泡被破坏，释放大量甲状腺激素进入血液循环，产生甲亢。此病甲状腺内有大小不等的炎性病变低回声区，边缘不清晰。

（3）突眼型甲亢：超声除了显示甲状腺病变声像图改变外，还显示眼球后组织增宽，为脂肪垫水肿所致，同时也可发现眼外肌较正常增厚。

（4）甲减致甲状腺血流丰富：甲减患者由于早期甲状腺内残余甲状腺激素进入血液引起类似甲亢的甲状腺血流增多，此时甲状腺还不一定缩小，所以容易与甲亢混淆。此时要注意甲状腺的回声明显不均匀，甲状腺上、下动脉血流速度无明显增加，一般＜50cm/s。

5. 临床价值及存在问题　超声检查甲亢的重要价值就是发现或排除甲状腺内结节，也可用于发现甲状腺病变是否合并甲亢，并且作为监测甲状腺肿大程度、甲状腺治疗后

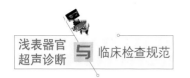

恢复情况等。存在的问题是除了甲亢患者甲状腺内血流丰富外，也有部分早期甲减患者及部分高功能甲状腺腺瘤患者也会出现血流丰富。

二、结节性甲状腺肿

1. 概述　结节性甲状腺肿又称非毒性结节性甲状腺肿或无功能性甲状腺肿，包括免疫性及炎症引起的甲状腺肿，主要是由于体内甲状腺激素合成下降，机体调节维持甲状腺激素的分泌。当血中甲状腺激素减少，脑垂体分泌 TSH 增加，TSH 刺激甲状腺增生体积增大。TSH 等多种刺激因子使甲状腺滤泡复制增生，随着时间的延长，具有高生长的潜力细胞不断复制，形成成簇滤泡细胞，逐渐形成甲状腺结节。在此过程中部分结节营养供应不足，一些组织发生出血、坏死，并被肉芽组织取代，最后纤维化、钙化。

2. 临床表现　一般结节性甲状腺肿患者无明显临床症状，随着甲状腺逐步肿大，临床可触及的甲状腺表面光滑，质软，随吞咽活动，无震颤和杂音。随着病程的进一步发展，逐渐出现结节性肿大，不对称，多结节，质地不等，位置不一，一般无疼痛。如甲状腺结节质硬，活动佳，应警惕恶变。巨大结节可以压迫推挤周围组织出现相应压迫症状。严重缺碘的地方性甲状腺肿出现甲减症状，如易疲劳、发稀、苍老和精神症状。地方性甲状腺肿的新生儿可发生克汀病（智力低下、发育迟缓）。地方性甲状腺肿实验室检查表现为 TSH 升高、T_4 下降、Tg 下降。

3. 声像图表现　二维高频超声显示两侧叶甲状腺不规则增大，内见多发性、大小不等的结节，也可呈单发结节。结节边界不清楚，无包膜回声，内部回声不均匀，部分结节呈实质性低回声，大多数结节内部可出现囊性变。此病可经历三个过程：①少结节型：甲状腺大小尚正常，内可见单个或数个结节，大小一般在 1cm 左右，结节内可见无回声区；②多发结节型：甲状腺内可见多个结节，数目可多至几十个以上，结节大小不等，大者可达 5cm 以上，内有囊性、实性或囊实混合性（图 6-5-5，图 6-5-6）；③混合结节型：结节内部基本都是存在囊实混合性病灶，部分病例伴钙化。CDFI 显示血流减少，少数结节内也可见较丰富血流信号。周围的甲状腺组织回声多数正常，也可出现纤维增生、钙化等现象，少数病例甚至出现恶变征象，表现为病灶内局限性极低回声，形态不规则，周边 > 1（图 6-5-7 ～图 6-5-10）。

超声造影对结节性甲状腺肿的表现呈多样化，多数病灶显示周边环形强，内部无或低增强，这主要是对结节较大或结节有继发囊性变者。部分增生结节显示病灶内呈高增强（图 6-5-11）。

超声弹性成像病灶对于甲状腺结节表现不一：部分实质性病变结节可显示绿色信号为主的弹性成像表现；如果结节内出现钙化者弹性成像显示较硬的蓝色或混杂色；结节仅显示囊性表现者，目前弹性成像不能显示（图 6-5-12）。

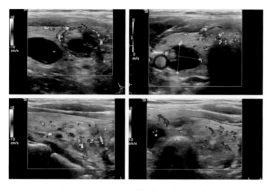

图 6-5-5 结节性甲状腺肿

同一患者甲状腺内多个结节，多数伴有囊性，变是其特征周边还可见斑片状钙化灶

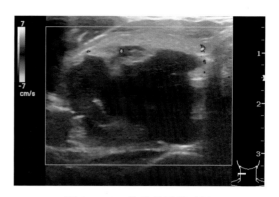

图 6-5-6 结节性甲状腺肿

囊性病灶的内壁可见多发实性小结节，但范围小，很少见丰富血流信号

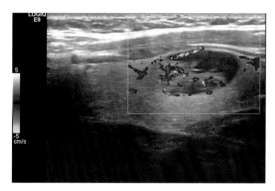

图 6-5-7 结节性甲状腺肿

实性病灶有部分囊性变，边界欠规则，实性部分见血流信号

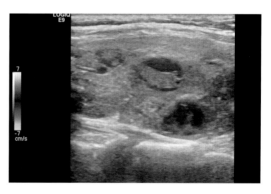

图 6-5-8 结节性甲状腺肿

甲状腺内多发病灶，边界欠清，大部分伴囊性变

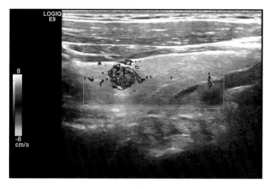

图 6-5-9 结节性甲状腺肿

病灶较小，边界清，回声尚均匀，伴丰富血流信号

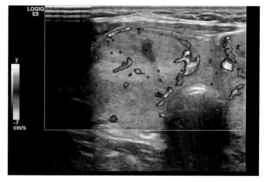

图 6-5-10 结节性甲状腺肿部分恶变

结节内可见局限性极低回声区，纵横比＞1

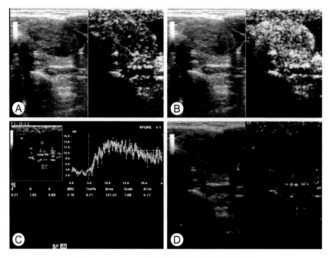

图 6-5-11　结节性甲状腺肿造影

A、B. 病灶区周边增强明显、内部轻度增强；C. 造影时间 - 强
度曲线呈平滑下降；D. 造影剂填充前的回声增强

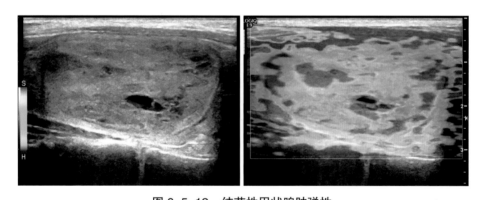

图 6-5-12　结节性甲状腺肿弹性

弹性成像显示病灶主要呈绿色，少部分蓝色、红色

　　4. 诊断及鉴别诊断思路　结节性甲状腺肿是临床上最常见的甲状腺结节性疾病，超声诊断依据：①甲状腺内结节多少不一，多发多见，结节内部囊实不等，但囊实混合病灶多见；②结节可出现钙化，一般钙化分布在病灶周边或邻近结节囊性部位；③结节内一般血流信号较少，但如果有高功能结节者，甲状腺内血流信号增多；④目前也有学者将甲状腺增大滤泡所致的甲状腺内多发的小囊性病灶、囊壁清楚的结节报告成结节性甲状腺肿。

　　由于此病结节的多样性，因此需要与甲状腺多种疾病进行鉴别。

　　（1）桥本甲状腺炎是慢性疾病，早期甲状腺内出现低回声区，中后期出现增生结节，因此需要与结节性甲状腺肿相鉴别。但是桥本甲状腺炎往往整个甲状腺回声减低，局部呈更低回声，且低回声区边缘模糊，不易出现病灶内部囊性变，所以不难鉴别。某些患者可同时出现桥本甲状腺炎和结节性甲状腺肿，此时应具有两者的特征。

（2）亚急性甲状腺炎往往有较明显的临床症状，甲状腺内部低回声范围较大，边缘模糊，病灶内不易出现结节囊性变，因此容易鉴别。

（3）甲状腺腺瘤往往单发，形态规则，有包膜，周围甲状腺组织回声正常。CDFI显示甲状腺腺瘤血流信号更丰富。如果结节性甲状腺肿呈单发病变时则鉴别较难（表6-5-1）。

表 6-5-1 甲状腺腺瘤与结节性甲状腺肿的鉴别

鉴别点	甲状腺腺瘤	结节性甲状腺肿
数目	多为单侧	双侧，多发性，散在分布
边界	有较光滑完整包膜，周边可见声晕	无包膜，边界不光滑
内部回声	较均匀	不均匀，有大小不等低、无回声区
甲状腺组织	腺瘤周围组织正常	病灶周围有正常组织

（4）甲状腺癌多为甲状腺内单发结节，低回声区形态不规则，尤其是病灶纵横比＞1，内部有砂粒样钙化灶特征。

5.临床价值及存在问题 超声可判断甲状腺是弥漫性病变还是结节性病变，超声可显示结节的数目、大小、部位，超声可根据结节的形态结构提示结节为良性或恶性，为进一步临床处理提供帮助。

三、单纯性甲状腺肿

1.声像图表现 甲状腺对称性、均匀性轻度、中度到重度增大，少数病例可达正常的 3 ～ 5 倍，表面光滑、边缘饱满，内部回声均匀、稍减低、无结节。CDFI 血流未见明显异常（图 6-5-13）。超声造影显示甲状腺均匀增强，未见局限性高、低或无增强。弹性成像显示甲状腺组织呈均匀硬度，多以绿色或部分红色显示，剪切波弹性成像剪切波速度多＜ 2.85cm/s。

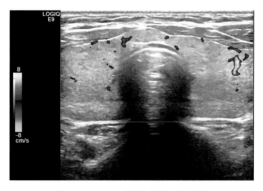

图 6-5-13 单纯性甲状腺肿
甲状腺弥漫性肿大，回声较均匀

2. 诊断及鉴别诊断思路　此病声像图表现较明显，诊断容易，有时须注意与部分正常人的甲状腺表现相鉴别。

3. 临床价值及存在问题　若患者临床表现不明显或仅见甲状腺肿大，化验检查甲状腺功能基本正常，即可诊断此病。

四、甲状腺功能减退

1. 概述　甲状腺功能减退简称甲减，是多种原因导致甲状腺激素合成、分泌减少或效应不足所致的一种内分泌疾病。按发病年龄不同甲减者分为三型：起源于胎儿或新生儿者称呆小病、克汀病或先天性甲减；起源于儿童者称幼年型甲减；起源于成人者称成人型甲减。按临床表现及实验室检查分为临床型甲减和亚临床型甲减。起病原因可以是先天性或后天性原因，后天性原因主要有：①长期缺碘；②手术时甲状腺全部或大部分切除；③放射性 ^{131}I 治疗时甲状腺组织破坏过多；④各种甲状腺炎造成的甲状腺破坏；⑤丘脑 - 垂体病变，TSH 不足；⑥抑制甲状腺激素生成的药物影响。

原发性甲减由各种原因引起的早期腺体内有大量淋巴细胞和浆细胞浸润，久之滤泡破坏代以纤维组织，残余滤泡上皮细胞萎缩，滤泡内胶质减少，也可伴有结节形成。继发性甲减是因 TSH 分泌不足、TSH 分泌减少、腺体缩小、滤泡萎缩、上皮细胞扁平，但滤泡腔充满胶质。

2. 临床表现　此病与发病年龄相关，成人型甲减主要是影响代谢或脏器功能减低，起病较缓慢，有时长达 10 余年。呆小病小儿不主动吸奶、不活泼，患儿体格、智力发育迟缓。幼年型甲减介于成人型与呆小病之间。实验室检查：原发性甲减患者 T_3、T_4 降低，TSH 增高，促甲状腺素释放激素（TRH）刺激试验呈过度反应。亚甲减 T_4 正常或降低、T_3 正常、TSH 增高。继发性甲减 TSH 水平低下，T_3、T_4 降低，病变在下丘脑者 TRH 刺激试验呈延迟反应，病变在垂体者 TRH 刺激试验无反应。

3. 声像图表现

（1）甲状腺体积改变：甲减患者的成因较多，体积变化多样。①甲状腺发育不全者其体积明显缩小；②缺碘或药物引起者甲状腺体积可增大，原因是甲状腺激素分泌减少，反馈性垂体分泌 TSH 增多，导致甲状腺增生，代偿性甲状腺弥漫性增大；③桥本甲状腺炎患者早期可因大量淋巴细胞浸润致甲状腺体积增大，中后期由于甲状腺滤泡破坏，纤维组织增多，甲状腺体积缩小；④近来部分甲亢患者采用 ^{131}I 放射治疗导致甲状腺体积缩小；⑤手术部分切除患者可见残余甲状腺体积小或左右体积不同；⑥亚甲炎引起的甲状腺改变为早期体积增大，后期缩小。

（2）甲状腺形态结构改变：多数甲减患者甲状腺位置正常，64% 呆小病患者有异位甲状腺，异位甲状腺可能位于舌、舌下或舌骨与甲状软骨之间的喉前。异位可有一处或多处，15% 的病例可无甲状腺。甲状腺区未显示甲状腺者，局部可显示"甲状腺空缺区"或显示长条形囊肿，大小为 2 ～ 8mm。甲减患者甲状腺内部回声不均匀呈网络状改变；桥本甲状腺炎患者整个甲状腺内部回声减低，明显不均匀（图 6-5-14）。

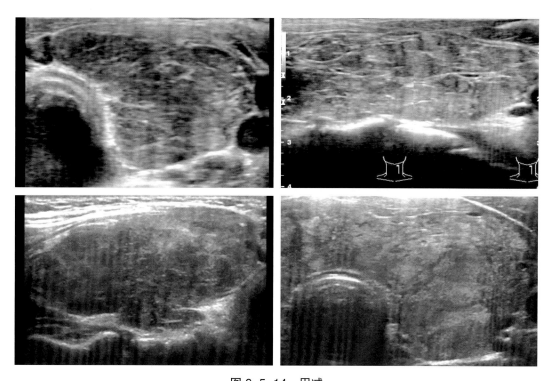

图 6-5-14　甲减

甲减患者甲状腺回声明显不均匀，呈多发结节状及网络状

（3）甲状腺彩色多普勒血流改变：甲减患者依据甲减的程度不同，分甲减及亚甲减。两者甲状腺内血流变化明显不同。Schulz 等将甲状腺内血流丰富程度分为 0 ～ 3 级，0 级：甲状腺内未见血流信号，仅见较大血管分支；Ⅰ级：甲状腺实质散在分布点状、条状或小斑片状彩色血流信号，彩色面积 ＜ 1/3；Ⅱ级：甲状腺实质内散布片状血流信号，部分融合成大片状，彩色面积为 1/3 ～ 2/3；Ⅲ级：甲状腺内弥补彩色血流信号或大片状血流信号，彩色面积 ＞ 2/3（图 6-5-15）。有报道甲减患者 63% 表现为 0 级、18% 表现为Ⅰ级、

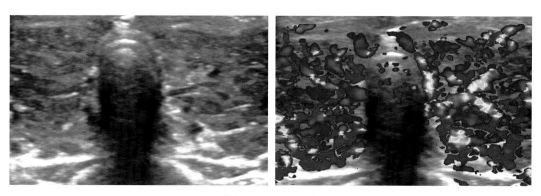

图 6-5-15　甲减

甲状腺体积较小，回声明显不均匀，彩色血流较丰富

12% 表现为Ⅱ级、7% 表现为Ⅲ级。甲状腺内血流信号的多少与甲状腺患者血中 TG-Ab 和 TPO-Ab 水平密切相关，随着抗体水平的增加，血流密度也逐渐增加。甲状腺内血流信号的多少还与 TSH 值和甲状腺体积相关，与甲减持续时间呈负相关。

亚甲减患者甲状腺内血流较丰富，血流束增粗，部分可见片状融合或呈五彩镶嵌状布满整个甲状腺，即"火海征"。

异位甲状腺患者可在异位区域显示彩色血流信号，其机制可能是在 TSH 刺激下异位甲状腺呈高功能状态，刺激局部血供增加。

（4）甲状腺频谱多普勒血流动力学改变

1）甲状腺上动脉频谱：甲减患者甲状腺上动脉峰值血流速度 Vmax 与最低流速 Vmin 比正常组增高，但没有甲亢明显。RI 在亚甲减时范围较大，介于（0.61±0.19）之间。

2）甲状腺实质内血流：甲减患者甲状腺实质内动脉血流峰值流速 0 级血供者 22cm/s、Ⅰ级血供者 39cm/s、Ⅱ级血供者 58cm/s、Ⅲ级血供者 68cm/s。

4.诊断及鉴别诊断思路　此病临床比较常见，可出现在多种甲状腺疾病中。超声诊断主要依据甲状腺体积的变化，尤其是体积变小，血液速度改变，实质回声不均匀，特别是回声明显增强者。血流速度的改变主要是流速减低状态并结合血液化验指标中 T_3、T_4 及 TSH 的改变进行诊断。

5.临床价值及存在问题　甲减的超声诊断主要用于评价甲状腺的功能改变，并利于甲状腺疾病的鉴别诊断。

第六节　甲状腺肿瘤的超声诊断

一、甲状腺腺瘤

1.概述　甲状腺腺瘤起源于甲状腺滤泡上皮细胞，是甲状腺最常见的良性肿瘤。病因未明，目前认为可能与性别、射线和 TSH 刺激有关。甲状腺腺瘤的组织学分类包括滤泡型腺瘤和其他类型腺瘤，以滤泡型腺瘤常见。20% 的腺瘤属高功能性，可引起甲亢，约有 10% 腺瘤可癌变。

目前，全世界所采用甲状腺腺瘤的病理诊断标准为：①有完整的纤维包膜，包膜薄；②包膜内外甲状腺组织结构不同；③包膜内组织结构相对一致性；④包膜内组织压迫包膜外甲状腺组织，形成半月形；⑤常为孤立性结节。

临床上难以确定甲状腺结节的性质，即使病理活检，有时甲状腺腺瘤与结节性甲状腺肿、滤泡型甲状腺癌也不易明确辨别（表 6-6-1）。

表 6-6-1 甲状腺滤泡型腺瘤病理分型

类型	分类
常见型	小滤泡型（胎儿型）腺瘤
	正常滤泡型（单纯型）腺瘤
	大滤泡型（胶样型）腺瘤
	梁状／实性（胚胎型）腺瘤
变异型	玻璃样和透明细胞型滤泡型腺瘤
	嗜酸细胞滤泡型腺瘤
	伴有乳头状增生腺瘤
	高功能腺瘤（毒性腺瘤）
	非典型腺瘤（细胞过多性腺瘤）

2. 临床表现 甲状腺腺瘤发生年龄在 20～40 岁，一般病程缓慢，临床症状不明显，多见于体检偶然发现。多为单发，可发生于正常甲状腺或异位甲状腺，肿瘤直径一般从 0.5～1.5cm 不等，有少数患者因瘤内出血引起颈部不适、疼痛或颈部肿块近期增大而就诊。某些高功能腺瘤患者可伴有甲亢症状。甲状腺腺瘤是否会癌变的问题一直看法不一，许多学者认为绝大多数甲状腺癌从一开始就是恶性，不像其他恶性肿瘤有明确的腺瘤／癌序列。也有人认为甲状腺癌来源于腺瘤，部分患者肿瘤近期迅速增大导致声音嘶哑，肿瘤活动受限，硬实，出现颈部淋巴结肿大则应当考虑恶变的可能。

3. 声像图表现 甲状腺腺瘤的声像图表现变化多样，其高频二维超声、CDFI、超声造影及弹性成像表现具有一定的特征。

（1）高频二维超声：甲状腺腺瘤结节多为单发，女性多见，多发生于甲状腺两侧叶。甲状腺腺瘤椭圆形多见，也见圆形或卵圆形，病灶边界清楚，绝大多数有较完整的包膜，周边可见环形、窄的声晕。良性结节出现声晕的频率远高于恶性结节，恶性结节的声晕多不是完整环形声晕，且厚薄不一（图 6-6-1～图 6-6-4）。目前认为声晕是由于受推挤在周边的小血管围绕所致，除血管之外，包膜外组织受压萎缩，周围组织的炎性渗出，

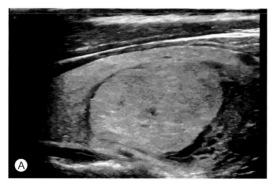
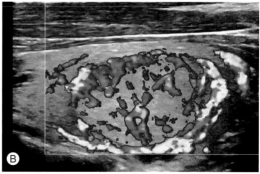

图 6-6-1 甲状腺滤泡状腺瘤

A. 病灶回声较强，周边见环形窄声晕；B. 病灶周边环形血流并向内部分支

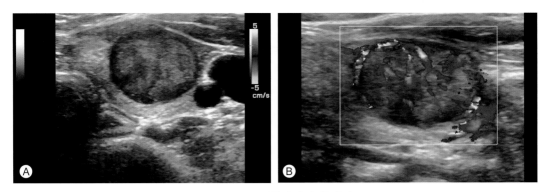

图 6-6-2　甲状腺滤泡状腺瘤

A.病灶回声较低，尚均匀，周边见环形窄声晕；B.病灶周边见环形血流并向内部分支

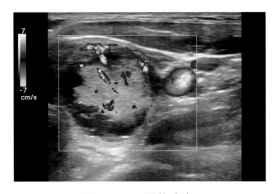

图 6-6-3　甲状腺癌

恶性病灶周边宽窄不一声晕，内部见粗的穿动脉血流

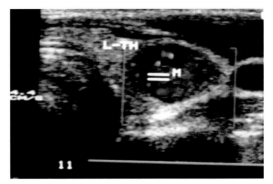

图 6-6-4　甲状腺婴儿型腺瘤

病灶呈极低回声，边界清，内部回声均匀，病灶内部可见少量点状血流

间质水肿，黏液性变，包膜与周围组织的粘连及包膜本身等原因也与声晕的形成相关。

　　甲状腺腺瘤内部回声以实性为主，可呈低回声、等回声及高回声，以等回声多见。甲状腺腺瘤内部回声的高低与其病理组织学特征相关，细胞和滤泡较大、排列疏松的腺瘤，其回声低，细胞和滤泡较小、排列紧密者，间质含血管和纤维组织多者，其回声高。滤泡型腺瘤多呈等回声或稍高回声，胎儿型腺瘤及胚胎型腺瘤多呈较低甚至极低回声区，其区别于甲状腺癌的极低回声表现者在于前者边界清楚，类圆形。少见的甲状腺嗜酸性腺瘤表现为病灶内部回声不均匀，伴较多强光点回声及小无回声区（图 6-6-5）。腺瘤因供血不足，瘤体内部常液化囊性变，囊性变腺瘤多见于 2cm 以上腺瘤，较大腺瘤可发生退行性变，包括囊性变、出血坏死、钙化或乳头状增生，瘤内形成分隔状或囊壁残存少量实性回声，表现为囊壁乳头状或团块状突起。囊内可见细小斑片状或絮状回声区（图 6-6-6）。12% ~ 27% 的甲状腺腺瘤可出现钙化，钙化以周边环形为特征，又称为蛋壳样钙化，少数病例由于血凝块吸收后形成粗钙化（图 6-6-7，图 6-6-8）。少数甲状腺腺瘤可出现恶变，表现为病灶内局限性极低回声区，形态不规则，纵横比＞ 1，边界欠清晰，部分内部可见微钙化灶（图 6-6-9，图 6-6-10）。

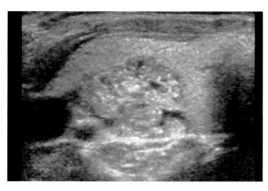
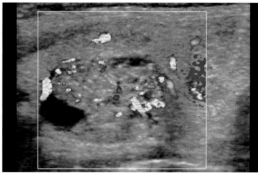

图 6-6-5　甲状腺嗜酸性腺瘤

实性病灶内见少量无回声区及较多浓缩胶质形成的强光点

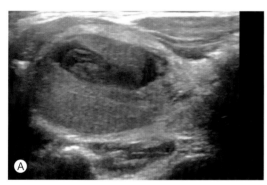
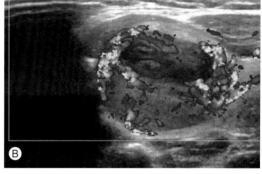

图 6-6-6　甲状腺腺瘤囊性变

A.实质性病灶内见无回声区，边界清；B.彩色血流较丰富

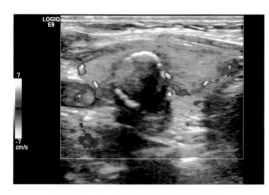
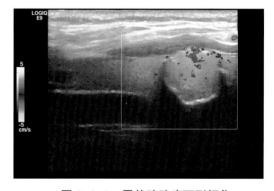

图 6-6-7　甲状腺腺瘤环形钙化

病灶周边环形钙化，内部均匀，低回声

图 6-6-8　甲状腺腺瘤环形钙化

病灶周边环形钙化，内部回声较强

271

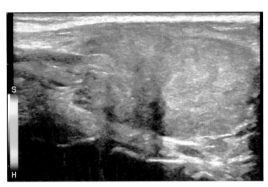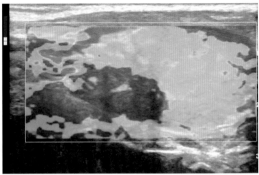

图 6-6-9 甲状腺腺瘤部分恶变

较大病灶内局限性低回声，弹性成像显示局部质地硬

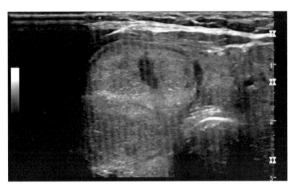

图 6-6-10 甲状腺腺瘤部分恶变

较大病灶内局限性极低回声，纵横比＞1

（2）CDFI 显示：甲状腺是血供丰富的内分泌腺体，可清楚显示甲状腺结节的血流供应。Fukunari 等将甲状腺结节的血流情况分成4级：①Ⅰ级：结节内没有血流；②Ⅱ级：彩色血流仅见于结节的周边；③Ⅲ级：血流穿入肿瘤，血供中等；④Ⅳ级：多支血流穿入肿瘤，血供丰富。并认为Ⅰ、Ⅱ级多为良性，Ⅲ、Ⅳ级多为恶性。目前认为滤泡型甲状腺腺瘤比较典型的血流特点是病灶周边有环形血流，并向病灶内部发出分支，但此表现不能完全鉴别滤泡型甲状腺腺瘤与滤泡型甲状腺癌（图 6-6-11，图 6-6-12）。胚胎型甲状腺腺瘤和胎儿型甲状腺腺瘤表现为病灶内部细小血流，血管横断面上呈单发星点状血流信号，其区别是前者可显示出动脉频谱（图 6-6-4）。

（3）甲状腺腺瘤超声造影：依据病灶的大小及类型有不同表现，比较典型的表现为病灶周边环形增强，内部稍增强或无增强，时间－强度曲线显示病灶区造影剂消退呈单向曲线。少部分病例可表现为病灶内部及周边均匀性增强（图 6-6-13～图 6-6-16）。此表现不易与滤泡型癌相鉴别，需要结合临床及病理表现。小的甲状腺腺瘤也是类似均匀性增强，鉴别也类似（图 6-6-17，图 6-6-18）。

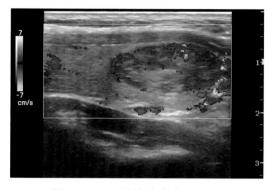

图 6-6-11 甲状腺腺瘤

椭圆形病灶周边环形血流，并向内部分支

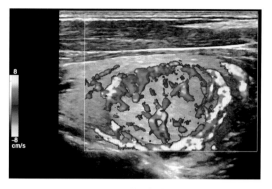

图 6-6-12 甲状腺腺瘤

病灶中等回声，周边环形血流，并向内部较多分支

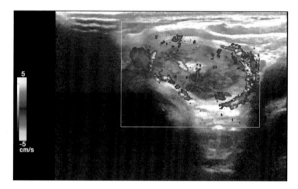

图 6-6-13 甲状腺腺瘤

病灶低回声，边界清，内部回声不均匀

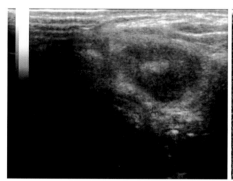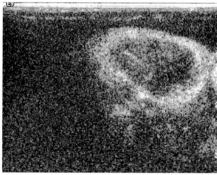

图 6-6-14 甲状腺腺瘤造影环形增强

造影显示病灶周边明显环形增强

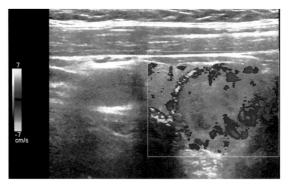

图 6-6-15　甲状腺腺瘤

病灶呈实质性中等回声，边界尚清

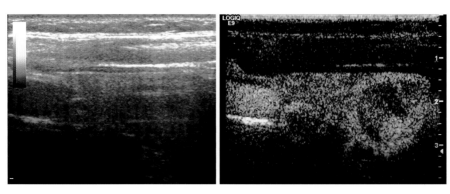

图 6-6-16　甲状腺腺瘤造影环形增强

造影显示病灶周边明显环形增强，内部增强

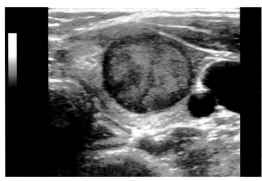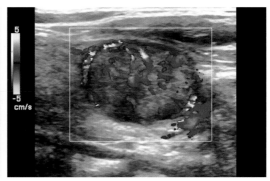

图 6-6-17　甲状腺腺瘤

实性病灶，周边环形声晕，内回声尚均匀

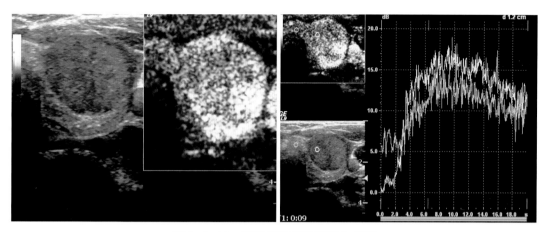

图 6-6-18　甲状腺腺瘤造影均匀增强

造影显示病灶周边及内部均匀增强

（4）甲状腺腺瘤弹性成像：表现为病灶质地中等或偏软，病灶区呈红色或红蓝相间色彩（图 6-6-19，图 6-6-20）。

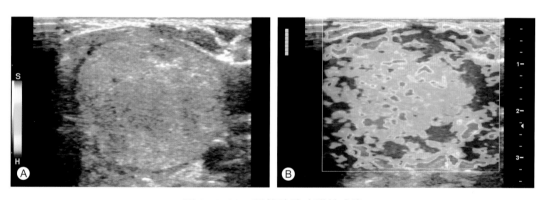

图 6-6-19　甲状腺腺瘤弹性成像

A. 滤泡型腺瘤呈高回声；B. 弹性成像显示中等硬度

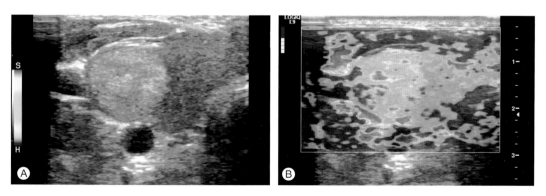

图 6-6-20　甲状腺腺瘤弹性成像

A. 病灶内部回声尚均匀；B. 弹性成像显示中等硬度

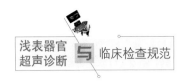

4.诊断及鉴别诊断思路

（1）结节性甲状腺肿与甲状腺腺瘤临床及声像图表现相似，鉴别较困难。结节性甲状腺肿远较甲状腺腺瘤多见，前者往往多发，后者往往单发，甲状腺腺瘤多见声晕，周边易见环形血流，而结节性甲状腺肿包膜不完整，血流呈短线状或分支状。

（2）儿童出现甲状腺单个结节50%位恶性，年轻男性的单个结节要警惕恶性可能，恶性结节形态不规则，内部可见为钙化，颈部淋巴结肿大等表现可鉴别甲状腺腺瘤。

（3）甲状腺腺瘤可以发生在慢性甲状腺炎的基础上，表现为甲状腺弥漫性病变内出现较典型的腺瘤声像图。

（4）甲状腺内多种结节共同存在，超声鉴别比较困难，部分结节性甲状腺肿内合并甲状腺腺瘤，也有甲状腺腺瘤与甲状腺癌混合存在，大多诊断提示主要病变而遗漏伴发病变。

5.临床价值及存在问题 甲状腺腺瘤依据病灶多为圆形或椭圆形、内部回声均匀、周边声晕及环形血流表现即可诊断。存在问题是部分单发的结节性甲状腺肿、甲状腺癌与甲状腺腺瘤差别有限，诊断有时较困难，需进一步穿刺活检。

二、甲状腺癌

目前，世界范围内甲状腺癌发病率都较高，据国家卫健委的不完全统计，我国甲状腺结节患病率约为18.6%，甲状腺癌病例占甲状腺结节总数的1%～5%，据此计算，2010年全国甲状腺结节患者约为2.5亿人（包括患病但没有就诊的患者）。其中，甲状腺癌患者有1250万人左右，女性比男性发病率高，为2～3：1。虽然，甲状腺癌发病率较高，但是甲状腺癌的发病原因不甚明了，与颈部曾经放射性照射、TSH刺激、遗传基因缺陷及碘缺乏有关。雌激素水平的变化也越来越受到关注，10岁前甲状腺癌男女发病率无明显差异，10岁以后女性发病率增高，有学者认为甲状腺癌与组织中雌激素受体有关。甲状腺癌有家族倾性也说明有遗传因素。其他甲状腺病变，如结节性甲状腺肿、甲亢、桥本甲状腺炎也可能与甲状腺癌有关，甚至有报道家族性腺瘤性息肉病、乳腺癌、Cowden病与甲状腺癌也有密切关系。

甲状腺癌占所有恶性肿瘤的1%，占男性癌症的0.5%，占女性癌症的1.5%。甲状腺癌有四种类型：乳头状癌、滤泡状腺癌、未分化癌及髓样癌。乳头状癌和滤泡型腺癌属于分化的甲状腺癌。94%为分化型甲状腺癌，5%为甲状腺髓样癌，属神经内分泌肿瘤，其余的1%为未分化型甲状腺癌。乳头状癌有经典甲状腺乳头状癌和滤泡型甲状腺乳头状癌两种亚型。滤泡型甲状腺乳头状癌因不同的临床病理特点又被分为包裹型和非包裹型两种。包裹型滤泡型甲状腺乳头状癌肿瘤边界比较清楚，具有完整包膜，与滤泡状腺瘤相似；非包裹型滤泡型甲状腺乳头状癌部分有包膜或完全没有包膜，常呈侵袭性生长。美国甲状腺学会对包裹型滤泡型甲状腺乳头状癌更名为"带乳头状细胞核特征的非侵袭性滤泡型甲状腺肿瘤"（noninvasive follicular thyroid neoplasm with papillary-like nuclear features，NIFTP），为非恶性肿瘤。滤泡型甲状腺乳头状癌虽然具有乳头状癌的细胞核特点，但是具有包膜，不具有侵袭性，复发率极低，所以从癌症中除名是合理的。专家小组确定了（原滤泡型甲状腺乳头状癌）诊断标准，包括细胞特征、肿瘤浸润及其他因素。NIFTP 的诊断标准：①包膜完整或边界清楚；②滤泡状生长模式，伴乳头结构＜1%、无砂粒体、＜30% 实性 / 梁状 / 岛状生长模式；③核评分 2 ～ 3 分（大小和形态——核增大 / 重叠 / 拥挤 / 拉长（0 或 1 分），核膜不规则——轮廓不规则 / 核沟 / 核内假包涵体，染色质特征——透明 / 玻璃状核）；④无血管或包膜浸润；⑤无肿瘤坏死；⑥核分裂活性不高（每 10 个高倍视野下＜ 3 个）。

（一）甲状腺乳头状癌

不同甲状腺癌的病理特点、人群分布、临床表现、恶性程度、转移规律及预后有较大的差别，同一类型甲状腺癌在不同人群中的临床表现也有不同。

甲状腺乳头状癌是最常见的甲状腺恶性肿瘤之一，占甲状腺癌 75% ～ 87%，女性比男性发病率高，发病年龄不限，30 ～ 40 岁女性发病率较高。乳头状癌占儿童恶性甲状腺肿瘤 90% 以上，其中 5% ～ 10% 有颈部暴露的放射史。

甲状腺乳头状癌切面呈灰白色，实性，中心部位可见纤维化组织，较大肿瘤内可见囊性变。镜下可见复杂分支状乳头，含纤维血管轴心。40% ～ 50% 的乳头状癌可见砂粒体。病理学上乳头状癌可分为以下亚型：滤泡型、弥漫硬化型、柱状细胞癌、高细胞癌、嗜酸性细胞乳头状癌、Warthin 瘤样肿瘤、伴有结节性筋膜炎样间质的乳头状癌、筛状乳头状癌及辐射引起的儿童甲状腺癌。1988 年世界卫生组织（WHO）定义直径 1.0cm 及以下的甲状腺癌称为甲状腺微小癌。

临床上甲状腺癌大多首先发现为甲状腺结节，常在体检或由他人发现，自觉症状不明显，也有的因为颈部淋巴结肿大而发现。肿大淋巴结可在甲状腺病变同侧、对侧或双侧发现。

乳头状癌根据不同的组织学特点主要分为单纯性乳头状癌与弥漫硬化型乳头状癌。

1. 单纯性乳头状癌　甲状腺乳头状癌可以是单发灶或多发灶，多灶型乳头状癌患病率为 28.7% ～ 46%，多灶型微小乳头状癌的患病率为 20% ～ 28.7%。

（1）形态：甲状腺内可见局限性低回声区，形态不规则，无包膜，后方可伴声衰减，少数病灶周边可见不完整的、厚薄不一声晕（图 6-6-21，图 6-6-22）。单纯性乳头状癌 86% ～ 89% 显示为低回声区，12% 显示为极低回声区。纵横比＞ 1 是诊断单纯性甲状腺乳头状癌较特异的指标，特异性可达 92.5%，敏感度为 15% ～ 74.1%，51% ～ 79.2% 癌灶边界模糊。超声显示病灶边界模糊，诊断治疗侵犯的敏感度为 84%，特异性 31%。边缘不规则可能也代表了肿瘤的侵袭性，63% ～ 92.9% 乳头状癌边缘不规则。7% ～ 26% 的病灶可发现声晕，其声晕常不完整、厚薄不一，声晕的形成与肿瘤具备包膜有关（图 6-6-23 ～图 6-6-25），其诊断敏感度为 42%，特异性为 88%。

（2）内部回声不均匀：85% ～ 98.4% 的乳头状癌表现为实质性结节，0 ～ 6% 为囊实混合性结节，病理上 1/3 的乳头状癌有囊性变，声像图上显示囊性变的比例不高，这与本身甲状腺癌进展缓慢有关，也可能与囊性变的范围小超声未能显示有关。乳头状癌

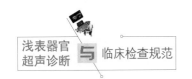
超声显示囊性变的病例多数病灶较大，囊性部分位于病灶边缘，残留肿瘤组织内容易显示钙化灶（图6-6-26，图6-6-27）。

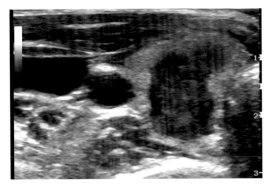

图 6-6-21　甲状腺癌

病灶形态明显不规则，周边＞1

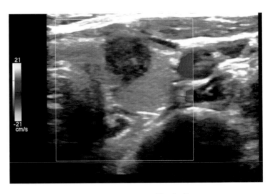

图 6-6-22　甲状腺癌

病灶边缘不清，内部呈极低回声

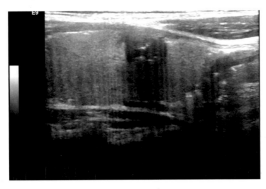

图 6-6-23　甲状腺癌

病灶边缘模糊，内部极低回声

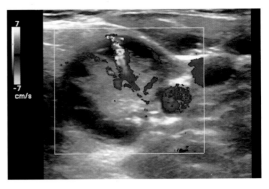

图 6-6-24　甲状腺滤泡状癌

病灶周边宽窄不一声晕，可见粗的穿动脉血流

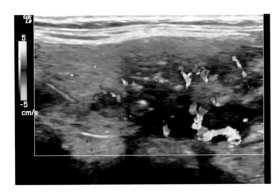

图 6-6-25　甲状腺乳头状癌

病灶形态不规则，边界不清，血流丰富，分支多

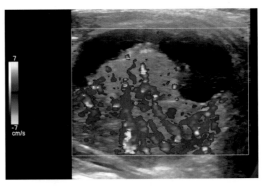

图 6-6-26　甲状腺癌液化坏死

病变区见大部分呈实性，血流丰富，分支多

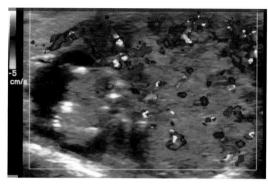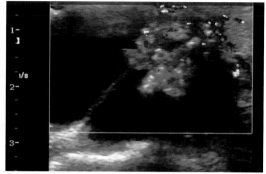

图 6-6-27 甲状腺癌液化坏死

囊实混合性病灶，实质部分较多钙化，血流丰富

（3）超声显示：甲状腺乳头状癌结节内出现钙化灶，呈点状或斑片状，钙化点直径
≤ 1mm 称为微钙化，此钙化对诊断甲状腺癌有重要特征。这可能是砂粒体或粗糙的颗粒
状不规则钙化沉积所致（图 6-6-28 ～图 6-6-31）。资料显示乳头状癌 30% ～ 42% 显示

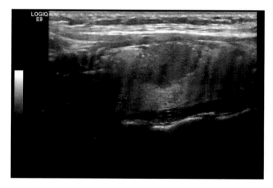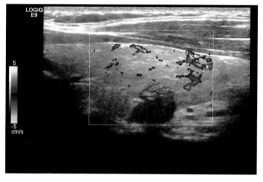

图 6-6-28 甲状腺癌微钙化

病灶边缘较多微钙化，呈环形排列，强光点不连续

图 6-6-29 甲状腺癌微钙化

病灶侵及后包膜，内部较多微钙化

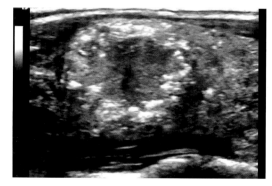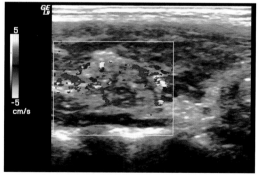

图 6-6-30 甲状腺癌微钙化

病灶周边大量微钙化，强光点环形分布，强光点
不连续

图 6-6-31 甲状腺癌微钙化

病灶回声较高，内可见较多微钙化灶

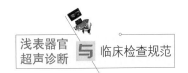

为微钙化，4%～28% 显示为粗钙化，1.6%～2.0% 显示为边缘钙化。乳头状微小癌的微钙化发生率小于较大的乳头状癌，超声上 70.8%～75.2% 显示微钙化，38.7% 出现粗钙化。根据上海瑞金医院资料显示乳头状癌 80.4% 显示钙化，76.2% 显示为微钙化。乳头状微小癌的微钙化发生率大于较大的乳头状癌（图 6-6-32，图 6-6-33）。

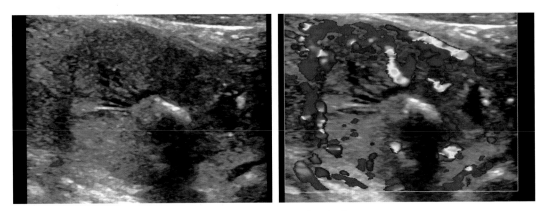

图 6-6-32　甲状腺癌粗钙化

斑片状粗钙化灶，周边较宽实质性低回声

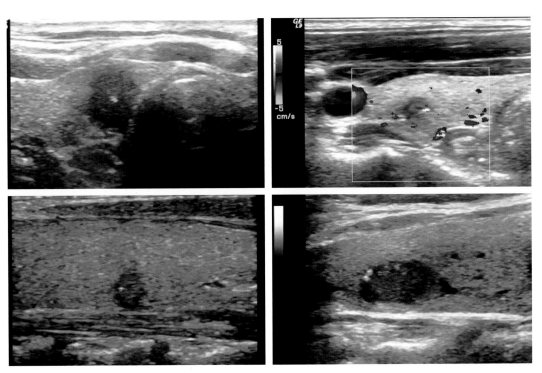

图 6-6-33　甲状腺微小癌微钙化

多个微小病灶内均可见微钙化灶

（4）CDFI 显示：对甲状腺结节的血流丰富程度报道不一，但总的来看甲状腺癌相比甲状腺其他结节的血流较少，病灶内呈稀疏血流信号，杂乱无章，血管扭曲，粗细不等。如果显示肿块内部有丰富的血流信号，甚至显示中心部位放射状血流或明显的粗支进入后有较多不规则分支者则具有特征性（图 6-6-34～图 6-6-37）。Chan 等发现 78% 的乳头状癌在 CDFI 显示为中央血管为主的血管模式，22% 表现为边缘血管为主的血管模式。Cerbone 等的探究证实乳头状癌 95% 出现中央血管，而 Yuan 等的研究发现 84% 的乳头状癌呈中央血管和边缘血管同时出现的混合型血供。

（5）颈部淋巴结肿大：甲状腺癌半数以上患者伴淋巴结转移，甲状腺乳头状癌的淋巴结转移具有特征性，表现为：①淋巴结 0.5～3cm 不等，1cm 以下呈卵圆形，2cm 左右呈稍不规则，但仍呈类圆形；②淋巴结呈低回声，髓质消失；③淋巴结内可见沙砾状钙化，与甲状腺癌灶内钙化灶类似（图 6-6-38）；④淋巴结内可见囊性变，少数病例甚至呈薄壁囊肿样（图 6-6-39，图 6-6-40）；⑤甲状腺癌淋巴结内几乎都可见血流信号，部分淋巴结内血流较丰富（图 6-6-41～图 6-6-47）。

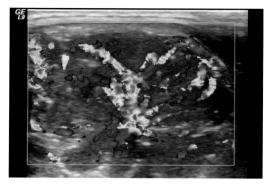

图 6-6-34　甲状腺癌

病灶内见较多微钙化，内部可见放射状血流

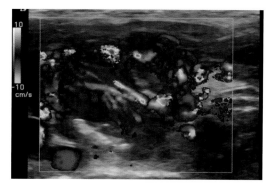

图 6-6-35　甲状腺癌

病灶内部血管分支明显增多，呈束状走行

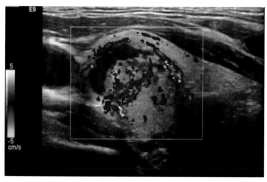

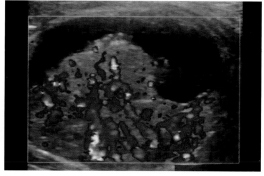

图 6-6-36　甲状腺癌囊性变血流

病灶内见丰富血流，分支多

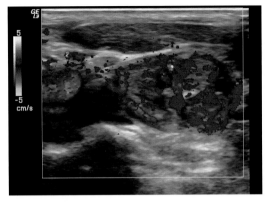

图 6-6-37　异位甲状腺癌血流

病灶异位与颈内静脉外侧，血流丰富呈网状

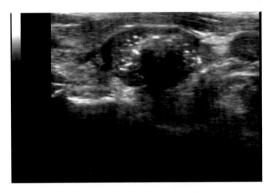

图 6-6-38　淋巴结转移微钙化

淋巴结内可见多发微钙化灶

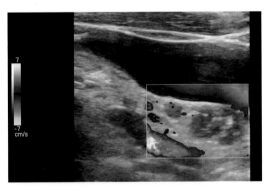

图 6-6-39　淋巴结转移并融合

颈内静脉周边可见多发淋巴结肿大并融合，内部
见多发钙化灶

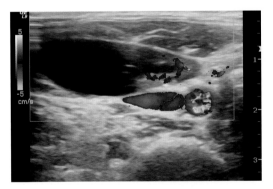

图 6-6-40　淋巴结转移并囊性变

转移淋巴结内可见囊性变

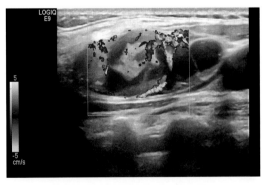

图 6-6-41　淋巴结转移并融合

多发淋巴结肿大并融合

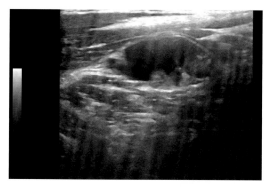

图 6-6-42　转移淋巴结囊性变

淋巴结肿大并囊性变

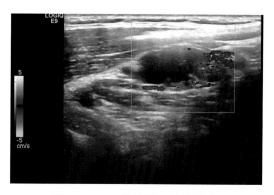

图 6-6-43　转移淋巴结囊性变

肿大淋巴结囊性变，实性部分血流丰富伴血流丰富

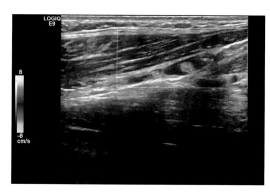

图 6-6-44　淋巴结转移

转移淋巴结内见片状高回声区

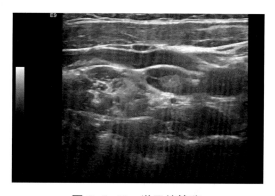

图 6-6-45　淋巴结转移

转移淋巴结内可见囊性变及钙化

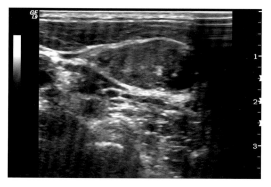

图 6-6-46　淋巴结转移

多发淋巴结肿大、融合，并钙化

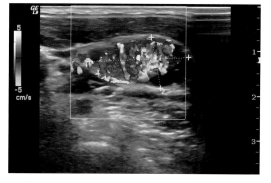

图 6-6-47　淋巴结转移

转移淋巴结内血流丰富

（6）超声造影显示：病灶呈非均匀性增强，表现为病灶内部分增强明显、部分轻度增强，部分病例造影范围超过二维病灶区，时间强度曲线显示病灶区造影剂消退呈多向曲线，下降支缓慢（图 6-6-48 ～图 6-6-50）。对于甲状腺微小癌，其超声造影具有一

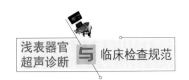

定的特征性表现即病灶区低增强。84.7% 甲状腺微小癌表现为病灶内造影剂充填较少，回声明显低于周围甲状腺组织（图 6-6-51～图 6-6-58）。但是 15.3% 微小癌呈等增强或高增强。如果超声造影显示病灶内无增强者多考虑为良性病变。

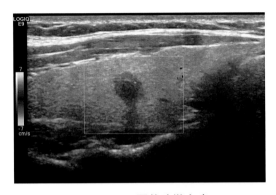

图 6-6-48　甲状腺微小癌

病灶呈低回声，边缘不清晰

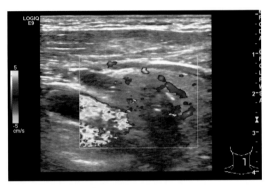

图 6-6-49　甲状腺癌

病灶内部多发钙化灶

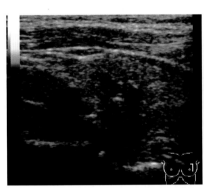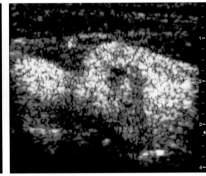

图 6-6-50　甲状腺癌低增强

病灶超声造影显示低增强

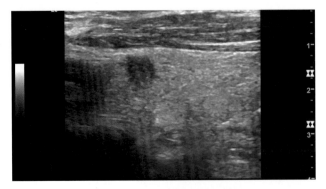

图 6-6-51　甲状腺微小癌

病灶呈低回声，边缘不清晰

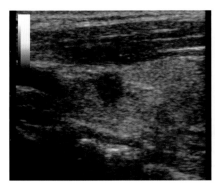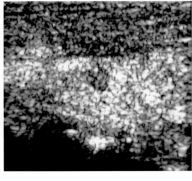

图 6-6-52　甲状腺微小癌低增强

超声造影病灶内呈低增强

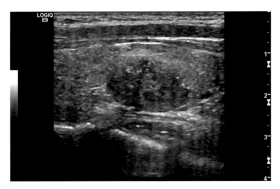

图 6-6-53　甲状腺癌

病灶内部回声明显不均，多发钙化灶

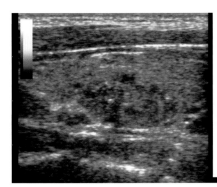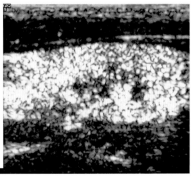

图 6-6-54　甲状腺癌非均匀增强

超声造影病灶内造影剂填充不均匀，未见周边环形增强

　　甲状腺乳头状癌中的滤泡亚型的超声表现需引起关注，部分滤泡型乳头状癌具备甲状腺癌的典型超声表现，但也有部分滤泡型乳头状癌与滤泡型腺瘤、腺瘤样结节性甲状腺肿的超声表现类似（图 6-6-59，图 6-6-60）。Komatsu 等认为当术前 FNA 提示乳头状癌而超声提示滤泡状肿瘤时，要考虑滤泡型乳头状癌的可能。

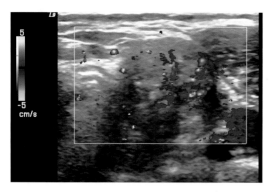

图 6-6-55　甲状腺癌钙化

较大病灶，内部血流丰富并多发钙化灶

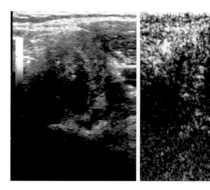

图 6-6-56　甲状腺癌非均匀增强

病灶内造影剂填充不均匀，呈非均匀性增强

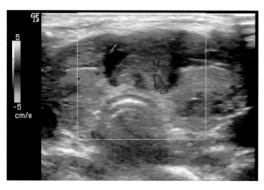

图 6-6-57　甲状腺癌

峡部病灶，回声不均匀，不完整声晕

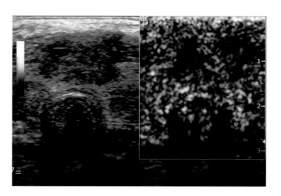

图 6-6-58　甲状腺癌非均匀增强

超声造影病灶内部呈非均匀性增强

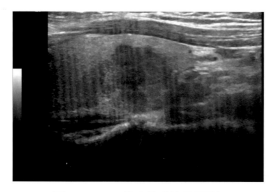

图 6-6-59　乳头状癌滤泡亚型

病灶形态明显不规则，内部回声不均匀

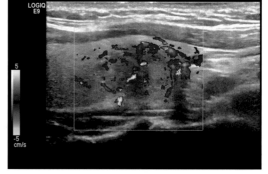

图 6-6-60　乳头状癌滤泡亚型

病灶内可见较丰富血流，走行不规则

2. 弥漫硬化型甲状腺乳头状癌　弥漫硬化型甲状腺乳头状癌为 Vickery 于 1985 年首先描述，以后陆续报道。

（1）概述：此病是甲状腺癌的一种罕见类型，约占甲状腺乳头状癌的 1.8%。组织学上甲状腺被弥漫性累及，出现广泛纤维化、鳞状上皮化生、严重淋巴细胞浸润和多发砂粒体。43.4%弥漫硬化型甲状腺乳头状癌合并甲状腺炎，常见于青少年，比一般乳头状癌侵袭性强，80%～100%发生颈部淋巴结转移，预后较一般乳头状癌差。临床上弥漫硬化型甲状腺乳头状癌多发生于10～30岁青少年，女性多于男性，比例约为4：1。无明显自觉症状，多在体检时发现或偶尔由他人发现，肿瘤弥漫性累及一侧或双侧，质地硬。＞80%的患者在就诊时已有淋巴结转移。

（2）声像图表现：弥漫硬化型甲状腺乳头状癌的超声表现与一般的甲状腺癌不同，以弥漫性改变为特点，极易与良性弥漫性甲状腺病变如桥本甲状腺炎或亚急性甲状腺炎混淆。弥漫硬化型甲状腺乳头状癌声像图表现为：①甲状腺单侧或双侧中度以上增大，弥漫性改变，甲状腺回声减低，也可表现为甲状腺内多发可疑低回声或混合回声团块，弥漫性病变占甲状腺叶的大部分或全部；②甲状腺腺叶内散在或聚集成团状钙化点，病灶区内血流稀疏杂乱；③70%～90%病例伴同侧或双侧颈部淋巴结肿大，转移性淋巴结肿大声像图与乳头状癌淋巴结转移相同（图6-6-61，图6-6-62）。

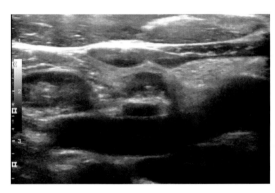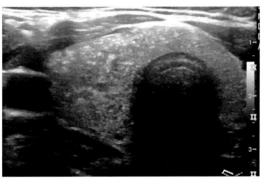

图6-6-61 弥漫硬化型甲状腺癌

甲状腺弥漫分布多发微钙化，未显示甲状腺低回声区

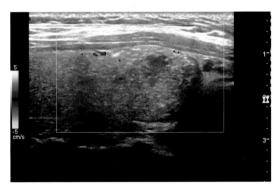

图6-6-62 弥漫硬化型甲状腺癌

甲状腺内弥漫性分布，多发性微钙化灶

三、甲状腺滤泡状癌

1.流行病学　甲状腺滤泡状癌是指有滤泡分化而无乳头状特点的甲状腺恶性肿瘤，是甲状腺癌中较常见的一种类型，滤泡型甲状腺癌发病率居甲状腺癌的第二位，占9.9%～16.9%，女性发病率高于男性，为2.3：1～4.7：1，从青春期到45～49岁发病率稳定上升，60～70岁出现发病率再次上升，平均发病年龄比乳头状癌大10岁。本病好发于地方性甲状腺肿患者，碘缺乏或继发性 TSH 刺激可能与肿瘤的发病有关。

2.病理　滤泡型甲状腺癌恶性程度比乳头状癌高，血行转移率高，淋巴结转移少。病理类型包括微小浸润型癌、广泛浸润型癌、嗜酸性细胞癌及透明细胞癌，也可根据肿瘤组织浸润范围分为浸润型和包裹型血管浸润型，前者可浸润甲状腺组织，后者肉眼类似甲状腺滤泡型腺瘤。两者皆可有出血、坏死、囊性变、纤维化及钙化。镜下病变形态变化较大，从分化类似正常甲状腺滤泡形态到明显恶性的癌组织，期间可有过渡型。

3.临床表现　临床上大多数患者表现为单发无痛性甲状腺结节，极少数患者出现声嘶、吞咽困难或颈部压迫感。颈部淋巴结受累较少，但有 10%～20% 的患者首先表现为肺与骨转移。

4.声像图表现　有关滤泡状癌的超声特征研究尚不充分，可能原因：一方面是滤泡状癌的数量相对较少；另一方面是滤泡状癌与滤泡状瘤的超声特征基本类似，且 FNA 也无法做出鉴别，从而对研究造成诸多障碍。

（1）结节：甲状腺内单个结节多见，类圆形或稍不规则，病灶边界清楚。有报道滤泡型癌较乳头状癌在形态上更趋于扁平状，73.9% A/T＜1、26.1% A/T＞1。由于不均匀浸润生长，60.9% 滤泡状癌边缘呈微小分叶状或不规则（图6-6-63，图6-6-64）。

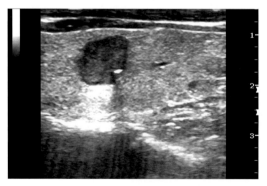
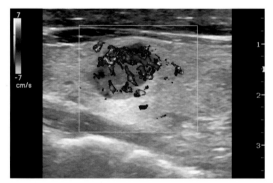

图 6-6-63　甲状腺滤泡状癌
病灶呈低回声，边界尚清，周边见钙化灶

图 6-6-64　甲状腺滤泡状癌
病灶内见丰富血流信号

（2）内部回声：82.6% 滤泡状癌内部呈均匀回声，17.4% 呈囊实性结构，65.2% 滤泡状癌呈等回声或高回声，34.8% 为低回声。滤泡状癌 17% 出现钙化，但无微钙化，这是由于滤泡状癌无砂粒体。这点与乳头状癌有明显差异，血流信号多较丰富（图6-6-65，图6-6-66）。

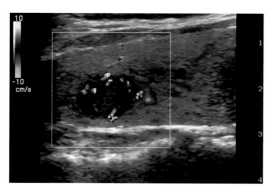

图 6-6-65　甲状腺滤泡状癌

病灶呈低回声，周边见钙化斑，周边及内部见丰富血流

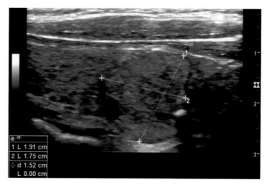

图 6-6-66　甲状腺滤泡状癌

病灶呈等回声，周边见钙化斑

（3）声晕：86.6% 的滤泡状癌出现声晕，呈厚壁声晕，不完整的声晕。

（4）CDFI 显示：彩色和能量多普勒超声可能会对滤泡型癌和腺瘤的鉴别提供有益的信息。Miyakawa 等观察到 80% 的滤泡状癌结节以中央血管为主血供，而 14% 的滤泡状瘤为肿瘤边缘血供为主的血流（图 6-6-67 ～图 6-6-69）。Fukunari 等报道滤泡型甲状腺癌 45.5% 为血流穿入肿瘤，40.9% 为高速血流穿入肿瘤，13.6% 以边缘血管为主型血供；而滤泡状瘤以 30.3% 为血流穿入肿瘤、3.4% 为高速血流穿入肿瘤和 49.4% 以边缘血管为主型血供。频谱多普勒显示滤泡型癌与滤泡型瘤在峰值血流速度、RI 上差异有显著统计学意义（图 6-6-70 ～图 6-6-72）。

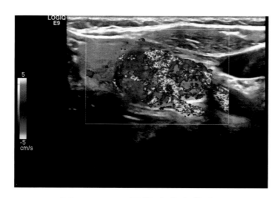

图 6-6-67　甲状腺滤泡状癌

病灶内血流丰富，呈放射状

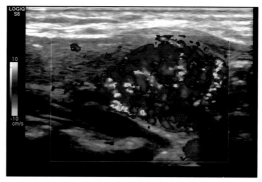

图 6-6-68　甲状腺滤泡状癌

病灶内血流丰富，分支多，走行不规则

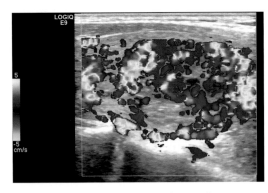

图 6-6-69　甲状腺滤泡状癌
病灶内血流丰富，走行不规则，分支增多

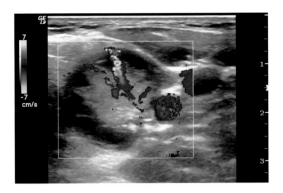

图 6-6-70　甲状腺滤泡状癌
病灶内见穿动脉血流，管径粗，分支多

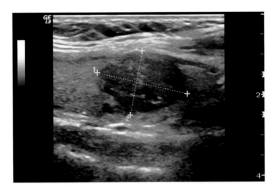

图 6-6-71　甲状腺滤泡状癌
病灶呈低回声，边界欠清，内部回声尚均匀

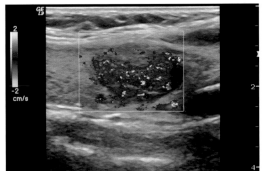

图 6-6-72　甲状腺滤泡状癌
病灶内丰富血流，分支多

（5）超声造影及弹性成像表现：超声造影对甲状腺滤泡型癌的显示缺乏特异性，除了与滤泡型甲状腺腺瘤具有较多的类似性，表现为病灶周边环形增强及病灶内部的增强，甚至呈均匀性增强。此种病灶均匀性增强表现可发生在其他病变如甲状腺增生结节、滤泡型腺瘤及滤泡型癌（图 6-6-73～图 6-6-75）。超声弹性成像对甲状腺滤泡型癌的显示，由于其病灶质地中等或偏软，病灶区也可呈红蓝相间色彩，不易与良性病变相鉴别。

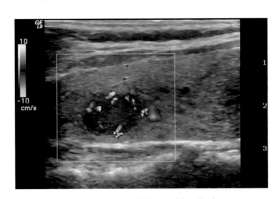

图 6-6-73　甲状腺滤泡状癌
病灶周边见钙化斑，血流丰富

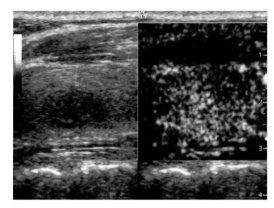

图 6-6-74 甲状腺滤泡状癌

造影高增强，造影后范围明显超过二维大小

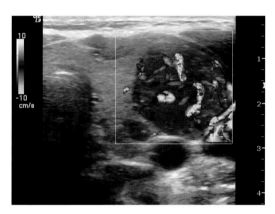

图 6-6-75 甲状腺滤泡状癌

病灶内回声尚均匀，血流丰富，分支多

四、甲状腺髓样癌

1.**流行病学** 甲状腺髓样癌是源于甲状腺滤泡旁 C 细胞的恶性肿瘤，较罕见，占甲状腺癌的 2.8%～3.3%。女性多于男性，发病率随年龄增大而增多。70～74 岁以上患者达到高峰。

2.**病理** 由于甲状腺髓样癌源于滤泡 C 细胞，故多数位于甲状腺上半部，包膜可有可无，灰白色，实性，可因钙化可有砂粒感，镜下呈典型内分泌肿瘤样结构，或实性片状、细胞巢、乳头状或滤泡样结构，间质常有淀粉样物质。

3.**临床表现** 80% 为散发性，20% 为遗传性肿瘤。发病部位可局限于甲状腺、也可出现于淋巴结或远处转移，少数患者可出现吞咽困难、喉返神经侵犯症状，髓样癌分泌大量降钙素，当血清降钙素＞ 0.6mg/ml 时应考虑甲状腺髓样癌，还可出现促肾上腺皮质激素、肠血管活性肽或 5- 羟色胺释放相关的临床症状，出现腹痛、腹泻及面色潮红。

4.**声像图表现** 超声显示甲状腺髓样癌多为单发，也可多发，直径一般 1～3cm，肿瘤形态不规则,边缘尚清,所有肿瘤皆未见声晕,内部呈低回声(图6-6-76,图6-6-77)。0～5.3%结节出现囊性变,83%～95%肿瘤内可见钙化灶,这些钙化中约44.4%为微钙化。低回声、结节内钙化、结节无声晕这三项特征相结合对诊断髓样癌可明显提高(图6-6-78,图6-6-79)。甲状腺髓样癌容易出现淋巴结转移,75%转移淋巴结内可见微钙化。由于甲状腺髓样癌与分化型甲状腺癌的超声特征有较多相似之处,超声不易鉴别诊断,如果出现髓样癌的可疑超声特征时应进行降钙素的测量。

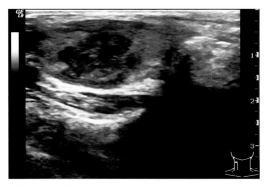

图6-6-76 甲状腺髓样癌

病灶低回声,形态不规则,内部回声不均匀

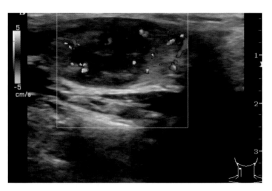

图6-6-77 甲状腺髓样癌

与图6-6-76为同一病例,病灶内见少量短线状血流信号

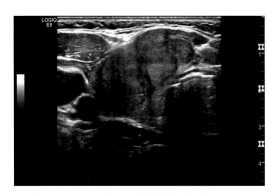

图6-6-78 甲状腺髓样癌

病灶形态不规则,回声稍强,内部回声不均匀

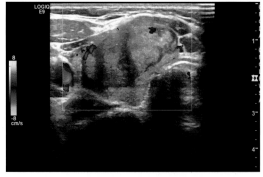

图6-6-79 甲状腺髓样癌

与图6-6-78为同一病例,病灶内血流信号较少

五、甲状腺未分化癌

1.**流行病学** 未分化甲状腺癌占甲状腺癌1.6%,女性多于男性,发病率为1.5∶1,50～60岁之后发病率增高。

2.**病理** 未分化甲状腺癌肿块较大,呈广泛浸润性生长,浸润周围软组织。质地硬,无包膜,出血坏死常见。镜下肿瘤部分或全部为未分化肿瘤细胞组成,也可少见滤泡状或甲状腺乳头状癌成分。癌细胞异型性明显，根据细胞形态结构分为巨细胞型、梭形细胞型及鳞状型，多数为分化癌发生于原先存在的分化好的癌。

3.临床表现　约75%病例表现为颈部迅速增大肿块，并伴有颈部或纵隔淋巴结肿大导致上呼吸道或消化道梗阻症状。初诊时有10%～20%出现远处转移，常见转移部位是肺和胸膜。

4.声像图表现　未分化癌又称间变性癌或肉瘤样癌，为高度恶性肿瘤。超声所见甲状腺内单个、较大实质性结节，往往＞3cm。形态不规则，无包膜，边界不清，内部低回声，不均匀。少数可见砂粒样钙化，结节内部可见少许血流（图6-6-80，图6-6-81）。

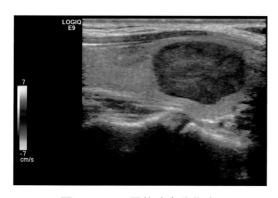

图6-6-80　甲状腺未分化癌

病灶呈低回声，尚均匀，血流信号少

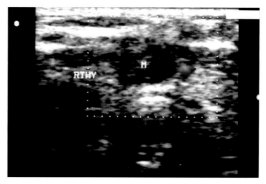

图6-6-81　甲状腺未分化癌

低回声病灶，不均欠清，内部回声欠均匀，血流少

六、甲状腺微小癌

甲状腺微小癌是指甲状腺肿瘤直径≤1cm的恶性肿瘤。因临床不易触及又称为"隐匿性甲状腺癌"。近年来，由于超声仪器的进展，尤其是高频超声的应用加上体检的广泛开展，甲状腺微小癌的检出率很高。有学者认为甲状腺乳头状微小癌当作正常发现，不予处理，原因是病程进展慢，建议用乳头状微小瘤取代。甲状腺微小癌多见于成年人，发病率女性多于男性，可单发灶也可多发灶，还可伴发其他疾病，如结节性甲状腺肿、桥本甲状腺炎、甲状腺腺瘤和Graves病。甲状腺微小癌虽然病灶很小，但其声像图表现多样，总的来说其声像图表现类似一般的甲状腺癌，同时也具有下列比较特征的表现。

1.形态　形态不规则是甲状腺微小癌的重要特征，93.9%形态不规则，94.1%纵横比≥1，纵横比＞1即具有较高的特征性，特异度可达95.5%。癌灶边界模糊、边缘不规则代表了肿瘤的侵袭性（图6-6-82，图6-6-83）。

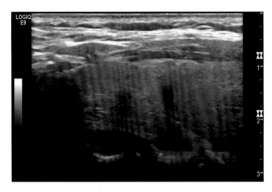

图 6-6-82　甲状腺微小癌

微小低回声病灶，纵横比＞1

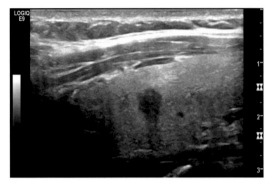

图 6-6-83　甲状腺微小癌

病灶形态不规则，回声极低

2. **内部低回声**　85%～98.4%的甲状腺微小癌内部呈低回声或极低回声（图6-6-84，图6-6-85）。

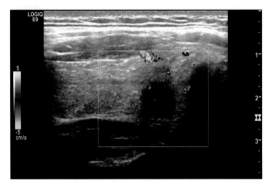

图 6-6-84　甲状腺微小癌

微小癌病灶极低回声，侵及气管

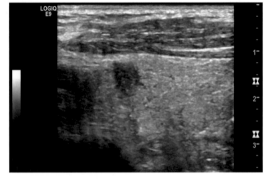

图 6-6-85　甲状腺微小癌

低回声病灶，边界不清，内部回声不均匀

3. **钙化灶**　甲状腺微小癌内部可以见到微钙化，92.4%甲状腺微小癌显示微钙化，钙化点可以是单个或多个，随着病灶逐渐增大，出现微钙化的数目也增多，这可能是因为砂粒体或粗糙的颗粒状不规则钙化沉积所致。此钙化对于诊断甲状腺微小癌具有很重要特征（图6-6-86，图6-6-87）。

4. **颈部淋巴结肿大**　甲状腺微小癌病灶虽小，仍可见淋巴结转移，表现为：①淋巴结0.5～3cm不等，1cm以下呈卵圆形，2cm左右稍不规则，但仍呈类圆形；②淋巴结呈低回声，髓质消失；③淋巴结内可见砂粒状钙化，与甲状腺癌灶内钙化灶类似（图6-6-88）；④淋巴结内可见囊性变，少数病例甚至呈薄壁囊肿样（图6-6-89）；⑤甲状腺癌淋巴结者，淋巴结内几乎都可见血流信号，部分淋巴结内血流较丰富。

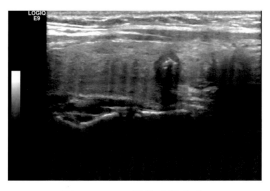

图 6-6-86 甲状腺微小癌

病灶形态不规则，纵横比＞1，内见多个微钙化

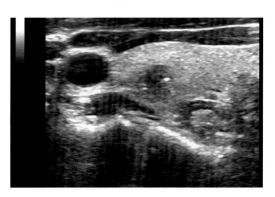

图 6-6-87 甲状腺微小癌

病灶形态不规则，内部可见单个微钙化灶

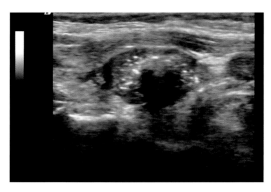

图 6-6-88 甲状腺微小癌淋巴结转移

转移淋巴结内见大量微钙化灶

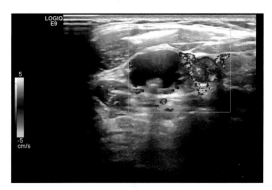

图 6-6-89 甲状腺微小癌淋巴结转移

转移淋巴结内见囊性改变及钙化

5. **血流** 甲状腺微小癌比甲状腺其他结节的血流相对较少，92.5% 甲状腺微小癌呈少血供，少数呈多血供（图 6-6-90，图 6-6-91）。

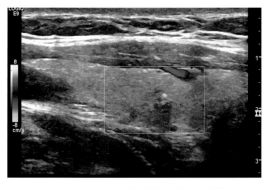

图 6-6-90 甲状腺微小癌少血供

病灶周边及内部未见明显血流信号

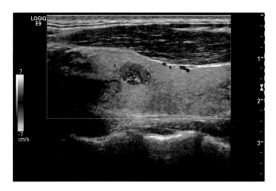

图 6-6-91 甲状腺微小癌多血供

病灶内部见血流，动态显示呈放射状分布

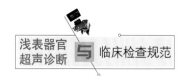

6. **超声造影** 甲状腺微小癌的超声造影具有很高的特征性，表现为病灶区低增强。84.7%甲状腺微小癌表现为病灶内造影剂充填较少，回声明显低于周围甲状腺组织（图6-6-92～图6-6-97）。但是15.3%微小癌呈等增强或高增强（图6-6-98～图6-6-101）。如果超声造影显示病灶内无增强者多考虑为良性病变。

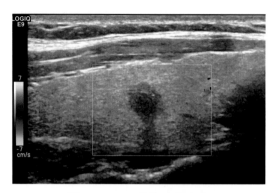

图 6-6-92 甲状腺微小癌

甲状腺内低回声病灶

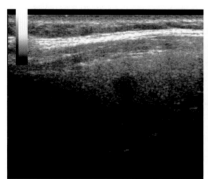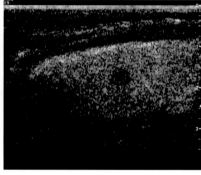

图 6-6-93 甲状腺微小癌

病灶明显呈低增强

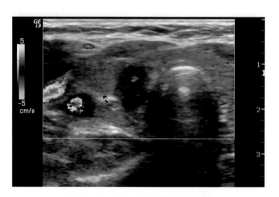

图 6-6-94 甲状腺微小癌

病灶呈低回声，纵横比＞1，见微钙化灶

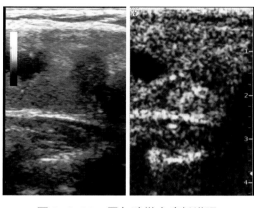

图 6-6-95 甲状腺微小癌低增强

病灶明显低增强，周边另一结节无增强

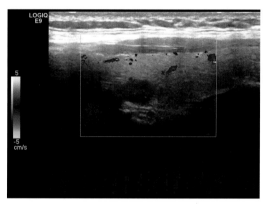

图 6-6-96 甲状腺微小癌

病灶呈低回声，边界欠清

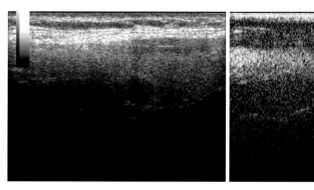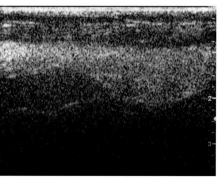

图 6-6-97 甲状腺微小癌等增强

与图 6-6-96 为同一病例，造影显示病灶呈增强

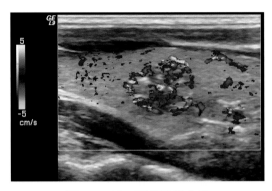

图 6-6-98　甲状腺微小癌

病灶边界欠清，内见较多钙化灶

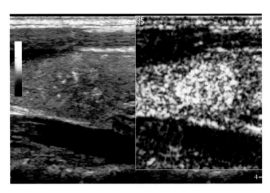

图 6-6-99　甲状腺微小癌高增强

与图 6-6-98 为同一病例，造影显示病灶明显高
增强

7. 超声弹性成像　甲状腺微小癌显示为病灶质地较硬，病灶区呈蓝色。此外还可见
异位甲状腺癌（图 6-6-100 ～图 6-6-103）。

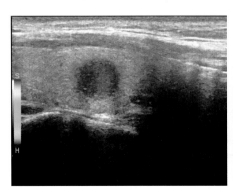
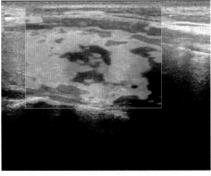

图 6-6-100　甲状腺微小癌弹性成像

低回声病灶质地较硬，弹性成像呈蓝色显示

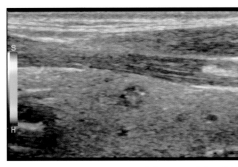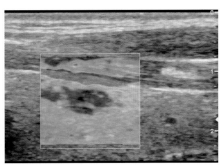

图 6-6-101 甲状腺微小癌弹性成像

病灶低回声伴钙化，弹性成像显示质地较硬的蓝色

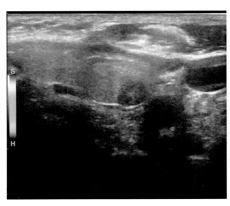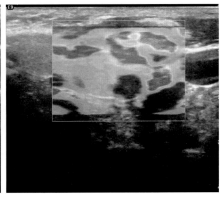

图 6-6-102 甲状腺微小癌弹性成像

甲状腺下极微小病灶，呈质地较硬的蓝色

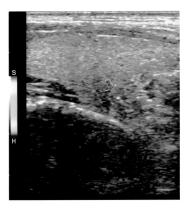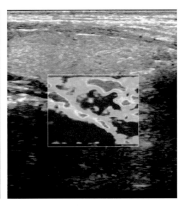

图 6-6-103 甲状腺微小癌弹性成像

下极微小病灶，边界不清伴钙化（↑），呈质地较硬的蓝色

　　8. 诊断及鉴别诊断思路　甲状腺癌的声像图表现复杂多样，部分恶性病例与良性病变类似甚至相互交叉，两者的鉴别诊断除了临床表现外，主要依据其声像图上各种征象

进行鉴别诊断。

（1）结节性甲状腺肿：某些增生结节与甲状腺癌的声像图表现相似，鉴别较困难。结节性甲状腺肿较甲状腺癌多见，前者往往多发，后者往往单发。结节性甲状腺肿结节包膜不完整，内部容易见到无回声区，钙化多呈粗钙化，多见于结节周边，血流较丰富。而甲状腺癌不易见无回声区，内部多见微钙化，多数血流较少，少部分血流丰富，多呈放射状分布。

（2）甲状腺腺瘤：相对少见，病灶内部回声尚均，周边易见环形窄声晕，但甲状腺滤泡状瘤与甲状腺滤泡状癌声像图不易鉴别，需要病理诊断。恶性结节形态不规则，周边可见宽窄不一、不完整的声晕，周边可见钙化，颈部淋巴结肿大等表现可鉴别甲状腺腺瘤。

（3）甲状腺癌：可以发生在慢性淋巴细胞性甲状腺炎的基础上，表现为甲状腺弥漫性病变内出现较典型的甲状腺癌声像图，特别是纵横比＞1比较常见。

（4）甲状腺良恶性结节并存：甲状腺内多种结节共同存在，超声鉴别比较困难，部分结节性甲状腺肿内合并甲状腺腺瘤，也有甲状腺腺瘤与甲状腺癌混合存在，大多诊断提示主要病变而遗漏伴发病变。

9.临床价值及存在问题 由于超声检查的高灵敏度和高分辨率，有经验的超声医师诊断几个毫米大小的微小癌根本不是问题，越来越多的甲状腺微小癌被检出，是否一定要手术还没有定论，部分患者可能选择继续观察，部分患者选择手术。因此，超声检查也就成了甲状腺微小癌随诊的最佳手段。不过，并非所有的＜1.0cm的甲状腺微小癌都适合随诊观察（图6-6-104～图6-6-107）。专家和大部分指南建议一旦超声检查发现这些微小癌伴有以下情况时，都不再适合随诊观察，而应该直接外科手术：

（1）甲状腺被膜受侵犯，特别是甲状腺后包膜者容易侵及喉返神经造成声音嘶哑。

（2）气管受侵犯，气管旁的病灶多数回声减低，容易误认为气管的声影而漏诊。

（3）甲状腺内多发微小癌，由于病灶增多，容易漏诊或误诊。

（4）伴有周围淋巴结转移，甲状腺癌周围的淋巴结转移比较多，据报道最高可达50%。部分淋巴结由于体积不大而容易漏诊。

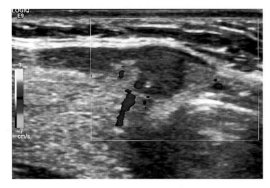

图6-6-104　甲状腺癌侵及前包膜

病灶明显侵及前包膜，边缘不清

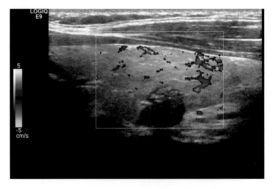

图6-6-105　甲状腺癌侵及后包膜

结节明显不规则，侵及破坏后包膜

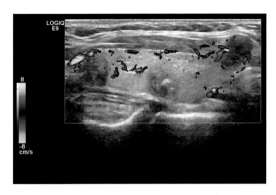

图 6-6-106 甲状腺多发癌结节

甲状腺内多个结节，形态不规则伴微钙化

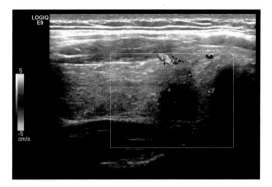

图 6-6-107 甲状腺癌侵及气管

甲状腺癌呈极低回声，病灶侵及气管

因此，超声医师在判定甲状腺结节性质后，随诊期间最关键的就是要确定该结节有无被膜侵犯、气管侵犯、淋巴结转移、是否多发。将这些重要信息提供给外科医师，以帮助临床医师做出合理的临床决策。

七、甲状腺淋巴瘤

1. 概述 甲状腺淋巴瘤有原发性和继发性之分，原发性甲状腺淋巴瘤较为罕见，占甲状腺恶性肿瘤 1%～5%，继发性甲状腺淋巴瘤是指播散性淋巴瘤累及甲状腺者。约 20% 的全身淋巴系统恶性肿瘤可侵犯甲状腺。原发性甲状腺淋巴瘤好发于女性，女：男为 3：1～4：1，大多数好发于 60～70 岁，桥本甲状腺炎是已知的危险因子，甲状腺淋巴瘤患者 90% 伴有桥本甲状腺炎。桥本甲状腺炎患者发生甲状腺淋巴瘤的危险是普通人群的 60 倍。目前，有两种说法说明两者的关系：一种认为慢性甲状腺炎出现的浸润淋巴细胞提供了发展成淋巴瘤的细胞来源；另一种假说指出甲状腺炎的慢性刺激诱发了甲状腺细胞的恶化。

2. 临床表现 临床上原发性甲状腺淋巴瘤表现为迅速增大的颈部肿块，有 30%～50% 的患者有压迫症状，包括吞咽困难、声嘶和颈部压迫感，10% 的甲状腺 B 细胞淋巴瘤患者出现典型的 B 细胞症状，包括发热、盗汗和体重减轻，10% 的患者可出现甲减。

3. 声像图表现 甲状腺淋巴瘤的超声表现根据病变形态、范围及边界情况可分为三型：结节型、弥漫型和混合型。

（1）结节型：47%～90% 甲状腺淋巴瘤表现为结节型，甲状腺肿大常局限于一侧叶，但肿瘤也可累及峡部及对侧叶。肿瘤与周围组织分界尚清，90% 边缘不规则呈海岸线样。内部低回声，分布均匀或不均匀，内见高回声带。部分肿瘤回声极低类似囊性。少数肿瘤回声类似于周围甲状腺组织（图 6-6-108～图 6-6-110）。

（2）弥漫型：10%～40% 甲状腺淋巴瘤表现为弥漫型，双侧叶甲状腺明显肿大，内部回声极低,该型病变区与周围甲状腺组织的分界无法确定。部分肿瘤内部呈网状结构。弥漫型甲状腺淋巴瘤与严重慢性甲状腺炎在超声表现上难以鉴别(图6-6-111)。

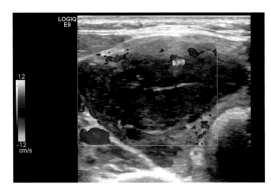

图 6-6-108　甲状腺淋巴瘤

甲状腺内极低回声病灶,边界不清,血流丰富

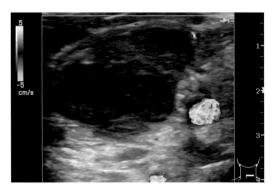

图 6-6-109　甲状腺淋巴瘤

甲状腺内较大低回声病灶,边界不清,内部回声不均匀

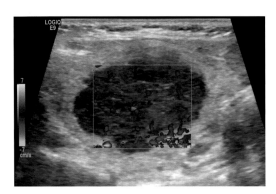

图 6-6-110　甲状腺淋巴瘤

病灶呈低回声,边界尚清,内部血流丰富

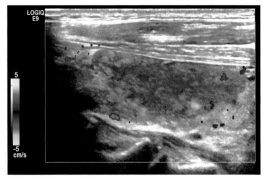

图 6-6-111　甲状腺淋巴瘤

甲状腺内弥漫型低回声病灶,边界不清,内部回声不均匀

(3)混合型:混合型甲状腺淋巴瘤少见,表现为甲状腺内多个低回声病灶,不均匀分布,这些病灶可能呈结节状或弥漫型。

甲状腺淋巴瘤的血供随病变的细胞类型和分布变化,可表现为高血供、等血供及低血供,以高血供多见。

4. 诊断及鉴别诊断思路　甲状腺淋巴瘤与桥本甲状腺炎有时鉴别困难,如果桥本甲状腺炎患者短期内甲状腺迅速增大,超声显示显著低回声者要警惕淋巴瘤,即使FNA为阴性者,也应仔细随访或手术活检。

5. 临床价值及存在问题　甲状腺淋巴瘤临床比较少见,其声像图表现特征不明显,不易与甲状腺炎性病变如亚急性甲状腺炎、桥本甲状腺炎及部分甲状腺肿瘤病变相鉴别。必要时须进行甲状腺活检帮助诊断。

八、甲状腺转移癌

甲状腺转移癌是指原发于甲状腺外的恶性肿瘤，通过血行、淋巴等途径转移至甲状腺内继续生长的肿瘤。此病比较少见，占甲状腺所有恶性肿瘤的 2% ~ 3%。

1. 临床表现 甲状腺转移癌多见于女性，男女之比为 1 : 4.25，好发年龄 50 ~ 70 岁，约 10% 小于 40 岁，其原发灶常见于肾、肺、乳腺、消化道及子宫。临床上大多数患者无明显症状，少数患者病情发展迅速，可出现声嘶、吞咽困难或呼吸困难。

2. 声像图表现 甲状腺腺单侧或双侧肿大，内可见单个或多个病灶，由于在甲状腺原有病变如甲状腺肿、甲状腺腺瘤及甲状腺炎时，肿瘤容易转移至甲状腺，故甲状腺转移癌灶周边还可见其他病变的病理性回声。转移病灶大小不一，回声尚清或欠清，内部呈低回声或极低回声（图 6-6-111），囊性变及钙化少见，CDFI 呈少血供。周围可探及淋巴结肿大。

3. 诊断及鉴别诊断思路 此病主要依据明确的甲状腺外恶性肿瘤病变的诊断，加上甲状腺内部分恶性结节的表现即考虑此病。

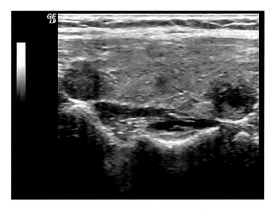

图 6-6-112 鼻咽癌甲状腺转移

鼻咽癌患者，甲状腺内多发病灶，边界欠清，内部回声不一

九、Hürthle 细胞癌

1. 概述 Hürthle 细胞癌又称许特莱细胞癌，是一种好发于老年人的甲状腺癌，也是一种分化型的甲状腺癌，一般将其视为一种特殊类型的滤泡癌。老年患者近期出现生长较快、出现疼痛和产生压迫症状的甲状腺包块，应高度警惕本病的可能。Hürthle 细胞是在甲状腺桥本病和甲状腺滤泡型肿瘤中出现的一种细胞，Hürthle 细胞起源于滤泡上皮细胞，关键特性包括嗜酸性颗粒细胞质、泡状细胞核和大核仁。Hürthle 细胞体积大于滤泡细胞，往往是大型或多边形。细胞质内有大量嗜酸性颗粒物质，通常是由大量的线粒体

所致。Hürthle 细胞癌的诊断与其他滤泡癌一样，秘须有包膜浸润和 / 或血管侵犯。肿瘤内的 Hürthle 细胞比例超过 75% 的滤泡癌才可以诊断为 Hürthle 细胞癌。Hürthle 细胞比例超过 75% 的腺瘤和癌分别称为 Hürthle 细胞腺瘤和 Hürthle 细胞癌。与其他滤泡癌一样，穿刺和术中冰冻由于取材不足，并不能直接诊断 Hürthle 细胞癌。

2.临床表现　Hürthle 细胞癌的临床特点是灶性和双侧发生，淋巴结或远处转移可能为首发症状，甲状腺功能多正常但也可以表现为甲亢或甲减，可能同时合并其他良性甲状腺或甲状旁腺疾病，也可发生于这些病变术后的残余组织。Hürthle 细胞癌有较强的侵袭性，文献报道有 34% 发生转移，而有 10% ～ 20% 的患者初诊时就发现转移，广泛浸润者颈部淋巴结转移率高达 37%。血道转移较常见，主要转移至肺、骨和中枢神经系统，淋巴转移并不少见，主要转移至局域淋巴结，局域淋巴结转移并不是预后不良的因素。

3.声像图表现　Hürthle 细胞癌在超声上缺乏特异性，通常表现为短期内快速增大的低回声包块，边界通常清楚，也有边界不清者，一般无钙化，液化和囊性变少见。血流多数较丰富，以周边不规则血流为主（图 6-6-113，图 6-6-114）。Hürthle 细胞癌的治疗以手术为主。由于肿瘤的摄碘率低，对放射性碘治疗敏感度很差，这也是本病预后不佳的原因。

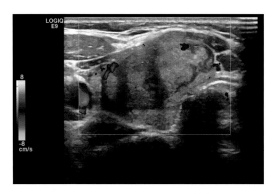

图 6-6-113　Hürthle 细胞癌
甲状腺内较大实质性病灶，形态不规则，回声欠均匀，血流少量

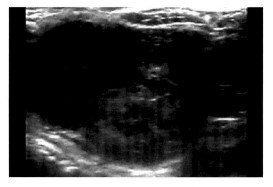

图 6-6-114　Hürthle 细胞癌
甲状腺内低回声病灶，形态不规则，内部回声不均匀，未见强光斑

4.诊断及鉴别诊断思路　此病超声诊断可发现甲状腺内局灶性病变的存在，患者年龄偏大，复查时短期内病变快速增大时应考虑此病。Hürthle 细胞癌的确诊比较困难，缺乏特征性声像图改变，需要进行病理学检查。

5.临床价值及存在问题　目前，此病的临床诊断比较少见，声像图表现不特征，部分病例归入甲状腺癌类，鉴别诊断类似于一般的甲状腺癌，对于老年患者要注意此病的可能。

第七节　甲状腺囊性疾病的超声诊断

甲状腺内真性囊肿相当少见，只有少数囊壁为鳞状上皮的囊肿才是甲状腺真性囊肿，包括甲状舌管囊肿、囊性胸腺残留、鳞状上皮囊肿和淋巴上皮囊肿。

甲状腺内多数囊性病变来自于结节性甲状腺肿或甲状腺腺瘤囊性变。

1.临床表现　无明显临床症状。少数甲状腺内囊性病变可出现囊内出血，表现为囊肿快速增大、剧烈疼痛并触及包块。

2.声像图表现　无回声区形态规则、边界清晰，可有分隔光带，后方回声增强。部分病例囊内可见出血形成的光团和光点回声（图 6-7-1～图 6-7-6）。

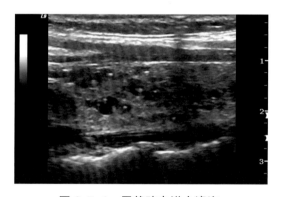

图 6-7-1　甲状腺内增大滤泡

甲状腺纵断面显示内部多发小无回声区，中间可见强光点回声，此为甲状腺滤泡增大伴有浓缩胶质

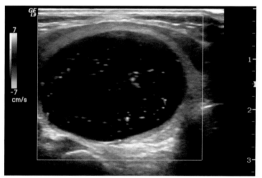

图 6-7-2　甲状腺内胶质囊肿

甲状腺内较大无回声区，内有浓缩胶质的强光点，也称胶质囊肿

3.诊断及鉴别诊断思路　结节性甲状腺肿很容易出现囊性病变，其次是增大滤泡、甲状腺腺瘤囊性变，比较少见的甲状腺癌也可出现液化坏死形成的表现病变。囊性病变容易诊断，重点是对病变性质的确定，结节性甲状腺肿多数囊性病变区较多，大小不一，内有少部分残余实性组织，内部少见钙化而边缘及结节之间组织内可见大小不等的钙化斑。一般增大滤泡表现明显，呈圆形无回声区，大小不等，壁光滑，内部可见浓缩胶质形成的强光点，后方伴"彗尾征"。甲状腺腺瘤内部无回声区内可见较多光带或光团回声，内壁容易见未完全液化的实性组织；甲状腺癌液化者残余组织内可见较多光滑强光点或光斑回声。

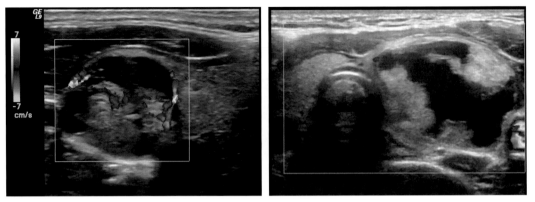

图 6-7-3　结节性甲状腺肿

囊实混合性病灶，内见低回声及无回声区

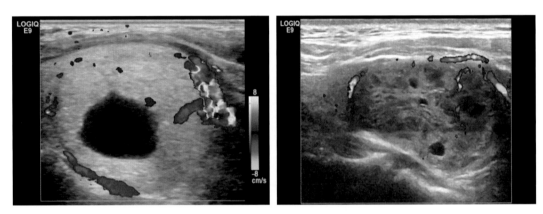

图 6-7-4　结节性甲状腺肿

实质性病灶内见无回声区，大小不一

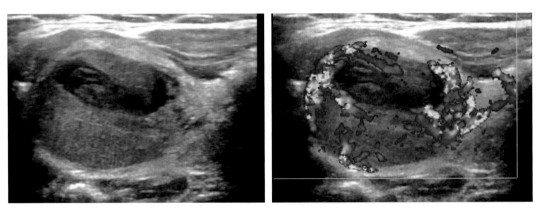

图 6-7-5　甲状腺腺瘤囊性变

实质性病灶内可见不规则无回声区

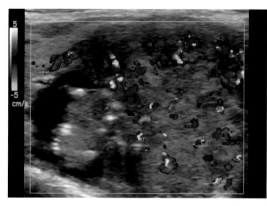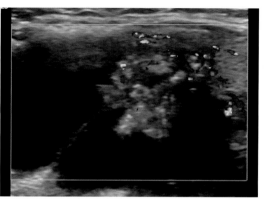

图 6-7-6 甲状腺癌囊性变

囊实混合性病灶内以实质性为主，伴丰富血流及微钙化

第八节　甲状腺发育异常的超声诊断

一、甲状腺形态异常

甲状腺形态异常可有多种表现，如甲状腺腺体单侧或双侧腺叶很小或缺如，无峡部，锥体叶很大或连接于侧叶上。少数还出现甲状腺腺叶呈小圆形或其他异常形态。

二、甲状腺发育不全或缺如

多数情况下甲状腺发育不全或缺如可存在残余甲状腺组织，并有少量已分化的滤泡组织，或仍处于胚胎发育阶段的上皮细胞索。此畸形多认为是由遗传因素引起，出生后即为克汀病。

1.临床表现　偶于体检时发现，甲状腺一侧叶缺如，而另一侧叶大小和形态如常，常多见左侧叶和峡部缺如。因不影响甲状腺素的分泌，甲状腺功能正常，临床无症状。影响甲状腺素分泌者出生后表现为克汀病，主要表现为身体矮小、智能低下。

2.声像图表现

（1）明确甲状腺部位有无甲状腺组织。

（2）发现一侧缺如。

（3）甲状腺组织可能伴发各种甲状腺疾病，要注意鉴别。

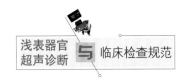

三、家族性甲状腺肿性功能低下症

家族性甲状腺肿性功能低下症由基因缺陷引起，患儿激素合成障碍，甲状腺激素分泌少，故甲状腺功能低下。甲状腺激素缺乏可反馈性地引起甲状腺滤泡增生，引起甲状腺肿大。

第九节　甲状旁腺超声检查应用解剖

一、甲状旁腺的形态与结构

甲状旁腺是人体重要的内分泌腺体，其紧贴于甲状腺背侧，无韧带与甲状腺相连。甲状旁腺通常呈圆形、稍扁，表面光滑，呈米粒状或黄豆状大小。成人腺体大小为长 3～6mm、宽 2～4mm、厚 0.5～2mm。成人单个腺体重为 30～50mg，总重量120～150mg，不超过 200mg，单个腺体重量超过 60mg 时，应视为异常。甲状旁腺外覆薄层结缔组织被膜，由该被膜发生的纤维间隔伸入腺体内，将腺体分为若干小叶，甲状旁腺血管、神经及淋巴管经由此小隔进入腺体（图 6-9-1）。甲状旁腺的颜色与年龄及营养状况有关，有时也与腺体内脂肪的含量、血供丰富程度及嗜酸性细胞数量有关。青春期前腺体内脂肪成分少，呈红棕色；25～30 岁脂肪成分增多，开始呈棕黄色。

甲状旁腺数目、位置变化很大，通常（80% 以上）有 4 个，分上、下两对，分别称

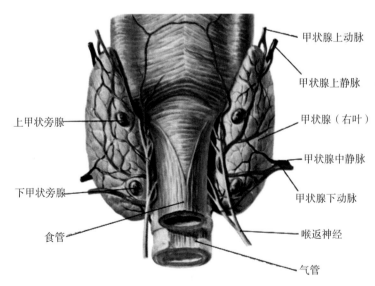

图 6-9-1　甲状旁腺位置解剖示意图（引自《奈特人体解剖彩色图谱》）

为上甲状旁腺及下甲状旁腺。上甲状旁腺通常位于甲状腺左右侧叶的背面中 1/3 处，平环状软骨下缘的对面，位置较固定，< 2% 的上甲状旁腺会发生异位。下甲状旁腺多位于甲状腺侧叶后缘的下部，或远离甲状腺而靠近甲状腺下极，易发生位置变异。最常见的位置是邻近甲状腺下极（42%），15% 位于甲状腺下极侧面，39% 位于"胸腺舌"内，即胸腺的头侧延伸段，其余位置包括上至颈动脉分叉处，下至纵隔（2%）及甲状腺内（约 1%）。

二、甲状旁腺的生理功能及病理变化

甲状旁腺分泌的甲状旁腺激素（PTH），甲状腺 G 细胞分泌的降钙素，以及 1 , 25-(OH)$_2$-D$_3$ 共同调节钙和磷的代谢，控制血浆中钙和磷的水平。

一直以来临床上多认为甲状旁腺功能亢进症主要是骨骼及泌尿系统的病变，近二十年来，随着血钙筛查的应用，约 50% 的甲状旁腺功能亢进症患者无临床症状，只表现血清钙、磷生化改变和 PTH 激素的升高。甲状旁腺功能亢进症可分为原发性、继发性、三发性和异位性（假性）四种。原发性甲状旁腺功能亢进症是由甲状旁腺本身病变引起的 PTH 合成、分泌过多所致；继发性甲状旁腺功能亢进症是由各种原因所致的低钙血症，刺激甲状旁腺，使之增生肥大，从而导致 PTH 分泌过多，见于肾功能不全、骨质软化症、广泛骨肿瘤（多发性骨髓瘤或转移癌）及小肠吸收功能不良等；三发性甲状旁腺功能亢进症是在继发性甲状旁腺功能亢进的基础上，由于腺体受到持久和强烈的刺激，部分增生组织转变为肿瘤，自主地分泌过多的 PTH，过去列为原发性范畴，见于肾移植后；异位甲状旁腺功能亢进症是由于某些器官，如肺、肾和卵巢等的肿瘤能分泌类似甲状旁腺多肽物质，导致血钙增高等症状。

第十节 甲状旁腺超声检查技术

一、扫查方法及正常声像图

甲状旁腺超声检查所用仪器及探头频率与甲状腺检查类似，甲状旁腺超声检查前无须特殊准备，被检查者仰卧于检查床上，将枕头垫于肩部。甲状旁腺一般位于甲状腺与颈长肌之间，气管外侧与颈总动脉内侧之间。上甲状旁腺在甲状腺侧叶内缘后上方中 1/3 交界处寻找，下甲状旁腺在侧叶下 1/3 处后面。两侧对比依次检查，若某侧有慢性肿块时，则先行健侧检查。一般先做横切面扫查，再做纵切面扫查。需仔细观察其大小、形态、边界、内部回声及周边毗邻关系。有时甲状旁腺与淋巴结相似，CDFI 有助于鉴别。CDFI 可显示淋巴门结构或淋巴门型彩色血流信号，而甲状旁腺一般无此表现。甲状旁腺的血流来

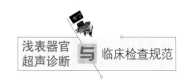

自甲状腺动脉的分支，但一般不来自甲状腺实质。探头加压时颈部软组织可发生移动，但是不同的组织存在细微的相对运动，这也有助于甲状旁腺的显示。

正常甲状旁腺体积小而回声偏高，超声不易发现。正常甲状旁腺一般呈扁圆形，形如黄豆，平均大小约 5mm×2mm×1mm，内部回声与甲状腺相似或稍低，因周围纤维组织束或筋膜的存在，所以回声较清，且呈高回声。CDFI 显示正常甲状旁腺无明显血流信号（图 6-9-2，图 6-9-3）。

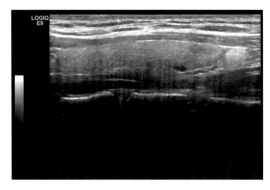

图 6-9-2　甲状旁腺纵断面
甲状腺下极后方高回声即甲状旁腺

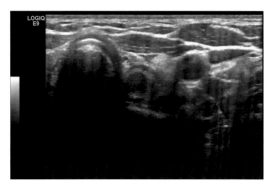

图 6-9-3　甲状旁腺横断面
气管与颈总动脉间高回声即甲状旁腺

二、适应证

1. 颈部较大肿块，其他检查怀疑甲状旁腺来源者。

2. 甲状旁腺功能亢进者临床表现多为骨痛、多尿、烦渴而多饮、血 PTH 升高、血钙升高、血磷降低、反复泌尿系统结石等。

3. 尿毒症而多次透析治疗者。

4. 其他内分泌疾病者，多种内分泌疾病可累及甲状旁腺。

第十一节　甲状旁腺疾病的超声诊断

一、甲状旁腺先天性异常

甲状旁腺先天性异常主要是甲状旁腺异位，是由于甲状旁腺在生长发育过程中有一个迁移的过程。一般情况下，上甲状旁腺的位置较固定，而下甲状旁腺的位置变化较大，约有 10% 异位。下甲状旁腺可附着于胸腺表面或包裹在胸腺内，也可位于胸骨后或气管食管沟或食道后方。其次甲状旁腺数目可变异，出现在甲状旁腺迁移过程中有小块组织游离出来，形成多达 8 ～ 10 个或更多的额外甲状旁腺。

二、甲状旁腺增生

1. 临床表现　依据病因分为原发性和继发性，10% 为原发甲状旁腺增生所致，而继发性增生主要见于慢性肾脏疾病的患者，主要是因为血钙、血镁过低，血磷过高，刺激甲状旁腺增生、肥大，分泌过多的 PTH，代偿性维持血钙、磷正常。临床表现上与甲状旁腺瘤引起的甲状旁腺功能亢进类似。主要是以屡发肾结石、骨痛及以血钙过高引起的甲状旁腺功能亢进的征候群。长期高钙血症可影响肾小管的浓缩功能，出现多尿、夜尿、口渴等。高血钙还可引起患者精神及心理上的改变，如忧郁症、焦虑，甚至昏迷。

2. 声像图表现　①甲状旁腺增生者，腺体增大呈圆形或椭圆形，以圆形多见，增生腺体边界光滑，与甲状腺之间可见高回声包膜分隔，这提示增生结节是来源于甲状旁腺的有力证据；②亢进的甲状旁腺内主细胞内脂滴明显减少，腺体回声显著降低，另外，甲状旁腺弥漫性与结节性增生者内部回声也不同，弥漫性增生者内部回声为均质低回声，结节性增生者内部回声多变，较大结节者因坏死、囊性变而出现腺体内无回声、强回声等；③ CDFI 在弥漫性与增生性甲状旁腺的表现不同，弥漫性增生者病灶周边及内部血流较少，结节性增生者则血流较丰富（图 6-9-4，图 6-9-5）。

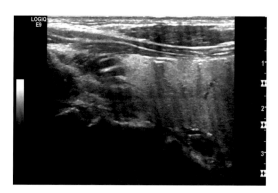 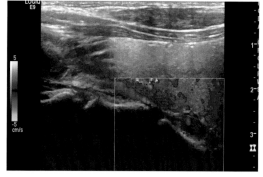

图 6-9-4　甲状旁腺增生　　　　　　　　　图 6-9-5　甲状旁腺增生

甲状腺后方低回声病灶，边界清，内部回声均匀　　与图 6-9-4 为同一病例，病灶内丰富血流

3. 诊断及鉴别诊断思路　此病要依据临床表现，重点观察甲状旁腺的体积变化、回声改变、血流改变及实验室检查。

4. 临床价值及存在问题　此病临床症状较多，超声能显示病灶的大小、数目及形态结构的改变，为临床诊断提供重要信息并及时处理。

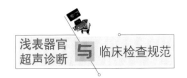

三、甲状旁腺瘤

1. 临床表现　甲状旁腺瘤是一种良性内分泌肿瘤,原发性甲状旁腺功能亢进症 80% 是由甲状旁腺瘤引起。以女性多见,男女比为 1：3,好发年龄在 30 ～ 50 岁,病变累及单个腺体占 90%,下甲状旁腺发病多于上甲状旁腺。异位甲状旁腺主要观察甲状腺内、纵隔或食管后方。临床表现多样,肾并发症为主者占 70%,骨骼系统症状占 20% 左右。

本病主要是以屡发肾结石、骨痛及以血钙过高引起的甲状旁腺功能亢进的征候群。长期高钙血症可影响肾小管的浓缩功能,出现多尿、夜尿、口渴等。骨痛主要位于腰背部、髋部、肋骨与四肢,局部有压痛。高血钙还引起患者精神及心理上的改变,如忧郁症、焦虑,甚至昏迷。

2. 声像图表现

（1）甲状旁腺通常呈卵圆形,肿块长大后常呈长椭圆形,其长轴往往与颈部长轴平行。也可见圆形、泪滴状、三角形或长方形,大小不一,大者数厘米,小者极其微小。滤泡型腺瘤大小常与血钙水平有关,血钙水平 10.5 ～ 11.5mg/dl 时,腺体一般大小为 1.5cm （图 6-9-6,图 6-9-7）。

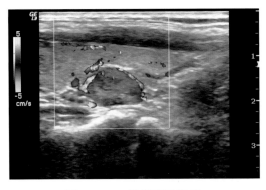

图 6-9-6　甲状旁腺腺瘤

病灶位于甲状腺厚方,局限性低回声,周边及内部均见血流

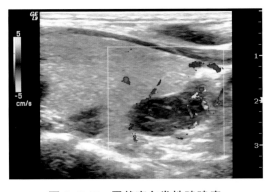

图 6-9-7　甲状旁多发性腺腺瘤

多发性病灶,回声明显低,内部可见丰富血流信号

（2）由于甲状旁腺腺瘤有包膜,故声像图上边界尚清,与甲状腺之间可见纤维间隔,腺瘤多发生在下甲状旁腺,多位于甲状腺下极后下方,而上甲状旁腺腺瘤少见,多位于甲状腺中部的后方。

（3）甲状旁腺腺瘤内部回声均匀,较大的瘤体内大量纤维条索形成高回声,且不均匀,有时可伴有出现、坏死及囊性变。少数患者腺体质地柔软,实时超声下可见瘤实质在压力下有波动感（图 6-9-8,图 6-9-9）。

（4）由于甲状旁腺为无导管腺体,腺瘤内有丰富的毛细血管网,当腺瘤发生后,组织代谢活跃,血供明显增加,当腺瘤＞ 1cm 时,CDFI 显示病灶内可见丰富血流信号,根据上述甲状旁腺腺瘤血供特征,在 CDFI 上腺瘤有以下特点：腺瘤周边,无论大小都

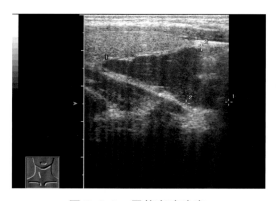

图 6-9-8 甲状旁腺腺瘤

病灶呈不规则三角形，边界尚清，内部回声均匀

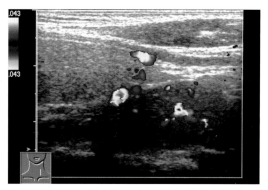

图 6-9-9 甲状旁腺腺瘤

与图 6-9-8 为同一病例，病灶内部可见丰富血流信号，呈团状

可见扩张的滋养动脉，从腺瘤长轴的一极供应腺瘤，在瘤体周边呈环形或弧形血流，内部呈分支状或短线状血流，频谱多普勒呈低阻型血流。

3. 诊断及鉴别诊断思路 甲状旁腺瘤依据临床表现，血钙和磷的变化以及声像图上甲状旁腺区低回声及丰富血流即可考虑此病，但是需要与甲状腺后壁的病变相鉴别。重点要注意两者有包膜分隔，临床症状相差明显，多能做出诊断。

4. 临床价值及存在问题 甲状旁腺瘤部分患者临床症状明显，超声能发现病灶，并多能鉴别甲状腺结节，为临床进一步处理提供重要依据，且价廉、无创。

四、甲状旁腺癌

1. 临床表现 甲状旁腺癌是临床少见的内分泌腺体恶性肿瘤，90% 的患者会出现甲状旁腺功能亢进的症状，男女发病率无差别。主要表现与高钙血症相关的症状，这与甲状旁腺良性病变症状类似，极少数可发生非功能性甲状旁腺癌，表现为颈部肿块，容易累及喉返神经引起声嘶。

2. 声像图表现 甲状旁腺癌腺体较大，形态不规则，多呈分叶状，也有少数呈圆形或椭圆形，其中病灶纵横比＞1 是其较特征的表现。由于肿瘤浸润包膜并累及周围甲状腺、喉返神经等组织。肿瘤内部呈实质性低回声，多不均匀，还可发生囊性变呈无回声，且易钙化，钙化率可达 25%。CDFI 显示病灶内血流丰富，有时可类似于甲亢的"火海征"（图 6-9-10），频谱多普勒多呈低速、低阻血流信号。

3. 诊断及鉴别诊断思路 此病主要依据病变区形态不规则，并侵犯周围组织，血流较丰富及其他恶性肿瘤表现而诊断。有时需要与甲状旁腺其他良性病变相鉴别。

4. 临床价值及存在问题 超声能够发现病变，并能显示病灶形态结构及血流变化，为临床进一步诊断提供重要的参考信息。

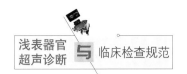

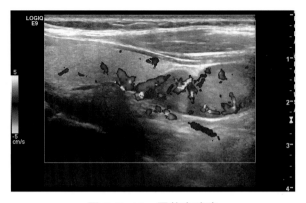

图 6-9-10　甲状旁腺癌

甲状腺后方较大病灶，形态不规则，内部回声不
均匀，血流较丰富，分支多

（黄道中）

浅表器官超声诊断与临床检查规范

（下册）

黄道中　主　编

科学技术文献出版社
SCIENTIFIC AND TECHNICAL DOCUMENTATION PRESS
·北京·

图书在版编目（CIP）数据

浅表器官超声诊断与临床检查规范：全2册 / 黄道中主编. —北京：科学技术文献出版社，2019.7

ISBN 978-7-5189-4731-7

Ⅰ.①浅… Ⅱ.①黄… Ⅲ.①超声波诊断 Ⅳ.① R445.1

中国版本图书馆 CIP 数据核字（2018）第 184561 号

浅表器官超声诊断与临床检查规范（下册）

策划编辑：张 蓉　责任编辑：张 蓉 张 波　责任校对：文 浩　责任出版：张志平

出 版 者	科学技术文献出版社	
地　　址	北京市复兴路15号　邮编 100038	
编 务 部	(010) 58882938，58882087（传真）	
发 行 部	(010) 58882868，58882870（传真）	
邮 购 部	(010) 58882873	
官 方 网 址	www.stdp.com.cn	
发 行 者	科学技术文献出版社发行　全国各地新华书店经销	
印 刷 者	北京地大彩印有限公司	
版　　次	2019 年 7 月第 1 版　2019 年 7 月第 1 次印刷	
开　　本	787×1092　1/16	
字　　数	1011千	
印　　张	42.75	
书　　号	ISBN 978-7-5189-4731-7	
定　　价	396.00元（全2册）	

编委会名单

主　编：黄道中

副主编：陈云超　　程　文

编　者：（按姓氏笔画排序）

马　珩（华中科技大学同济医学院附属同济医院细胞室）

王　良（华中科技大学同济医学院附属同济医院放射科）

王立平（华中科技大学同济医学院附属同济医院超声影像科）

王志辉（华中科技大学同济医学院附属同济医院超声影像科）

邓　倾（武汉大学附属人民医院超声影像科）

艾　涛（华中科技大学同济医学院附属同济医院放射科）

冯群群（华中科技大学同济医学院附属同济医院超声影像科）

朱小华（华中科技大学同济医学院附属同济医院核医学科）

朱文斌（华中科技大学同济医学院附属普爱医院超声科）

刘利敏（华中科技大学同济医学院附属同济医院细胞室）

许建威（郑州大学第一附属医院超声科）

李开艳（华中科技大学同济医学院附属同济医院超声影像科）

李进兵（广东省中医院二沙医院超声科）

李翔鹏（武汉市第八医院超声影像科）

杨好意（华中科技大学同济医学院附属同济医院超声影像科）

何　婷（华中科技大学同济医学院附属同济医院细胞室）

余　杨（华中科技大学同济医学院附属同济医院超声影像科）

余　铖（华中科技大学同济医学院附属协和医院超声影像科）

宋　越（华中科技大学同济医学院附属协和医院超声影像科）

张　毅（华中科技大学同济医学院附属同济医院麻醉科）

陈云超（华中科技大学同济医学院附属同济医院超声影像科）

陈文卫（武汉大学附属人民医院超声影像科）

罗鸿昌（华中科技大学同济医学院附属同济医院超声影像科）

赵　莹（华中科技大学同济医学院附属同济医院超声影像科）

柯希建（华中科技大学同济医学院附属同济医院麻醉科）

夏黎明（华中科技大学同济医学院附属同济医院放射科）

黄道中（华中科技大学同济医学院附属同济医院超声影像科）

崔新伍（华中科技大学同济医学院附属同济医院超声影像科）

程　文（哈尔滨医科大学附属肿瘤医院超声影像科）

黎春雷（华中科技大学同济医学院附属同济医院超声影像科）

颜　芳（华中科技大学同济医学院附属同济医院细胞室）

潘　初（华中科技大学同济医学院附属同济医院放射科）

序 言

随着高频超声技术的发展,超声影像医学在浅表器官领域的应用越来越广泛和深入,如在肌骨组织病变和阻滞麻醉神经定位等方面的应用已进入临床实用阶段。超声造影融合其他弹性成像、三维超声成像等新技术,使诊断水平更加精准和可靠。《浅表器官超声诊断与临床检查规范》一书,正是在这一背景下,由我院黄道中教授组织相关专家进行了编写。

本书在内容上概括了超声诊断的基础和方法学、超声图像的分析与诊断报告的书写、其他影像学诊断及浅表器官各系统疾病,全面系统地阐述了临床常见疾病及疑难杂症的超声诊断与鉴别诊断要点,同时还增加了阻滞麻醉神经定位方面的应用。

本书在编写手法上立足于临床实际,思路清晰,条理分明,图文并茂,特别对部分图像配备了相应的二维码,通过扫描二维码可同步显示清晰的动态图像和声音讲解,弥补了静态图像的不足,"动""静"结合,有"声"有"色",更有利于读者的体会和掌握。同时,对复杂病例特别注重多样化,诸如在同图异病与同病异图之间均以文字和图例的形式加以表述,并以广阔的视野、严格的思维方法与鉴别诊断手段等综合分析,以求达到精准的诊断水平。另外,本书的电子书同时上线,方便大家学习。

综上所述,本书内容系统、全面,资料翔实,编写方式有一定特色,具有很好的可操作性和规范性,本书的出版必将使广大超声医学工作者收益良多。

张青萍

前　言

　　《浅表器官超声诊断与临床检查规范》一书在内容分为 2 篇，共 18 章。第一篇总论，主要介绍了超声诊断的基础和方法学，超声图象的分析与诊断报告的书写，及其他常用影像诊断新技术。第二篇浅表器官各系统疾病，分章节讲述了全身浅表部位，包括眼、甲状腺及甲状旁腺、涎腺、淋巴结、乳腺、男性生殖器、颈部血管、四肢血管、皮肤及皮下软组织、四肢肌肉关节、直肠肛管和盆底等疾病的超声诊断及介入治疗的内容。本书以详细的临床表现、声像图表现及鉴别诊断，全面系统地阐述了临床常见疾病及疑难杂症的超声诊断与鉴别诊断要点。

　　本书立足于临床，内容系统、全面，重点介绍了"声像图表现"和"诊断及鉴别诊断思路"这两部分内容，还精心选取了相关专家在多年工作中积累的 1300 余幅静态图和 100 余幅动态图，编者团队还为每幅动态图进行了语音讲解，读者通过扫描二维码即可进行视听学习，更利于体会和掌握。另外，本书还配有电子书，方便大家随时随地学习。在诊断与鉴别诊断上，运用了目前新的超声影像技术，如超声造影、弹性成像、介入超声及三维超声等，给超声医师提供了最明晰、最全面的应用指南，以利于深刻理解、掌握各种疾病的诊断思路，以达到提高临床诊断水平的目的。

　　本书主要是各级医院超声专业医师、临床相关科室医师及在校学生理想的参考书。希望通过本书，读者们能了解浅表器官超声诊断的特色和优势、为临床检查提供规范。

　　参与本书的编写者均具有多年从事超声工作的经验，但由于知识更新较快，加之作者自身水平有限，难免有所纰漏和不足，恳求读者不吝赐教，以利今后的工作和学习。

黄道中

目 录

第一篇 总论

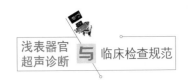

第二篇　浅表器官各系统疾病

第七章　涎腺疾病

第一节　涎腺超声检查应用解剖

人体的较大涎腺主要包括腮腺、颌下腺及舌下腺，小涎腺包括唇腺、腭腺及舌腺，腺体包括导管及腺泡两部分。超声主要能显示腮腺及颌下腺。

腮腺位于外耳的周围，由一个宽大的浅叶及较小的深叶构成，两叶由峡部相连。浅叶紧邻皮下，位于咬肌后侧的表面，深叶位于下颌深支后内侧、浅叶的下方，其深部突向咽侧壁。腮腺的主导管开口于上颌第二磨牙的颊黏膜上，长约3.5cm、内径为1～1.5mm。腮腺淋巴结含有腮腺浅淋巴结、腮腺实质淋巴结及腮腺深淋巴结，最终引流入颈淋巴结。

颌下腺位于颌下三角，呈扁椭圆形，似核桃大小。颌下腺导管开口于舌系带旁的舌下肉阜，长约5cm、内径为2～4mm（图7-1-1）。

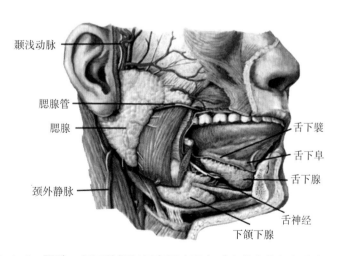

颞浅动脉

腮腺管

腮腺

颈外静脉

舌下襞

舌下阜

舌下腺

舌神经

下颌下腺

图7-1-1　腮腺、颌下腺解剖示意图（引自《奈特人体解剖彩色图谱》）

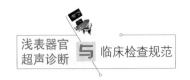
第二节　涎腺超声检查技术

一、检查方法

　　涎腺包括腮腺、颌下腺、舌下腺三对大唾液腺及许多小唾液腺，超声一般只显示前两对唾液腺，其他腺体则难以观察。检查前一般不需做任何准备，探头频率在7.5～10MHz，腮腺检查将探头放置于耳垂前方或下方，纵切测量其上下径，经下颌后窝的右后向前显示冠状切面，探头横切平行上颌第二磨牙，并叮嘱患者行咬物动作寻找腮腺导管，颌下腺检查取与下颌骨体平行的斜冠状切面检查。

二、正常声像图及常用值

　　正常腮腺大小约 4cm×1.5cm，颌下腺大小约 3cm×1.5cm，回声均匀，与正常甲状腺回声相似。腮腺由于受下颌角的影响，呈由近场至远场逐渐衰减的细而均匀的中等强回声。横切时以下颌骨延长线为标志进行腮腺超声分叶，此线浅面相当于浅叶，此线深部相当于深叶。正常颌下腺横切时为横椭圆形，大约为腮腺的一半，呈均匀一致的中等回声。其浅层为皮下组织及颈阔肌，深层为二腹肌等肌群（图 7-2-1，图 7-2-2）。

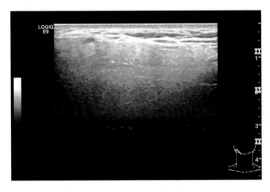

图 7-2-1　腮腺声像图
腮腺体积增大，回声减低，明显不均匀，血流丰富

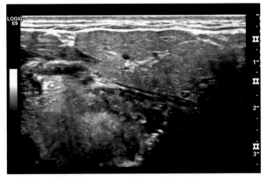

图 7-2-2　颌下腺声像图
颌下腺增大，回声减低，血流丰富

第三节 涎腺炎性疾病的超声诊断

一、急性化脓性腮腺炎

1.临床表现 急性化脓性腮腺炎多由金黄色葡萄球菌、链球菌及革兰阴性球菌所致，由于炎症造成导管上皮肿胀、狭窄，分泌物增多，分泌物内的细菌、脱落的上皮细胞形成黏液栓子，阻塞腺管，发生导管周围炎症。表现常为单侧腮腺肿大、疼痛，双侧发生者少，腮腺导管开口处红肿，挤压时有脓性分泌物流出。炎症可扩散至周围组织形成蜂窝织炎，张口困难，此时腮腺浅面的腮腺筋膜非常致密，脓肿在穿破之前不易触及波动感。

2.声像图表现 腮腺体积增大，回声减低且不均匀，包膜模糊。若见腮腺组织内片状不均匀低回声区，边界不清时高度提示脓肿形成。因腮腺组织腺叶之间有结缔组织间隔，故超声可见多发的、小片状低回声使整个腮腺呈蜂窝状，不易形成大片状。常有耳周及颈部淋巴结肿大。病灶区周边及内部可见增多的彩色血流信号（图7-3-1，图7-3-2）。

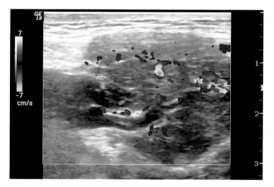

图7-3-1 化脓性腮腺炎
腮腺体积增大，回声减低，不均匀

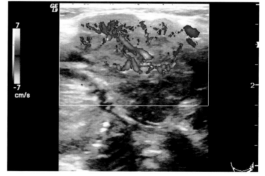

图7-3-2 化脓性腮腺炎
腺体增大，回声减低，血流很丰富

3.诊断及鉴别诊断思路 腮腺或颌下腺有相应腺体形态改变及丰富血流，结合临床症状，诊断比较容易。

二、流行性腮腺炎

1.临床表现 流行性腮腺炎是由流行性腮腺炎病毒引起的急性传染病，通过唾液、飞沫传染。病毒在上呼吸道及淋巴结内繁殖，病毒血症使涎腺、睾丸、卵巢、脑膜及胰腺产生血行性感染，流行性腮腺炎病毒主要侵犯腮腺，导致腺管周围间质中淋巴细胞及浆细胞浸润，浆液性腺泡溶解，导管上皮空泡性变，导致导管内黏液分泌物增多，阻塞导管继发腮腺炎症。临床上此病大多发生于 2～14 岁儿童，双侧腮腺同时或先后发作。腮腺肿胀、疼痛、发热，腮腺轻触痛，腮腺导管口不红，挤压时分泌物清亮。10%～30% 并发睾丸炎者，可出现在腮腺肿大后 5～10 天、体温升高、睾丸肿大、睾丸鞘膜积液，睾丸炎单侧多见，双侧少见，部分病例可出现睾丸萎缩致终身不育等症状。

2. 声像图表现　双侧腮腺弥漫性肿大，内部回声分布均匀，粗糙。急性期多为低回声，慢性期回声多增强。如炎症病灶进展不一致，内部回声可不均匀，一般无囊肿形成，可有耳后及颈部淋巴结肿大。CDFI 显示腮腺内血流信号增多（图 7-3-3，图 7-3-4）。

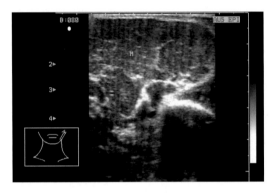

图 7-3-3　流行性腮腺炎

腮腺呈弥漫性增大，回声减低，内有纤维光带回声

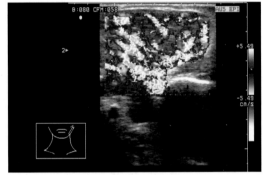

图 7-3-4　流行性腮腺炎

与图 7-3-3 为同一病例，腮腺组织内可见丰富血流信号

三、慢性硬化性涎腺炎

1. 临床表现　慢性硬化性涎腺炎是由慢性炎症导致涎腺唾液黏稠度增加，唾液潴留在终末导管内，出现一系列导管上皮退行性炎症，腺实质破坏，继而出现免疫性炎症，从而腺实质被纤维结缔组织替代，腺体萎缩及纤维化。临床上男性多于女性，中青年多见，初期症状较轻，出现隐痛，耳周或颌下不适。挤压时颌下腺可见黏液脓性分泌物，约半数伴有颌下腺肿大、颌下腺导管结石。

2. 声像图表现　病程早期，涎腺腺体回声局灶性或弥漫性不均，反复发作后腺体增大、回声粗糙不均。常可见扩张的导管壁增厚，内可见强光团回声即结石。晚期腺体萎缩，探头加压时质地硬，回声增粗、增强，可见多个条状强回声使得腺体呈 "地图状" 或 "花斑状"。耳周、颌下及颈部可见增多淋巴结。CDFI 显示病程早、中期腺体内血流信号增多（图 7-3-5，图 7-3-6）。

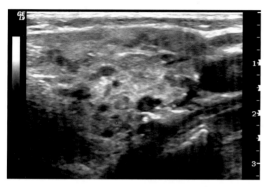

图 7-3-5　慢性涎腺炎

腺体增大，回声明显不均匀，内见多个小低回声区

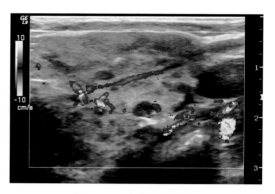

图 7-3-6　慢性涎腺炎

腺体增大，回声明显不均匀，内部血流丰富

第四节　涎腺实质性肿瘤的超声诊断

腮腺肿瘤中良性肿瘤占 80% 以上，恶性肿瘤只占 20% 左右。颌下腺肿瘤中良恶性的比例较接近，约占 55% 和 45%，舌下腺肿瘤中恶性占 90% 以上。

涎腺良性肿瘤

一、腮腺混合瘤

1. 概述　腮腺混合瘤又称多形性腺瘤，是最常见的涎腺肿瘤，因肿瘤中含有肿瘤性上皮组织、黏液样组织及软骨组织，组织学形态呈显著的多形性及混合型，故命名为多形性腺瘤或混合瘤。病理上肿瘤直径一般为 3～5cm，多呈圆形或椭圆形，表面光滑，也可见小突起突入周围的组织而呈分叶状或结节状，周边可有包膜，但厚薄不一。病变区上皮成分多者呈实质性，质地硬；黏液成分多者质地较软，内可见大小不等的囊腔；软骨样组织多时，质地较硬。镜下所见多形性腺瘤，组织结构复杂，同一肿瘤的不同部位或各个多形性腺瘤之间有不同的组织。构成多形性腺瘤的主要成分是腺上皮细胞、肌上皮细胞、黏液、黏液样组织及软骨组织，成团或成片状的上皮细胞散在于黏液软骨样组织之间。

2. 临床表现　常见于腮腺，中年多发，女性多于男性，也见于儿童及老人。早期为无痛性肿块，生长缓慢，多无临床症状。发生于腮腺浅部者易触及肿块，发生于腮腺深部者常因体积较大，出现吞咽困难或咽部异物感而就诊。如果肿块缓慢生长一段时间后突然快速增长、疼痛或面神经麻痹者要考虑恶性的可能。

3. 声像图表现　腮腺内肿块单个、少数为多个，形态规则，多为圆形或椭圆形，边界清晰。内部回声可呈均匀分布的低回声区；或呈实性均质低回声病变，内有细小蜂窝状结构；或实性低回声结构中出现囊性无回声区。肿瘤内部可发生囊性变，亦偶见出血和坏死灶（图 7-4-1～图 7-4-4）。

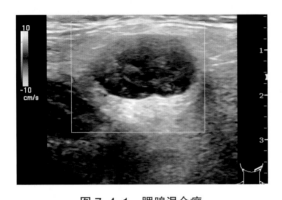

图 7-4-1 腮腺混合瘤
腮腺内实质性低回声病灶，边界尚清，内部回声欠均匀

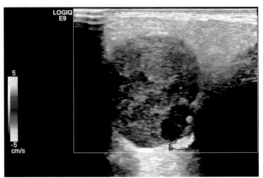

图 7-4-2 腮腺混合瘤
腮腺内实性低回声病灶，边界尚清，内部可见小无回声区

4. **诊断及鉴别诊断思路** 多形性腺瘤的诊断主要依据：①无痛性肿块生长缓慢，常无自觉症状，病史长；②肿瘤呈球形或分叶状或不规则，边界清楚；③发生在腮腺深部者体积较大，可发生吞咽困难或咽部异物感等症状。

（1）腺淋巴瘤（Warthin 瘤）：此肿瘤可为双侧性，肿块内部回声不均，可见片状低回声及条索状强回声而略呈网状。

（2）恶性混合瘤：多为良性混合瘤恶变而成，如果肿块缓慢生长一段时间后突然快速增长、疼痛或面神经麻痹者要考虑恶性的可能。肿块形态明显不规则，内部回声不均匀且血流信号增多，血流方向紊乱。

（3）涎腺区慢性淋巴结炎：耳前及颌下淋巴结的慢性炎症比较多见，也可表现为无痛性肿块，超声可明确肿块部位，淋巴结常多个，抗感染治疗后体积可缩小。

5. **临床价值及存在问题** 多形性腺瘤的生物学特性属于交界性肿瘤，具有易复发、易种植的特点，反复发作容易恶变成癌。多形性腺瘤的复发率完全取决于第一次手术切除的充分与否。

二、腺淋巴瘤

1. **概述** 腺淋巴瘤又称乳头状淋巴囊腺瘤或 Warthin 瘤，是常见的涎腺良性肿瘤，其发生率仅次于多形性腺瘤。肿瘤大多好发于腮腺浅叶，特别是腮腺后下极。双侧腮腺腺淋巴瘤多见，也可同侧多灶性病变，也可是一个体积较大的主瘤，伴有一个或多个黄豆大小的"子瘤"。颌下腺 Warthin 瘤罕见，即使发生，也可能在颌下腺与腮腺下极交界处。Warthin 瘤可同时伴有多形性腺瘤、恶性混合瘤、腺泡细胞癌、黏液表皮样癌等。病理上

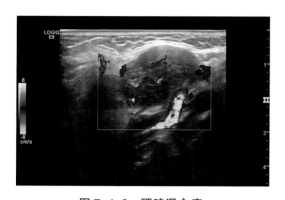

图 7-4-3 腮腺混合瘤

腮腺内实质性病灶，形态不规则，内部回声欠均匀，CDFI 显示病灶内分支状血流

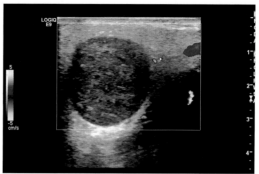

图 7-4-4 腮腺混合瘤

腮腺内实质性病灶，回声明显不均匀，可见小无回声区

Warthin 瘤具以下特点：①肿瘤呈圆形或椭圆形，或扁平状，表面光滑，质地软，包膜完整，与周围组织界限清楚；②剖面呈灰白色或暗红色，部分呈囊性、部分呈实质性，囊腔大小不一，腔内有乳头突入，含有黏液样或胶冻状物；③有时在肿瘤周围可见暗红色的淋巴结。镜下 Warthin 瘤由嗜酸性上皮细胞及成熟的淋巴样间质组成，上皮成分构成不规则的腺腔或囊腔，并呈乳头状突入腔内。

2. **临床表现** Warthin 瘤好发于男性患者，男女发病率为 6 : 1，发病年龄多在 50 ~ 70 岁左右。肿瘤多数生长缓慢，病程长短不一，部分病例伴发炎症者病程较短。部分 Warthin 瘤可有疼痛，疼痛程度不等，甚至剧痛。肿块时大时小，有消长史是 Warthin 瘤的临床特点之一，这与囊肿内容物溢出和间质淋巴组织的变化相关。触及肿块呈圆形或椭圆形，表面光滑，质地较软，边界清楚，部分病例肿块与皮肤有轻度粘连。

3. **声像图表现** 双侧或单侧腮腺内可见单个或多个实质性肿块，形态规则，边界清楚，内部回声常不均匀。内部回声明显减低类似无回声区；或因有乳头状结构突入大小不等的囊腔内，囊内含有黏液样物质致肿块呈典型不等的囊腔及片状低回声区，片状低回声区被线条状强回声分隔成网格状。CDFI 显示肿块内血流信号丰富，其血流分布如淋巴结样的门样血流，但也可出现血流不丰富而呈点状或条状（图 7-4-5 ～图 7-4-8）。

4. **诊断及鉴别诊断思路** 男性 50 岁患者以上多发，多位于腮腺后下极，可为双侧腮腺或同侧多灶性，肿块有消长史。单个或多个实质性肿块，形态规则，边界清楚，内部回声常不均匀，呈网格状伴血流丰富者即考虑此诊断。

（1）腮腺囊肿内含有较多胆固醇结晶或囊肿继发感染时易与 Warthin 瘤相混淆，Warthin 瘤有特征性网格状结构，而囊肿没有。

（2）多形性腺瘤内部回声较均匀，当发生囊性变时内部回声不均匀，可见无回声区，但未见 Warthin 瘤特征性网格状结构。

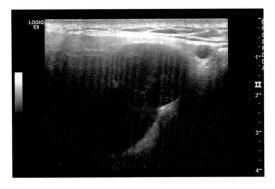

图 7-4-5　腮腺腺淋巴瘤

腮腺内实质性病灶呈极低回声，尚均匀

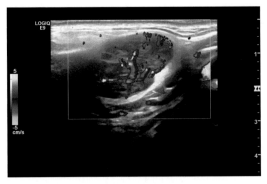

图 7-4-6　腮腺腺淋巴瘤

腮腺内实质性病灶内部血流丰富

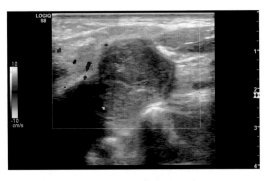

图 7-4-7　腮腺腺淋巴瘤

腮腺后下极处低回声病灶，腺体不规则

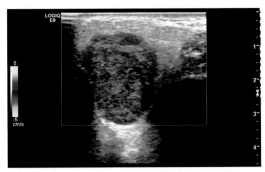

图 7-4-8　腮腺腺淋巴瘤

腮腺内实质性病灶，回声不均匀，伴小无回声区

（3）结核或结节病　Warthin 瘤有可见非干酪样肉芽肿，有上皮细胞及朗格汉斯多核巨细胞，故声像图上与结核相似，但 Warthin 瘤有特征性网格状结构。

三、基底细胞腺瘤

1.临床表现　多见于老年人，发生在腮腺较常见，约占 70%，小涎腺、上唇及腭部约为 30%。肿瘤生长缓慢，患者均以局部肿块就诊，肿块大多呈无痛性增大，腮腺肿瘤大多数位于浅叶，表面光滑，可活动，体积不大，多在 2～3cm。无面神经麻痹症状，上唇也是基底细胞腺瘤的好发部位。

2.声像图表现　多在腮腺浅叶出现囊实混合性肿块，形态规则，边界清，内部囊腔规则，囊腔较大为基底细胞腺瘤的特征，囊液清亮。CDFI 显示实性部分周边可见环形血流，内部常无血流（图 7-4-9）。

3.诊断及鉴别诊断思路　此病需要与较大的多形性腺瘤相鉴别，多形性腺瘤囊腔较小，基底细胞腺瘤囊腔大而规则。另外，此病还好发于上唇。

4.临床价值及存在问题　此病超声容易发现病灶，但不易与其他腮腺良性肿瘤相鉴别。

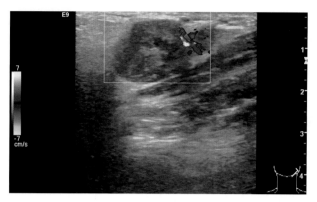

图 7-4-9　腮腺基底细胞腺瘤

病灶内部回声不均匀，见小无回声区，周边短线状血流

四、肌上皮瘤

肌上皮瘤约占涎腺肿瘤的 1%，以往认为其是多形性腺瘤中的一种特殊类型，现 WHO 将其列为一类独立的肿瘤。

1. 临床表现　肌上皮瘤好发于腮腺，占 48%，小涎腺占 42%。肿块呈无痛性生长，表面光滑，质地较硬，界限清楚，可活动，无面神经功能障碍。

2. 声像图表现　涎腺内实质性肿块，形态规则，边界清。其中梭形细胞样型的肌上皮瘤周边可见稍强包膜回声，而浆细胞样型的肌上皮瘤无包膜回声。内部回声均匀，无囊性变及钙化。CDFI 显示肿块内部少量短线状血流信号。其恶性肿瘤肌上皮癌则表现为肿块内部回声不均匀，液性暗区形态不规则，实质性部分可见细小钙化灶。CDFI 病灶内部血流丰富（图 7-4-10）。

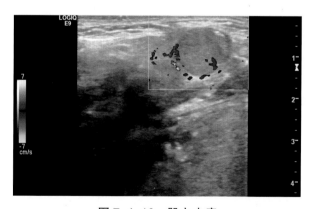

图 7-4-10　肌上皮瘤

实质性病灶，内部回声尚均，伴血流增多

3. 诊断及鉴别诊断思路　此病与多形性腺瘤类似，多数情况下术前多诊断为多形性腺瘤。

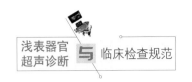

4.临床价值及存在问题　超声容易发现此病病灶，但不易与其他腮腺良性肿瘤相鉴别。

涎腺恶性肿瘤

一、黏液表皮样癌

1.概述　黏液表皮样癌是最常见的涎腺恶性肿瘤，可分为高分化（低恶性变）和低分化（高恶性变）两类，以低分化型多见。Regezi 及 Batsakis 认为黏液表皮样癌来自于排泄管的储备细胞，正常情况下，储备细胞分化为排泄管的鳞状细胞、柱状细胞及黏液细胞。异常情况下，储备细胞向黏液细胞分化者多于向鳞状细胞分化，则为黏液表皮样癌。此病可发生在任何年龄，以中年多见，女性多于男性。大涎腺黏液表皮样癌多见于腮腺，小涎腺黏液表皮样癌多见于腭腺。黏液表皮样癌的相对发生率腭腺多于腮腺及颌下腺。

2.临床表现　低度恶性黏液表皮样癌多数表现为无痛性肿块，一般病史较长，就诊时病灶较小，大多数为 2～4cm。肿块形态不规则，活动度差，质地较硬，少数病例可出现囊性变。极少数可出现面瘫或神经受累的症状。腭部及磨牙后区的肿瘤因位置表浅，常可见肿块区域黏膜呈淡蓝色或暗紫色。高度恶性黏液表皮样癌生长迅速，体积较大，与正常组织边界不清，活动度差，约半数病例出现疼痛、溃疡和神经系统受累症状。

肿瘤较小时可表现为均质的低回声光团，无明显组织破坏征象，应注意与良性肿物相鉴别。但本病瘤体轮廓不完整，周围界线欠清晰。穿刺活检为最佳的明确诊断方法。

3.声像图表现　腮腺或颌下腺内可见实质性为主的肿块，低度恶性黏液表皮样癌病灶多＜3cm，形态欠规则，边界欠清，有部分包膜。内部可见囊性腔隙状无回声区，由黏液细胞分泌黏液所致。高度恶性黏液表皮样癌呈浸润性生长，形态不规则，与周围组织分界不清。因黏液细胞较少，肿瘤常为中间细胞、透明细胞及表皮样细胞所形成的实质性团块及不规则囊性暗区。此暗区源于肿块内液化坏死。CDFI肿块内及周边可见较丰富的血流信号（图 7-4-11～图 7-4-14）。

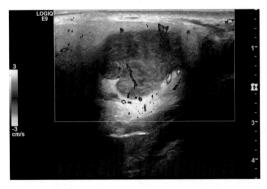

图 7-4-11　黏液表皮样癌

腮腺内实质性病灶，回声不均匀，周边血流增多

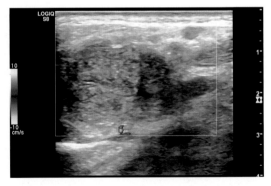

图 7-4-12　黏液表皮样癌

腮腺内实质性病灶，形态不规则，内见小无回声区

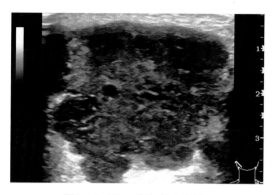

图 7-4-13 黏液表皮样癌

腮腺内较大病灶，形态不规则，内部回声不均匀

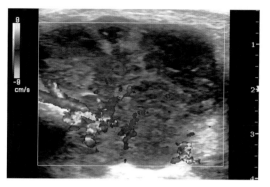

图 7-4-14 黏液表皮样癌

腮腺内较大病灶，内部回声不均匀，血流较丰富

4. 诊断及鉴别诊断思路

（1）多形性腺瘤：高分化黏液表皮样癌临床上与多形性腺瘤相似，呈无痛性肿块，病史较长，肿块形态不规则，质地较硬。声像图表现也类似，不易鉴别。

（2）腺样囊性癌：声像图上与黏液表皮样癌不易鉴别，应注意临床表现的不同，需要手术病理诊断。

5. 临床价值及存在问题 超声能明确显示大小不等的涎腺内囊性、实性或囊实混合性病灶，由于良恶性病灶大体形态结构类似，超声不易明确病变良恶性，需要手术病理诊断。

二、涎腺恶性混合瘤

1. 临床表现 涎腺恶性混合瘤大多数是由良性混合瘤复发而来，也有少部分早期就是恶性的。前者观察所见是良性混合瘤的病灶中可见恶性小病灶，后者则完全为恶性混合瘤的病灶。多数病例有病程较长而近期迅速生长的病史，肿瘤较固定，局部有时出现疼痛或麻木感，甚至面瘫。

2. 声像图表现 腮腺或颌下腺等区可见低回声肿块，形态不规则，边界不清，内部回声不均匀，以低回声为主，部分可呈中等强回声或无回声区，颈部淋巴结可见转移灶。CDFI 也可见较丰富的血流信号（图 7-4-15，图 7-4-16）。

3. 诊断及鉴别诊断思路 较小的涎腺恶性混合瘤与良性混合瘤的鉴别主要看形态、边界及是否有向周围浸润的现象。如果恶性较小或良性肿瘤较大并发生变性坏死时，鉴别诊断很困难，由手术病理诊断。

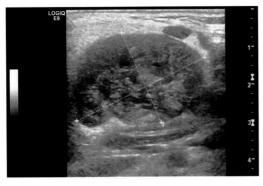

图 7-4-15　涎腺恶性混合瘤

腮腺内实质性病灶，回声不均匀，内见小无回声区

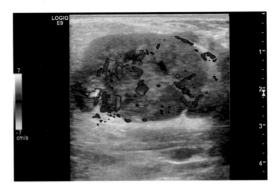

图 7-4-16　涎腺恶性混合瘤

腮腺内实质性病灶，回声不均匀，内部血流丰富

三、腺样囊腺癌

1. 临床表现　腺样囊性癌又称圆柱瘤，是较常见的腮腺恶性肿瘤，常发生在腮腺、颌下腺及硬腭等部位，也是常见的涎腺恶性肿瘤之一，占涎腺恶性肿瘤的 17%。腮腺或颌下腺区等部位出现肿块，多单发、圆形或类圆形，可活动，质地硬。早期症状不明显，以后可发生疼痛，此肿瘤有较强的侵袭力，常沿组织间隙向周围扩展蔓延，肿瘤易沿神经扩散，从而导致疼痛、皮肤麻木或面神经麻痹。肿瘤侵袭血管时，易形成肿瘤栓子并经血液向远处转移。此瘤术后易复发，且高达 40% 有远处转移。

2. 声像图表现　腺样囊腺癌，早期表现为边界清楚、规则、内部回声均匀的低回声区，后壁回声可增强，与多数涎腺良性肿瘤类似。肿瘤较大时，肿块形态不规则，边界不清，内部回声不均匀。该肿瘤有较强的浸润性，尤易侵犯面神经，导致面瘫（图 7-4-17，图7-4-18）。

3. 诊断及鉴别诊断思路　此病应与混合瘤及腺淋巴瘤等鉴别，肿瘤较大时，与涎腺其他恶性肿瘤类似，即形态不规则，边界不清，内部回声不均匀，无明显特异性。因其易侵犯面神经，所以当涎腺肿瘤发生面瘫者，要考虑此病。

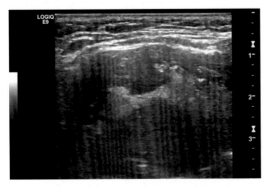

图 7-4-17　下颌腺腺样囊腺癌

下颌腺内实质性病灶，形态不规则

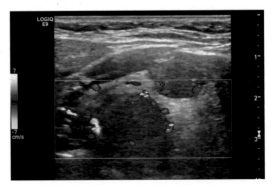

图 7-4-18　下颌腺腺样囊腺癌

腮腺内实质性病灶，回声不均匀，血流较丰富

四、涎腺导管癌

1. **临床表现**　涎腺导管癌是一种少见的恶性肿瘤，多见于腮腺。发生率男性多于女性，50～70岁为发病高峰，以腮腺最常见，其次是颌下腺。肿瘤生长较快，病程较短，多有神经受侵症状。发生在腮腺者可有面瘫症状，发生在颌下腺者有舌麻木及舌运动障碍症状，颈部淋巴结易转移。

2. **声像图表现**　超声表现为涎腺内实质性肿块，比较欠清，内部回声不均匀，与乳腺导管癌相似，常见簇状钙化，肿块内部多无液化。CDFI显示肿块内血流较多，血管粗大，走行不规则，分支多，在颈部常显示肿大淋巴结。

3. **诊断及鉴别诊断思路**　此病多显示为恶性肿瘤的声像图表现，需要与其他恶性肿瘤相鉴别。

五、涎腺乳头状囊腺癌

1. **临床表现**　涎腺乳头状囊腺癌较少见，占涎腺上皮性肿瘤的2.2%。其临床表现类似于多形性腺瘤，生长缓慢，病程较长，多见于男性，以腮腺多见。常见症状是无痛性肿块，近期生长加快及疼痛。触诊肿块表面光滑或结节状，肿块质地较硬，部分囊性变则较软。肿块界限不清，活动度差。

2. **声像图表现**　涎腺内可见实质性肿块，大小不等，肿块呈结节状或分叶状，边界欠清，内部常见不规则低回声或无回声区。CDFI显示肿块实性部分内可见较丰富的血流信号。

3. **诊断及鉴别诊断思路**　乳头状囊腺瘤是乳头状囊腺癌对应的良性肿瘤，有时病变表现介于两者之间时不易鉴别。

六、腺泡细胞癌

1. **临床表现**　腺泡细胞癌的好发部位是腮腺，占90%，偶见于颌下腺及小涎腺。发生率为3%，仅次于腺淋巴瘤。好发年龄50～60岁，也可发生于任何年龄，是最常见的儿童涎腺恶性肿瘤之一，女性多于男性。肿瘤生长缓慢，实质性活动肿块，有些呈多结节状。1/3的患者呈明显的间歇性疼痛，病程多数<1年，有的时间较长。肿瘤常见转移至颈部淋巴结，远处常见于肺。

2. **声像图表现**　涎腺内实质性肿块，多圆形，也可见分叶状，形态规则，边界清楚，周边可见包膜，内部回声欠均。当出血坏死时肿块内部减低回声或无回声区。CDFI显示肿块内可见少量血流信号。

3. **诊断及鉴别诊断思路**　腺泡细胞癌需要与几种涎腺恶性肿瘤鉴别：

（1）腮腺混合瘤，详见前文"腮腺混合瘤"部分内容。

（2）乳头状囊腺癌：腺泡细胞癌的乳头状囊型与乳头状囊腺癌的鉴别比较困难，多手术病理证实。

第五节　涎腺囊性疾病的超声诊断

涎腺囊肿是发生在涎腺处的囊性病变，它由上皮衬里，内含数量不等的分泌物，常见的是腮腺及颌下腺内囊肿。如果没有上皮衬里的囊性结构称为假性囊肿，如常见的黏液囊肿。

一、涎腺囊肿

涎腺囊肿主要指腮腺、颌下腺及舌下腺导管阻塞引起的导管囊性扩张。涎腺囊肿包括唾液腺黏液囊肿和腮腺囊肿。其余涎腺囊肿则按其发病部位命名，即舌下腺囊肿、颌下腺囊肿及腮腺囊肿。腮腺囊肿包括潴留性涎腺囊肿和先天性腮腺囊肿。多见于老年人，好发于男性。囊肿主要是由多种原因（如感染）引起导管扩张，继之囊性扩张，形成囊肿。如为感染引起，则有疼痛及压痛，白细胞计数升高等。

超声显示：腮腺或颌下腺区内可见圆形或类圆形无回声区，形态规则，边界清，内部未见光点回声，后方回声增强。有时内部呈分隔状，如有感染，则形成不均质的中强回声区。彩色多普勒有少许点状血流信号。在涎腺囊肿中，舌下腺囊肿是最常见的一种。超声在下颌部向上扫查时很容易发现（图7-5-1，图7-5-2）。

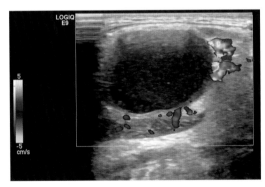

图 7-5-1　腮腺囊肿

腮腺内无回声区，边界清

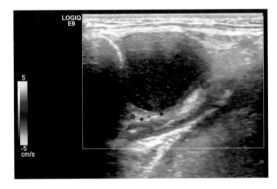

图 7-5-2　下颌腺囊肿

下颌腺内无回声区，边界清

二、黏液囊肿

1.概述　黏液囊肿可分为外渗性黏液囊肿和潴留性黏液囊肿。外渗性黏液囊肿发生于损伤后黏液外渗入组织间隙引起；潴留性黏液囊肿发生于导管系统的部分阻塞，如微小结石、分泌物浓缩等原因引起，前者多见。

2.**临床表现**　黏液性囊肿是最常见的小涎腺瘤样病变之一，好发于下唇及舌尖、颊部及口底部。外渗性黏液囊肿以青少年居多，潴留性黏液囊肿以老年人多见。囊肿位于黏膜下，呈白色半透明的小泡，黄豆或樱桃大小，囊肿易被咬破，囊肿消失。

3.**声像图表现**　病变部位黏膜下可见小圆形无回声区，壁薄，囊内液体清亮，伴出血或黏液，其内可见光点回声。

三、涎腺导管囊肿

1.**临床表现**　涎腺导管囊肿是由于导管弯曲或部分阻塞造成分泌物局部潴留，导管囊状扩张形成。涎腺导管囊肿主要发生在腮腺，男性、老年人多见，表现为腮腺区无痛性肿块。其生长缓慢，长到较大时可发现柔软包块，有波动感，与浅表组织无粘连。穿刺为无色透明液体，成分为唾液。

2.**声像图表现**　多在腮腺内可见囊性肿块，常为单发，多为 2～3cm，壁薄，内部为无回声区。颌下腺导管囊肿由于导管细长弯曲，故囊肿可呈长椭圆形，也可呈葫芦状或不规则形。

四、淋巴上皮囊肿

1.**临床表现**　淋巴上皮囊肿好发于腮腺，也见于口底，由慢性炎症引起淋巴样间质及局限性上皮增生所致，囊腔内含有浆液性分泌物。临床上多见于腮腺，多数为单侧发生，呈无痛性肿块，生长缓慢，多无症状。

2.**声像图表现**　腮腺内可见较小囊肿，直径 1cm 左右，约 1/3 病例可表现为多囊性改变，还可见因腮腺内比较欠清低回声区，类似实质性病变，易误认为腮腺实性肿瘤，应注意鉴别。

第六节　涎腺其他疾病的超声诊断

一、涎石病

1.**临床表现**　涎腺形成的结石与涎腺分泌的唾液有关，唾液含有钙盐成分，糖蛋白及黏多糖等有机物，长期沉积于导管内易形成结石。颌下腺因分泌物富含黏蛋白，较黏稠，其导管较长且横行，更容易造成唾液淤滞，导致结石形成。此病男性多见，病程长，主要表现为进食后腺体肿大、胀痛，触诊腺体较硬。

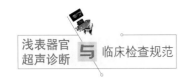
2.**声像图表现**　多见于颌下腺，在颌下腺或腮腺的腺体内或腺管内显示强回声光团，后方伴声影，可准确定位诊断。长期结石梗阻加上反复感染使得腺体变小，回声明显不均匀，可见点线状强回声。腺体导管不同程度的扩张，管壁增厚，回声增强。CDFI显示腺体内血流信号增多（图7-6-1，图7-6-2）。

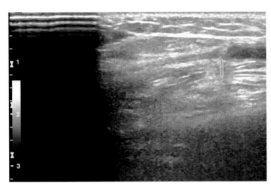
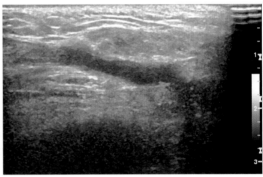

图 7-6-1　腮腺结石

腮腺管内可见强光团回声，伴近段腮腺管扩张（↑）

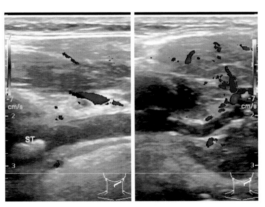

图 7-6-2　颌下腺结石

颌下腺导管内可见强光团，伴近段颌下腺导管扩张

3.**诊断及鉴别诊断思路**　典型涎腺结石容易诊断，有时需要与颌下淋巴结钙化相鉴别。颌下区淋巴结位置表浅，多在腺体之外，无进食后疼痛及腺体肿大。钙化灶呈点状或簇状，结石多呈圆形或椭圆形，回声强。

二、腮腺肥大

1.**临床表现**　单侧或双侧腮腺肿大，腮腺区轻度不适，疼痛或口干。

2.**声像图表现**　腮腺弥漫性肿大，界线欠清晰，内部回声均匀或略增强，内部结构正常，无肿块（图7-6-3）。

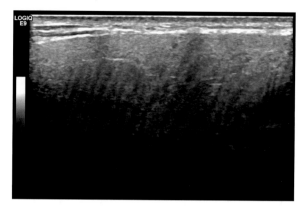

图 7-6-3 腮腺肥大

3. 诊断及鉴别诊断思路 腮腺肥大是指良性的腮腺增生、肥大，如涎腺症（涎腺退行性肿大）和 Mikulicz 病，Mikulicz 病好发于中老年女性。

三、涎腺萎缩

1. 临床表现 涎腺萎缩是指涎腺组织，尤其是涎腺分泌性浆液性腺泡的萎缩，其发生与年龄增长有关，也可出现在各种器官功能衰竭的疾病或放射治疗后。腺体萎缩后的间隙由脂肪组织代替，常有全身消耗性疾病的症状，并有慢性口干表现。

2. 声像图表现 腺体明显缩小，回声弥漫性增强，较粗糙，导管不扩张。

（黄道中　赵　莹）

第八章　颈部疾病

第一节　颈部超声检查应用解剖

（一）颈部肌肉（图 8-1-1）

1.胸锁乳头肌　位于颈部外侧，起点有两端，分别始于胸骨柄及锁骨内侧表面，斜行向上止于乳突表面及枕骨上项线之外侧，胸锁乳头肌是颈部手术及颈部超声的重要肌性标志。颈部动脉、静脉、迷走神经位于其深面。

2.舌骨下肌群　包括胸骨舌骨肌、甲状舌骨肌、甲状胸骨肌及肩甲舌骨肌，两侧共四对。

3.舌骨上肌群　位于舌骨与下颌骨之间，包括二腹肌、茎突舌骨肌、下颌舌骨肌及颏下舌骨肌。舌骨上肌群的作用为上提舌骨，二腹肌、下颌舌骨肌、颏下舌骨肌可拉颌骨向下。

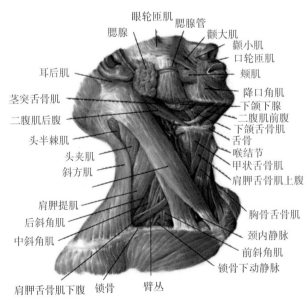

图 8-1-1　颈部肌肉解剖示意图（引自《奈特人体解剖彩色图谱》）

（二）颈部血管

1. 颈部动脉（图 8-1-2）

（1）颈总动脉：颌面部及颈部血液供应主要来源于颈总动脉，左侧颈总动脉起自主动脉弓，右侧颈总动脉起自于无名动脉，两侧颈总动脉在约甲状软骨上缘水平处分为颈内动脉和颈外动脉。

（2）颈内动脉起始处位置较浅，位于颈外动脉后外侧，后转至其深面，经二腹肌后腹及茎突舌骨肌深面上行。

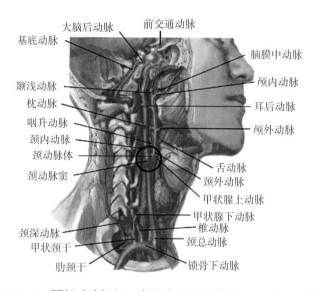

图 8-1-2 颈部动脉解剖示意图（引自《奈特人体解剖彩色图谱》）

（3）颈外动脉于甲状软骨上缘起始于颈总动脉，主要分支有甲状腺上动脉，偶见甲状腺上动脉与舌动脉共干发出者，称此干为甲状舌动脉干。舌动脉于甲状腺上动脉的稍上方，平舌骨大角尖处发展颈外动脉。颞浅动脉系颈外动脉的终末支之一，在下颌骨髁状突颈的平面，于腮腺深面发自颈外动脉。

2. 颈部静脉（图 8-1-3） 颈内静脉在颈静脉孔处续于乙状窦，沿颈内动脉和颈总动脉下行，至胸锁关节后方与锁骨下静脉汇合成头臂静脉。

（三）颈部神经

迷走神经在颈动脉鞘内沿颈总动脉、颈内静脉间行走喉返神经是迷走神经分支之一，在颈总动脉后内侧沿气管食管沟上行，主管环甲肌以及喉内肌的运动，颈部手术时应避免损伤。

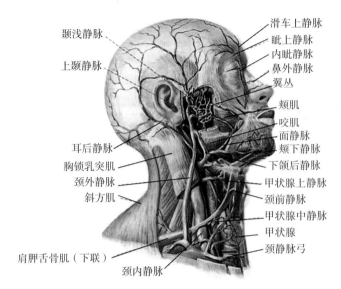

滑车上静脉
眦上静脉
内眦静脉
鼻外静脉
翼丛
颊肌
咬肌
面静脉
颊下静脉
下颌后静脉
甲状腺上静脉
颈前静脉
甲状腺中静脉
甲状腺
颈静脉弓

颞浅静脉
上颌静脉
耳后静脉
胸锁乳突肌
颈外静脉
斜方肌
肩胛舌骨肌（下联）
颈内静脉

图 8-1-3　颈部静脉解部示意图（引自《奈特人体解剖彩色图谱》）

（四）颈部淋巴结（图 8-1-4）

颈部淋巴组织丰富，是淋巴疾病好发部位，在临床上颇受重视。颈部淋巴结引流头、颈、上肢及胸部的淋巴，最后通过左胸导管汇入颈内静脉颌下与锁骨下静脉相交处或直接进入锁骨下静脉。颈部淋巴结可分为颏下、颌下、颈前、颈外侧浅及颈外侧深等淋巴结群。

1.颏下淋巴结　颏下淋巴结位于颏下三角内，有 3～4 个淋巴结，接受口底等处淋巴回流。

2.颌下淋巴结　有 3～8 个淋巴结，位于下颌二腹肌和下颌骨下缘构成的颌下三角内，接受鼻、鼻窦、口腔及面颊等处淋巴液回流。

3.颈外侧浅淋巴结　又称为颈深淋巴结的外群，沿颈外静脉及胸锁乳头肌的后缘在其表面排列，接受面部皮肤、耳部、腮腺及枕后的淋巴液回流。

4.颈外侧深淋巴结　颈外侧深淋巴结与境内静脉关系密切，以颈动脉分叉为界，分为颈外侧上深淋巴结和颈外侧下深淋巴结。

（1）颈外侧上深淋巴结位于境内静脉上段周围，收纳鼻咽部、腭扁桃体及舌根部的淋巴液。该群的淋巴输出管行至颈深下淋巴结群。

（2）颈外侧下深淋巴结位于颈内静脉下段，臂丛及锁骨下血管周围。其中位于颈内静脉与肩胛舌骨肌中间腱交角处的淋巴结称为颈内静脉肩甲舌骨肌淋巴结，另有淋巴结沿颈横血管排列，称为锁骨上淋巴结；其外侧的淋巴结位于斜方肌与肩甲舌骨肌下腹交角处，内部的淋巴结位于前斜角肌前方，即斜角肌淋巴结。左侧斜角肌淋巴结又称为 Virchow 淋巴结，当胃癌或食管下部癌常转移至该淋巴结，颈外侧下深淋巴结收纳颈外侧上深淋巴结的引流，也可收纳颈上部各淋巴结群引流的淋巴，以及耳、鼻、咽、喉、口腔器官和甲状腺等处的淋巴，其输出管合成颈静脉干，左侧注入胸导管，右侧注入有淋巴导管。

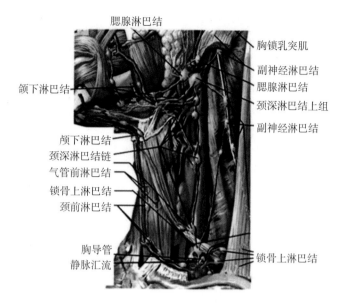

图 8-1-4　颈部淋巴结解剖示意图（引自《奈特人体解剖彩色图谱》）

第二节　颈部超声检查技术

一、检查方法

　　患者取仰卧位或侧卧位，充分暴露检查部位，行纵、横、斜切面多切面扫查，检查时主要观察正常血管、肌肉及重要器官的结构，病变的形态结构、血流及与周围组织的关系，探头频率多选择 7 ～ 10MHz。

二、正常声像图及常用正常值

　　1. 颈部动脉及静脉　颈部血管主要是颈总动脉、颈内静脉及椎动静脉，颈总动脉可分为颈内及颈外动脉，动脉壁比静脉壁稍厚，动脉内壁光滑，内可见内中膜复合体呈稍强回声，厚度 < 0.1cm。静脉壁较薄，内壁光滑，颈内静脉下段内壁可见静脉瓣回声，呈细线状（图 8-2-1，图 8-2-2）。

　　2. 颈部淋巴结　淋巴结纵切面呈椭圆形，横切面呈类圆形，形态规则，边界清楚。周边为淋巴结皮质部分呈低回声，中央为淋巴结髓质部分呈高回声，也即淋巴门，髓质厚度大于皮质厚度。CDFI 显示淋巴门处呈树枝样分布的血流束（图 8-2-3）。

　　3. 胸锁乳头肌　纵切时呈条状稍低回声，内部呈明暗相间的光带回声，横切面呈椭圆形或扁平的稍低回声，内可见规则排列的点状强回声（图 8-2-4）。

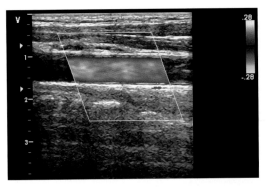

图 8-2-1　颈部动脉

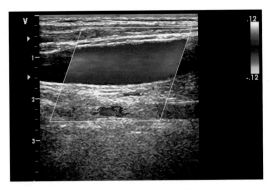

图 8-2-2　颈部静脉

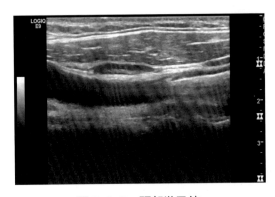

图 8-2-3　颈部淋巴结

淋巴结呈长椭圆形，周边实质低回声，中央稍高回声为淋巴门

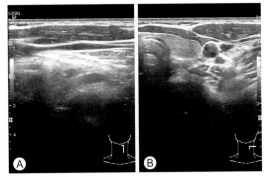

图 8-2-4　胸锁乳头肌

A.正常胸锁乳头肌呈斜条状，内呈明暗相间条纹状；B.胸锁乳头肌横断面

第三节　颈部实质性肿瘤的超声诊断

一、颈动脉体瘤

1.临床表现　颈动脉体瘤是比较少见的化学感受器肿瘤，位于颈总动脉分为颈内动脉及颈外动脉分叉处的后壁，绝大多数为良性，生长缓慢。临床上男女发病率无差异，多见于 30～60 岁成人，常为单侧，也见双侧者，10% 为家族性发病。肿块多在甲状软骨上缘、舌骨水平，多触及无痛性搏动性肿物，肿块增大后可伴有局部胀痛、耳鸣、上腹不适、阵发性心动过速及血压下降等症状。

2.声像图表现　在颈动脉分叉处可见椭圆形肿物并包绕颈部动脉血管，颈内、外动脉及颈内静脉可被推荐移使两血管间距拉宽，肿块边界清楚，内部呈低回声。CDFI 显示肿块内部血流多较丰富，呈低阻型频谱（图 8-3-1，图 8-3-2）。

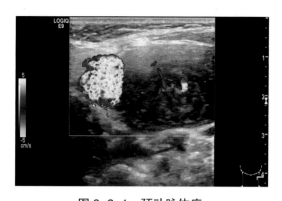

图 8-3-1 颈动脉体瘤

颈总动脉边缘实质性肿块，内部回声欠均，血流较丰富

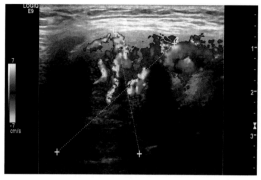

图 8-3-2 颈动脉体瘤

颈总动脉分叉处实质性肿块、病灶低回声、血流丰富，横断面可见颈内、外动脉分叉增宽

3. 诊断及鉴别诊断思路 超声诊断依据肿块位于颈总动脉分叉处，肿块内部回声均匀，丰富较血流等表现即可诊断。主要区别于颈部神经鞘瘤，重点在发病部位，此外颈神经鞘瘤好发于中年人，在颈前侧大血管周围，内部呈低回声，容易发生囊性变呈分隔状或蜂窝状，内部血流较丰富。

二、颈部神经鞘瘤

1. 临床表现 神经鞘瘤起源于神经鞘，多为良性，少见恶性。颈部神经鞘瘤约占全身神经鞘瘤的 10%，好发于 30～40 岁，男性多于女性，颈部肿块是其主要症状。临床主要特点：好发于颈动脉三角区，顺神经走向者不易活动，垂直神经走向者活动好，常将颈动脉推向浅层，有压迫症状者可出现呛咳或声音嘶哑。

2. 声像图表现 依据肿块发生部位来判断神经来源，发生于舌下神经者，肿块多位于下颌角深处；来源于颈丛神经者，肿块多位于中颈部胸锁乳头肌后缘；发生于臂丛神经者，多位于锁骨上颈后三角区；发生于膈神经者，位于锁骨上胸锁乳头肌锁骨头后缘处；来自于交感神经及迷走神经者，多位于颈部神经干的中上部，出现在颈前三角区，偶尔在甲状腺部；来自于迷走神经节状神经节或交感神经节上方者，肿块由咽旁间隙突入咽侧壁，又称为咽旁神经鞘瘤。

神经鞘瘤声像图分为三型：①Ⅰ型肿块呈实质性回声，内部回声多不均匀；②Ⅱ型肿块以实质性回声为主，兼有无回声区，实质性低回声中含有分隔状或蜂窝状无回声区；③Ⅲ型以无回声区为主，周边可见实质性回声。肿块均有清晰的边界，部分肿块周边可显示明显的高回声包膜。囊性变是神经鞘瘤的病理特征之一，也是超声声像图表现的重要特征之一。彩色多普勒显示病灶内Ⅱ、Ⅲ级血流，即数个点状或短线状的血流（图 8-3-3，图 8-3-4）。

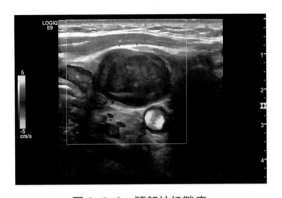

图 8-3-3　颈部神经鞘瘤

颈部实质性肿块，低回声，内部回声均匀，未见
血流

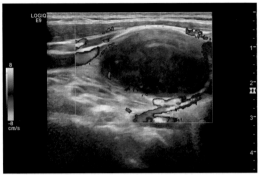

图 8-3-4　颈部神经鞘瘤

实质性肿块，边界清，内部回声均匀，无血流

3. 诊断及鉴别诊断思路

（1）颈动脉体瘤几乎位于颈内外动脉分叉处的后壁，造成颈内外动脉分叉增宽，肿块包绕在动脉血管周围。肿块内部回声尚均，CDFI 多显示病变内血流信号较丰富。

（2）颈部神经纤维瘤与颈神经鞘瘤均为神经鞘细胞来源，神经纤维瘤来源于神经内膜，神经鞘瘤来源于神经的外周部，前者沿神经浸润，肿瘤无包膜、血供很少，极少发生囊性变或出血。后者呈偏心性生长，包膜完整，血供可较丰富。

4. 临床价值及存在问题　颈部无痛性肿块，按压时出现神经性放射性疼痛，没有动脉搏动性，声像图上呈实质性肿块，将颈总动脉、颈外动脉向前推移，可见多少不一的血供者多考虑为颈动脉鞘瘤。

三、颈部神经纤维瘤

1. 概述　神经纤维瘤是发生在皮肤及皮下组织的一种较常见的神经组织良性肿瘤，肿瘤内部含有神经组织的各种成分的增生，其中以神经鞘细胞增生明显，还含有大量增生的纤维组织、血管及条索状的神经组织。

2. 临床表现　在皮肤及皮下可触及圆形、梭形或结节状凸起，质地软硬不一，多较软，缓慢长大，早期多无症状。

3. 声像图表现　皮肤或皮下可见形态规则、边界清楚的实质性肿块，周边可见包膜回声，内部回声均匀。肿块常位于大血管旁，肿块较大时可压迫颈项部血管并推移。CDFI 显示病变区内可见少量短线状血流信号（图 8-3-5）。

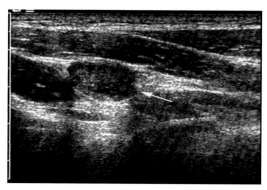

图 8-3-5　神经纤维瘤

病灶呈椭圆形，边界清，上下端与高回声神经纤
维相连（↑）

4.诊断及鉴别诊断思路

（1）神经纤维瘤病是一种染色体异常的遗传性疾病，表现为皮肤牛奶咖啡色素斑及多发的神经纤维瘤。其大小不一，边界清楚，多呈卵圆形或其他形状，不突出皮肤。

（2）纤维脂肪瘤内含有纤维组织，且比例较多，称纤维脂肪瘤，瘤周可见包膜组织，内部为一般脂肪组织回声。

四、颈部错构瘤

1.临床表现　错构瘤是由一种或多种分化成熟、结构紊乱的脂肪组织组成，呈局限性生长的瘤样增生。多发生于肾脏、肺及消化道，头部少见。临床上主要表现为无意中发现椭圆形或圆形结节，表面光滑，无痛，与皮肤不相连。

2.声像图表现　根据肿块内脂肪组织的多少表现不同，以脂肪组织为主者，呈高或中低回声，肿块呈椭圆形；以囊性为主者，内有多个圆形无回声区，内有间隔光带及不均匀较强回声区（图 8-3-6）。

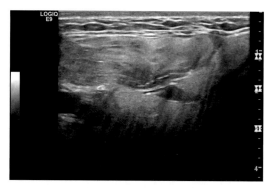

图 8-3-6　颈部错构瘤

颈部实质性肿块，回声较强，尚均匀，血流较少

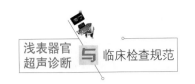

3.诊断及鉴别诊断思路 颈部淋巴管瘤与以囊性为主的颈部错构瘤类似，内部均可见网状、管状回声，CDFI可与之鉴别。

五、颈部脂肪瘤

1.临床表现 脂肪瘤是由成熟脂肪细胞构成的良性肿瘤，也是最常见的浅表部位的良性肿瘤之一，可发生于机体的任何部位，最多见于皮下脂肪层，颈项部也是其好发部位之一。此病可单发或多发，也可与神经纤维瘤并存。脂肪瘤多见于30～50岁，生长缓慢，一般无明显症状，仅表现为局部触及皮下结节。

2.声像图表现 脂肪瘤多位于皮下，呈高回声或等回声，少数呈低回声，形态规则呈椭圆形，边界清，有时可见薄包膜。内部回声不均匀，可见多发与皮肤平行的条状光带回声（图8-3-7，图8-3-8）。

3.诊断及鉴别诊断思路 脂肪瘤主要与神经纤维瘤相鉴别，脂肪瘤大多回声较强，内部可见多发与皮肤平行的条状光带回声。神经纤维瘤通常回声较低，有时伴有囊性变。

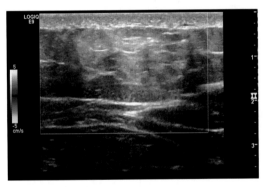 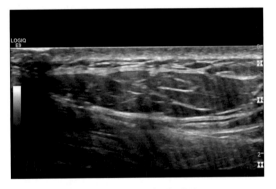

图8-3-7 颈部脂肪瘤
颈部实质性肿块，回声较强，欠均匀

图8-3-8 颈部脂肪瘤
颈部皮下实质性包括，梭形，内部回声较低

六、先天性肌斜颈

1.概述 先天性肌斜颈是指出生后即发现颈部向一侧倾斜的畸形，其中因肌肉病变所致者，称为肌源性斜颈；因骨骼发育畸形所致者，称为骨源性斜颈。后者十分罕见，先天性肌斜颈是指新生儿一侧胸锁乳头肌挛缩，导致头和颌的不对称畸形，头倾向患侧，下颌转向健侧，头项活动不利的一组病症。

2.临床表现 患儿在出生数日，可摸到患儿的一侧胸锁乳头肌的中下段有肿块，肿块表现为硬结，摸起来像一条紧绷的绳索，可随肌肉移动，两侧对比，患侧（即发生病变的一侧）胸锁乳突肌挛缩变短。由于一侧胸锁乳突肌紧张，在患儿头部会倾向患侧，而脸面则会转向健侧（即没有发生病变的一侧）。如果不及时就诊，孩子半岁到一岁时，会造成眼睛斜视，患侧脸面、眼睛变小，面部不对称，严重的还可能产生继发性的胸椎侧凸畸形。

3.**声像图表现**　患侧胸锁乳头肌明显增厚，内部未见明暗相间的条纹状或内部回声明显不均匀，也有部分患儿患侧胸锁乳头肌明显变薄，回声增强，内未见明暗相间的条纹状结构（图8-3-9）。

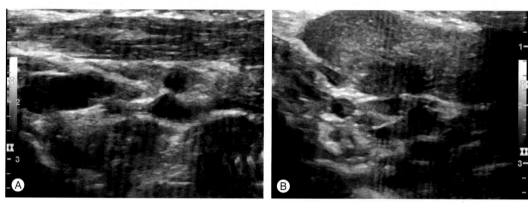

图 8-3-9　先天性斜颈
A.健侧胸锁乳头肌；B.患侧明显增厚的胸锁乳头肌

第四节　颈部囊性肿瘤的超声诊断

一、鳃裂囊肿

1.**概述**　鳃裂囊肿是由于胚胎发育过程中，鳃弓和鳃裂未能安全融合或融合不全，胚胎发育至第三周左右，有5对鳃弓，鳃弓之间的是鳃裂，如果鳃裂口愈合而鳃裂不愈合则形成鳃裂囊肿。如果鳃裂口及鳃裂均未消失则形成鳃瘘。

2.**临床表现**　鳃裂囊肿多位于上颈部偏外侧，大多在舌骨水平，胸锁乳头肌上1/3前缘，本病见于任何年龄，多见于小儿。主要表现为局部无痛性包块，表面光滑，临床上也见局部瘘口，流脓性或黏液状液体。

3.**声像图表现**　鳃裂囊肿多发生于上颈部偏外侧，大多在舌骨水平，病变区多表现为形态规则的椭圆形或圆形无回声区，边界清楚，内部呈液性暗区或少量光点回声，无光带分隔。鳃裂囊肿依发病部位的高低又分为几型：发生在下颌角及以上的囊肿为第一鳃裂囊肿；发生在相当于肩甲舌骨肌水平的为第二鳃裂囊肿；发生在颈根部的囊肿多为第三、四鳃裂囊肿（图8-4-1，图8-4-2）。

4.**诊断及鉴别诊断思路**　鳃裂囊肿发生在颈部，主要与甲状舌骨囊肿及皮样囊肿相

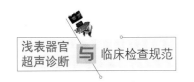

鉴别，甲状舌骨囊肿发生在颈部中央，能随吞咽上下移动。皮样囊肿内部回声多样，有无回声或强回声。

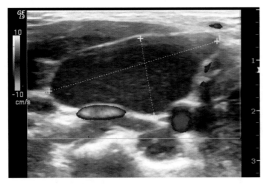

图 8-4-1　鳃裂囊肿
颈部纵行囊性包块，边界清，内部见光点回声

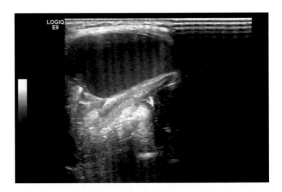

图 8-4-2　鳃裂囊肿
颈部纵行囊性包块，边界清，内部未见光点回声

二、甲状舌管囊肿

1. 概述　甲状舌管囊肿又称甲状舌骨囊肿，是一种甲状舌管退化不全形成的先天性疾病，正常甲状舌管位于舌骨之前，直径 1 ～ 2mm，起源于原始咽底壁正中线上皮细胞，细胞增生形成一伸向尾侧的盲管，其末端形成甲状腺侧叶。正常情况下，从胚胎第六周开始萎缩，如果胚胎发育至第十周后没有退化，则形成甲状舌管囊肿。甲状舌管囊肿有完整包膜，壁薄。囊内容物多为黏液性或胶冻状物质。

2. 临床表现　甲状舌管囊肿可发生于任何年龄，多见于儿童，囊肿位于甲状软骨与舌骨平面之间，多居中，也可稍偏向一侧。多为圆形，随吞咽上下活动，表面光滑，可触及舌骨体与囊肿之间有坚韧的条索状粘连。囊内容物积聚易继发感染，可形成瘘管，并有黏液性或脓性分泌物流出。

3. 声像图表现　甲状腺舌管囊肿多位于颈部中央，呈圆形或椭圆形无回声区，多为单个囊肿，囊壁较薄，由于内容物较黏稠，故囊内多见较多的光点回声。病程长者，病灶边界较模糊，囊壁增厚、毛糙，伴有瘘管形成者可见由浅入深的条索状无回声暗带（图 8-4-3 ～图 8-4-6）。

4. 诊断及鉴别诊断思路　甲状舌管囊肿依据病灶位于颈部中央，边缘光滑，内部较多光点回声即可诊断。主要鉴别颈部鳃裂囊肿，鳃裂囊肿位于颈部两侧，常较甲状腺舌管囊肿大（约鸡蛋大小），内部呈无回声区。

5. 临床价值及存在问题　高频超声能发现 1cm 颈部囊性肿物，甲状舌管囊肿超声诊断准确性可达 94% 以上。超声除了可见肿物外，还能判断肿物与颈部动静脉的关系，为手术提供重要参考信息。

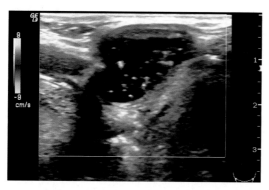

图 8-4-3　甲状腺舌管囊肿纵切面

颈部中央囊性包块，位于甲状软骨上方，内部较
多光点群回声，上端后壁见瘘管回声

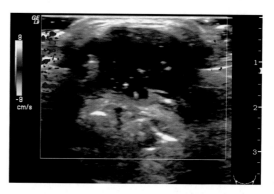

图 8-4-4　甲状腺舌管囊肿横切面

与图 8-4-3 为同一病例，病灶边界不规则，内部回声
较多

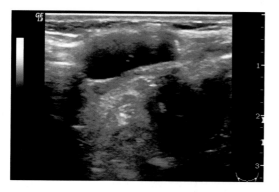

图 8-4-5　甲状腺舌管囊肿纵切面

囊性病灶位于颈部中央，边界清，内见光点回声

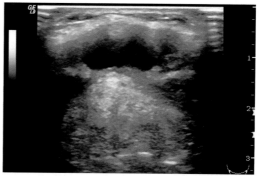

图 8-4-6　甲状腺舌管囊肿横切面

与图 8-4-5 为同一病例，囊性病灶内见高低回声

三、颈部淋巴管瘤

1.**概述**　淋巴管瘤是一种先天性良性错构瘤，并非真性肿瘤，在胚胎期静脉丛中的
中胚层裂隙融合形成大的原始淋巴囊，引流入中心静脉系统，以后淋巴囊逐渐退化成淋
巴管。如果原始淋巴囊未与静脉系统相连就产生囊状淋巴管瘤。如果与淋巴管系统不相
通则发生海绵状淋巴管瘤。淋巴管瘤是由增生、扩张、结构紊乱的淋巴管组成，按其形
态和分布可分为三种类型：①单纯性淋巴管瘤：有扩张的不规则毛细淋巴管丛组成，主
要发生在皮肤、皮下及黏膜层；②海绵状淋巴管瘤：下组织和深部结构如肌肉、后腹膜
及纵隔等部位；③囊状淋巴管瘤：囊腔大，可单房或多房，相互交通，内覆内皮细胞，
间质少。临床上多见的是混合型，如果淋巴管瘤中混杂有血管组织，往往称为淋巴血管瘤。

2.**临床表现**　多数在出生时就有，90% 出现在 2 岁以内，淋巴管瘤可全身分布，以
颈部多见，又称为囊肿水瘤，主要分布在颈后、外三角区。

3.**声像图表现**　常在颈后三角区探及囊性肿块，大小不一，一般较大者常见。海绵

状淋巴管瘤多数为多房囊肿型,内呈稀疏网状或蜂窝状。囊状淋巴管瘤的囊腔较大,呈单纯性囊肿型,合并感染时囊壁可增厚、不光滑、囊内可见点状回声。CDFI显示病灶内多数无血流信号(图8-4-7~图8-4-10)。

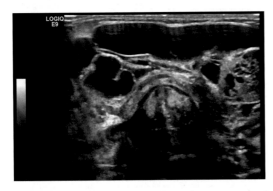

图 8-4-7　颈部淋巴管瘤
病变较大,内部见短信不等无回声区,间隔薄

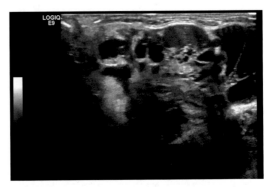

图 8-4-8　颈部淋巴管瘤
与图8-4-7为同一病例,病变边界不清,内回声较杂乱

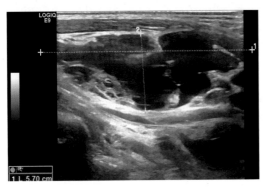

图 8-4-9　颈部淋巴管瘤
多房性囊性病变,间隔薄,光带较多

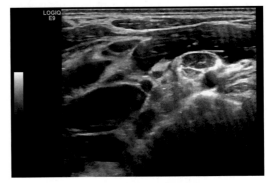

图 8-4-10　颈部淋巴管瘤
囊性病灶,间隔光带细,内部呈无回声区

4.诊断及鉴别诊断思路

(1)甲状腺舌管囊肿是儿童及成人常见的颈部囊性肿块,囊肿位于颈正中,与舌骨关系密切。囊内往往见较多光带回声。

(2)鳃裂囊肿多见于儿童,常位于颈部两侧的胸锁乳头肌前缘中、下1/3交界处。以单房多见。

四、颈部血管瘤

1.临床表现　血管瘤是由分化成熟的血管仅衬覆单层内皮细胞所构成的良性肿瘤或

血管畸形。大多数发生于皮肤真皮层和皮下组织，好发于头颈部。组织学上分为毛细血管、海绵状、静脉性、上皮样及肉芽组织血管瘤五型，以前两者最常见。毛细血管瘤多在出生时即被发现，皮肤为紫红色结节，诊断不困难，行超声检查者少见。海绵状血管瘤表浅者多在婴幼儿期被发现，但病变早期或位置深者不易发现。皮肤表现为皮肤隆起呈紫蓝色，质软，压之褪色。

2.声像图表现 海绵状血管瘤常见于皮下组织，大小不一，边界欠清，压之可见包块变形。内部呈"蜂窝状"，部分病变内囊性结构较大，间隔宽窄不一，内部可见短线状血流信号，超声造影血管瘤可见周边结节状强化并向中心增强（图8-4-11～图8-4-14）。

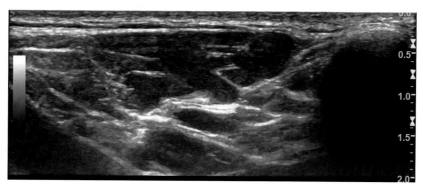

图 8-4-11　颈部血管瘤
病灶形态不规则，内部回声呈网络状

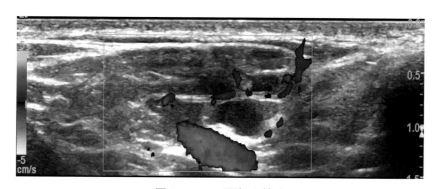

图 8-4-12　颈部血管瘤
与图 8-4-11 为同一病例，病灶内见较多光点回声及血流信号

3.诊断及鉴别诊断思路 此病主要与淋巴管瘤相鉴别，后者囊腔更大，边界尚清，内部间隔光带较细，内部未见明显光点回声。超声造影血管瘤可见周边结节状强化并向中心增强，而淋巴管瘤造影时未见病灶内部增强。

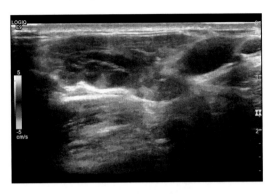

图 8-4-13　颈部血管瘤

病变区内回声呈网络状，光带较多

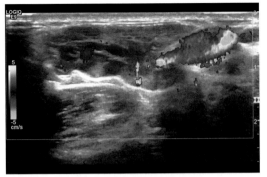

图 8-4-14　颈部血管瘤

与图 8-4-13 为同一病例，内部见血流信号

五、颈部软组织炎症及脓肿

1.临床表现　颈部软组织炎症及脓肿是由皮肤、软组织损伤或感染引起，也可是局部化脓性感染灶直接扩散或淋巴道或血行播散引起。最常见的是链球菌和金黄色葡萄球菌，极少数是结核杆菌。感染累及一个或多个间隙，形成蜂窝织炎，若未能有效的治疗或控制，则可发展成脓肿。由溶血性链球菌感染引起的急性蜂窝织炎，由于链激酶和透明质酸酶的作用，病变迅速扩大，引起组织坏死，有时引起败血症。由葡萄球菌引起的蜂窝织炎，由于凝固酶的作用则比较容易形成局部脓肿。临床起病急，有发热、乏力、不适等全身症状，白细胞增多，局部不同程度的红肿热痛、开口受限、吞咽困难。严重者可发生喉头水肿和压迫水管，引起呼吸困难等表现，脓肿形成者可扪及波动感。少数患者发病较缓慢或呈慢性，相对症状较轻。

2.声像图表现　颈部炎性病变区肿胀，以皮肤或较深部软组织为主，回声不均匀减低，病变界线不清晰，局部血流信号增多，邻近软组织可有不同程度的水肿，呈较强回声（图8-4-15，图8-4-16）。

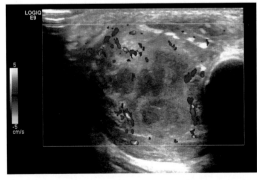

图 8-4-15　颈部炎性病变

气管旁组织肿胀，回声低，内见丰富血流

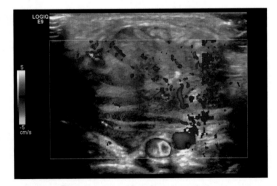

图 8-4-16　颈部炎性病变

病灶边界不清，内部回声减低、不均匀，血流丰富

脓肿形成者，初期为病变区不均匀改变加重，出现液化坏死区，并逐步融合成较大的无回声区，内有散在的细小点状强回声，边界变清晰，脓肿壁形成并在壁上出现可见的血流信号（图 8-4-17，图 8-4-18）。

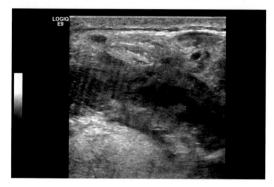

图 8-4-17　颈部脓肿
病变区边界不清，内部可见脓肿无回声区

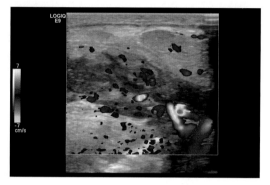

图 8-4-18　颈部脓肿
与图 8-4-17 为同一病例，病变区血流丰富

3. 诊断及鉴别诊断思路　炎性病变依据明显的临床症状、血白细胞增多及声像图上比较不清的低回声区，并逐渐发展成为无回声区，即可诊断炎性病变，甚至脓肿形成。主要鉴别于肿瘤病变，后者多为实质性低回声区，比较尚清，可有包膜、质地较硬，抗炎治疗后无明显变化。

六、颈部胸腺囊肿

1. 概述　颈部胸腺囊肿可以是纵隔内胸腺囊肿凸向颈部的一部分，较少见，占纵隔肿瘤及囊肿的 1%～5%。胸腺囊肿可分为：①先天性胸腺囊肿，由胸腺导管或胸腺咽导管发育异常引起，此种异常可形成肿瘤、囊肿及瘘管，胸腺囊肿多为导管未闭，导管内上皮渗出或出血，逐渐扩张而形成；②瘤性胸腺囊肿是由胸腺内哈氏小体退行性变或坏死而形成非感染性囊肿；③退行性胸腺囊肿是由胸骨正中切开、心脏手术引起胸腺退行性变而形成囊肿，胸腺囊肿以先天性和瘤性多见。肿物多呈单房性，少数为多房性，包膜完整、壁较薄，内可见囊内液体，液体清晰或浑浊。

2. 临床表现　胸腺囊肿可发生在任何年龄，多在 50 岁以下。胸腺囊肿发生在颈部，尤其在颈前三角，近甲状腺，但最常见是前上纵隔。较小的囊肿可无症状，囊肿增大时可出现压迫症状：气短、胸闷、胸痛、咳嗽、吞咽困难，甚至呼吸困难。

3. 声像图表现　肿块呈类圆形或椭圆形，边界清楚，较明亮的包膜回声，内部为混合回声，内可见实质性低回声及无回声区（图 8-4-19 ～图 8-4-20）。

4. 诊断及鉴别诊断思路　此病超声容易发现并诊断为囊性肿块，如果病变由纵隔上凸者易诊断胸腺囊肿，并需要与其他颈部囊性病变相鉴别。

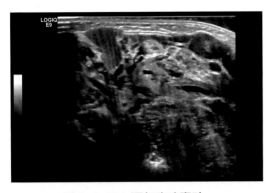

图 8-4-19 颈部胸腺囊肿

病变大，形态不规则，回声较杂乱，内见较多光带

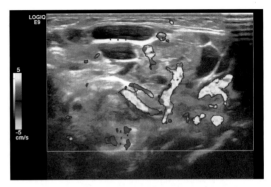

图 8-4-20 颈部胸腺囊肿

与图 8-4-19 为同一病例，囊实混合病变，回声杂乱，见血流

七、颈部皮样囊肿和表皮样囊肿

1. **临床表现** 皮样囊肿和表皮样囊肿临床较为少见，为胚胎发育时期残留于组织中的上皮细胞发展成为囊肿，也可由外伤置入引起而形成囊肿。组织学上皮样囊肿含表皮及其附属器，如毛囊、皮脂腺、血管等，还可含有软骨、神经、肌肉、钙化组织。表皮样囊肿不含皮肤附属器。两者囊壁均较厚，无恶变倾向。皮样囊肿多见于颌面 – 颈部中央线区域，如颏下、口底等，表皮样囊肿多见于眼睑、鼻、耳下等，均多见于儿童及青少年。

2. **声像图表现** 病变呈圆形或类圆形，囊性，内部可见密集的点状偏强回声，有时可见分层现象及钙化，囊壁较厚，探头加压时内部可见点状回声翻滚现象（图 8-4-21）。

3. **诊断及鉴别诊断思路** 此病主要与甲状舌管囊肿相鉴别。甲舌囊肿多位于颈部正中央，形态不规则；皮样囊肿和表皮样囊肿位置不固定，形态规则，内部回声多，甚至出现钙化等征象。

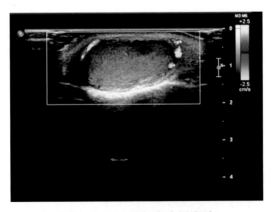

图 8-4-21 颈部表皮样囊肿

病灶呈椭圆形，边界清，内部见密集细小光点

八、水囊瘤

1.临床表现　水囊瘤又称先天性囊状水瘤、囊状淋巴管瘤，它是来源于淋巴组织的先天性疾病。可发生于身体各部，但以颈部最常见，多为柔软、有波动感、无痛的肿物，不易被压缩，透光好。药物囊内注射治疗效果好、安全、方便是临床治疗首选。多在出生时即可见到颈部肿物，胸锁乳突肌后缘的锁骨上窝处颈后三角为好发部位，少数也可以发生在颈前三角区。肿物一般为 4～6cm，光滑而柔软，波动感明显，无触痛，边缘多不清楚，覆盖的皮肤可无明显改变或因皮下积液而呈淡蓝色，透光试验呈阳性。水囊瘤过大时可使头颈部活动受限。水瘤向内扩展，可压迫喉部及气管引起呼吸困难，位于颈前三角区的向上可突入口腔底部，可以影响咀嚼和吞咽运动。

2.声像图表现　颈部肿块较大，多呈圆形或椭圆形，壁较薄，内部见大量无回声区及数条光带，合并感染者囊内见大量细小光点。

（黄道中　冯群群）

第九章 淋巴结疾病

第一节 淋巴结超声检查应用解剖

一、淋巴系统的解剖

淋巴系统由淋巴管道、淋巴器官和淋巴组织组成，其中淋巴结是重要的淋巴结器官之一。血液的一些成分经毛细血管动脉端的毛细血管壁进入组织间隙，形成组织液，其与细胞进行物质交换后，小部分大分子物质和水分进入毛细淋巴管，形成淋巴液。淋巴液沿淋巴结的淋巴窦和淋巴管道流入静脉，因而淋巴管道和淋巴结的淋巴窦起到协助静脉引流组织液的功能，而淋巴器官和淋巴组织起到产生淋巴细胞、过滤淋巴液、参与免疫应答等功能。

解剖上，淋巴结为圆形或豆形的灰红色小体，随位置和年龄不同而大小不一，从 1～40mm 不等，人体有 400～500 个淋巴结广泛分布于全身。淋巴结多沿血管排列，位于深筋膜深面的淋巴结称为深淋巴结，位于浅筋膜内的为浅淋巴结。因为淋巴结内的淋巴窦是淋巴管道的重要组成部分，所以淋巴结对淋巴回流起重要的作用。只有少数的正常淋巴结可以被 CT、MRI 和超声等影像手段探测到。淋巴结表面粗糙，一侧隆凸，有许多输入淋巴管穿入；另一侧凹陷，凹陷中央处称为淋巴结门，该处结缔组织较多，有输出淋巴管、血管、神经出入。与淋巴结凸侧相连的淋巴管为输入淋巴管，数量较多，出淋巴结门的淋巴管为输出淋巴管。淋巴由几个输入淋巴管进入淋巴结，一个淋巴结的输出淋巴管往往成为另一个淋巴结的输入淋巴管，然而一些淋巴管可能绕过第一个（前哨淋巴结）或第二个淋巴结，直接进入下一个淋巴结。引流某一部位或器官的第一级淋巴结称为前哨淋巴结，当某部位或器官发生病变时，前哨淋巴结可拦截和清除沿淋巴结进来的细菌、毒素、肿瘤细胞或寄生虫，并阻止病变的扩散，而淋巴结自身会发生细胞增殖，表现为淋巴结肿大。如果前哨淋巴结未能阻止病变的扩散，病变就会沿淋巴管道发生远处扩散。甲状腺、肝和食管的部分淋巴管可不流经淋巴结，直接注入胸导管，肿瘤细胞可直接向远处转移。淋巴管有一个阀门系统，可使淋巴液进入下一个淋巴结，并防止倒流。

二、淋巴结超声显像相关解剖

淋巴结的解剖结构决定了其在超声上的成像特征。通常情况下，淋巴结的皮质为低回声，髓质主要为高回声，而淋巴结的被膜为线样的高回声。皮质和髓质共同组成实质，皮质是淋巴结实质靠周边的部分，皮质之所以表现为均匀的低回声是因为其是由均匀分布的密集的淋巴小结组成。髓质是淋巴结实质的中心部分，髓质由髓索、淋巴窦和小梁组成。髓质内含有较多的结缔组织、脂肪以及出入淋巴门的神经和血管，故髓质主要表现为高回声。超声检查中，我们通常将这个高回声称为淋巴门。淋巴结被膜表现为高回声是因为其由致密的纤维结缔组织和平滑肌组成。

正常大小的淋巴结的血管结构往往只有在超声造影上才能清晰显示，而彩色多普勒超声一般难以清晰显示，但是腹股沟区的较大的淋巴结有可能可以显示血管结构。炎性肿大的淋巴结的血管会扩张，从而可以被彩色多普勒超声探测到。正常的淋巴结在淋巴门出入含有动脉和静脉的血管蒂。动脉和静脉相互平行，淋巴结门动脉在淋巴门处分支成多条微动脉，这些微动脉再逐渐分支，在包膜下皮质到达毛细动脉弓，而静脉回流始于副皮质区的后微静脉，再逐级汇合形成较大的微静脉，并在淋巴门处向心性地汇入淋巴结门静脉。淋巴结这种典型的树枝样逐级分支的血管结构（称为淋巴门型血管结构），在大多数炎症过程中并没有明显变化（图9-1-1）。

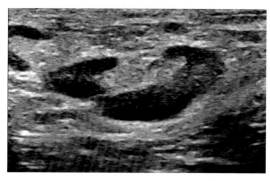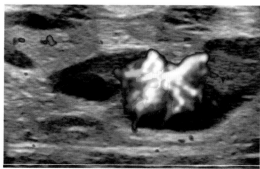

图 9-1-1　淋巴结在炎症过程中保持正常的淋巴门和淋巴门型血管结构

早期的恶性淋巴结仍可能具有原始的淋巴门型血管结构，但由于局部免疫反应，血管数量可能会增加。当恶性进程发展时，由于淋巴结内发生肿瘤定植、坏死或促炎性反应，淋巴结的原有血管结构会变形，包括淋巴结门动静脉在内的原始血管结构会发生扭曲和破坏。此外，伴随着肿瘤侵犯皮质，肿瘤细胞会产生血管生成因子，包膜和包膜下皮质出现杂乱的滋养血管，被肿瘤侵犯的部位新生血管明显增多，所以恶性淋巴结的周边血流经常比较丰富（图9-1-2）。恶性淋巴结的血管密度通常取决于原发肿瘤的血管丰富性。像许多其他（但不是全部）恶性肿瘤一样，侵袭性淋巴瘤内具有很高的高微血管密度，这样往往预示着预后不良（图9-1-3）。另外，恶性淋巴结除了血管密度较高之外，其内的血管分布往往是不均匀的。

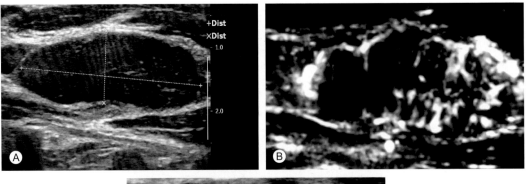

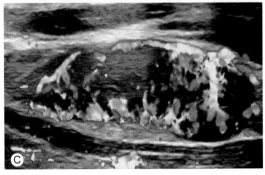

图 9-1-2　淋巴结边缘血流丰富

A.转移性淋巴结的淋巴门被破坏、消失；B.超声血管数字减影技术；C.AP 微血管显像技术

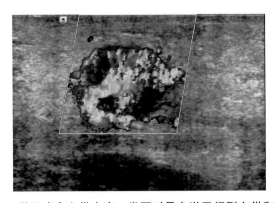

图 9-1-3　淋巴瘤内血供丰富，常同时具有淋巴门型血供和边缘血供

三、常见浅表部位的淋巴结分区

1. 颈部淋巴结分区　详见"第六章第一节"。

2. 腋窝淋巴结分区　腋窝淋巴结是乳腺癌转移的主要途径，有 20 ～ 30 个，解剖学通常分为五群。

（1）外侧淋巴结群：位于腋窝外侧壁，沿腋静脉排列。

（2）胸肌淋巴结群：位于胸大肌下缘深部，沿胸外侧血管排列。

（3）肩胛下淋巴结群：位于腋窝后皱襞深部，在腋窝后壁沿肩胛下血管排列。

（4）中央淋巴结群：位于腋窝内侧壁近肋骨及前锯肌处。

（5）腋尖淋巴结群：位于腋窝顶部，沿腋静脉近段排列。

乳房内约 3/4 的淋巴引流至腋下淋巴结，其余 1/4 主要引流至胸内淋巴结。任何一组腋窝淋巴结发生转移后均可进一步转移到锁骨下淋巴结。锁骨下淋巴结发生转移后可进一步引起锁骨上淋巴结转移或通过静脉角发生血行转移。颈内静脉与锁骨下静脉汇合处是锁骨上淋巴结发生转移时首先出现的地方。因此，该处淋巴结是判断锁骨上有无转移的"前哨淋巴结"。一般认为乳腺癌晚期才会出现锁骨上淋巴结转移。

3. 腹股沟区淋巴结　位于左、右腹股沟部，可分为深浅两群，引流会阴部、下肢和下腹壁的淋巴。腹股沟浅淋巴结有上、下两群，腹股沟上浅淋巴结排列于腹股沟韧带下方并与其平行，收集会阴部、外生殖器、臀部和腹壁下部的淋巴液。腹股沟下浅淋巴结沿大隐静脉末端纵行排列，收集除足外侧缘和小腿侧部以外的整个下肢浅层结构的淋巴液。腹股沟上、下浅淋巴结的输出管均注入髂外淋巴结。

腹股沟区深淋巴结位于股静脉根部，收纳腘淋巴结和腹股沟浅淋巴结的输出管及股的深淋巴管，其输出管也注入髂外淋巴结。

第二节　淋巴结超声检查技术

一、仪器条件

用于浅表淋巴结检查的超声仪器应具有良好的时间和空间分辨率。根据淋巴结的深度，应选择频率最高的线性探头用于浅表淋巴结的成像，范围从为 7.5 ～ 18MHz，越表浅的淋巴结选用越高的频率。因此，对于脂肪组织较厚的患者，应适当调低频率。最适合的频率还取决于前方组织的衰减（如肌肉组织、瘢痕等）。要获得良好的图像质量，还需要调节到合适的增益、帧频和聚焦区域的位置。

1.彩色多普勒　彩色多普勒检查通过对血流良好的敏感性来显示淋巴结的具有血管，包括血管系统的结构以及有无动静脉血流的存在。多普勒的增益应该上调到即将出现但尚未出现噪点的程度，需要注意的是二维图像的增益对血流信号也有影响，高增益可抑制血流信号，低增益则会促进血流的显示。为了更好地显示淋巴结内的低速血流，壁滤波应调低，多普勒脉冲重复频率应为 1 ～ 5cm/s，彩色取样框调整到能涵盖目标区域即可。有些仪器提供 B-flow 或者彩色 B-flow 技术，具有避免出现血流外溢的优点，能够显示血管（特别是微小的血管）真实的内径。

2.超声造影　已应用于淋巴结显像，彩色多普勒技术只能显示较大的血管，而不能显示淋巴结微血管。为显示微循环，必须使用超声造影剂。目前国内主要使用声诺维造影剂，因其稳定性好，在低声压的作用下，能产生较强的谐波信号，可以获取较低噪声的实时谐波图像。该造影剂是血池内造影剂，不会透过血管内皮细胞外溢，微泡的直径为 1～4μm（等于或小于红血细胞直径），有助于显示大血管、微循环和无血管区域，从而有助于鉴别淋巴结的良恶性。目前推荐 4.8ml 声诺维用于高频探头对浅表淋巴结的造影检查。为避免微泡被破坏，超声造影需要在低机械指数（MI）下进行，目前带有超声造影功能的超声诊断仪都有超声造影模式，即低 MI 模式。在二维图像选取合适的频率、聚焦点深度和增益之后再转为超声造影模式即可进行超声造影。

3. 超声弹性成像 是一种非侵入性方法，可以用来评估淋巴结组织的硬度。根据弹性成像的原理不同，可以分为两种：

（1）应变弹性成像，需要人为用探头去按压病变区域或用声辐射力使组织产生形变。较硬的组织不容易产生变形，而较软的组织容易发生变形，产生的组织变形（即应变）通过追踪图像中的斑点移动的方式来评估，通过对射频数据进行算法处理，组织的应变数据可以用彩色或灰度编码来表示，应变弹性成像提供了直观的弹性分布，可分析不同组织间的弹性差异，应变弹性成像的取样框的放置与彩色多普勒取样框类似，应变弹性成像是评估淋巴结最常用的方法。

（2）剪切波弹性成像，其原理是通过测量剪切波在组织中的传播速度，越硬的组织，传播的速度越快，因而通过剪切波速度间接地反映组织的硬度。剪切波速度可以通过杨氏模型来转换为 kPa 值。目前主要的剪切波弹性成像包含声辐射力脉冲成像和 supersonic 剪切波成像。在正常淋巴结的弹性成像图像中，淋巴结皮质明显比髓质和淋巴门硬。

二、检查方法

1. 检查前准备 检查颈部、腋窝和腹股沟淋巴结前一般无须特别准备，颈部若带有项链等饰品需要摘除。

2. 体位 检查颈部、腋窝和腹股沟区淋巴结均一般采用仰卧位。扫查颈部淋巴结时，为充分暴露颈部，可在颈部或肩部下方垫枕，检查一侧颈部时可嘱咐患者头稍转向另一侧；扫查腋窝淋巴结时，为充分暴露腋窝，患者手臂应置于头部上方，扫查腹股沟区淋巴结时，为充分暴露腹股沟区，患者双腿伸直状态下稍微分开一些。

3. 标准切面 淋巴结方向和位置多变，一般一个淋巴结的标准切面可分为长轴切面和短轴切面。长轴切面是淋巴结长径最长的切面，短轴切面是垂直于长轴切面的切面。临床上多使用纵径和横径两个参数，前者指平行于探头表面的最大直径，后者指垂直于探头表面的最大直径。

三、测量技术与正常值

1. 扫查顺序 无论采用什么扫查顺序，对各部位浅表淋巴结的扫查应做到全面。为了使扫查具有系统性，一般建议应用以下顺序进行各部位淋巴结的扫查。

　　扫查颈部淋巴结时，首先扫查下颌下和颏下淋巴结，接着扫查腮腺淋巴结，而后沿颈内静脉和颈总动脉自上而下横切扫查，直至锁骨下静脉，之后扫查锁骨上淋巴结，接着在胸锁乳突肌和斜方肌之间扫查颈后三角淋巴结，最后扫查颈前区淋巴结，扫查甲状腺下及尾部和深面的淋巴结时可以配合吞咽动作。

　　以上每个区域都可配合横切、纵切或斜切以实现全面扫查。扫查腋窝淋巴结时，先沿腋静脉向腋窝顶部方向移动探头，扫查外侧淋巴结和腋尖淋巴结，接着从腋窝顶部向腋窝内侧壁移动探头，扫查中央淋巴结，最后扫查腋窝前壁的胸肌淋巴结和后壁的肩胛下淋巴结。

　　腹股沟区淋巴结的扫查沿着腹股沟韧带和大隐静脉上端分别做横向和纵向全面扫查。扫查各组淋巴结时同样要配合横切和纵切以做到全面扫查。

　　当使用彩色多普勒超声检查浅表淋巴结血流时，由于探头的按压可能导致淋巴结内血管闭合，因此，探头应该轻置于皮肤，避免用力按压。

　　2.正常值　淋巴结的大小是大多数影像手段（如超声、CT 和 MRI）中鉴别淋巴结良恶性的一个重要标准。正常的淋巴结大小因不同的解剖位置而异。

　　关于横径还是纵径更有价值，目前文献中还有冲突的观点。但是普遍认为＜ 15mm 的淋巴结在大多数病理过程（如炎症、肿瘤浸润）中主要靠增加横径来增加其体积，因此，淋巴结形态会更圆，高回声淋巴门就会变得窄小或消失。横径在小淋巴结中比纵径显得更有价值。在＞ 20mm 的淋巴结中，纵径则更有价值。与头颈部淋巴结相反，腹股沟和腋窝的淋巴结则不太适合使用横径，因为这两个部位的淋巴结门形态很饱满，皮质很薄，而肿瘤往往先侵犯皮质，而不侵犯淋巴门，因此对于这两个部位的淋巴结，肿瘤侵犯可能不会引起横径的变化。

　　Solbiati 指数是纵径和横径之比，常被用做鉴别反应性和恶性淋巴结的标准。Vasallo 等报道，纵径与横径之比＜ 2 是头颈部区域淋巴结的恶性标准（图 9-2-1）。此外，对于腋窝和腹股沟区淋巴结，皮质厚度和皮质的不对称应被认为是更好的标准，因为 Solbiati 指数在这些区域通常为假阴性。

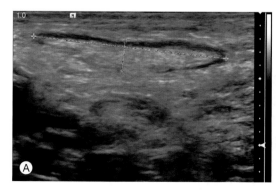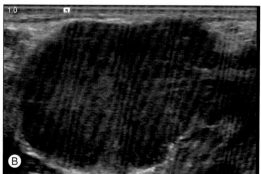

图 9-2-1　淋巴结纵横比

A. 良性淋巴结的纵横比常＞ 2；B. 恶性淋巴结的纵横比常＜ 2

在头颈部通常可以观察到 20 ～ 50 个淋巴结。颏下和腮腺的淋巴结倾向于圆形。正常淋巴结通常只在颈部的上部和中部区域是长条形的。因此，横径在大多数头颈部区域是比纵径更有价值的测量参数。对于颌下和在上颈部区域（区域Ⅰb 和Ⅱ），95% 的淋巴结横径＜ 8mm，而其余区域（区域Ⅰa、Ⅲ、Ⅳ、Ⅴ），横径＜ 5mm。

腋窝淋巴结的大小变化较大，其正常参考值目前还缺乏有效定论。腹股沟区淋巴结长径多＜ 30mm。

在彩色和能量多普勒超声检查中，正常淋巴结显示无血流或者在淋巴门处出现淋巴门型血管结构。60% ～ 80% 的正常淋巴结观察不到边缘血管。

在频谱多普勒超声检查中，正常的淋巴结通常具有相对较低的阻力指数（RI ＜ 0.75）和搏动指数（PI ＜ 1.6）。

四、适应证

目前，超声扫查浅表淋巴结的适应证主要包括：

1. 扫查可触及的浅表淋巴结。
2. 检测可疑的淋巴结。
3. 探测转移性淋巴结来对肿瘤进行分期。
4. 引导淋巴结穿刺。

第三节　淋巴结疾病的超声诊断

一、常见淋巴结疾病声像图表现

（一）淋巴结反应性增生

大部分的淋巴结肿大都是炎性所致，主要是由淋巴结所引流的部位出现急、慢性炎症。例如，牙龈炎和扁桃体炎可引起颈部淋巴结的肿大。

1. 二维超声　良性淋巴结病的诊断主要依赖于淋巴结的大小和结构。仅基于淋巴结大小是不能区分良性和恶性淋巴结肿大的，因此要更多地依赖淋巴结形态、结构和内部回声。炎性淋巴结肿大有 50% 是呈同心样的皮质增厚。大多数淋巴结的炎性过程是具有弥漫性和均匀性的，因此通常在长径＞ 15mm 的淋巴结中，其形态仍保持椭圆形。绝大部分炎性淋巴结的淋巴门结构没有被破坏，皮髓质分界清且皮质回声均匀。仅 8% 的淋巴结门回声消失，多为颈部和颌下淋巴结。85% 的炎性淋巴结纵横径的比值＞ 2。在淋巴结核和其他肉芽肿性感染中，淋巴结内可出现无血管区，这会导致淋巴结内部回声不均匀。

2.彩色多普勒和频谱多普勒成像 与正常淋巴结相比，反应性（炎性）淋巴结的血流信号更加丰富。反应性淋巴结主要表现为放射性、对称性的淋巴门型血供（图9-3-1），这反映了淋巴门是淋巴结血管主干进出淋巴结的地方。炎性淋巴结肿大往往是不显示边缘血供的。炎性淋巴结肿大的淋巴门一般不会发生移位，但在淋巴结核和其他肉芽肿性感染中，淋巴门型血管结构可发生偏心，甚至出现变形扭曲的血管和丰富的边缘血供。

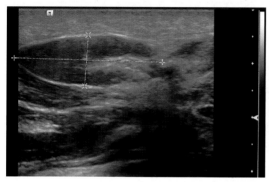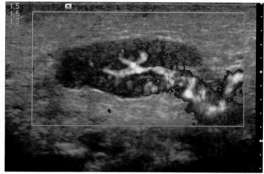

图9-3-1 反应性淋巴结主要表现为放射性、对称性的淋巴门型血供

频谱多普勒显示反应性淋巴结和结核性淋巴结的RI < 0.8，且PI < 1.6（图9-3-2）。虽然通过测量RI和PI有可能区分结核性淋巴结和恶性淋巴结，但是临床诊断始终应结合临床资料，包括活检或临床随访。

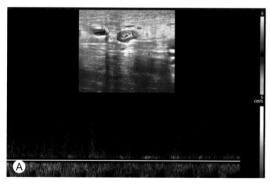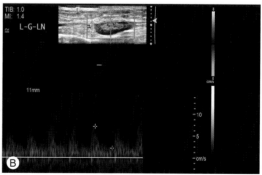

图9-3-2 反应性淋巴结的RI值< 0.8

A.颈部反应性淋巴结；B.腹股沟反应性淋巴结

3.超声造影 根据大多数发表的论文，正常和反应性淋巴结的增强特点是离心和均匀增强模式，而反应性淋巴结的增强强度（峰值强度）比正常淋巴结要高，但是二者的增强模式是一样的。需要注意的是，肉芽肿性淋巴结炎、猫抓病和结核性淋巴结也可能出现一些恶性淋巴结的增强表现，如增强不均匀或者出现灌注缺损。

4.超声弹性成像 大多数炎症过程不会改变淋巴结的弹性结构。正常淋巴结和炎性淋巴结的淋巴门比皮质要软；反应性淋巴结比恶性淋巴结要软（图9-3-3，图9-3-4）。

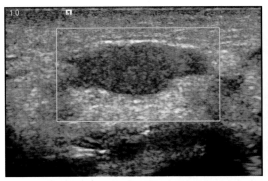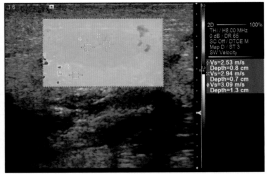

图 9-3-3　剪切波弹性成像技术显示反应性淋巴结比较软

红色代表硬，绿色和蓝色代表软

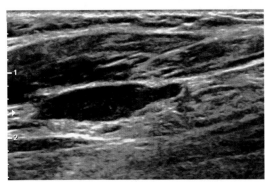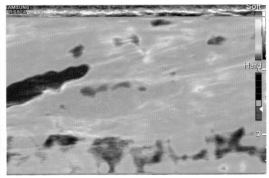

图 9-3-4　应变弹性成像技术示反应性淋巴结比较软

红色代表硬，绿色和蓝色代表软

（二）转移性淋巴结

1. 二维超声　肿瘤的恶性浸润会导致淋巴结的肿大，但是大小对鉴别良恶性的意义并不大，因为肿瘤的恶性浸润是一个过程，早期的浸润不一定会引起淋巴结的肿大，有1/3 受到转移性浸润的淋巴结还具有正常的大小，这些淋巴结对于所有的影像手段都是很难诊断出来的。所以，超声对恶性淋巴结诊断的灵敏度不会高于 70%。另外，肿大淋巴结出现的部位也对诊断有一定的价值，比如锁骨上区肿大淋巴结有 60% 以上的可能性为恶性淋巴结。

转移性淋巴结的增大过程往往是不对称（偏心）和不规则的，而且浸润的起始部位一般在皮质，最终导致淋巴结失去正常的形态而趋于圆形甚至竖立状。纵径与横径的比值＜ 2 是恶性淋巴结的指标之一。大部分的转移淋巴结的边界是清晰的，但是当淋巴结的包膜受到浸润，则可导致边界不清，甚至出现周围软组织水肿。

转移性淋巴结的皮质可出现局限性的不规则增厚（图 9-3-5），而且回声较正常淋巴结稍增强，但与周围肌肉相比仍为低回声。恶性浸润会导致淋巴结内部回声不均匀，随着浸润的进展，淋巴结内可出现凝固或液化性坏死，甚至出现钙化（图 9-3-6）。淋巴门的破坏也随着浸润的进展而进展，最早期的浸润并不导致淋巴门的破坏，随着髓质淋巴窦被破坏，淋巴门逐渐变得狭窄、偏心、结构紊乱和形态不规则，最终导致淋巴门消失（图9-3-7）。

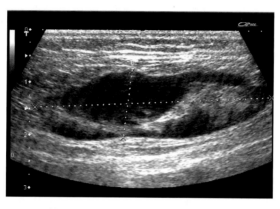

图9-3-5　转移性淋巴结的皮质出现局限性的不规则增厚

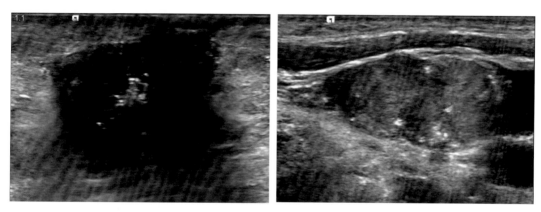

图9-3-6　转移性淋巴结内出现钙化灶

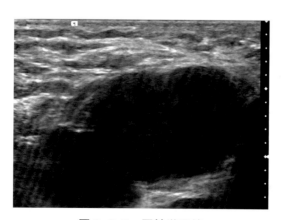

图9-3-7　恶性淋巴结
淋巴门消失，形态不规则，边缘不光滑

2. 彩色多普勒和频谱多普勒成像 与正常和反应性淋巴结相比，转移性淋巴结通常显示边缘型血供或混合血供，并且血供更加丰富。转移性淋巴结的血管更加扭曲和异常，可见一根或数根中央血管（图 9-3-8）。使用以上标准鉴别淋巴结良恶性的准确性为81% ~ 88%，特异性为 76% ~ 86%。在一项包括 208 例颈部肿大淋巴结的研究中，彩色多普勒超声可以显示 86% 的淋巴结中有血管，92% 的反应性淋巴结显示特征性的淋巴门型血管结构，而 84% 的转移性淋巴结主要表现为边缘型血供，79% 的恶性淋巴瘤血供极其丰富，而且中心和边缘都有血供。局灶性无灌注常常是淋巴结液化坏死的表现，但彩色多普勒超声和二维超声常常不容易判断淋巴结内是否有局部液化坏死，超声造影是更加准确的手段。

在转移性淋巴结中，血流阻力可能会增加，随着肿瘤细胞在淋巴结内的生长和蔓延，淋巴结内的血管被肿瘤组织压迫。所以高 RI（> 0.8）和高 PI（> 1.6）是转移性淋巴结的一个特征（图 9-3-9）。但是这个指标还有些局限性，同一淋巴结内的不同血管测量得到的 RI 和 PI 值可能有差别，因为不是每一个血管都会受压，另外，当淋巴结的包膜受到侵犯和破坏时，淋巴结内的压力可能会减低，导致 RI 的再次下降。

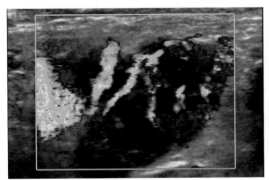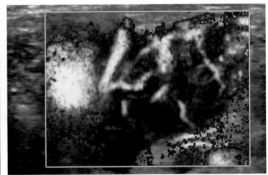

图 9-3-8　转移性淋巴结血供

转移性淋巴结边缘性为主的混合型血供，血供更加丰富，血管更加扭曲和异常，可见一根或数根中央血管

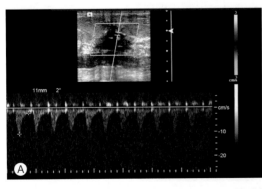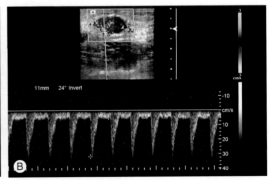

图 9-3-9　转移性淋巴结 RI 值增高

A. 颈部转移性淋巴结；B. 腹股沟转移性淋巴结

3. 超声造影　癌细胞浸润导致病理新生血管的形成，并因此导致灌注模式的改变，由于血管受压以及动静脉瘘的形成而出现淋巴结实质的不均匀增强。局灶性低增强可能是由肿瘤浸润引起的淋巴结中的灌注血管受压而导致局部区域供血不足。转移性淋巴结外周血管数量多，边缘增强出现早，因此可出现向心性的增强模式。转移性淋巴结的增强时间也长于良性淋巴结。淋巴结内出现坏死区域是恶性浸润的重要成像标志，在超声造影上表现为灌注缺损。局灶性皮质增厚的增强模式也被确定为区分良恶性淋巴结病的重要标志。在良性淋巴结中，皮质内的增强是均匀的，而在转移性淋巴结中是明显不均匀的。总之，超声造影上转移性淋巴结的主要表现是向心性不均匀增强和灌注缺陷。

超声造影定量分析软件（时间-强度曲线分析）已被用于鉴别诊断良性和转移性淋巴结，但迄今为止对于某些参数的文献报道的结果是相互矛盾的。不过普遍认为，恶性淋巴结内高增强区域和低增强区域的强度差异要显著高于良性淋巴结。另外，与良性淋巴结相比，转移性淋巴结的峰值强度和持续时间明显增加。

超声造影不仅可以有助于淋巴结良恶性的鉴别诊断，而且能帮助超声医师更精确地选择细针抽吸活检的部位，淋巴结穿刺时一定要避开灌注缺损（坏死）的部位。

4. 超声弹性成像　由于肿瘤细胞在淋巴结内快速增殖，导致淋巴结内压力变大，组织变硬。通常认为，高分化癌至少最初以局部病灶的方式浸润淋巴结（局部硬），而未分化癌导致弥漫性的浸润（大部分或全部变硬）。

应变弹性成像最先应用于淋巴结硬度的评估。组织的硬度用不同的颜色来表达，不同厂家的机器可能采用不同颜色编码系统。弹性评分四分法目前较常用：1 分表示组织全是软的，2 分表示大部分组织是软的，3 分表示大部分组织是硬的，4 分表示整个组织甚至周边组织都是硬的（图 9-3-10）。有学者还加了一个 5 分，表示淋巴结中间有液化坏死区域。在颈部淋巴结评估中，3 ～ 5 分预示着恶性淋巴结的可能性非常大。一个日本学者采用四分法，发现 94.1% 的转移性淋巴结表现为 3 ～ 4 分，而 100% 的良性淋巴结表现为 1 ～ 2 分。

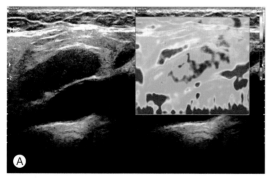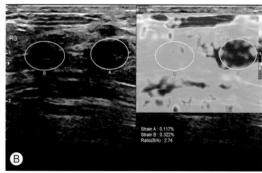

图 9-3-10　应变弹性成像

A. 应变弹性成像显示颈部转移性淋巴结评分为 3 分（蓝色代表硬，红色和绿色代表软）；B. 腹股沟转移性淋巴结评分为 4 分，且弹性比值 2.74（＞ 1.5，蓝色代表硬，红色和绿色代表软）

在应变弹性成像上，还可以用弹性比值来表示淋巴结的软硬度。一般采用的是淋巴结的硬度和周围肌肉组织的硬度比值。在颈部淋巴结中，使用弹性比值＞ 1.5 作为恶性浸润的指标，敏感度为 82%，特异性为 98%，优于二维超声。此外，弹性比值在不同观察者间的一致性非常高（kappa 系数为 0.828 ～ 0.946）。如果应用较高的临界值（1.78）鉴别淋巴结良恶性，特异性为 65%，但是敏感度可以提高到 98%。

实时剪切波弹性成像技术也被应用于淋巴结的良恶性的鉴别诊断。研究显示，颈部的恶性淋巴结明显比良性淋巴结要硬（图 9-3-11）。如果以 30.2kPa 为临界值，灵敏度为 42%，特异性为 100%，准确度为 62%。剪切波弹性成像在不同观察者之间也表现出了很好的一致性（组内相关系数为 0.78 ～ 0.85）。

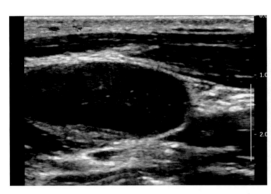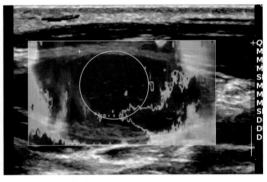

图 9-3-11　实时剪切波弹性成像

图中显示弹性比较硬，测值比较高

在临床中声脉冲辐射力成像技术应用到淋巴结的鉴别诊断中，并具有很好的准确性（图 9-3-12）。

超声弹性成像是鉴别良恶性淋巴结非常有前景的诊断工具。数据分析显示应变弹性成像的弹性评分对于鉴别淋巴结良恶性的敏感度和特异性为 74% 和 90%，而弹性比值对于鉴别淋巴结良恶性的敏感度和特异性分别为 88% 和 81%。目前还缺乏研究来证实哪种弹性成像方法更有效。

（三）恶性淋巴瘤

恶性淋巴瘤是原发于淋巴结和淋巴结以外的淋巴组织及单核 - 巨噬细胞系统的恶性肿瘤，包括霍奇金淋巴瘤和非霍奇金淋巴瘤，国内以非霍奇金淋巴瘤多见，占 70% ～ 80%。淋巴结的大小和区域分布对淋巴瘤患者分期和预后有关键作用，例如，只有一个局限区域分布的滤泡型淋巴瘤可以通过放疗治疗，效果佳。颈部是最容易被淋巴瘤累及的部位，特别是颈后三角、上颈部和下颌下三角。

1. 二维超声　淋巴瘤的疾病进展也是一个过程，发病早期淋巴结还呈椭圆形，淋巴门可显示。随着疾病的进展，淋巴结受到弥漫性浸润而变圆，髓质淋巴结窦逐渐被破坏而消失，因此，颈部的淋巴瘤性淋巴结往往体积较大，边界清晰，形态倾向于圆形，纵

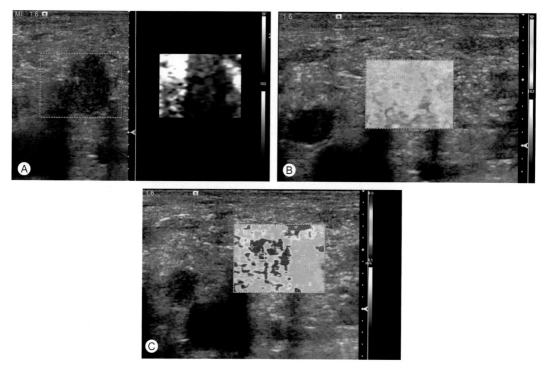

图 9-3-12 声辐射力脉冲应变成像技术应用于淋巴结

A. 在黑色色阶上显示为硬；B. 在彩色色阶上显示为硬；C. 在剪切波弹性成像上显示为硬

径和横径的比值＜2，多数淋巴结淋巴门消失。淋巴瘤的回声常较低，甚至呈假性囊肿的外观（图 9-3-13）。皮质的不对称增厚可出现在霍奇金淋巴瘤，高分化的 B 细胞非霍奇金淋巴瘤和 T 细胞淋巴瘤中，因为许多淋巴瘤的皮质呈弥漫性均匀性增大，所以实质不对称（淋巴门偏心）对诊断淋巴瘤价值不大。

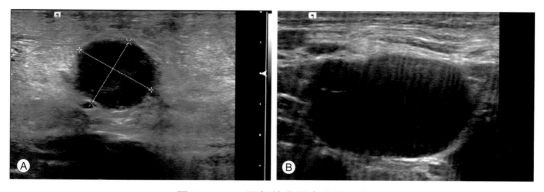

图 9-3-13 颈部的非霍奇金淋巴瘤

淋巴结较大，纵横比＜2。A. 淋巴结淋巴门消失；B. 回声甚低，似呈囊性改变

2. 彩色多普勒和频谱多普勒成像　相对于正常淋巴结、炎性淋巴结肿大和转移性淋巴结，恶性淋巴瘤的淋巴结血流是最丰富的。与转移性淋巴结不同，淋巴瘤浸润的大部分淋巴结仍然保留淋巴门型血供，而且血供丰富，同时还有丰富的边缘血供（图9-3-14）。恶性淋巴瘤内发生液化坏死的比例很低，仅为5%～8%。经过放化疗后，淋巴结内发生液化坏死的概率明显增加。淋巴瘤的 RI 通常介于正常淋巴结和转移性淋巴结之间（图9-3-15），并且在大多数情况下对于诊断的价值较小。

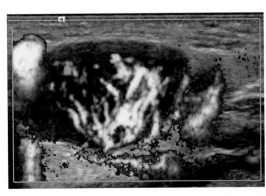
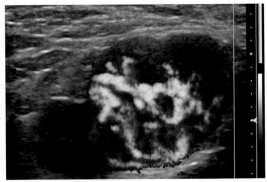

图 9-3-14　恶性淋巴瘤的淋巴结

保留淋巴门型血供，血管异常丰富，边缘血供常异常丰富

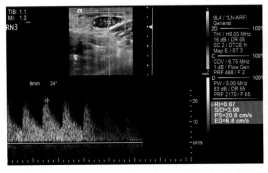
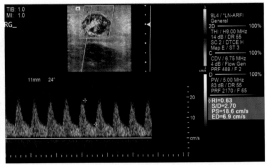

图 9-3-15　颈部和腹股沟的非霍奇金性淋巴瘤弹性成像

淋巴结 RI 值通常并不高，介于正常淋巴结和转移淋巴结之间

3. 超声造影　迄今为止相关的研究并不多，淋巴瘤的超声造影模式变化很大。最常见的模式是强烈的均匀增强，而且灌注模式上常可以看到淋巴门型血供（图9-3-16），这与反应性炎性淋巴结不易鉴别。在霍奇金病中，超声造影上出现灌注缺损常常标志着良好的放化疗疗效。

4. 超声弹性成像　关于淋巴瘤的弹性成像的文献较少。一般认为，淋巴瘤的硬度低于转移性淋巴结（图9-3-17，图9-3-18），但弹性成像不能很好地鉴别不同类型的淋巴瘤。

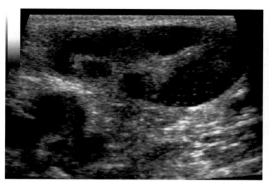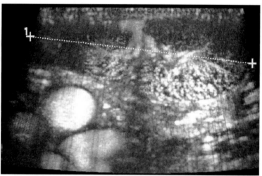

图 9-3-16　非霍奇金淋巴瘤超声造影模式图

通常是较强的均匀性增强，而且灌注模式上常可以看到淋巴门型血供

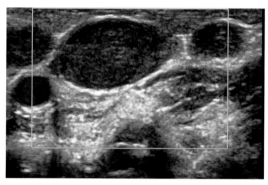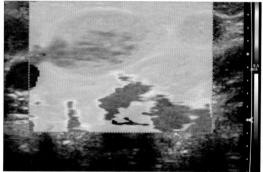

图 9-3-17　应变弹性成像显示颈部淋巴瘤的硬度介入软硬之间

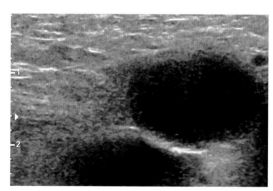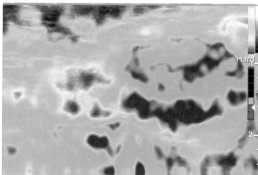

图 9-3-18　应变弹性成像显示腹股沟淋巴瘤并不硬

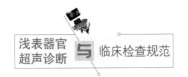

二、常见淋巴结疾病的诊断

关于正常淋巴结、炎性淋巴结肿大、转移性淋巴结和淋巴瘤的鉴别诊断思路和要点，见表 9-3-1。

除了反应性淋巴结肿大、转移性淋巴结、恶性淋巴瘤等较常见的淋巴结疾病，其他比较少见的淋巴结疾病也要进行鉴别，如结核性淋巴结炎、组织细胞坏死性淋巴结炎、猫抓病等。

表 9-3-1　超声对各种常见淋巴结疾病的鉴别诊断

鉴别点	正常淋巴结	炎性淋巴结	转移性淋巴结	淋巴瘤
大小	< 6 ～ 25mm	> 5 ～ 25mm	> 5 ～ 25mm	> 5 ～ 25mm
Solbiati 比值	> 2	> 2	< 1.5	< 1.5
形状	椭圆形	圆形，椭圆形	圆形，椭圆形	圆形，椭圆形
边界	规则	规则，清晰	规则，清晰（如果包膜浸润则不清晰）	规则
结构	结构完好，均匀，高回声淋巴门	结构完好，均质，皮质变厚	结构受破坏，皮质不对称增厚，淋巴门偏心或消失，内部回声不均匀，周围水肿	体积常较大，常无淋巴门，呈假性囊肿的外观，少数结构可正常但不对称，呈网状外观
回声	皮质偏低回声，淋巴门偏高回声	皮质低回声，淋巴门偏高回声	皮质低回声	特别低的回声
回声均匀性	皮质均质	皮质均质	内部回声多变	均质
局部浸润	无	无，除肉芽肿淋巴结炎	有	不典型
血管密度	正常	稍低（无新生血管）	高	最高
血流灌注模式	正常的淋巴门型血管结构，有或没有树状分支	保留正常的淋巴门型血管结构，有或没有树枝状分支	血管结构异常，周围型或混合型血管结构，血管密度不均匀，血管扭曲，淋巴结内出现坏死无血管区域	通常但不总是混合的淋巴门血管和周围血管结构，高血管性
RI [PI]	< 0.75	< 0.8 [< 1.6]	> 0.8[≥ 1.6]，不同部位差异较大	> 0.75，介于中间不同部位差异较大
弹性成像	正常弹性结构	正常弹性结构	局部浸润，相当硬	可正常，但弹性分布不对称

1. 结核性淋巴结炎 在分布、外形、大小及内部结构上与转移性淋巴结非常相似，很难鉴别。从超声表现上，结核性淋巴结炎的淋巴结纵横径之比＜2，且多呈圆形，随着淋巴结组织增生和结核结节形成，淋巴门会出现偏心、狭窄，甚至消失。当发生干酪液化坏死，内部可呈囊性无回声区，晚期还会出现斑片状和团块状钙化。彩色多普勒显像多显示为混合性血供，也可单独出现边缘血供或淋巴结门型血供，但是淋巴结门血管多移位，另外还常出现无血供区，这在超声造影上表现更加明显，因此，从彩色多普勒显像和超声造影上很难将其与转移性淋巴结相鉴别。但在频谱多普勒上，结核性淋巴结炎的 RI 值与 PI 值多在正常范围之内，小于转移性淋巴结的 RI 和 PI 值。其余鉴别要点有：①结核性淋巴结炎多见于青年及儿童；②患者有其他部位的结核病灶或结核感染病史，有乏力、盗汗、消瘦、午后低热等病史，结核菌素试验和/或结核抗体阳性。

2. 组织细胞坏死性淋巴结炎 本病主要累及颈部淋巴结，且绝大多数患者出现在单侧颈后三角。形态上，纵横径比值＜2，这与转移性淋巴结类似。大多数淋巴结具有淋巴门结构，彩色多普勒超声显示多为丰富的淋巴门型血供，频谱多普勒显示其 RI 与 PI 值多在正常范围内，这些特征又与反应性淋巴结肿大类似。

3. 猫抓病 本病由猫抓伤或咬伤导致 Bartonella 感染引起的一种自限性传染病，以皮肤原发病变和局部淋巴结肿大为特征，多在被抓伤或咬伤数周后发病，淋巴结肿大的部位可涉及颈部、肘部、腋窝、腹股沟等处。形态上可呈椭圆形或圆形，淋巴结门多存在，但是淋巴结皮质的回声多更低，后方可有回声增强，彩色血流信号丰富且较规则。这些特征与反应性淋巴结常较难鉴别，应结合临床病史来判断。

三、临床价值及存在问题

淋巴结是人体重要的防御器官，引起淋巴结肿大的常见原因有全身性和局部感染、转移癌、淋巴瘤和结核病等。超声对淋巴结扫查具有重要的临床价值，首先，它更容易发现肿大的淋巴结，敏感度明显高于临床触诊；其次，有助于淋巴结良恶性的判断，这对患者疾病的分期、选择合适的治疗方法都有重要意义；再次，超声可动态观察良恶性淋巴结经放化疗、抗炎、抗结核治疗的疗效，淋巴结的缩小或消失、边界变得清晰、血流信号减少等都是治疗有效的标志。

超声对淋巴结的鉴别诊断目前还存在的问题有：

（1）任何一种疾病的进展都有一个过程，包括转移性淋巴结、恶性淋巴瘤、结核性淋巴结等，疾病的早期往往对淋巴结结构的破坏并不明显，因此，超声很难做出正确诊断。据报道，1/3 的转移性淋巴结都不能被常规影像手段检测到。

（2）单一一种超声技术鉴别诊断不同淋巴结疾病的敏感度和特异性具有局限性，因此，在临床实践中要尽可能结合多种手段，包括二维超声、彩色多普勒和频谱多普勒显像，如果条件允许，还可以结合超声造影和弹性成像进行多模态综合分析。

（3）对淋巴结的鉴别诊断还要结合临床病史，如结核性淋巴结有结核病史、猫抓病有被猫抓伤或咬伤的病史。另外还要结合 CT、MRI 等多种影像学手段，这些都有助于

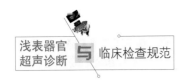

提高不同淋巴结疾病诊断的准确性。

（4）淋巴结受肿瘤、结核等的浸润都是从淋巴结内的局部区域开始的，因此，超声引导下的淋巴结穿刺活检很可能出现假阴性。为了在一定程度上提高准确性，在穿刺时尽量避开内部的液化坏死区域，超声造影对判断淋巴结内组织的坏死区域很有帮助。另外，恶性浸润的部分往往较硬，弹性成像也有助于筛选穿刺活检的区域。

（崔新伍　许建威）

第十章　乳腺疾病

乳腺疾病是妇女常见病，乳腺癌已成为全世界最常见、最多发的恶性肿瘤之一，其发病率和死亡率呈逐年上升的趋势，且发病率越来越年轻化。因此，早期诊断及治疗乳腺癌具有重要的意义。随着影像技术不断发展，超声已成为乳腺疾病诊断的重要检查手段之一。

第一节　乳腺超声检查应用解剖

一、乳腺的解剖

乳腺位于胸前部，胸肌筋膜的表面，第二至第六肋之间，内侧至胸骨旁线，外侧达腋前线。未产妇乳头平第四肋间隙或第五肋水平。乳腺后面的包膜与胸大肌前面的深筋膜之间为乳房后间隙，内有疏松结缔组织和淋巴管。乳腺有15～20个腺叶，每一腺叶分成很多腺小叶，腺小叶由小乳管和腺泡组成，是乳腺的基本单位。每个腺叶有单独的导管，腺叶和乳管均以乳头为中心呈放射状排列。小乳管汇至乳管，乳管靠近乳头开口处略为膨大。腺叶、小叶和腺泡间有结缔组织间隔，腺叶间还有与皮肤垂直的纤维束，上起浅筋膜浅层，下至浅筋膜深层，形成乳腺悬韧带，称Cooper韧带，对乳腺起支持作用。

乳腺腺体的厚度、形态结构个体差异较大，与年龄和是否哺乳有密切关系。青春期未生育的女性脂肪层薄，腺体层相对较厚，随年龄的增长，腺体层越来越薄。妊娠期及哺乳期，乳腺腺体明显增生，腺管延长，腺泡分泌乳汁。哺乳期后，乳腺又处于相对静止的状态。育龄期妇女在月经周期的不同阶段，受激素的影响乳腺呈周期性变化。绝经后，腺体逐渐萎缩，脂肪层相对增厚。

二、乳腺淋巴回流途径

乳房含丰富的淋巴管网，并与颈部、腹部、脊柱旁的淋巴管网相通，在乳腺癌转移过程中具有重要意义。

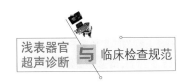

1. **腋窝淋巴结**　75% 的乳房淋巴液回流到腋窝淋巴结，总数约 30 ～ 60 个，按其解剖部位此淋巴结可分为三组：

（1）胸小肌外侧组：沿背阔肌前缘至胸小肌外侧缘分布。

（2）胸小肌后组：位于胸小肌后方。

（3）胸小肌内侧组：位于胸小肌内侧。

2. **内乳淋巴结**　约 25% 乳房淋巴液注入内乳淋巴结。

淋巴回流途径：胸小肌外侧组→胸小肌后组→胸小肌内侧组→锁骨下淋巴结

胸骨旁淋巴结→锁骨上淋巴结→胸导管或右淋巴导管→血循环

据统计，胸小肌外侧组淋巴结无转移者，95% 以上病例胸小肌后组、胸小肌内侧组无淋巴结受累，此为"前哨淋巴结探查"技术提供了病理解剖学的依据。当胸小肌内侧组发现转移淋巴结时，提示预后较差，术后 5 年生存率仅为 31%。

3. **其他**

（1）乳房内下部淋巴管可穿过腹壁，与膈下间隙及肝淋巴管吻合。

（2）乳房皮肤淋巴管或胸部深筋膜淋巴管，经淋巴管沟通可到对侧乳房或腋窝，甚至经体壁淋巴管到腹股沟淋巴结。

三、适应证

1. 检查乳腺有无病变。

2. 诊断和定位乳腺肿块的位置、大小、物理性质，即囊性、实性、囊头混合性。

3. 通过肿块的灰阶图像和彩色多普勒血流特征，判断乳腺肿块的良恶性。

4. 观察乳腺恶性肿块的浸润范围，引流区淋巴结受累情况。

5. 乳腺恶性肿块术前、术后评估，尤其对乳腺癌新辅助化疗疗效的评估。乳腺良性肿块的随访。

6. 乳腺假体置入术后的评估。

7. 介入性超声的诊断和治疗。

8. 弹性成像、超声造影对乳腺肿块的评估。

第二节　乳腺超声检查技术

一、乳腺超声的检查方法

1.检查前准备

（1）常规检查前一般无须特殊准备，检查前应避免乳腺导管造影及穿刺活检，以免造影剂和穿刺后出血对检查产生干扰从而影响检查效果及诊断。

（2）进行介入检查前，应签署知情同意书，检查患者的凝血功能及心电图情况是否可行介入检查。

2.体位

（1）仰卧位：为常规采用的体位，两臂外展，充分暴露乳腺和腋窝。

（2）侧卧位：如果患者乳房较大或下垂明显者，或病变位于外侧方，可改用侧卧位，便于检查。但是在定位时，患者还应保持仰卧两臂外展体位。

3.探头选择
应选用高频线阵探头，探头频率5～15MHz，现超声诊断仪线阵探头一般均为变频探头，若病变位置较浅，可选用更高频率检查。对于乳腺病变较大或有假体置入的情况下可选用腹部探头进行检查。

4.检查方法

（1）二维超声检查

1）直接法：乳腺检查时多采用直接法。检查时在乳房皮肤表面涂以耦合剂，探头直接放在皮肤上检查，用力适中。如乳腺出现破溃，应消毒探头，套上消毒隔膜，并采用消毒耦合剂进行检查。扫查方法包括旋转扫查法、纵切法、横切法、放射状或反放射状扫查法等。

临床上常采用反放射状扫查法，即与放射状方向垂直的切面进行放射状扫查。从乳头向乳房边缘按顺时针方向轮辐状滑动扫查。扫查切面要有部分重叠，不要有遗漏部位。发现病变时需要结合多种扫查方法，转动探头多方位进行重复观察。本方法灵活、方便、迅速获取超声图像。

2）间接法：在乳房表面加水囊进行扫查。此法适用于肿块位置表浅并较大，或仅有腹部探头时。

乳腺检查时应先观察有无病变，出现病变时应观察是弥漫性还是局灶性。对局灶性病变应观察病灶的大小、数目、位置、形态、边界、内部回声、边缘回声、后方回声、是否有钙化及钙化的形态特征、导管有无扩张、病灶的血流及频谱特征。如为恶性病变，还需观察病变的浸润情况，引流区域淋巴结及远处脏器有无转移。病灶测量时应包括最长径，与之垂直断面的短径和前后径三个径线。病变的定位，最常采用时钟点位法，定位时患者应保持仰卧两臂外展位，标明病变位于几点钟，距乳头的距离。此方法定位精准，方便外科医师快速、准确找到病灶位置。其次可采用象限定位法，此种方法适用于肿块较大的情况。对于较小肿块此种方法较为模糊，临床较少应用。

（2）超声造影的检查方法详见"第一章第五节"。

（3）超声造影定量指标分析详见"第一章第五节"。

（4）弹性成像的成像原理及检查方法，详见"第一章第六节"。

二、乳腺正常超声表现

乳腺结构由浅至深分别为皮肤、皮下脂肪层、腺体层，其后方有乳腺后间隙和胸壁（图10-2-1）。女性乳腺随年龄变化明显，随着月经周期发生周期性变化，在妊娠期、哺乳期和绝经后，乳腺也会出现相应的变化。

1. **皮肤**　皮肤表现为一条平直带状稍高回声，厚度约 2mm，光滑、边缘整齐。乳头回声均匀，边缘清楚，形态规则。

2. **皮下脂肪层**　皮下脂肪层呈等回声，穿行其间的线状高回声为 Cooper 韧带，Cooper 韧带通常在老年女性和皮下脂肪层较厚时容易显示。皮下脂肪层厚度因年龄和肥胖程度有很大差异，年龄越大脂肪层相对越厚。

3. **腺体层**　腺体层厚 1～1.5cm，老年女性可萎缩为 0.5cm。腺体层由管泡状的腺组织，围绕腺组织的纤维性结缔组织和小叶间脂肪组织组成。腺体层的回声与年龄以及是否哺乳密切相关。青春期未生育女性脂肪层薄，腺体层相对较厚，随着年龄增加腺体层逐渐变薄，回声增强，脂肪层增厚，而老年女性腺体层变薄回声增高。哺乳期时腺体回声逐渐增强，乳管扩张，呈强弱相间。

4. **乳腺后间隙**　浅筋膜深层和胸肌筋膜构成乳腺后间隙，乳腺后间隙呈线状或带状低回声，大多数女性后间隙的两层筋膜不易分辨。

5. **胸壁**　胸壁肌层呈低回声，可见肌纤维纹理，排列整齐。肋骨表面呈强回声，后方伴声影，肋软骨在横切时呈椭圆形衰减暗区，边缘清楚，形态规则，伴声影。肋间肌呈点状低回声区。

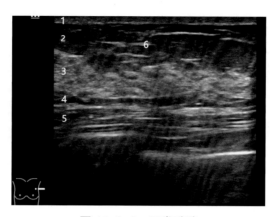

图 10-2-1　正常乳腺

1.皮肤；2.皮下脂肪层；3.腺体层；4 乳腺后间隙；
5.胸壁；6.线状高回声为 Cooper 韧带

第三节　乳腺结节性疾病的超声诊断

由于乳腺癌的病理类型较多，超声对乳腺癌做出确切的病理分型尚有困难，但不同病理类型的乳腺癌表现出一些共性，主要从肿块的物理性状（囊性、实性、混合性、大小和形态、纵横比等），回声（高、中、低和无回声），边界（有无包膜，边缘是否规则，分界是否清楚，有无毛刺、角状突和蟹足样改变），内部有无回声区和强回声点（坏死液化和钙化点），血流信号（有无程度、分布、流速及 RI 等）等方面判别。超声医师还要结合患者的年龄和症状，必要时还可以结合扪诊确定肿块的性质。

1.肿块的形态　乳腺良恶性肿块小到 3mm，大到 5cm，绝大多数为单侧单个肿块，良性肿瘤多具备包膜或完整包膜。乳腺癌 50% 以上位于外上象限，肿块大多数为实性肿块，向四周扩张和浸润性生长致形态明显不规则（图 10-3-1，图 10-3-2），同时向前和后部发展，使肿块的纵径与横径相当，甚至超过横径，即肿瘤的纵横比 ≥ 1。恶性肿瘤不具备包膜或无完整的包膜。良性病变多膨胀性生长致肿块呈圆形或椭圆形，肿瘤的纵横比 < 1（图 10-3-3，图 10-3-4）。

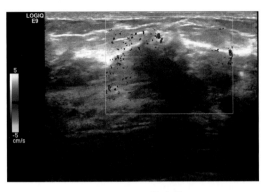

图 10-3-1　乳腺癌

形态明显不规则，边界不清晰

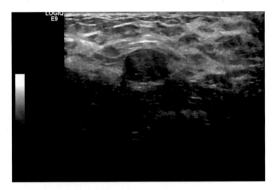

图 10-3-2　乳腺纤维腺瘤

形态规则，边界清，内部回声均匀

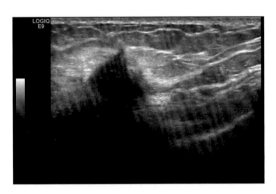

图 10-3-3　乳腺癌

病灶形态不规则，纵横比＞1

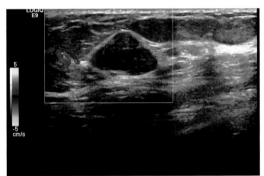

图 10-3-4　乳腺纤维腺瘤

病灶形态规则，边界清，纵横比＜1

2. **肿块的回声**　乳腺的肿块多呈低回声，乳腺的良性和恶性肿块大多为低弱回声，如纤维腺瘤和浸润性乳腺癌，但良性肿块多呈等回声甚至高回声，恶性病灶呈等回声或少见高回声改变，这是由于恶性肿块以细胞成分即实体组织成分为主，而纤维成分和脂肪组织相对较少所致（图 10-3-5，图 10-3-6）。

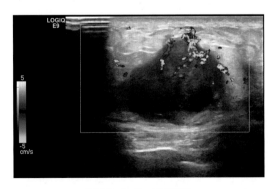

图 10-3-5　乳腺癌

病灶形态不规则，内部呈极低回声

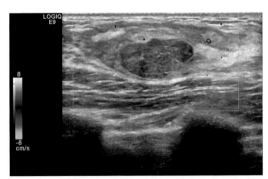

图 10-3-6　纤维腺瘤

病灶形态规则，内部呈等回声

恶性肿块的组织硬度大于良性肿块，用探头挤压乳腺和肿块时，肿块质地较硬，肿块和周围乳腺组织有无压缩，或将探头从正常组织移到肿块组织时是否有一种"抵触"的感觉，当探头挤压时观察到肿块的压缩现象比周围乳腺组织的压缩现象小，或探头从正常组织移到肿块组织时有一种"抵触"的感觉时，说明肿块的硬度偏硬或坚硬。

3. 肿块的边界　乳腺肿瘤的恶性边界征象有"毛刺征"、"蟹足征"、角状突起。恶性肿瘤的细胞沿乳腺导管、纤维组织间隙浸润性生长，因生长迅速并受纤维间隔的阻挡，而肿瘤的新生纤维组织尚不能同步满足癌细胞的生长，肿瘤细胞在侵入周围组织时，引起结缔组织反应、炎性渗出和组织水肿。根据肿瘤组织向周围不同步浸润，在肿块的边缘出现不同表现。"毛刺征"是肿瘤边缘的微小浸润表现，"蟹足征"较"毛刺征"粗大，侵入深度和范围均大于"毛刺征"，角状突起是肿块边缘较粗短的外突征象，呈肿块外周不规则的锐角突起。其组织病理学基础是肿瘤向周围组织浸润，越靠近肿瘤实体的毛刺肿瘤成分越多，而毛刺远端往往是肿瘤与正常乳腺组织混杂，肿瘤的"毛刺征"预示肿瘤具有低的侵袭性，可能是因为肿瘤周围纤维结缔组织反应性增生，限制了癌细胞的扩散。"毛刺征"、"蟹足征"、角状突起是乳腺癌重要的三种特征性边缘表现（图10-3-7～图10-3-9）。

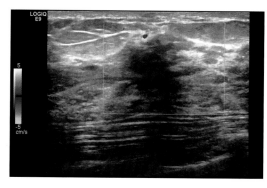

图 10-3-7　乳腺癌

形态不规则，周边可见细长低回声的"蟹足状"结构

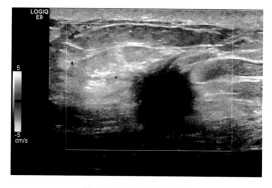

图 10-3-8　乳腺癌

周边见细短的低回声的"毛刺状"结构

恶性晕征和后方回声衰减是乳腺癌的又一表现，肿瘤的恶性晕征是癌细胞穿破导管向间质浸润引起结缔组织反应、炎症渗出或组织水肿及血管新生而形成的边界模糊不清的浸润混合带，呈环状较强回声（图10-3-10，图10-3-11）。肿块的后方回声衰减与肿瘤内部组织成分有密切的相关性，癌组织内间质成分即纤维成分越高，声能的吸收就越高，后方回声衰减越明显。乳腺肿块的边界是判断良恶性的关键，良性病变主要见病变周围的包膜回声呈圆形或类圆形的稍强回声弧形光带（图10-3-12）。

4. 肿块的内部回声　乳腺癌的内部有两大表现：微钙化和液化。微钙化是乳腺癌内 ≤ 1mm 的点状强回声，由于组织变性坏死和钙盐沉积，所以恶性程度越高，其坏死程度越明显，微钙化也明显（图10-3-13～图10-3-16）。微钙化是 X 线钼靶摄影诊断乳腺

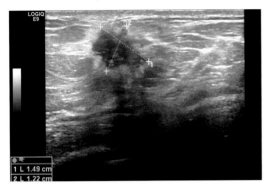

图 10-3-9　乳腺癌声像图

病灶周边见粗短的低回声，呈尖角状

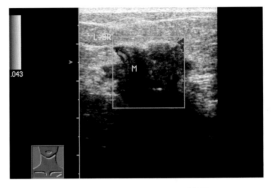

图 10-3-10　乳腺癌恶性晕

病灶形态不规则，周边见不规则稍强回声晕环

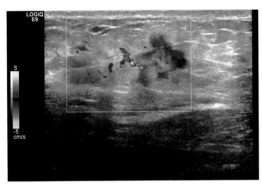

图 10-3-11　乳腺癌

病灶形态不规则，包膜呈小分叶状

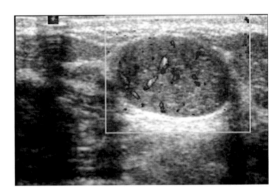

图 10-3-12　乳腺纤维腺瘤

病灶周边明显可见包膜呈环形稍强回声光环

癌的最重要依据，也是超声诊断乳腺癌的重点依据，但是超声对于肿块的微钙化显示率低于钼靶，微钙化的重要性远低于肿块的边界表现。超声显示的钙化，其镜下特征可分为两类：第一类为圆形或砂粒样的钙化，可沉积于管腔的分泌物中，堆积成簇，每簇钙化的数量不等，少者 3 ～ 5 个，多者 10 ～ 15 个，每簇钙化的直径在 0.1 ～ 0.5mm；第

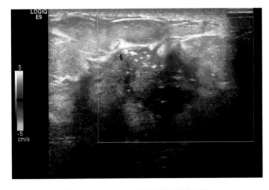

图 10-3-13　乳腺癌微钙化

病灶内见散在、多发细小强光点，直径＜ 1mm

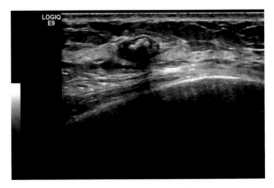

图 10-3-14　乳腺癌粗钙化

病灶内见粗大强光斑，直径＞ 2mm

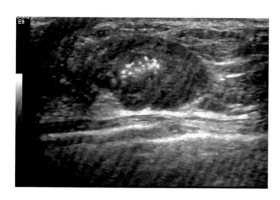

图 10-3-15　乳腺癌簇状钙化

病灶内强光点密集分布呈簇状

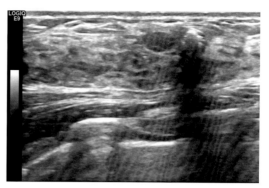

图 10-3-16　乳腺癌粗钙化

钙化病灶较大，后伴声影，周边未见低回声围绕

二类多见于低分化导管内癌，钙化灶位于管腔中央坏死物质中，无特定形态。超声检查未能显示的钙化往往分散分布，病理学检查导管内癌的钙化比浸润性导管癌的钙化常见。肿块内坏死液化是恶性肿瘤的表现之一，见于直径＞2cm 的较大肿块。发生液化坏死的原因是恶性肿瘤趋于向周围浸润发展，而肿瘤内部小血管发育不完善，常伴狭窄和闭塞，导致肿瘤组织缺血坏死，出现液性暗区和坏死组织的低回声灶。肿块越大越易发生坏死液化，但乳腺癌的坏死液化较其他部位的肿瘤少见。

良性病变一般少见钙化，主要见于结核性病变或纤维腺瘤等病变中，良性病变的钙化多表现为粗钙化，直径≥2mm 的强光斑，后方伴声影，部分病变可见钙化沿乳腺内导管走行。更少见的呈条状或半弧形的钙化，后方伴明显声影。

5.肿块对周围组织的影响　当恶性肿瘤长大，超出腺体层时，可能累及前方的脂肪层、皮肤或后方的乳腺后间隙、胸大肌层，表现为皮肤增厚、回声增强、脂肪层增厚、水肿，乳腺后间隙消失，胸大肌筋膜连续性破坏，乳腺肿瘤与周围组织分界不清，胸肌内部回声明显减低，肌组织内部明暗相间的条纹状结构消失，呈不规则无回声区（图 10-3-17）。良性病变主要是对周围组织的挤压和推移，在病灶周边出现弧形或环形光带。

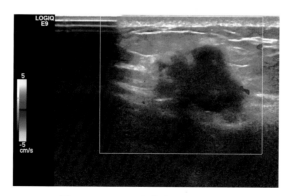

图 10-3-17　乳腺癌浸润胸大肌

肿瘤病变呈低回声，明显侵及乳腺后方胸大肌

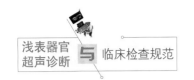
6. 肿块的血流信号 一般良性病变少见血流信号或在病灶周边及内部可见斑点状或短线状血流。极少数纤维腺瘤病灶内可见分支状血流信号（图 10-3-18，图 10-3-19）。恶性病变多数出现较丰富的血流信号，可在病灶周边和 / 或内部可见短线状或分支状血流信号（图 10-3-20 ～图 10-3-23）。良恶性病变的血流信号丰富程度有明显差异。血管生成是实体肿瘤生长和转移的关键因素，肿瘤细胞产生血管生长因子刺激肿瘤组织产生新生血管，小血管从肿块四周长入肿瘤内部，并随肿块的生长不断更新血管分布，增加血管数量，为彩色多普勒超声诊断恶性肿瘤提供了病理生理基础。癌肿在生长的同时，新生血管逐渐形成并进入肿块内部，但血管的生长与肿瘤组织浸润并不同步，新生小血管缺乏平滑肌或平滑肌不完善，小血管缺乏舒缩功能，肿瘤细胞团挤压和推挤小血管，致血管的管径不一致，血流流速及阻力也依血管分布而不同，肿瘤内部缺乏毛细淋巴管，致静脉回流受阻，是血管阻力增高的因素之一。一般认为，恶性肿瘤的动脉血流多为高速高阻血流频谱，通常把 Vm ≥ 20cm/s，RI ≥ 0.7 作为乳腺癌的诊断指标之一。

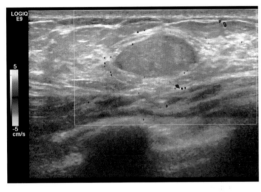

图 10-3-18　乳腺纤维腺瘤

病灶边界清，内部回声均匀，未见血流信号

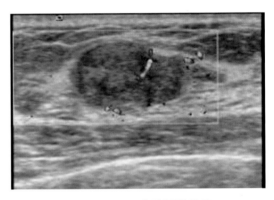

图 10-3-19　乳腺纤维腺瘤

病灶椭圆形，内部回声均匀，未见血流信号

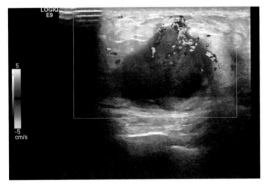

图 10-3-20　乳腺癌

病灶形态不规则，内部血流丰富，呈分支状

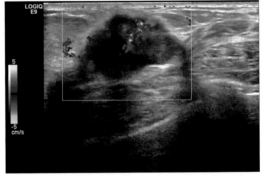

图 10-3-21　乳腺癌

病灶形态不规则，内部可见粗大穿动脉血流

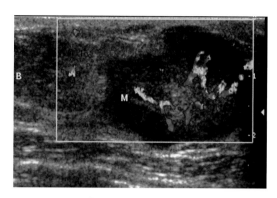

图 10-3-22　乳腺癌

肿块形态不规则，血流丰富，走行不规则

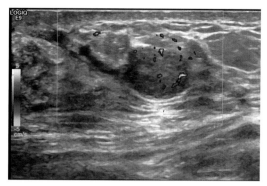

图 10-3-23　乳腺导管内乳头状癌

乳腺导管扩张，内见实性病灶伴斑点状血流

　　但是根据对临床大量病例的观察，乳腺癌血流检出率＜50%，仅30%～50%能检测出动脉频谱，而超声造影显示乳腺癌是富血供肿瘤，微小血管极丰富，这也被手术证实。影响乳腺癌血流检出的主要因素有以下几个：①瘤体的大小：CDFI是否检出血流以及检出血流数目的多少与肿瘤的大小呈正相关；②肿瘤的内部成分：表现为后方衰减明显的富含纤维硬化组织的浸润性乳腺癌，肿瘤内的硬化区使新生血管变得非常细小，而目前的CDFI还不能显示流速低、内径＜0.1mm的微血管，导致这种含纤维成分多的乳腺癌血流少或无血流显示；③肿瘤生长过快，局部血供障碍而形成的坏死液化区内亦无血流检出。

　　7. 引流淋巴结的检测

　　（1）乳腺癌的淋巴结转移与肿块的大小呈正相关，与癌细胞的分化程度呈负相关，即肿块越大、恶性程度越高，其淋巴结转移越早。乳腺的淋巴液70%左右引流入腋窝淋巴结，乳腺癌被发现时有50%～75%已发生腋窝淋巴结转移。转移淋巴结表现为体积增大，皮质明显增厚，回声减低，髓质变薄或者消失，淋巴结门偏移或消失（图10-3-24），当肿大淋巴结互相融合时，淋巴结边缘常不规则。

　　（2）前哨淋巴结是原发肿瘤发生淋巴道转移所必经的首个淋巴结。乳腺癌最常见的转移途径是经淋巴结转移，多形成由近及远的逐群转移，少呈跳跃式转移。超声能发现转移淋巴结，当仅见一枚异常淋巴结，这枚淋巴结仅部分皮质受累（即局部皮质增厚），而大部皮质及髓质未累及时，方可认为超声检测到前哨淋巴结（图10-3-25）。但是超声检查的前哨淋巴结与病理的前哨淋巴结还有距离。

　　8. 远处转移征象　乳腺癌发生肺转移、胸膜转移时，超声可发现胸腔积液征象；发生肝转移时，表现为肝脏内单发或多发低回声结节，形态规则，边界清楚，周围肝实质回声正常，门静脉血流充盈好，无栓塞表现。超声扫查乳腺，检出乳腺病灶并确定乳腺癌的诊断，是依据声像图各种表现来综合判断，最具诊断价值的是肿块的边缘表现，其次为纵横比、内部砂粒样钙化点等超声表现，腋窝淋巴结异常可增加诊断的佐证，而肿块内的血流分布和参数仅具有参考价值。

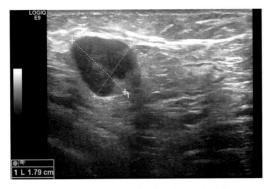

图 10-3-24　乳腺癌腋窝淋巴结转移
淋巴结增大呈类圆形，内部淋巴门消失呈均匀回声

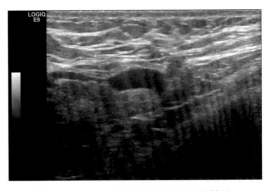

图 10-3-25　乳腺癌前哨淋巴结转移
乳腺边缘与腋窝之间淋巴结稍大，部分皮质增厚

第四节　乳腺良性疾病的超声诊断

一、乳腺发育异常

（一）乳腺发育不良

1.声像图表现　乳腺发育不良可以是先天的，也可以是获得性，乳房过小，可发生在单侧或双侧。胚胎乳腺原基的部分或全部受压迫可导致乳腺发育不全或无乳腺发育。

乳腺发育不良的超声声像图表现为皮下脂肪层和腺体菲薄，胸肌较薄。乳头内陷，甚至无乳腺和乳头的发育。

乳腺发育不对称时表现为两侧乳腺回声基本一致，但厚度和范围明显不同。

2.诊断及鉴别诊断思路　诊断要点主要为乳房过小，乳腺皮下脂肪层和腺体层菲薄。

（二）乳腺肥大

1.声像图表现　乳腺肥大可分为生理性和病理性肥大。后者常因其他疾病如卵巢功能性肿瘤、肾上腺皮质腺瘤、脑垂体等病变所致。乳腺肥大病理表现为乳腺组织增生，以导管和间质增生为主。

乳腺肥大的超声表现与正常发育增生的乳腺并无显著差别，仅与年龄大小不符或乳腺异常增大。主要可表现为腺体层的增厚，伴或不伴有脂肪层的增厚。

2.诊断及鉴别诊断思路　乳腺肥大需与乳腺多发性纤维腺瘤所引起的乳房肥大和乳房脂肪沉积所引起的乳房肥大相鉴别。

（三）男性乳腺发育

1. 声像图表现　男性乳腺发育是指男性因不同原因出现单侧或双侧乳腺发育。据 Daniels 等报道，男性乳腺发育是男性乳腺最常见的病变，可发生于任何年龄。

男性乳腺发育时，乳腺局部腺体组织增厚，表现为以乳头为中心呈扇形或略偏向一侧的肿块回声，局部可有压痛。其超声表现可根据增生程度不同而表现各异，轻度增生者，表现为乳头和乳晕深面扁平状低回声区，边界较清晰、规整；重度增生者，声像图类似女性青春期腺体层结构（图 10-4-1）。

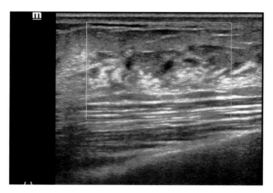

图 10-4-1　男性乳腺发育

乳头后方可见盘状腺体样回声区，内见片状低回声及条索状高回声

2. 诊断及鉴别诊断思路　乳腺区可触及肿块，超声检查可见低回声区，为类似女性乳腺声像图。应注意与乳房脓肿、男性乳腺癌、脂肪瘤等相鉴别。

（四）副乳腺

1. 声像图表现　副乳腺是除正常乳房外而异常发育的乳腺组织，多见于腋前线及胸部。病因多由胚胎发育不良所致，也可由家族遗传所致。发育良好的副乳腺具有乳头、乳晕及腺体组织。多数副乳腺发育不完善，可无乳头、乳晕和乳管系统，也有的无腺体组织仅有乳头。副乳腺可随着月经的出现而逐渐增大，多数患者无症状，仅在查体或偶尔发现。部分患者在月经来潮前有胀痛增大，月经过后胀痛感消失。副乳腺也可以发生良性或恶性肿瘤。

发育较好的副乳腺表现为腋窝皮下脂肪层增厚，呈长椭圆形或梭形，无包膜，内有正常乳腺腺体样回声（图 10-4-2）。

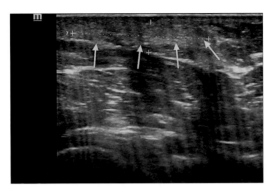

图 10-4-2 　腋下可见腺体样回声，呈片状低
回声及条索状高回声

2. 诊断及鉴别诊断思路　腋窝或腋前区肿块，可随月经期、妊娠期、哺乳期等出现周期性变化，可伴有胀痛。超声检查可见腋窝皮下脂肪层增厚，内见正常乳腺腺体样回声。应注意与腋窝皮下脂肪瘤、腋窝局部脂肪增厚和肿大淋巴结相鉴别。

3. 临床价值及存在问题　乳腺发育异常应与乳腺良恶性肿瘤相鉴别，发育异常的腺体内也可发生恶性肿瘤，如男性乳癌、副乳癌等，可结合钼靶 X 线进行诊断及鉴别诊断。

二、乳腺炎性病变及乳腺脓肿

（一）乳腺炎及乳腺脓肿

1. 声像图表现　急性乳腺炎是乳腺的急性化脓性病症，一般为金黄色葡萄球菌感染所致，常见于哺乳期妇女。急性乳腺炎的病程主要分为三个阶段。初期表现为乳房胀痛、压痛，可出现边界不清的硬结，全身症状可不明显。随病情加重，局部乳房变硬、肿块逐渐增大。此时可伴有明显的全身症状，如高热、寒战、乏力等。感染可在 4～5 天形成脓肿，表现为肿块增大，有波动感，并可出现腋窝淋巴结肿大，白细胞总数和中性粒细胞数增加。当急性脓肿成熟时，可破溃出脓或手术切开排脓。治疗不当可转为慢性乳腺炎。

（1）急性乳腺炎的声像图表现：早期仅表现为病变区乳腺组织增厚，回声减低、不均匀，边界不清。当急性乳腺炎形成乳腺脓肿时，可表现为壁厚不光滑，内部为液性暗区，其间有散在或密集点状回声，探头加压时可有流动（图 10-4-3）。CDFI 显示脓肿周边有血流信号。常伴有同侧腋窝淋巴结肿大，但结构基本正常，CDFI 血流信号增多。

（2）慢性乳腺炎的超声表现：多表现为低回声实性肿块，边缘不清，形态不规则，内部回声不均匀。CDFI 显示病灶内可见少许血流信号（图 10-4-4）。可伴有同侧腋窝淋巴结肿大。

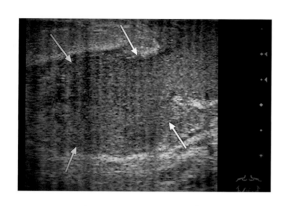

图 10-4-3　乳腺脓肿
乳腺内稍低回声团块，内充满密集点状回声，探头加压时可见流动（↑）

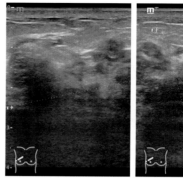
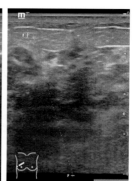

图 10-4-4　慢性乳腺炎
乳腺内不均质低回声团块，边缘不清，形态不规则，其内回声不均匀

2. 诊断及鉴别诊断思路　乳腺炎的超声诊断需密切结合临床症状，包括：①乳腺局部有红、肿、热、痛史；②乳腺内可见低回声实性或混合性团块，内部可有无回声区；③CDFI 局部血流信号增多；④可伴有同侧腋窝淋巴结肿大，但结构尚正常，血流信号增多。

乳腺脓肿应注意与乳腺癌、炎性乳癌相鉴别，结合病史有助于诊断，必要时超声引导下穿刺即可明确诊断。

（二）乳腺结核

1. 声像图表现　乳腺结核大多继发于肺或肠系膜淋巴结结核的血源性传播，或由于临近的结核病灶（肋骨、胸骨、胸膜结核）经淋巴管逆行播散或直接蔓延而引起。

病灶可表现为低回声或混合回声区，内部因液化坏死可形成不规则的无回声区，CDFI 显示内部血流信号较丰富，可伴有腋窝淋巴结肿大（图 10-4-5）。

2. 诊断及鉴别诊断思路　本病超声表现缺乏特异性，应结合临床诊断。病灶表现为低回声或混合回声区，伴有腋窝淋巴结肿大。本病需与乳腺癌相鉴别，乳腺结核声像图表现较复杂，必须结合临床及其他检查综合分析，必要时可行超声引导下穿刺活检以明确诊断。

3. 临床价值及存在问题　乳腺炎性病变及乳腺脓肿的超声表现有时与乳腺癌相近，诊断时必须结合其临床病史。乳腺结核声像图表现较复杂，必须结合临床及其他检查综合分析。必要时可行超声引导下穿刺活检以明确诊断。

三、乳腺外伤性疾病

（一）乳腺内异物

1. 声像图表现　乳房在外伤或手术过程中，导致异物进入或遗留，或丰乳手术后，

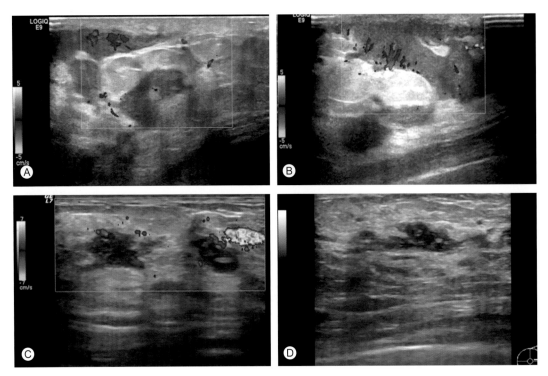

图 10-4-5　乳腺结核

A.乳腺内部多发低回声区，形态不规则，内部较多光点；B.结核病灶内较多光点回声，其边缘可见少量血流信号；C.乳腺内多发病灶，形态不规则，可见少量血流信号；D.病灶形态不规则，边界不清，内部可见钙化强光点

填充材料破裂或渗漏，这些物质进入乳房中的腺体层或脂肪层，均为异物。异物声像图与异物形状相近，如为金属时，可表现为不同形状强回声，后方伴"彗尾征"；如为丰胸材料时，一般表现为无回声区或极低回声。

（1）注射式隆乳术后超声表现：正常状况下，乳腺腺体层后方与胸大肌之间可见无回声区，呈无壁状，无回声区中央部回声均匀，边缘部常与周围组织分界不清（图 10-4-6）。

（2）假体置入隆乳术后超声表现：正常状况下，乳房皮下层和腺体层无异常回声，在腺体后间隙或胸大肌的后方可见囊袋状无回声区，边界清，厚壁或呈双层壁状回声（图10-4-7）。

（3）术后并发症超声表现：①出血和感染：乳腺内层次不清，结构紊乱，可见不规则低或无回声区，内部回声不均匀，可见浮动的强光点，CDFI 显示血流信号增多；②假体渗漏或破裂：假体渗漏或破裂处厚度变小，时间较久后，假体与周围组织混合后可呈边界不清的云雾样改变（图 10-4-8）；③纤维化：穿刺形成的针道内假体呈团块状，形态不规则，直接或间接与后间隙的假体相通；④胸大肌损伤：肌层增厚，内可见片状无回声区，形态不规则。

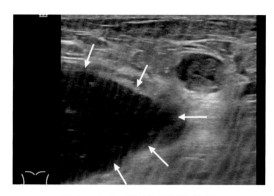

图 10-4-6 注射式隆乳术后

乳腺腺体层后方与胸大肌之间可见无回声区（↑），边缘与周围组织分界欠清

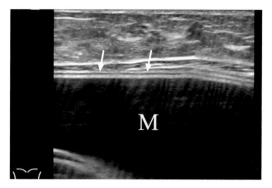

图 10-4-7 假体置入隆乳术后

腺体后间隙可见囊袋状无回声区，呈双层壁状回声（↑）

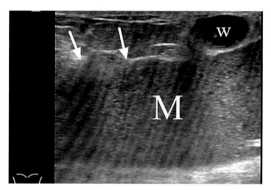

图 10-4-8 假体内透声不佳

假体与周围组织边界不清（↑），呈云雾样改变，可见渗漏假体进入腺体层（W）

2.诊断及鉴别诊断思路 超声诊断要点：

（1）患者有手术或外伤史。

（2）因乳腺异物不同而表现为相应的声像图特征。

（3）当乳腺异物出现并发症表现为实性肿块时应注意结合病史与乳腺肿瘤相鉴别。

（二）乳腺脂肪挫伤与脂肪坏死

1.声像图表现 乳腺挫伤和挤压伤，都能引起皮下出血、形成淤斑、血肿。由于乳房内的脂肪组织对外力的抵抗力差，挫伤容易引起脂肪坏死、液化，使局部形成囊腔，周围组织逐渐纤维化。文献报道仅37% ～ 50% 的患者有明显外伤史，其病变本质是坏死组织在液化过程中诱发的以单核巨噬细胞浸润为主的肉芽肿性炎症。

乳腺脂肪坏死的超声表现与病理基础密切相关，病理表现为以脂肪坏死液化、慢性肉芽肿性炎症、囊肿形成及纤维化为主要特征，超声可表现为等回声、低回声、无回声或混合回声病灶。

乳腺软组织挫伤时，表现为软组织层内不均质高回声。

2.诊断及鉴别诊断思路 部分乳腺挫伤声像图可表现为实性回声，边界不清晰，形态不规则，易误诊为癌；而边缘规则，边界清楚，后方回声稍增强或无改变的病灶，则易误诊为纤维腺瘤；若病灶位于皮下，易误诊为皮脂腺囊肿。

3.临床价值及存在问题 乳腺挫伤有值得注意的地方，病灶初期较大，随着时间的推移，逐渐变小，CDFI 显示病灶内部未见血流信号，而乳腺癌通常血流丰富，病灶不断增大。在诊断乳腺脂肪坏死的过程中，不但要详细询问病史，还应密切结合乳腺 X 线钼靶检查。

四、乳腺增生性疾病

1.声像图表现 乳腺增生性疾病是育龄期女性最常见的一种非肿瘤、非炎症性疾病。目前最多见的病理分类为乳腺小叶增生、乳腺囊性增生症和乳腺腺病。临床表现为乳房胀痛，月经前加重，触诊乳腺组织质地坚韧，可有结节感。月经后症状可有不同程度的缓解。

乳腺增生超声表现为乳腺组织增厚，腺体结构回声紊乱，边界不清。可伴有乳腺导管扩张及小囊肿形成。CDFI 显示无血流信号或少许血流信号。

2.诊断及鉴别诊断思路

（1）经前乳房胀痛，经后缓解，触诊乳腺组织质地坚韧，有结节感。

（2）乳腺组织增厚，腺体结构回声紊乱，边界不清。可伴有乳腺导管扩张及小囊肿形成（图 10-4-9）。

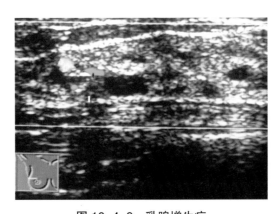

图 10-4-9 乳腺增生症

乳腺腺体内明暗相间结构增多、增粗，内见少量小囊性无回声

（3）CDFI 显示无血流信号或少许血流信号。

应注意与恶性肿块相鉴别，前者病史长，有周期性疼痛，内部无血流信号或仅有少许血流信号；后者病史短，无周期性疼痛，内部大多血流信号较丰富。必要时可行超声引导下穿刺活检以明确诊断。

3.临床价值及存在问题 乳腺囊性增生本身是否会恶变与其导管上皮增生程度有关，单纯性增生很少恶变。乳腺腺病的发生是一个连续的过程，处于不同阶段的病变形态及影像学表现各异。对于难以鉴别的结节，组织病理学活检是必要的检查和鉴别手段。

第五节　乳腺良性肿瘤的超声诊断

一、乳腺纤维腺瘤

1.声像图表现 乳腺纤维腺瘤多见于青年女性，为一种乳腺良性肿瘤。多为单发，呈球形或卵圆形，大小不等，形态规则，边界清楚，表面光滑，质地坚韧，活动度大。多呈均匀低回声，少数纤维腺瘤内部可出现粗钙化或团状钙化灶，后方伴有声影。边界清楚，多有薄而光滑的包膜，后方回声增强或无明显变化，可有侧方声影。病变长轴多与皮肤平行，即前后径与横径比常＜1。探头加压时可有一定的压缩。CDFI 多无血流信号显示，或仅显示稀疏点状血流信号，少数可见较丰富的血流信号，SP ＜ 20cm/s，RI ＜ 0.7（图 10-5-1 ～图 10-5-5）。超声造影：多数病例内部轻度增强，少数等增强，边界尚清，未见造影范围增大。

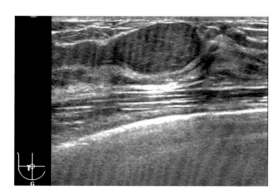

图 10-5-1　乳腺纤维腺瘤
病灶形态规则，边界清楚，回声均匀

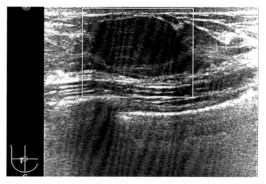

图 10-5-2　乳腺纤维腺瘤
病灶周边可见少量血流信号

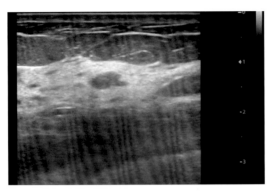

图 10-5-3　乳腺纤维腺瘤

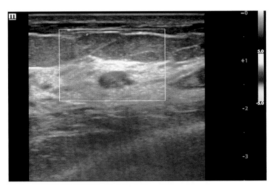

图 10-5-4　乳腺纤维腺瘤

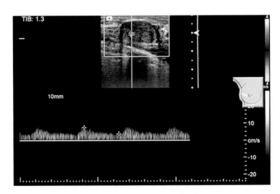

图 10-5-5　乳腺纤维腺瘤

频谱多普勒显示呈动脉频谱，RI=0.48

　　2. 诊断及鉴别诊断思路　超声对于乳腺纤维腺瘤的诊断重点是均匀低回声肿块，边界清楚，形态规则，需要进行如下鉴别：

（1）增生结节：与有包膜的纤维腺瘤鉴别较容易。没有包膜的纤维腺瘤与囊性增生和腺病的低回声结节超声表现相似，肿块较小时，都呈低回声结节，边缘清楚，不易鉴别。

（2）小乳腺癌：当直径＜10mm时，无包膜的低回声肿块，边缘清楚但不规整者，应警惕小乳腺癌可能，必要时可行穿刺活检。

（3）乳腺癌：大多数乳腺癌肿块呈低回声，但边缘不清，或成角、毛刺，或呈小分叶状，后方回声常衰减，内部回声不均匀，形态不规则，可伴有周围组织浸润和腋窝淋巴结肿大。

3.**临床价值及存在问题** 上述表现为常见的乳腺纤维腺瘤的超声表现，只占纤维腺瘤总数的60%，另有部分纤维腺瘤呈现非典型的超声征象，如内部回声不均匀，可有坏死灶，形态不规则，后方回声衰减等。这就要求超声医师在检查中综合分析，以减少误诊。

二、乳腺导管内乳头状瘤

1.**声像图表现** 乳腺导管内乳头状瘤是起源于大导管上皮的良性肿瘤，多数患者仅有乳头溢液，溢液可表现为多为淡黄色或无色液体。较大的瘤体若阻塞导管时，可产生疼痛和肿块。扩张乳腺导管的条状无回声内可见低回声团（图10-5-6）。形态规则，边缘清晰，内部回声均匀。CDFI：无血流信号，部分病灶内部可见点状或线状血流信号（图10-5-7）。

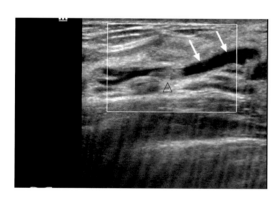

图10-5-6 导管内乳头状瘤

导管扩张（△），内见低回声结节，边界清楚，
形态规则，内部回声均匀

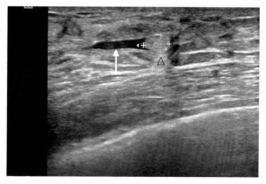

图10-5-7 导管内乳头状瘤

导管内肿物（△），远端导管扩张（↑）

2.**诊断及鉴别诊断思路** 本病应与导管内癌相鉴别，后者肿块常较大，肿块游离缘多不规则，肿块附着处导管壁可有不规则增厚，CDFI肿块内部多有血流信号。

3.**临床价值及存在问题** 本病常显示乳腺导管扩张，导管内有瘤状物突起，乳头内有分泌物，如有感染可反复发作肿胀、疼痛及脓性分泌物。超声显示典型囊内瘤诊断即

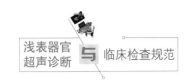
可成立。本病须及早确诊,以排除乳头状癌。如确诊本病,应进行手术切除。

三、乳腺脂肪瘤

1.**声像图表现**　乳腺脂肪瘤多发生于较肥胖的中老年女性,与身体其他部位的脂肪瘤相似,多为圆形或分叶状柔软的肿块,边界清楚,生长缓慢。皮下脂肪层或腺体内的高回声结节(图10-5-8)。边缘清楚,无明显包膜回声。内部回声均匀。CDFI显示内部无血流信号。

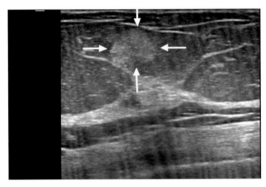

图10-5-8　乳腺脂肪瘤

脂肪层内的高回声肿块(↑)

2.**诊断及鉴别诊断思路**　脂肪瘤位于皮下脂肪层时易与其他疾病相鉴别,但位于腺体层时,应注意与慢性乳腺炎、乳腺肿瘤相鉴别。

3.**临床价值及存在问题**　脂肪瘤好发于肥胖人群,以多发为主,患者除乳腺内,后背、手臂等部分也常发现肿块。结合声像图表现不难与乳腺内疾病相鉴别。

四、乳腺良性分叶状囊性肉瘤

1.**声像图表现**　本病好发于中年女性,因其切面有囊状、分叶状特殊外观,外包有假膜,而得此名。结节一般呈分叶状,但无明显浸润生长现象,大小在2～10cm不等,界限多清楚,质地较硬(图10-5-9,图10-5-10)。瘤体呈分叶状,形态不规则,边缘清晰。内部回声均匀,后方多无衰减。多可见薄包膜回声。CDFI显示病灶内血流信号稀少。

2.**诊断及鉴别诊断思路**　本病须与恶性叶状囊肉瘤、乳腺癌相鉴别。难以鉴别时须做超声引导下穿刺活检。

3.**临床价值及存在问题**　非洲黑人妇女常患此病,如在黑人妇女中发现乳腺病变,应考虑此病。

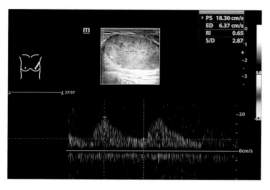

图 10-5-9　良性叶状囊性肉瘤

病灶呈分叶状，内部回声均匀

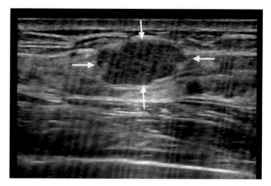

图 10-5-10　良性叶状囊性肉瘤

病灶内部见少量血流信号（↑），RI 为 0.65

第六节　乳腺恶性肿瘤的超声诊断

乳腺癌是现在妇女最常见的恶性肿瘤之一，发病率较高、预后较差，发病原因可能与乳腺癌家族史、未产妇、高龄初产妇、初潮在 13 岁以前、绝经期延迟、社会经济条件及文化层次较高的妇女有关。了解其发病原因和病变过程对诊断、治疗及预后都具有重要意义。

一、病理变化

（一）癌前病变

癌前病变指有恶变趋势，病变早期为良性病变，随着疾病的发展而逐渐演变为恶性病变，以下良性病变与乳腺癌有关。

1. 乳腺组织的非典型增生　重度的乳腺组织非典型增生是明确的癌前病变，约 10% 发展为乳腺癌，癌变率较正常人群高 5 ～ 18 倍。从增生到乳腺癌，有一个大致的过程，即正常的乳腺细胞→增生→非典型增生→原位癌→浸润癌，约 10 年以上。

2. 乳腺导管内乳头状瘤　为导管上皮的瘤样病变，而非真性肿瘤，实质亦为乳腺组织的非典型增生。临床手术后易复发，最后发展为浸润性癌。

（二）乳腺恶性肿瘤的病理演变

从乳腺正常细胞→细胞增生→不典型增生→原位癌→微小癌肿块形成（直径 10mm）→乳内蔓延→局部淋巴结转移→全身扩散→死亡，此过程长达 10 ～ 20 年。乳腺

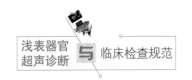

癌细胞倍增时间 90 天，理论上讲，癌细胞从单细胞发展到 10mm 大小的肿块，至少需要 3 年时间。

1.**组织发生**　乳腺恶性肿瘤起源于乳腺的终末导管小叶单元，由腺上皮增生、不典型增生，而逐步发展为原位癌、早期浸润癌至浸润性癌。依据肿瘤细胞的组织结构特征分为导管型癌和小叶型癌。导管型癌主要累及导管，小叶型癌则主要累及小叶，但也可互相累及或扩展。

2.**组织学分类**　乳腺癌的组织学形态较为复杂，类型甚多，且往往在同一肿瘤内，甚至同一张切片内，可见两种以上的组织病理学类型同时存在，致使分类困难。分类的基本原则：先将乳腺癌分成非浸润性癌和浸润性癌两大类，再按其组织学发生分为导管来源和小叶来源；从肿瘤的发展过程来看，在非浸润性癌和浸润性癌之间，有一个肿瘤开始突破基底膜，向周围间质早期浸润的阶段；在浸润性癌中，又根据其组织学构成，分为特殊型和非特殊型两类。参照上述分类原则，根据细胞组织结构特征、恶性程度、常见与少见及临床特殊表现等因素分类（表 10-6-1）。

表 10-6-1　乳腺恶心性肿瘤的组织学分类

分类	疾病名称
原位癌	导管内癌
	小叶原位癌
早期浸润癌	导管癌早期浸润
	小叶癌早期浸润
浸润性癌	非特殊型浸润性癌
	浸润性导管癌
	浸润性小叶癌
	特殊型浸润性癌
	低度恶性的癌
	浸润性乳头状癌
	髓样癌伴大量淋巴细胞浸润
	小管癌
	黏液癌
	涎腺型癌
	腺样囊性癌
	黏液表皮样癌
	分泌性癌

（续表）

分类	疾病名称
	少见类型的癌
	化生性癌
	鳞状细胞癌
	梭形细胞癌
	伴有肉瘤成分的癌
	伴有破骨细胞样巨细胞的癌
	产生基质的癌
	大汗腺样癌
	富于脂质癌
	富于糖原的透明细胞癌
	伴有神经内分泌分化的癌
	有临床特殊表现的癌
	Paget 病
	炎症性癌
其他几种特殊形式的乳腺癌	男性乳腺癌
	隐性乳腺癌
	双侧乳腺癌
	多中心性乳腺癌
	副乳腺癌

二、各型乳腺恶性肿瘤

（一）乳腺浸润性导管癌

乳腺浸润性导管癌为最常见的乳腺恶性肿瘤之一，占乳腺癌总数的 50% ～ 80%，常与其他类型的乳腺癌并存。

1. 声像图表现

（1）形态：大小不等，肿块较小时，形态多规则，与良性肿块较难鉴别。肿块较大时，形状多不规则，呈分叶状、蟹足状或毛刺征，纵横比＞ 1。

（2）内部回声：大部分呈低回声，少数可呈等回声、稍高回声，回声不均匀，部分病灶内可见簇状强回声，较大肿块内部发生出血、坏死时，可出现不规则的无回声区。

（3）边界回声：边缘模糊不清，或成角、毛刺、小分叶状。部分肿块边缘可见强回声晕，较具有特征性。

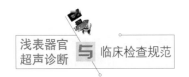

（4）肿块后方回声：多衰减，也可无明显变化。

（5）CDFI：血流信号较丰富，内部或边缘可见滋养动脉，流速较快，肿块内部及周边可见较丰富的斑片状或线状彩色血流，呈高速高阻动脉频谱。

（6）淋巴结转移：大部分会出现腋窝淋巴结转移，也可出现胸骨旁、锁骨上窝淋巴结肿大。转移性淋巴结体积增大，呈椭圆形或类圆形，髓质强回声消失，血流信号丰富。

（7）超声造影：一般呈"快进快出"型，造影剂充盈密集，灌注与消退均快。一些肿瘤内部出现液化坏死区，造影剂灌注不均匀，周边组织呈"快进"，病灶内造影剂分布不均，流出缓慢，呈"快进慢出"型（图10-6-1，图10-6-4）。

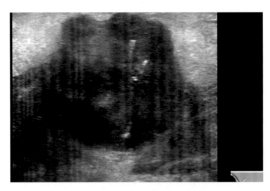

图 10-6-1 乳腺浸润性导管癌

肿块形状不规则，内部呈不均低回声，边界不清

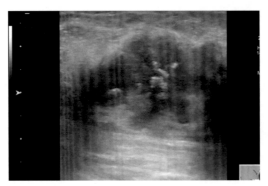

图 10-6-2 乳腺浸润性导管癌

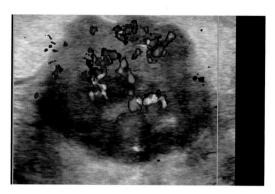

图 10-6-3　乳腺浸润性导管癌

CDFI 显示肿块内血流信号丰富

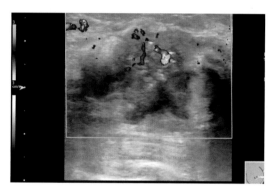

图 10-6-4　乳腺浸润性导管癌

2.诊断及鉴别诊断思路　超声对于乳腺浸润性导管癌的诊断重点是肿瘤外形不规则，呈星状或结节状，多为低回声，边缘尚清楚或边界不清，与周围组织缺乏明显界限，同侧腋窝及锁骨上淋巴结肿大，血流丰富，触之感觉质实或硬。超声能检出 95% 以上的乳腺异常病灶，并根据声像图特点判断病变性质，乳腺癌常需要与乳腺增生性病变、炎性病变、良性肿瘤及其他恶性肿瘤相鉴别。

（1）增生性病变：乳腺增生性病变较常见，常出现在乳腺增生症中，增生性病变表现复杂多样，凭声像图有时难以与乳腺癌相鉴别。但是增生性病变有双侧、多灶性、多样性，甚至不同月经时期都可发生变化等特点，如双侧乳腺多发实质性结节，大小不等，多同时伴囊肿和乳腺导管轻度扩张。但是对于单个增生性结节，＜1cm 者，有时难以与恶性肿瘤相鉴别，壁薄的囊肿可以排除恶性病变，导管扩张时，须严格扫查导管内充填物，规则者为导管内乳头状瘤或增生性组织，不规则者不能除外导管内癌。

（2）炎性病变：分急性和慢性，大多数急性炎性病变的共同特点是较弥漫、片状、边界不清，不具有肿块样病变，同时伴明显临床症状而易与恶性病变相鉴别。一些慢性局灶性炎性病变声像图与恶性病变鉴别较困难，如乳腺局灶性脓肿、结核等。少数情况下脓肿形成包裹呈团块状，与周围粘连，酷似实质性弱回声包块伴角状突起，鉴别时应仔细观察病灶内部的回声，炎性病变内部可有小的脓腔，而乳腺癌内部多伴有砂粒样钙化，细针穿刺见脓液和炎性细胞具有诊断意义。另外，炎性病变一般有较明显的局部症状，而恶性肿瘤无类似的临床症状。此外，炎性改变往往有腋窝淋巴结的反应性增生改变，如淋巴结充血肿大，但恶性淋巴结形态异常明显而充血表现不明显。

（3）良性肿瘤：以乳腺纤维腺瘤为代表的良性肿瘤生长缓慢，形态圆形或类圆形，边界规则，包膜完整，内部回声均匀，少有钙化，有钙化者亦多表现为粗大钙斑。

（4）其他恶性肿瘤：非上皮性恶性肿瘤一般不具备乳腺癌的一些特点，如"恶性晕征""毛刺征"和微小钙化等。

（二）乳腺导管原位癌

导管原位癌多发生在乳腺中央区，扩张的导管内见乳头状低回声凸起，形态不规则，肿块内见血流信号，按压该区域出现乳头溢液对诊断有帮助。

1. 声像图表现　肿块多位于扩张的导管或囊腔内，呈乳头状低回声凸起。形态多不规则，边缘欠光整，基底部较宽。多数可见血流信号，频谱多为高速高阻型，少数血流信号不明显。部分仅可见乳腺肿块，无导管扩张，肿块较大者可有沙砾状钙化。早期声像图表现为导管轻度扩张，内壁不光滑，或导管内弱回声，无明确肿块。可伴有腋窝和锁骨上淋巴结肿大（图10-6-5）。

2. 诊断及鉴别诊断思路　该病主要与导管内乳头状瘤相鉴别。后者常常表现为形态规则，边界清晰，内部回声较均匀，CDFI显示病灶内无或有少许血流信号。

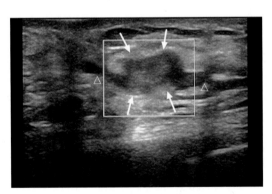

图10-6-5　乳腺导管原位癌
导管（△）内见低回声肿块（↑），形态不规则，
边缘欠光整

（三）乳腺髓样癌

典型的乳腺髓样癌不多见，恶性程度较低，淋巴结转移机会较少，病程较短，发展较快。

1.**声像图表现**　直径一般较大，可达 4～6cm，边缘较清晰。形态欠规则，呈分叶状或圆球状。内部回声呈低回声或等回声，部分病灶内可见无回声区。后方回声多不衰减，如衰减则恶性程度较大。CDFI 显示病灶血供多较丰富，多为高阻型。淋巴结转移少见（图 10-6-6，图 10-6-7）。

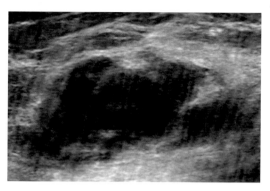

图 10-6-6　乳腺髓样癌

低回声肿块，形态不规则，边缘呈分叶状

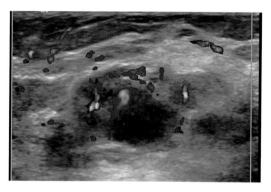

图 10-6-7　乳腺髓样癌

肿块内血流信号丰富

2.**诊断及鉴别诊断思路**　乳腺髓样癌多位于乳房深部，质地较软，边缘较清，内部呈相对均匀的低回声，病灶后方一般无改变，血供丰富。主要与乳腺良性肿瘤相鉴别。

（四）乳腺黏液癌

乳腺黏液癌发生在乳腺导管上皮黏液腺化生的基础上，以黏液蛋白为主，瘤体大小不一，无真正包膜。

1.**声像图表现**　形态不规则可呈圆形、椭圆形，边缘清楚，没有明显包膜。内部呈低回声或等回声，内部回声不均匀。后方回声多增强。CDFI 显示肿块内部血流信号较少，周边可见动脉血流（图 10-6-8，图 10-6-9）。

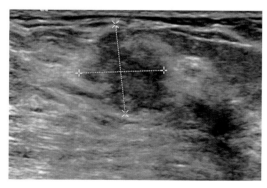

图 10-6-8　乳腺黏液癌

右乳内见低回声肿块，内部回声欠均匀，形状不规则，可见点状血流信号

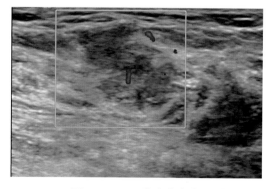

图 10-6-9　乳腺黏液癌

肿块内见血流信号

2.诊断及鉴别诊断思路 乳腺黏液癌多见于老年女性，一般生长缓慢，临床症状不明显，好发于乳腺外上象限，典型者伴有清楚的边界。主要与乳腺良性肿瘤相鉴别。

（五）乳腺浸润性小叶癌

乳腺浸润性小叶癌多发生于绝经期老年女性，绝经期前罕见，质韧如橡皮，易累及双侧乳腺，可伴有腋窝淋巴结转移。

1.声像图表现 形态多不规则，边界不清，可呈蟹足状侵入周围组织。肿块内多呈不均匀低回声，内部可有点状高回声或砂粒样钙化灶。后方回声多衰减。CDFI 显示边缘及内部血流信号均较少。

2.诊断及鉴别诊断思路 主要与乳腺浸润性导管癌、乳腺良性肿瘤相鉴别。

（六）湿疹样乳腺癌

湿疹样乳腺癌患者常常有乳头瘙痒、灼烧感，乳头或乳晕附近发生湿疹样改变。

1.声像图表现 部分患者可不伴乳腺肿块，应检查患侧腋窝和锁骨上淋巴结有无肿大。伴有乳腺肿块者，肿块体积较小，肿块多为低回声，形态欠规则。

2.诊断及鉴别诊断思路 湿疹样乳腺癌乳腺内肿块多位于乳晕附近，累及导管时可发生浸润性乳腺癌。怀疑腋窝淋巴结转移时可通过活检取得病理学依据，有利于该病的诊断。

（七）炎性乳腺癌

炎性乳腺癌是乳腺癌中的一种特殊类型，其临床表现乳腺炎，病理表现为癌细胞广泛侵犯表皮层。

1.声像图表现 乳腺弥漫性增大，皮肤、皮下层增厚，且出现线状液性暗区。腺体层一般无明显肿块，表现为结构紊乱，回声减低，解剖层次不清（图 10-6-10）。CDFI 可见血流信号，呈高速高阻型动脉频谱（图 10-6-11）。多伴有腋窝淋巴结肿大。

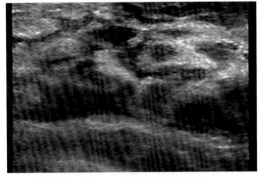

图 10-6-10 乳腺炎性乳癌
左乳腺体结构紊乱，回声减低

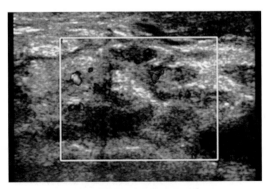

图 10-6-11 乳腺炎性乳癌
病变区见血流信号

2.诊断及鉴别诊断思路　炎性乳腺癌患者多有局部皮肤红、肿、热、痛及水肿，肿瘤生长较快，患侧腋窝淋巴结肿大，应与急性乳腺炎相鉴别。前者具有肿块内血管走行不规则，壁薄，分支不规则，粗细不一的特点。

（八）乳腺叶状囊肉瘤

乳腺叶状囊肉瘤极为少见，组织类型复杂多样，不易与其他疾病相鉴别。

1.声像图表现　肿块体积一般比较大，形态一般为分叶状，边界清晰（图 10-6-12）。内部多呈均匀低回声，部分肿块内可见无回声区。病灶后方多回声增强。CDFI 可见散点状或条状血流信号（图 10-6-13），RI ＞ 0.7。

2.诊断及鉴别诊断思路　乳腺叶状囊肉瘤主要表现为单侧乳房无痛性肿块，生长较快，呈结节分叶状，容易复发，肿块体积较大，内部回声均匀，后方回声增强，主要与乳腺良性叶状囊肉瘤相鉴别。

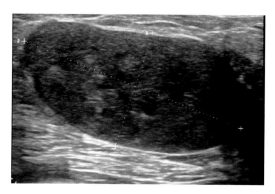

图 10-6-12　乳腺叶状囊肉瘤

肿块呈分叶状，内部为低回声，边界较清晰

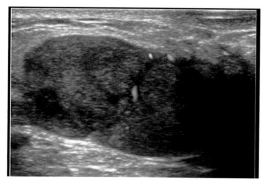

图 10-6-13　乳腺叶状囊肉瘤

CDFI 显示肿块内可见血流信号

（九）乳腺淋巴瘤

淋巴瘤一般起源于淋巴网状组织，原发于乳腺的恶性淋巴瘤较少见，主要临床症状是在乳腺腺体内触及肿物，早期可无感觉，晚期一般会出现触痛。

1.声像图表现　与其他部位非霍奇金淋巴瘤的超声表现类似。形态不规则，似由多个结节融合而成（图 10-6-14）。边缘可呈毛刺状。内部多为低回声，后方回声增强或无改变。CDFI 显示可见血流信号，RI ＞ 0.7。

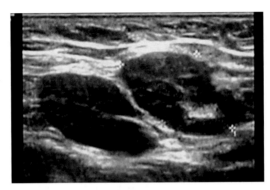

图 10-6-14 乳腺淋巴瘤
肿块形态不规则，似由多个结节融合而成，内部
回声较低

2.诊断及鉴别诊断思路 乳腺淋巴瘤患者常有不同程度的发热史，多见于年轻女性，质地较硬，早期活动度好，晚期边界不清，不易推动。本病应与乳腺炎、其他乳腺恶性肿瘤相鉴别。

十、临床价值及存在问题

超声检查诊断乳腺癌是目前最为简单且敏感的方法之一，适合乳腺癌人群普查，对于发现无症状隐性乳腺癌有一定的价值，对乳腺疾病的诊断和钼钯 X 线、MRI 检查有相互补充的重要作用。

1.超声诊断仪性能的不断提升，高频探头的分辨率和解析力逐渐改善，以及弹性成像和超声造影为代表的超声新技术在临床深入运用，超声医师的经验逐步积累和深化，使超声的检测能力和诊断的准确性大为提高，超声可检出 95% 以上的乳腺异常病灶，对乳腺癌的诊断符合率已经达到 90% 左右。

2.超声显示肿块的大小、部位，并精确定位，方便临床医师的手术决策，在超声引导下微创手术切除乳腺良性病变现已广泛应用于临床。

3.术后检测主要为两个方面：一方面是术后 3 年内定期扫查同侧乳腺和腋窝淋巴结，了解有无复发和转移，并了解对侧乳腺和腋窝淋巴结有无新病灶和其他乳腺病变；另一方面要追踪了解乳腺癌的远处转移，如肝、肺、骨和远处淋巴结向腹腔转移，要定期扫查肝、腹腔、颈部和腹膜后淋巴结等部位。超声造影对于肝转移有明显优势，能检出常规超声和其他影像学检查尚不能发现的微小转移灶。

第七节 乳腺疾病的超声造影进展

一、病理基础

正常情况下，乳腺内血管较细，血流缓慢，分布稀少，常在皮下脂肪层及韧带处显示，能够显示的多为静脉血流，无病变时仅能记录到极微弱的多普勒信号。血管新生是由已经存在的血管内皮细胞形成的新血管网络。在正常生理情况下，血管新生见于胚胎发育和女性生殖系统重建；在病理情况下，多见于伤口愈合、糖尿病视网膜病及肿瘤的生长和转移。

良恶性肿瘤的血管解剖学结构及血流动力学不同，为多普勒超声检查和超声造影技术提供了病理生理学基础。肿瘤细胞的生长需要周围的滋养血管供应营养，同时其代谢产物也需要血管排出，因此，无论是良性肿瘤还是恶性肿瘤，其生长、侵袭和转移都有赖于周围的血管。其中，乳腺肿瘤就是一种血管依赖性的肿瘤，其发生、倍增时间、细胞周期、肿瘤大小，以及转移和复发都与新生血管有密切关系。当乳腺内发生恶性肿瘤时，肿瘤本身释放一种血管内皮生长因子（VEGF），这是形成新生血管的先决条件，这种因子可促使内皮细胞增生，刺激宿主的小静脉以出芽的方式形成新生血管，并与动、静脉之间形成异常吻合，开始形成纵横交错的肿瘤血管网，这些血管缺乏正常的树状分支结构，它们走行纡曲、管壁较薄、内径粗细不一，有时伴有管腔的狭窄和阻塞，并且从肿瘤的四周向内部穿透，随肿瘤的生长不断更新血管的分布，而良性肿瘤内部的血管多不丰富，或者呈走行规则的分支状，多分布于肿瘤周边部。因此，若要早期诊断乳腺肿瘤，肿瘤新生血管形态和数量方面的评价具有十分重要的临床意义。

新生血管与恶性肿瘤的生物学行为及患者预后情况存在着密切的联系。微血管密度是检测肿瘤病灶组织内新生血管形成的方法，也是反映肿瘤新生血管数量和血管增殖活性的重要指标之一。微血管密度被认为是反映肿瘤的生物学行为、淋巴结转移及预后的独立预测因子。Weidner 等研究表明微血管密度对 165 例乳腺癌患者的预后有重要意义，提出淋巴结阴性的乳腺癌患者的微血管密度与总生存期和无复发生存期呈负相关，还发现伴有高微血管密度的乳腺良性病变，如良性病变具有较高的微血管密度则为乳腺癌的高危因素。此后多项研究显示，微血管密度是一个独立的预后因素，对于有或无淋巴结转移的乳腺癌患者均是很强的预后因素。Gasparini 等分析了 43 篇关于微血管密度预后的文章，结果显示微血管密度与乳腺癌患者临床预后具有相关性，同时认为微血管密度对乳腺癌患者的 5 年生存率和总生存率都是非常强的预测指标，高微血管密度与乳腺癌的高复发率和低生存率有关。实时超声造影检查技术不但可以准确反映乳腺癌的形态学特征和血流灌注情况，而且在某种程度上评价肿瘤病灶组织内微血管生成的状态，值得临

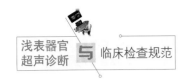
床广泛应用。

二、超声造影检查在乳腺病变的应用

20世纪90年代，超声造影检查最早应用于乳腺肿瘤的鉴别诊断，与增强CT和MRI等造影相比，具有实时、廉价、操作简单等优点，可直观地显示肿瘤血管的走行及分布情况，更清晰地显示低流速等难以检测的小血管，能够较好地反映肿瘤的病理微血管密度，更好地反映肿瘤内部真实的血流状态。超声造影剂是一种真正意义上的血池造影剂，它可以精确地显示血管的分布及走行，且不会受到周围组织及脏器运动伪像的干扰。

（一）用于乳腺良恶性肿瘤的鉴别诊断

在乳腺良恶性肿瘤的鉴别诊断方面，肿瘤新生血管的密度和分布具有很高的预测价值，为肿瘤疗效判断和预后评价提供必要的依据。作为超声检查的常用技术，彩色多普勒和能量多普勒能较为清楚地显示肿瘤的内部血供，可用于鉴别乳腺良恶性肿瘤，并且能发现良恶性肿瘤在血流丰富程度、血管形态、RI和PI等方面存在差异。但是二者对低流量和低速的血流无法清晰显示，敏感性较低，仅适用于较粗大的滋养血管（直径≥200μm），对肿瘤新生血管网无法显示全貌，导致少血供的乳腺癌容易漏诊及误诊。微泡超声造影剂的应用，可以提供独特的乳腺病变血管的分布和形态信息，亦可检测直径≤100μm的小血管。

1. CDFI　传统CDFI检测低速低流量血管的敏感性低，而超声造影检查能改善肿瘤微小血管的显示状况，可以显示出CDFI无法显示的血流信号。尤其是超声造影后乳腺良恶性肿瘤血管的显示均较造影前增加，恶性者增加更明显，主要是肿瘤平均血管数特别是外周区域的平均血管数的增加，这是最为直观的观测方法。此外，血流丰富程度还可以用半定量法来描述。半定量法是将造影后的增强程度分为0～4级。0级：无增强；1级：刚刚可以见到的增强（图10-7-1）；2级：轻度增强；3级：中度增强；4级：显著增强（图10-7-2，图10-7-3）。1996年Kedar等进行了乳腺肿瘤超声造影研究，结果显示与良性肿瘤相比，恶性肿瘤的多普勒信号增强程度高，持续时间长，且具有特征性的血流形态，瘤内血管扭曲程度大，并能观察到动静脉瘘。但是此方法很大程度上要依赖于医师的主观性和操作经验，不能为其他医师提供固定的诊断标准。

1998年，Huber等在Kedar等人研究成果的基础上，利用计算机辅助系统对CDFI强度进行定量分析，即为定量法，选取感兴趣彩色多普勒区域，通过计算机辅助测定乳腺肿瘤的彩色像素密度（color pixel density，CPD）进行分析。它是将彩色的含量用区域中彩色像素所占的百分比来表示，反映了彩色多普勒状态下的血管密度。结果显示恶性肿瘤在造影后出现快速的增强信号，随后又出现CPD的明显下降，CPD峰值及消退时间明显高于良性肿瘤，然后在纤维腺瘤及纤维囊性乳腺病中增强显著延迟。当取CPD达峰时间50秒为良恶性肿瘤阈值时，其诊断敏感度、特异性、准确性分别为84%、57%、76%。

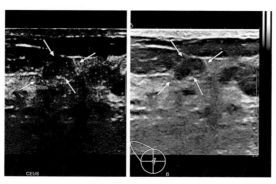

图 10-7-1　右侧乳腺纤维腺瘤

超声造影后22秒呈刚刚可以见到的增强模式（↑）

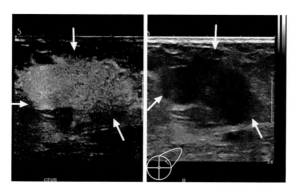

图 10-7-2　左侧乳腺浸润性癌

超声造影后16秒呈显著增强模式（↑）

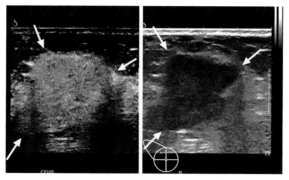

图 10-7-3　右侧乳腺浸润性癌

超声造影后22秒呈显著增强模式（↑）

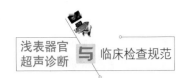

　　总体上讲，乳腺恶性肿瘤血管的形态特点为管径粗细不一、走行纡曲、有动静脉瘘形成等，其典型的血管分布为放射状穿入型和瘤内型，因此，其造影增强程度较强，表现为血流信号较造影前丰富、血管数目增多，而乳腺良性肿瘤的血管内径规则，走行规律，其分布多沿包膜或间隔分布，呈瘤周型，造影后通常表现为轻度增强或不增强。Kedar和 Stuhrmann 等分别对 34 例和 84 例乳腺肿块进行 Levovist 超声造影研究，均认为肿瘤新生血管形态（如动静脉瘘）和走行（如穿入型血管）对鉴别良恶性更有帮助，敏感度和特异性分别达 90% ～ 100% 和 81% ～ 100%。综上所述，CDFI 对乳腺良恶性病变的鉴别诊断具有非常重要的应用价值。

　　2. 超声造影定量分析　　以往在低机械指数超声检查中，对微小血管分布的显示不甚清晰。近年来，实时灰阶超声造影技术的应用越来越广泛，实时低机械指数超声造影模式下造影微泡不易被破坏，能连续动态地反映血流灌注情况，其优势在于比多普勒模式更清楚的显示直径 < 100μm 的小血管，且在二维灰阶模式下可绘制超声造影曲线，即为时间 - 强度曲线，它并不依赖于多普勒技术。时间 - 强度曲线分析：利用计算机软件形成时间 - 强度曲线对病灶的造影特征进行分析，是实时超声造影定量研究的主要方法，该曲线又被称为 Wash-in/Wash-out 曲线。超声医师既可根据曲线的形态对肿瘤的性质做出大致判断，又可对曲线包含的声学参数予以定量分析。

　　超声造影时间 - 强度曲线和良、恶性肿瘤的形态特征有显著的相关性。时间 - 强度曲线形态反映的是造影剂微泡的流速、流量随时间变化的情况，是肿瘤血管床灌注特点的表现。分析病灶内的血流灌注参数，包括始增时间、达峰时间、峰值强度、上升支斜率、下降支斜率等，可达到从定量方面分析判定病灶的良恶性的目的。始增时间是造影剂刚到达病灶内所需要的时间。达峰时间是推注造影剂后感兴趣区内增强强度达到最大时所需要的时间，其与组织灌注速度有关。峰值强度是推注造影剂后感兴趣区内所能达到的最大增强强度，是感兴趣区内平均血容量的反映。上升支斜率与造影剂的灌注速度成正比，下降支斜率与造影剂廓清速度呈正比。学者李泉水等对乳腺肿瘤超声造影时间 - 强度曲线的形态进行了分析，表明良性肿瘤曲线表现为起始段呈弧形，上升支缓慢，下降支多为单向斜形向下，总体形态为"慢上快下"型，而恶性肿瘤的曲线常表现为上升支陡直，下降支缓慢多有转折，典型病例下降支弓背向上，下降支极慢，总体形态为"快上慢下"型。学者钱晓芹等研究结果与学者李泉水相类似，认为乳腺癌的时间 - 强度曲线多表现为"快上慢下"型，"快上"的表现主要是因为乳腺癌内为异形新生血管，没有正常的血管肌层且走行扭曲，易相互交错形成动静脉瘘，致使早期血流灌注速度快并且灌注量大。时间 - 强度曲线表现为"慢下"主要是由于乳腺癌内的新生血管缺乏正常血管壁结构导致其通透性增加，又因癌栓造成静脉及淋巴管的回流障碍使得间质水肿增加，导致造影剂部分滞留于肿瘤血管床内。而学者罗葆明等却认为仅分析病灶内部时间 - 强度曲线（包括峰值时间、峰值强度等参数）易受患者的个体差异影响，通过比较病灶与周围组织的时间 - 强度曲线参数的差值可能更有助于良恶性病变的鉴别诊断。

（二）其他方面应用

1.超声造影在乳腺癌淋巴结诊断中的作用

（1）前哨淋巴结的检测：前哨淋巴结是原发肿瘤发生淋巴结转移所必经的第一批淋巴结。前哨淋巴结作为组织肿瘤细胞从淋巴道扩散的屏障，其临床意义已受到广泛重视，如前哨淋巴结阴性的乳腺癌患者可避免腋窝淋巴结清扫。淋巴结超声造影可清晰显示出原发肿瘤和前哨淋巴结之间的淋巴管走行，同时一旦确定前哨淋巴结位置，可在超声引导下进行活检，以获得组织标本行病理组织学诊断。学者钟丽瑶等研究证明与常规超声技术相比，超声造影诊断前哨淋巴结的准确性、特异性、敏感度都有所提高。目前，该造影操作方法仍不成熟，但是若能及时判定前哨淋巴结是否发生转移，那将具有很高的临床价值。

（2）腋窝淋巴结的良恶性鉴别：TNM 是临床通用的乳腺癌分期方法，除原发病灶情况外，在乳腺肿瘤的分期中，腋窝淋巴结转移程度（图 10-7-4）也是重要方面。超声造影可根据淋巴结形状、淋巴门结构、造影增强模式、强化曲线等对淋巴结性质进行判定。对于乳腺癌的临床分期、治疗方法的选择和预后评估都具有指导作用。

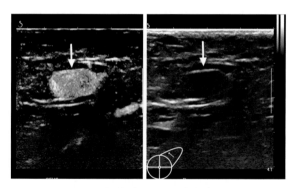

图 10-7-4　超声造影显示腋窝淋巴结转移

造影后 21 秒淋巴结强化程度明显增强

2.超声造影在乳腺癌非手术治疗疗效评估中的应用　随着精准医学的不断发展，治疗乳腺癌的手段不仅仅是外科手术，而是采用综合治疗与个体化治疗兼顾的方法，包括高强度聚焦超声、射频消融、微波消融等辅以全身治疗（主要是化疗）。乳腺癌新辅助化疗是早期全身治疗的新模式，可以使大部分原发性乳腺癌体积明显缩小，多用于进展期乳腺癌，能够提高其手术切除率，对早期乳腺癌可以提高保留乳腺手术的机会。超声造影通过对病灶治疗前后血供状况的对比做出疗效的监测和评估，能够正确评价新辅助化疗后肿瘤形态、性质等变化，对临床进一步治疗有重要意义。

3.超声造影指导活检　术前对肿瘤组织穿刺活检获得病理学证据，有助于科学地制订下一步治疗计划。初步研究表明，超声造影后乳腺癌的高增强区的病理结果主要是原位癌和浸润癌生长旺盛区，增强不明显或未增强区主要是肿瘤细胞散在或呈条索样生长

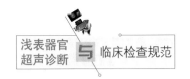

区、坏死、纤维组织等，利用这种差异来引导活检，可提高活检的阳性率。

4.超声造影鉴别术后瘢痕和复发　乳腺癌术后瘢痕组织在早期可表现为多血供，因此，传统二维超声难以早期鉴别复发与瘢痕形成。瘢痕造影后可有低增强，或仅有轻度增强，而复发病灶造影后多呈中、重度增强，血流形态不规则，走行紊乱。一般来说，瘢痕内的血供随时间延长而逐渐减少，术后18个月以后，瘢痕内无血流。也有学者认为术后6个月后，瘢痕内已无血流。

三、超声造影的应用展望

1.三维超声造影　与二维超声造影相比，三维超声造影显示病灶更加清晰和直观，立体性更强，可以从不同角度观察血流灌注情况，全面地显示了肿瘤血管的空间结构。

2.靶向造影剂　根据不同的靶向成像原理，可将靶向造影剂分为被动靶向造影剂和主动靶向造影剂。被动靶向造影剂是在一定浓度下通过集聚在靶组织血管细胞中发挥作用的，主要与造影剂的外壳特性，以及优先停留于靶组织血管中的静止微泡的直径有关。主动靶向造影剂通过特异性的配体与受体之间的作用将其积聚于靶组织，从细胞水平识别并结合靶组织，因此能更加显著提高超声对早期病变的诊断能力，包括内皮细胞特异性造影剂、动脉斑块特异性造影剂等。

3.携载药物或治疗基因　靶向超声造影剂微泡不仅具有成像作用，也可作为载体，携载治疗药物和基因穿过内皮进入并特异性识别靶组织，通过超声靶向破坏微泡在局部释放药物或治疗基因，明显增加了靶组织的药物浓度和基因表达量，起到治疗作用。

第八节　乳腺疾病的超声弹性成像进展

一、弹性成像的生物学基础

生物组织的弹性很大程度上取决于组织的分子构成以及这些分子在微观及宏观上的组织形式，也就是说生物组织的弹性与病灶的生物学特性紧密相关，在很大程度上依赖于组织分子构成、组织构成形式、与周围组织的关系。正常的组织中不同结构间存在微小的弹性差异，而正常组织和病理组织之间存在着较大的弹性差异。在疾病的诊断及鉴别诊断方面，生物组织的弹性信息具有重要的参考价值。临床医师一般通过触诊发现乳腺肿瘤，即利用手指触觉来感知正常乳腺组织与肿瘤组织间的弹性差异，从而判断有无肿块，进而判断肿块的良恶性。但是，随着影像技术的飞速发展，能够提供更多有效的信息，临床触诊渐渐作为辅助手段，然而传统的成像模式，如CT、MRI和二维超声无法直接提供组织弹性这一重要信息。

1998 年 Krouskop 等研究显示乳腺内不同组织的弹性系数各不相同，乳腺纤维组织的硬度是脂肪组织的 10 ～ 100 倍，组织弹性系数的变化与其病理有着密切关系。组织弹性是相对独立的物理特性，与解剖结构、血流灌注完全不同。大多数乳腺癌是由较坚硬的病变组织构成，肿瘤间质有致密的纤维组织增生，癌细胞在纤维间质内呈浸润性生长，如黏液癌、乳头状癌、髓样癌等，通常呈不规则形与附近结构粘连，使其活动度减低，降低了弹性，从而增加了硬度。而乳腺纤维腺瘤是由间质细胞和腺上皮细胞膨胀增生形成，其内含黏多糖，通常比较疏松且质软。因此，绝大多数乳腺癌比纤维腺瘤硬度大，即恶性病变的弹性系数较正常腺体或良性病变高，利用这一特性，有助于乳腺的良恶性病变的鉴别诊断。乳腺实性病变的弹性模量值由大到小的顺序为：浸润性导管癌＞非浸润性导管癌＞腺病伴纤维腺瘤形成或导管内乳头状瘤＞纤维腺瘤＞腺体＞脂肪。近年来，超声弹性成像技术发展迅速，并提供了一种崭新的定量研究组织弹性的方法，引起了广泛关注。自 1991 年 Ophir 等首先报道了定量测量软组织应变与弹性模量的方法，即为超声弹性成像技术。至 2004 年 Bercoff 等提出了实时剪切波弹性成像。超声弹性技术在二十余年内得到了迅速发展，为临床医师的诊断提供了有效的新方法。简单地说，该技术根据病变组织的质地，通过获取组织被压缩时的弹性特征、弹性系数来反映该组织的性质，进而反映病变组织的实际硬度及其病理结构特点，为乳腺的良恶性病变提供了一种重要的诊断信息，提高了乳腺癌的检出率。超声弹性成像技术通过不断发展，已广泛应用于乳腺、甲状腺、肝脏等病变的弹性评价。

二、超声弹性成像原理

为了更好地理解超声弹性成像的原理，首先介绍一些弹性成像的基础术语。应力（streess）与应变（strain）：应力是指力作用于物体，当作用力与弹力平衡时弹性体各部所呈现的力。应变是指外力作用于物体，产生形态或体积的改变，应力与应变是描述物体弹性（elasticity）的基本物理量。弹性系数（modulus of elasticity）：为一常数，为应力与应变之比（应力 / 应变）。在弹性成像中，通常采用杨氏系数（Young's modulus，线性伸长系数）表示弹性系数。杨氏系数 = 应力 / 应变 =F×L/A× Δ L（F：外力，L：线原长，A：截面积，ΔL：伸长长度）。弹性系数越大的区域，引起的应变越小，反之，弹性系数越小的区域应变比越大。组织弹性系数越大表明该组织的硬度越大。

弹性成像的基本原理：利用探头或者加压板装置，沿探头纵向压缩组织，通过收集被测体的某时间段内的信号，利用自相关技术（combined autocorrelation method，CAM），对压缩前、后的射频信号进行分析，可以估计组织内部不同位置的位移，从而得到组织内部的应变分布情况。组织被压缩时，组织内所有的点都会产生一个纵向的应变，如果组织内部弹性系数分布不均匀，组织内的应变分布也会有所差异。当组织发生病变时，其弹性系数必然发生相应改变，从而与周围正常组织的弹性产生一定差异性，超声弹性成像技术就是将这种差异显示出来。

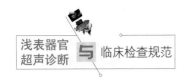

三、超声弹性成像技术分类

根据成像原理不同,超声弹性成像技术大体分为定性诊断-静态弹性成像、定量诊断-动态弹性成像。定性诊断-静态弹性成像是凭借操作者手动给予"加压-解压"的过程,通过实时观测肿块及其周围组织受压前后产生的形变程度来反映组织的硬度,弹性图像可反映病变组织的相对弹性,并以颜色进行编码,弹性较差者显示为蓝色,反之为红色,两种弹性之间者为绿色,主要技术为压迫弹性成像或应变弹性成像,评估方法主要包括弹性评分法、应变率比值法等。定量诊断-动态弹性成像主要包括声辐射力脉冲应变成像和实时剪切波弹性成像两大技术,这两种技术有别于传统静态弹性成像技术,而是属于一种动态弹性成像的定量诊断,是一种使用超声检查技术手段检测人体内部组织真正硬度的成像方式,可以提供更为准确、客观地超声检测手段。

(一)弹性评分法

对乳腺病灶的硬度进行半定量参数分析,利用灰阶或彩色超声图像表示感兴趣区组织的硬度,目前临床广泛应用的是日本 Itoh 教授提出的 5 分法对病变组织进行超声弹性评分。1 分:整个病灶区域产生明显形变,病灶表现为均匀的绿色,与周围乳腺组织相同;2 分:病灶区域大部分扭曲形变,病灶表现为蓝绿相间的"马赛克"状;3 分:病灶区域的边缘扭曲形变,周围部分显示为绿色,病变中心未产生形变,中心显示为蓝色;4 分:整个病灶区域未产生明显形变,图像显示该区域全部表现为蓝色;5 分:病灶区域及其周围组织未产生明显形变,图像表现为整个病灶及其周围组织均显示蓝色。评分从 1～5 代表组织的硬度逐渐加大。在此评分标准下,评分 4、5 分者表明组织硬度大而诊断为恶性,1～3 分者表明组织硬度相对小而诊断为良性。

随后,罗葆明教授根据中国女性乳腺的特点提出改良 5 分法评分标准:1 分:整个病变区域或大部分病变发生形变,图像显示为绿色;2 分:病灶区域的边缘产生形变,周围部分显示为绿色,病变中心未产生形变,中心显示为蓝色;3 分:病变整体显示为比例相当的蓝色和绿色,图像表现为蓝绿相间的"马赛克"状(图 10-8-1);4 分:整个病灶区域显示为蓝色,内部伴或不伴有少许绿色(图 10-8-2);5 分:病灶区域及其周围组织均显示为蓝色,病变内部存在或不存在少许绿色(图 10-8-3)。采用此改良评分,其中≥4 分者诊断为恶性,≤3 分者诊断为良性。虽然改良前后的 5 分法对于评定乳腺病变组织的弹性大小,确定病变组织良恶性具有一定临床意义,但是仍然存在局限性,如较大的恶性病变内部出血、坏死导致病变硬度的降低,从而出现假阴性结果;反之,较小的良性病变若内部合并纤维化或钙化也可出现假阳性结果。

值得注意的是,乳腺囊肿在弹性成像中有特殊的表现,即由浅至深分别为蓝、绿、红的分层结构,多数学者认为这种表现是有弹性成像中的应变伪像造成的。因此,寻求一种更为客观的检测病灶硬度的手段就显得尤为重要。

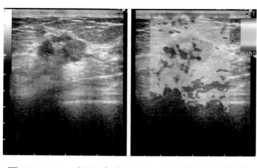

图 10-8-1　低回声病灶显示为"马赛克"状

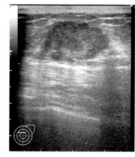
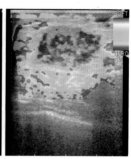

图 10-8-2　整个病灶区域显示为蓝色，内部伴有少许绿色

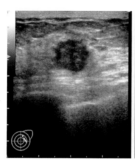
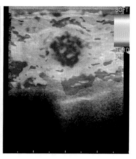

图 10-8-3　整个病灶及周围区域显示为蓝色，内部伴有少许绿色

（二）应变率比值法

通过分别勾勒出病变部位和周围组织的感兴趣区，分别计算出两个区域的平均应变值，随后计算应变率比值 = 周围组织应变率 / 病变组织应变率，代表病灶区域相对于周围组织的硬度，应变率比值越大则说明病灶区硬度越高。此法则将病灶区与周围组织的色彩显示数值化处理并进行半定量分析，能更客观地反映被检组织的硬度。但是此法仍然不能够完全、真正得出乳腺病变组织的实际硬度，且易受人为因素和乳腺病变内部复杂病理成分等因素干扰，均会使诊断发生偏移。

（三）声辐射力脉冲应变成像

声辐射力脉冲成像应变技术的主要原理是利用超声波束的共聚焦效应产生所谓的辐射力，通过探头向被检测组织发射短时程（一般 < 1ms）、高能量推进声脉冲波，使组织在纵、横两个方向分别产生位移应变，然后通过探头交互作用采集相应方向的位移形变波，进而评价被检组织的硬度，据此 ARFI 技术又分为评价纵向位移波的声触诊组织成像技术（virtual touch tissue imaging，VTI）和评价横向位移波的声触诊组织量化技术（virtual touch tissue quantification，VTQ）。VTI 技术以灰阶图像（由白至黑，硬度逐渐增大）的形式来直观显示被检组织的相对硬度，一般采用 5 分法（1 分：病灶区域与周

边组织均被白色覆盖；2分：病灶区域黑白相间，以白色为主；3分：病灶区域黑白相间，以黑色为主；4分：病灶区域全被黑色覆盖；5分：不仅病灶区域全被黑色覆盖，而且病灶周围组织也可见少量黑色）。VTQ技术则以剪切波速的形式（用数值表示，单位m/s）来定量评测感兴趣区组织的硬度，取样框直径约1.0cm×0.6cm，最大探测深度约为8cm。剪切波传播速度越快，表明病变越硬，恶性程度越高；传播速度越慢，表明病变越软，恶性程度越低。与弹性评分法、弹性应变率比值法相比，声辐射力脉冲应变成像技术的优势在于其不需借助外力压迫被检组织来获取硬度信息，可排除不同操作者间的差异干扰，大大提高检测的稳定性与可靠性。

（四）实时剪切波弹性成像

实时剪切波成像是利用探头发射声辐射脉冲控制技术，在组织不同深度上连续聚焦对组织施加激励，并不需要检查者手动施压，利用"马赫锥"的原理在组织中产生足够强度的剪切波，使组织沿波束方向产生位移应变，从而得到实时的弹性成像图，不但可通过色彩编码叠加在二维灰阶图上，直观反映所测感兴趣区组织的弹性情况，即杨氏模量值大时显示为红色，反之为蓝色，中等值为绿色，并通过系统定量分析、测量组织的杨氏模量值（单位为kPa）。计算公式为$E=3\rho Cs^2$，其中E为杨氏模量，ρ为组织密度（约等于1），Cs为剪切波传播速度。杨氏模量值大小能反映组织弹性的大小，它与剪切波速度的平方呈正比，即杨氏模量值越大，剪切波传播速度越快，组织硬度也越大。

相对于传统的弹性成像技术，实时剪切波成像具有以下特点：可以实时定量分析被测组织的弹性状况，能有效避免弹性评分法和应变率比值法的主观性，通过弹性模量值的变化评估组织的弹性变化；利用声辐射力技术产生剪切波，不需向组织手动施压，避免应变受操作者和/或组织的影响；扫查技术具有非依赖性，可重复图像模式，弹性模量值重复性较好；在声辐射力脉冲应变成像技术基础上进行了改进，增大了取样框，将目标组织的弹性情况以二维图像的形式进行展现。

研究表明，乳腺恶性病变的平均弹性模量值为146.6（±40.05）kPa（图10-8-4），而良性病变的弹性模量值为45.0（±41.1）kPa（图10-8-5）。此外，Chang MJ等研究结果显示不同病理类型乳腺病变的弹性模量均值：浸润性导管癌157.5（±57.07）kPa、浸润性小叶癌169.5（±61.06）kPa，前两者弹性模量均值均高于原位癌117.8（±54.72）kPa；良性病变的弹性模量均值：纤维腺瘤49.58（±43.51）kPa、纤维囊性变35.3（±31.2）kPa、导管内乳头状瘤69.5（±63.2）kPa和腺病149.5（±132.4）kPa。且当弹性模量均值＞80.17kPa时，诊断的敏感度和特异性分别为88.8%和84.9%。

相关文献综述提示，与良性病变相比，乳腺恶性与实性病灶具有弹性信号多变不稳的"多变征"、周围高弹性模量值的"硬环征"及内部剪切波弹性信号缺失的"黑洞征"的三个特征（图10-8-6）。因此，SWE测定乳腺肿块的硬度信息有助于对乳腺良恶性病灶的鉴别诊断。

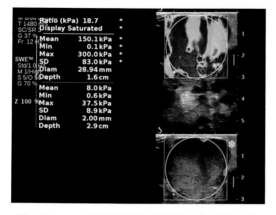

图 10-8-4　乳腺恶性肿瘤的剪切波弹性图像

平均弹性模量值为 150.1kPa

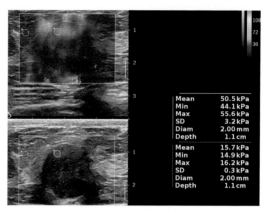

图 10-8-5　乳腺良性肿瘤的剪切波弹性图像

平均弹性模量值为 50.5kPa

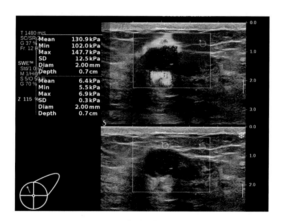

图 10-8-6　乳腺剪切波弹性图像

典型的"硬环征"及"黑洞征"，病理为浸润性
导管癌

四、超声弹性成像的展望

随着超声仪器的分辨率等性能的提高，常规超声在很大程度上提高了对乳腺肿瘤的
检出率，且在乳腺良恶性病灶的鉴别诊断方面也取得了很大的进展。但由于二维超声不
能有效分辨肿块的软硬度，且肿块的良恶性恰恰与其软硬度密切相关，加之乳腺的某些
良性病灶与乳腺癌的声像图表现存在一定的交叉现象。近年来，超声弹性成像技术的普
及为乳腺良恶性疾病的诊断提供了重要的依据，其通过对病变组织硬度的了解做出良恶
性病灶的诊断，在乳腺癌的诊断中具有独特的优势。而剪切波弹性成像的出现，克服了
传统弹性成像技术的主观性及内在缺陷，为超声弹性成像技术带来了一场新的革命。

（程　文）

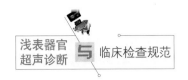

第十一章　胸壁及腹壁疾病

第一节　胸壁疾病的超声诊断

胸壁超声为高分辨率彩色超声诊断仪，探头频率 5 ～ 7.5MHz，体位视检查部位而定，充分暴露检查部位。胸壁皮肤显示为强回声带，皮下软组织呈低回声，胸壁肌层显示为中等强度实质性回声，并可见线状的细光带回声。肺组织因含气体，超声束在其表面呈全反射而表现为一系列等距离且逐渐减弱的平行强回声光带，紧贴肺表面的脏层胸膜呈光整的粗线状回声带。

一、胸壁结核

1. 临床表现　胸壁结核多由胸膜及肺结核经淋巴蔓延而来，以形成冷脓肿为主要特征。肿块一般无明显疼痛，可有轻度压痛和波动，皮肤表面正常。患者可出现低热、乏力，血沉增快，较多见于青年人。

2. 声像图表现　胸壁肿块呈无回声或低回声，沿肋间长轴呈梭形或椭圆形，胸壁内外呈哑铃型，内壁不光滑，脓肿较大时，穿破肋间外肌在皮下形成脓肿，并包绕邻近肋骨，位于脓肿中心的肋骨完整，呈桥形带状强回声，皮下可见不规则窦道回声（图 11-1-1，图 11-1-2）。晚期脓肿侵袭肋骨时，骨板破坏呈不规则局限性回声中断或缺损。有死骨形成时，脓肿中有游离的不规则点片状强回声，有的其后方可出现声影。病灶向胸壁深层扩展蔓延，或胸膜结核直接侵犯而来者，在胸壁内面可探到与之相连的脓肿区或大面积胸腔积液，脏壁层胸膜增厚，日久有胸膜钙化者，呈不规则的强回声。

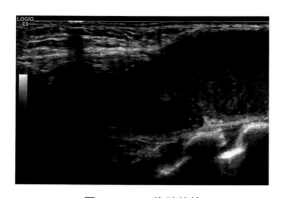

图 11-1-1 胸壁结核

胸壁较大低回声病灶,内部见干酪样坏死组织脓液

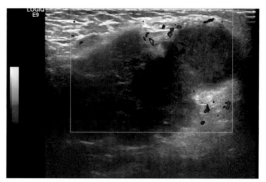

图 11-1-2 胸壁结核

与图 11-1-1 为同一病例,病灶内未见明显血流

3.诊断及鉴别诊断思路 胸壁结核性脓肿应与胸壁骨及软组织肿瘤相鉴别,胸壁结核脓肿往往呈低回声区,内可见无回声区,血流信号极少。胸壁肿瘤病变恶性者内部回声明显不均匀,血流较丰富。良性肿瘤形态往往规则,内部回声尚均匀,血流少。

二、胸壁脓肿

1.临床表现 病变局部压痛,表面平滑、红肿,甚至呈暗紫色,脓肿成熟时,触摸有波动感,严重时皮肤表面可发生破溃。

2.声像图表现 胸壁表浅处实质性均质或非均质性低回声,形态不规则,较大时可突向后方的胸腔,与胸壁夹角呈钝角。其后方可见被压的胸膜粗光带回声及肺组织强回声。脓肿液化时,病变内可呈蜂窝状改变或形成边界清晰的液性暗区;脓肿稠厚时,病变内可见光点回声(图 11-1-3,图 11-1-4)。

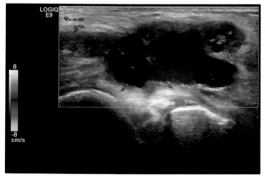

图 11-1-3 胸壁脓肿

胸壁不规则无回声区,内部较多光点

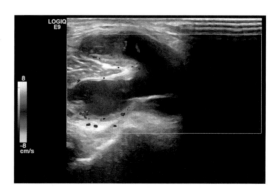

图 11-1-4 胸壁脓肿

病灶呈无回声区,形态明显不规则

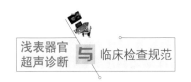
3. 诊断及鉴别诊断思路 当软组织脓肿未液化时，须与实质性病变相鉴别，炎性病变形态不规则，边界不清，内部血流丰富，多伴明显临床症状。脓肿液化时须与囊性病变相鉴别。脓肿液化时无回声区形态不规则，边界不清，内见增多血流；囊肿边界清，内部未见血流。两者容易鉴别。

三、胸壁肿瘤

胸壁良性肿瘤主要为脂肪瘤和纤维瘤，脂肪瘤与纤维瘤的回声特点取决于瘤体内的脂肪细胞成分、结缔组织成分和不同间质之间的声阻抗差值。声像图表现为低回声、相对高回声等多种变化，也可能与周围组织分界不清，也可能显示出包膜回声。恶性肿瘤主要为肉瘤和软组织转移瘤，恶性占位性病变的内部回声多为低回声，也可能是混杂不均匀的高回声区。CDFI 对于可疑恶性肿块的低回声病变有帮助，超声引导下穿刺是获得组织学标本并明确诊断的最有力方法（图 11-1-5，图 11-1-6）。

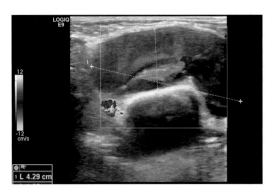

图 11-1-5　胸壁恶性肿瘤
肋骨强回声周边明显低回声区，病变回声不均匀

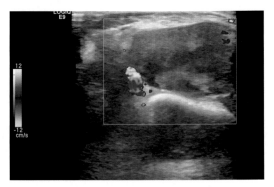

图 11-1-6　胸壁恶性肿瘤
与图 11-1-5 为同一病例，病变区内回声明显不均匀，包绕肋骨

第二节　腹壁疾病的超声诊断

腹部位于躯干的中下部，居胸部和盆部之间，由腹壁、腹腔及腹腔内容物等组成。腹壁以两侧腋后线的延长线为界，分为前方的腹前外侧壁和后方的腹后壁。腹前外侧壁由皮肤、浅筋膜、肌层、腹横筋膜、腹膜下筋膜及壁腹膜组成。

使用高分辨率彩色超声诊断仪，探头频率 7 ~ 10MHz，患者采用平卧位，充分暴露检查部位即可。自局部病变处检查，由浅入深检查腹壁皮肤、皮下、皮下脂肪层、腹壁肌肉隔层、腹壁浅筋膜层及壁层腹膜，了解病变的准确位置。腹壁病变一定要检查腹膜。

一、腹壁结核

1.临床表现 腹壁结核分为原发性和继发性，原发于腹壁的结核少见，绝大部分腹壁结核为继发性感染。腹壁结核患者的症状主要为腹壁无痛性肿块，呈圆形或椭圆形，略突出，境界不清，边缘不清，局部皮肤多没变化。多数患者以结核肉芽肿为主，临床触诊质地韧而无波动感，大部分患者无乏力、盗汗、低热及食欲不振等结核中毒症状。

2.声像图表现 腹壁结核病灶多位于腹壁深层，因腹壁结核多为结核杆菌经淋巴系统感染所致，浅层的腹壁肌层多不受侵犯。腹壁结核的超声表现缺乏特征性，当超声探及腹壁深层不规则低回声肿块、边界不清、并且有多个斑块状钙化时，应考虑腹壁结核的可能，必要时行超声引导下穿刺活检。

3.诊断及鉴别诊断思路 应与腹壁细菌性感染、腹壁硬纤维瘤等相鉴别。腹壁细菌性感染灶病程短、起病急，超声表现随病变的时期不同而不同，早期多表现为边界不清的稍强回声，后期出现较多的液化区，可探及丰富的血流信号。

二、腹壁感染及脓肿

1.临床表现 腹壁炎性病变多见于腹壁的创口感染，如化脓性阑尾炎、肠道手术等，糖尿病患者、免疫力低下患者、腹壁脂肪较厚伤口难以愈合者等，易造成创口继发感染。发生于皮肤的感染灶，多见于皮脂腺囊肿和脓肿，一般较局限，少数可能波及浅筋膜层；发生于肌层内的感染灶，多见于创口炎症蔓延、结节性筋膜炎等。蜂窝织炎是皮肤、皮下组织的急性感染性疾病。病区局部有红、肿、热、痛等炎症症状。脓肿形成可有波动，并伴有发热、不适等全身症状。深部脓肿的局部皮肤炎症表现常不明显。

2.声像图表现

（1）蜂窝织炎一般侵及皮肤及皮下脂肪层，病变区皮下及脂肪层弥漫性水肿增厚，皮下组织与深层肌层间的界限消失，或在筋膜面出现条状积液无回声区。从异常到正常皮下组织的回声变化是逐渐转变的，筋膜回声界面不变形。

（2）脓肿依其内部成分不同，可表现为无回声或不同程度的内部杂乱回声。脓肿边界欠清晰，不规则。CDFI显示病变区血流信号增多。当脓肿位于筋膜间时，受限于肌肉外界，其矢状面呈拉长的纺锤形或梭形，而横断面上则呈新月形（图11-2-1，图11-2-2）。

3.诊断及鉴别诊断思路 当脓肿内部回声较低且散乱时，应与血肿及腹壁实性肿瘤等疾病相鉴别。

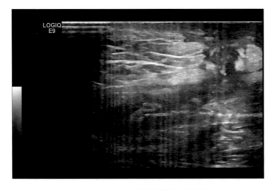 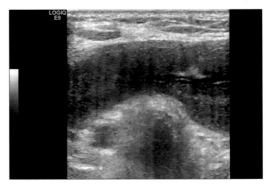

图 11-2-1　腹壁炎性病变
低回声病变，形态不规则，边界不清

图 11-2-2　腹壁脓肿
病变区呈无回声，内部较多光点

三、腹壁疝

（一）腹股沟疝

　　腹腔内脏器通过腹股沟区的缺损向体表突出所形成的包块，俗称"疝气"。根据疝环与腹壁下动脉的关系，腹股沟疝分为腹股沟斜疝和腹股沟直疝两种。腹股沟斜疝有先天性和后天性两种。腹股沟斜疝从位于腹壁下动脉外侧的腹股沟管深环（腹横筋膜卵圆孔）突出，向内下、向前斜行经腹股沟管，再穿出腹股沟浅环（皮下环），可进入阴囊中，占腹股沟疝的95%。右侧比左侧多见，男女发病率之比为15∶1。腹股沟直疝从腹壁下动脉内侧的腹股沟三角区直接由后向前突出，不经内环，不进入阴囊，仅占腹股沟疝的5%（图 11-2-3）。老年患者中直疝发生率有所上升，但仍以斜疝为多见。若不及时治疗，容易引起严重并发症。

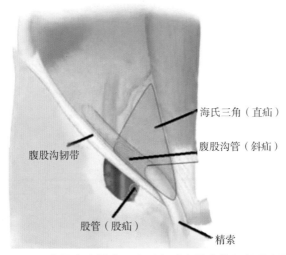

图 11-2-3　腹股沟疝模式图（引自《奈特人体解剖彩色图谱》）

腹股沟斜疝

1. 临床表现　临床以男性占大多数，患处局限性隆起，胀痛可回纳，嵌顿后则不能回纳，有压痛，疝内容物以小肠多见，其次还有结肠、盲肠、阑尾、大网膜等。

2. 声像图表现　疝内容物经内环、腹股沟管、皮下环至阴囊局部形成异常回声区，纵切呈条状、横切呈圆形，边界尚清，内部回声若为肠管则可见肠内容物及气体、肠腔液体并可见肠管活动，若为大网膜则呈强回声混杂不均匀、疝囊内多可见液性无回声区（图 11-2-4～图 11-2-6）。

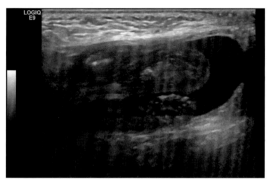

图 11-2-4　腹股沟斜疝

疝内容物为肠管，动态显示可见肠管蠕动

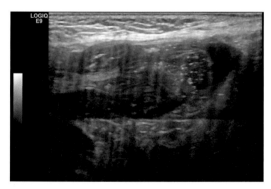

图 11-2-5　腹股沟斜疝

疝内容物为肠管，可见肠腔无回声区

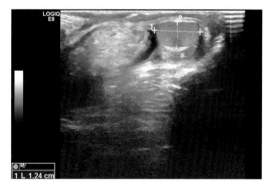

图 11-2-6　腹股沟斜疝

疝内容物为大网膜，回声较高，未见肠管回声

腹股沟直疝

1. 临床表现　腹腔内容物经直疝三角区由后向前突出，直疝三角的三边由腹壁下动脉（外侧边）、腹直肌外缘（内侧边）和腹股沟韧带（底边）组成，多见于老年男性（图 11-2-7）。

2. 诊断及鉴别诊断思路　主要与腹股沟斜疝相鉴别（表 11-2-1）。

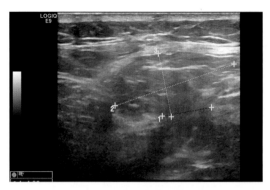

图 11-2-7 腹股沟直疝

疝囊颈部显示增加腹压时可见内容物进出疝囊

表 11-2-1 腹股沟直疝与斜疝的鉴别诊断

鉴别点	斜疝	直疝
发病年龄	多见于儿童及青壮年	多见于老年人
突出途径	经腹股沟管突出，可进阴囊	由直疝三角突出，不进入阴囊
疝块外形	椭圆或梨形，上部呈蒂柄状	半球形，基底较宽
回纳疝块后压住内环	疝块不再突出	疝块仍可突出
精索与疝囊的关系	精索在疝囊后方	精索在疝囊前外方
疝囊颈与腹壁下动脉的关系	疝囊颈在腹壁下动脉外侧	疝囊颈在腹壁下动脉内侧
嵌顿机会	较多	极少

（二）腹壁切口疝

1. 临床表现 腹壁切口疝是腹内脏器或组织经腹壁切口突出的疝。腹部手术史、切口感染、切口瘢痕出现腹壁薄弱或腹内压增高均可出现腹壁切口疝。临床主要表现为站立时切口处有疝块突出，咳嗽或用力时更明显。通常疝环较大，平卧后疝块即自行回纳消失。

2. 声像图表现 腹壁疝发生在高龄、体质差、腹壁松弛、肥胖和有手术史者。超声见该部腹壁薄弱，腹壁肌层缺失，腹腔内容物突出于皮下，大小可随腹压变化而变化，疝囊可为大网膜、小肠，甚至腹水。超声可测量其大小、腹壁厚度、肌层薄弱程度，以及疝囊内容物的性质等。

（三）脐疝

1. 临床表现 自脐部突出的疝称为脐疝。临床分为婴儿脐疝和成人脐疝。婴儿脐疝是由于脐部发育缺陷脐环未闭合，或脐带脱落后脐带根部组织与脐环粘连愈合不良，在腹内压力增高的情况下，网膜或肠管经脐部薄弱处突出形成。成人脐疝多见于腹壁薄弱的肥胖者、中老年和产妇，亦多见于有腹内压力增高的慢性疾病患者。主要临床表现是站立、咳嗽和用力时脐部有圆形疝块突出，平卧时消失。

2.**声像图表现** 上腹中线或脐窝圆形肿物，表面有腹膜为疝囊，囊内可见肠蠕动或网膜回声，平卧位变小或消失。若不能回纳，有嵌顿疝可能（图11-2-8，图11-2-9）。

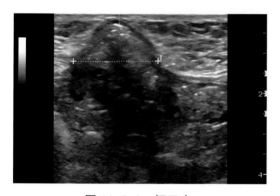

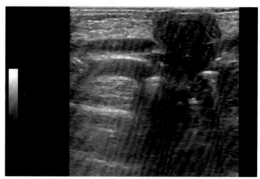

图 11-2-8　切口疝　　　　　　　　　　　　　　　　图 11-2-9　脐疝

腹壁局限性明显变薄，腹部肠管明显凸入疝囊内　　　　肚脐处明显变薄，可见腹腔内容物凸出疝囊内

四、脐尿管病变

1.**临床表现** 胚胎时期泌尿生殖窦分为两部分，上方膨胀演化为膀胱，下段形成尿道。膀胱顶部扩展到脐部与脐管相通固定，自脐与膀胱间有一细管即脐尿管，以后退化成一纤维索。脐尿管完全不闭锁，则膀胱与脐相通而形成脐尿管未闭，如其未完全闭塞仍有管腔相通则成为脐尿管瘘，若两端闭锁而中段有残腔则形成脐尿管囊肿，若脐尿管只有一端闭锁则形成脐瘘或膀胱顶部憩室。

2.**声像图表现**

（1）脐尿管囊肿多见于男性，囊肿位于脐下正中，介于腹横筋膜与腹膜间，声像图可见在腹内壁处有一大小不等的无回声区，呈椭圆形，边缘尚清，合并感染时内有细小光点回声。

（2）膀胱顶部憩室位于膀胱顶部呈圆形无回声区，边缘尚清，但多数情况下，此处未闭脐尿管多合并感染，囊腔往往不充盈，仅显示为纵切膀胱顶部呈尖角状、变钝，表面不规则，并稍向膀胱腔内凸出。横切时，此处呈梭形，内壁不光滑凸入膀胱腔内，内部回声不均呈实性光点回声。此病反复发作有可能出现癌变，而显示相应实性不均质肿块（图11-2-10～图11-2-13）。

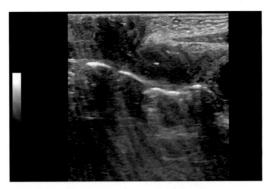

图 11-2-10　脐尿管未闭

脐与膀胱顶间可见脐尿管呈条状低回声

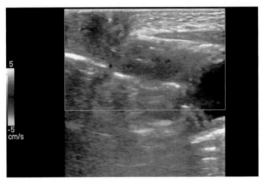

图 11-2-11　脐尿管未闭

与图 11-2-10 为同一病例，动态显示条状低回声
内有光点流动

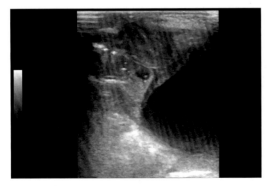

图 11-2-12　脐尿管炎

脐尿管增粗，回声减低，不均匀

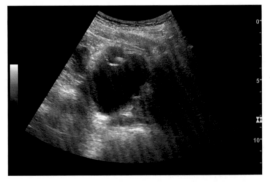

图 11-2-13　脐尿管囊肿伴结石

脐尿管近膀胱处囊性病灶，内见结石强回声

五、子宫内膜异位症

1. 临床表现 本病是女性剖宫术后的并发症，发生在腹壁切口周围皮下，是月经周期有关的疼痛性肿物。

2. 声像图表现 超声可见边缘清楚均匀或不均匀的混合型低回声肿块，大小不定，随月经周期大小有所变化。CDFI 显示有较多血流信号。

六、腹壁良性肿瘤

很多软组织肿瘤可发生于腹壁，但其发病率低于身体其他部位，多数为良性，脂肪瘤最多见，纤维瘤和神经纤维瘤也较常见。较少见的有结节性筋膜炎、横纹肌瘤、血管瘤、淋巴管瘤、纤维组织细胞瘤和黏液瘤等。

（一）脂肪瘤

1. 临床表现 是头颈、肩背及肢体最常见的软组织肿瘤，典型的脂肪瘤表现为缓慢生长的无痛性肿块。

2. 声像图表现 典型者表现为相应部位边界清楚的等回声或高回声病变，内部可见与皮肤长轴平行的条索样高回声，加压时可有压缩性，少数病变可为低回声或混杂回声，内部一般无血流信号（图 11-2-14，图 11-2-15）。

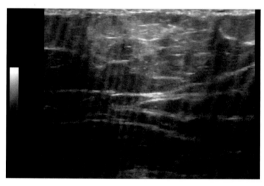

图 11-2-14 脂肪瘤
病灶位于皮下，呈高回声，边界尚清

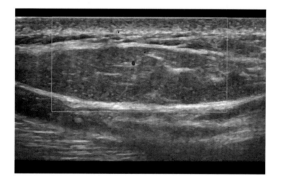

图 11-2-15 脂肪瘤
皮下椭圆形病灶，呈低回声区，边界尚清

3. 诊断及鉴别诊断思路 典型者诊断明确，对于深部较大并可见血流信号的"拟诊"脂肪瘤的病变，尤其是老年男性患者，需注意脂肪瘤可能。

（二）纤维瘤

1. 临床表现 常见于四肢及躯干的皮下，外观呈结节状，与周围组织分界清楚，具有包膜，质地硬。

2. 声像图表现　圆形或椭圆形，边界清晰，可见高回声的包膜，内部回声低于周围组织回声，一般回声较均匀，较大病灶多呈混合回声。

3. 诊断及鉴别诊断思路　声像图无特异性表现，需要与其他软组织实质性肿块相鉴别。

（三）血管瘤

1. 临床表现　多属先天性，血管瘤由大量新生血管构成，最常见的为海绵状血管瘤和毛细血管瘤，海绵状血管瘤是静脉血管畸形充满血液的静脉室所形成的肿瘤，毛细血管瘤是毛细血管扩张充血破裂形成。蔓状血管瘤多发生于四肢，常由口径较大、壁厚、扭曲的血管构成较特殊的藤蔓状或蚯蚓状突起，其内的血管可为静脉、也可为动脉，管壁厚薄不一，血管内血流缓慢，常伴有血栓形成及机化、钙化。

2. 声像图表现　边界不清，内部回声不均。扩张的血管或血窦为形态、大小不一的液性暗区，典型者呈蜂窝状回声。扩张的血管或血窦内血流缓慢，可见血栓形成或静脉石。肿物大者可有压缩性。CDFI 显示肿块内有丰富的血流信号（图 11-2-16，图 11-2-17）。

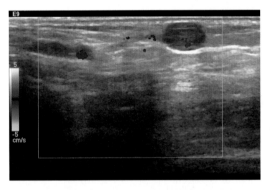

图 11-2-16　皮下纤维瘤

病灶呈类圆形，边界清，内部回声均匀，少量血流

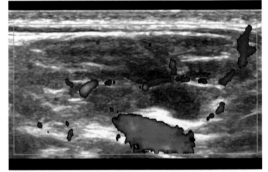

图 11-2-17　血管瘤

皮下低回声病灶，内部小无回声区为血窦，多见血流信号

七、腹壁恶性肿瘤

恶性肿瘤不常见，大多为转移癌，肉瘤和瘢痕癌是腹壁最主要的原发性恶性肿瘤。肉瘤一般位置较深，体积较大。

（一）纤维肉瘤

1. 临床表现　此病是原发的成纤维细胞恶性肿瘤，一般在 30 ～ 70 岁的发病率较高，表现为生长缓慢的孤立性肿块，多侵犯肌肉，可深达骨骼，肿块巨大时才引起症状，最常见的发病部位是大腿和膝部，其次是躯干、小腿远端和前臂。

2. 声像图表现　肿瘤呈边界清晰的低回声，内部回声较均匀，多呈团块状或结节状，向深部发展常为分叶状，有时侵犯骨骼，可见骨质破坏。CDFI 显示肿瘤内有点状血流信号（图 11-2-18）。

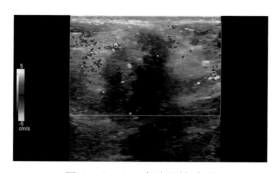

图 11-2-18　腹壁恶性肿瘤

腹壁可见低回声区，形态不规则，内部回声明显不均，血流较多

3.诊断及鉴别诊断思路　应与结节性筋膜炎、黏液型纤维肉瘤以及其他肉瘤相鉴别。超声引导下肿瘤穿刺活检可以确诊。

（二）腹壁瘢痕癌

1.临床表现　发生于手术切口的瘢痕部位，质地硬，边界较清，边缘不整，多沿手术切口呈长条块状。

2.声像图表现　超声表现为不均匀的低回声区，边缘不清。

（三）腹壁转移癌

1.临床表现　多为腹腔脏器的原发性恶性肿瘤转移而来，好发部位在切口周围，癌细胞还可沿肝圆韧带蔓延至脐下形成癌结节，也可发生于其他部位，单发或多发，手术切口周围的转移癌多位于腹壁深处，并与腹腔组织有浸润粘连。

2.声像图表现　超声表现为类圆形肿块或不规则的低回声肿块，内部回声欠均匀，肿瘤边界清晰，边缘不光滑，增厚的腹膜及肿块内可见血流信号（图 11-2-19）。

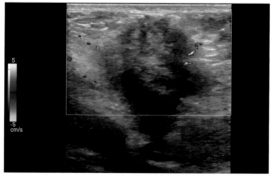

图 11-2-19　腹壁转移癌

腹壁低回声区病灶，形态不规则，回声不均，少量血流

八、肝硬化引起的腹壁静脉病变

1. 临床表现　肝硬化时，由于肝内外门静脉血流受阻，使门静脉压增高，因而引起充血性脾大，侧支循环开放，脐静脉或脐旁静脉的开放，引起脐周围或腹壁皮下静脉曲张。

2. 声像图表现　脐周围可见腹壁表浅部位走行纡曲、粗细不均匀的曲张静脉，血管长轴切面显示腹壁静脉呈串珠样无回声区，静脉一端与重新开放的脐静脉延续。CDFI 显示静脉血流在脐水平以上者经腹壁上静脉流入上腔静脉，脐水平以下者流入腹壁下静脉（图 11-2-20，图 11-2-21）。

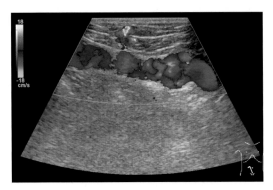

图 11-2-20　脐静脉重开
沿肝切迹脐到肚脐处见明显曲张的脐静脉

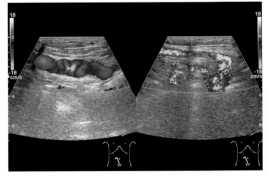

图 11-2-21　腹壁下静脉回流
腹壁下静脉与大隐静脉共同回流入股总静脉

（王立平）

第十二章　男性生殖器疾病

第一节　男性生殖器超声检查应用解剖

一、睾丸、附睾及阴囊的解剖结构

阴囊为一囊状结构，从皮肤至睾丸固有鞘膜壁层共有六层，包括皮肤、肉膜、精索外筋膜、提睾肌、精索内筋膜和睾丸固有鞘膜壁层，正常阴囊壁厚＜5mm。阴囊中线有阴囊膈分为左右两部分，分别各有睾丸、附睾和精索。

睾丸呈卵圆形，长3.5～4.5cm，宽2～3cm，厚1.8～2.5cm。表面光滑，为被膜所包裹。睾丸被膜共有三层，分别是鞘膜脏层、白膜和血管膜。鞘膜脏层与壁层之间为睾丸鞘膜腔，内有少量生理性液体。在睾丸后缘，白膜增厚并向睾丸实质内陷，形成条索状睾丸纵隔。由睾丸纵隔发出一系列膜状小膈伸入睾丸实质，将睾丸分成200～300个锥形小叶。每个小叶内有1～4条盘曲的精曲小管，后者汇成精直小管，并伸入睾丸纵隔交织成睾丸网。精曲小管含有生殖细胞和支持细胞。在睾丸上端常有一带蒂的卵圆小体（即睾丸附件）。

附睾为一长而粗细不等的扁圆形器官，分为附睾头、体及尾部，附睾头部圆钝，位于睾丸的上端，厚度＜1cm，附睾体部位于睾丸后外缘，附睾尾部贴于睾丸下端，厚度＜0.8cm。附睾头部含有连于睾丸网的输出小管和附睾管，体、尾部由附睾管组成。附睾尾部有时存在囊性小体，即下迷小管。

精索为一柔软、条索状结构，主要由睾丸的血管、淋巴管、神经和输精管组成。始于腹股沟管深环，经皮下环止于睾丸后缘，直径＜1cm。内含有输精管、动脉及蔓状静脉丛等，外包裹精索鞘膜（图12-1-1）。

二、睾丸、附睾、精索及周围组织的动脉血供

1.**睾丸动脉**　又称精索内动脉，起自腹主动脉，经腹股沟管从皮下环穿出，下行至睾丸后上缘，分出附睾支营养附睾头部，在分成数支穿入睾丸包膜，在血管膜层形成包膜动脉。多数包膜动脉沿包膜环行并向睾丸小膈发出向心动脉至睾丸纵隔。在纵隔内向心动脉再分出小支动脉折回睾丸实质。少数包膜动脉形成穿动脉直接穿越睾丸实质至对侧包膜下。

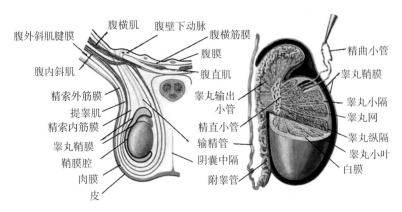

图 12-1-1　睾丸、附睾解剖示意图（引自《奈特人体解剖彩色图谱》）

2.**输精管动脉**　来自于膀胱下动脉，位于精索内动脉后方，主要营养输精管、附睾体、尾部和睾丸下部。

3.**提睾肌动脉**　来自于腹壁下动脉，位于精索内动脉后方，主要营养提睾肌及其筋膜。

三、睾丸、附睾、精索及周围组织的静脉血流

1.**蔓状静脉丛**　起源于睾丸背侧及附睾，有 10 ～ 12 支小静脉相互吻合形成，并围绕精索内动脉，在近皮下环处汇合成数条精索内静脉，穿过腹股沟管，左侧入左肾静脉，右侧入下腔静脉。

2.**输精管静脉**　输精管静脉汇入膀胱下静脉。

3.**精索外静脉**　又称提睾肌静脉，位于蔓状静脉丛后方，主要收集提睾肌及周围组织的血流。在腹股沟区汇入腹壁下静脉，它与精索内静脉之间有交通支存在（图 12-1-2）。

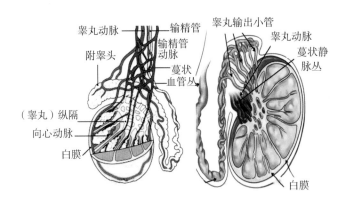

图 12-1-2　睾丸、附睾及精索血管解剖示意图（引自《奈特人体解剖彩色图谱》）

第二节 男性生殖器超声检查技术

一、扫查方法及正常声像图

选用 5.0 ～ 7.5MHZ 探头，多取仰卧位检查，在检查隐睾、精索静脉曲张及斜疝时患者要配合站立位检查。

正常睾丸呈椭圆形，中等或稍偏低回声，边界整齐、边缘光滑、内部回声均匀。CDFI 显示睾丸动脉血供主要是睾丸动脉、睾丸包膜动脉及睾丸内动脉，睾丸动脉在睾丸上方纤曲走行显示为红蓝色血流。睾丸包膜动脉来自于睾丸动脉，并在睾丸白膜下呈弧形或半环形走行。睾丸内动脉主要显示为两种：一种是来自于睾丸动脉分支，穿行于睾丸纵隔及睾丸实质睾丸穿动脉，走行笔直，有静脉伴行；另一种是由包膜动脉垂直分支深入睾丸实质呈放射状流向睾丸纵隔。频谱多普勒显示睾丸包膜动脉及睾丸内动脉舒张期血流速度较高，呈低阻力血流，而睾丸动脉血流阻力稍高（图 12-2-1，图 12-2-2）。

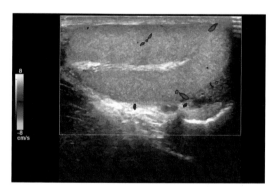 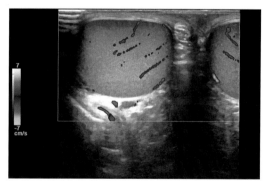

图 12-2-1 睾丸正常纵断面   图 12-2-2 睾丸正常横断面
睾丸实质回声均匀，中心条状高回声为睾丸门

附睾头回声呈半圆形或新月状贴近睾丸上极，附睾体较薄在睾丸后方，尾部靠近睾丸下极较体部稍粗。回声与睾丸相近，中间有稍低回声间隔，高频探头可显示睾丸及附睾周边有极少量的液体可被探及。正常附睾 CDFI 一般不显示明显彩色血流。

男性生殖器正常值：睾丸大小为纵径 4cm、横径 3cm、前后径 2cm，附睾头、体及尾部厚度分别是 0.8cm、0.4cm、0.8cm。精索静脉平卧位时 1.5 ～ 2.0mm，平静呼吸时达 2.5mm，考虑精索静脉曲张。

二、适应证

（1）睾丸和附睾先天性疾病。

（2）睾丸和附睾炎性及结核性疾病。

（3）睾丸和附睾肿瘤性疾病。

（4）睾丸和附睾囊性疾病。

（5）阴囊积液性疾病。

（6）精索病变。

（7）阴茎器质及功能性病变。

（8）阴囊壁病变。

（9）男性生殖器外伤性病变。

第三节　睾丸和附睾发育性及获得性异常的超声诊断

一、单睾丸、无睾丸和多睾丸

单睾丸与无睾丸都是非常罕见的生殖腺发育异常，单睾发病率约为1/5000，无睾发病率为1/20000，有遗传性，可以是单纯的睾丸缺如，也可同时伴有生殖腺、泌尿系统发育异常。多睾症也是一种罕见的生殖腺发育异常的疾病，它是睾丸原基分裂形成的，一次有两个或两个以上的睾丸畸形。一般左侧多于右侧，常位于睾丸下降的途中，多数共用单侧同一附睾。声像图表现为单睾丸或多睾丸者，阴囊内仅见单个睾丸或多个睾丸，体积正常或较小，表面尚光滑，内部回声可均匀或不均匀，内未见局限性异常回声。无睾丸者需在阴囊、腹股沟区、盆腔及腹膜后等部位仔细寻找，诊断无睾丸要慎重，需多次检查及多项检查后才能考虑此病。

二、睾丸发育不全、睾丸萎缩

睾丸发育不全常常是中枢神经系统病变造成的，也可是睾丸本身的原发性发育不全或代谢异常所致。主要表现的是从小开始就发现睾丸未正常发育，体积明显小。

睾丸萎缩是指发育正常的睾丸出现缩小致生精功能降低，出现的原因有：①感染性疾病，如流行性腮腺炎性睾丸炎、梅毒性胶样肿及其他严重炎性病变后期；②管道系统受阻，如输精管结扎、精索扭转、炎性病变造成的阻塞；③营养供应不足，如全身营养不良、慢性消耗性疾病甚至酗酒；④内分泌异常，如脑垂体、肾上腺皮质疾患及甲状腺病变等引起。声像图表现为睾丸体积不同程度的缩小，表面浅光滑，内部回声不均匀，内未见明显局限性异常回声（图12-3-1）。

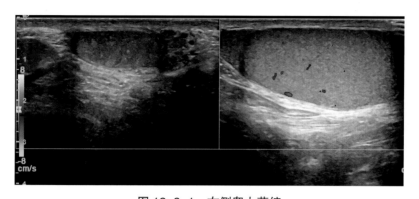

图 12-3-1　右侧睾丸萎缩

左、右侧睾丸对比显示右侧睾丸萎缩明显，回声不均匀

三、隐睾症

1. 概述　隐睾是指睾丸没有下降到正常阴囊位置。睾丸下降过程包括腹内睾丸下降至腹股沟管内环、腹膜鞘突及腹股沟管发育和睾丸经腹股沟管皮下环降至阴囊内。睾丸下降依靠睾丸系带的牵引使睾丸下降至阴囊内。出生的婴儿中约 3.4% 睾丸没有降至阴囊内，大多数在出生后 3 个月内睾丸下降至阴囊中，至 1 岁时隐睾发生率为 0.8% ～ 1.5%。据报道，隐睾发生在腹膜后、腹股沟管及皮下环处发生率分别为 34%、62%、4%。

2. 临床表现　隐睾常见部位腹股沟管及其内、外环处，也可见于盆腔膀胱周边及腹膜后等。新生儿中有 3% ～ 14% 睾丸未降，但多在一周岁内自然下降至阴囊内。

3. 声像图表现

（1）腹股沟型隐睾显示在腹股沟管或其内、外环处可见一椭圆的低回声区，往往小于健侧睾丸，边界清楚，内部回声均匀，加压时有酸痛感区别于淋巴结肿大。还要注意小儿睾丸在寒冷、恐怖刺激时提睾肌收缩将睾丸自阴囊内上提，不要误诊为隐睾，同时当隐睾合并斜疝时不要漏诊（图 12-3-2）。

（2）隐睾发生在腹股沟管以上者应从腹膜后及盆腔仔细寻找椭圆形低回声区，往往小于健侧睾丸。此型隐睾容易受气体干扰影响检查效果，检查时应充盈膀胱，重点在膀胱周围，其次在肾脏下方、腰大肌前方等处均要仔细扫查。

（3）隐睾出现恶变时主要是精原细胞瘤和胚胎癌，睾丸短期内明显增大，形态不规则，内部回声明显不均匀，血流较丰富（图 12-3-3）。

4. 诊断及鉴别诊断思路　阴囊内未显示睾丸图像，在阴囊以外的腹股沟区或腹膜后区显示椭圆形实质性病灶要考虑是隐睾的存在。

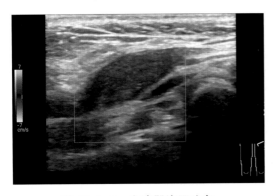

图 12-3-2 左腹股沟区隐睾

左腹股沟区可见椭圆形稍低回声区，边界清，内部回声均匀

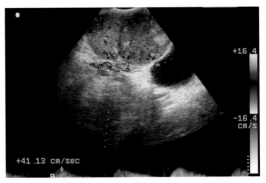

图 12-3-3 盆腔隐睾恶变

右侧盆腔近膀胱区可见隐睾图像，但形态不规则，下极局限性膨大，回声明显不均匀，病理证实隐睾恶变

　　肥胖儿童由于腹股沟和阴囊内脂肪组织较多，不能触及睾丸，容易误诊为隐睾，但是超声能显示睾丸实质性结构。腹股沟区隐睾注意区别淋巴结，前者呈均匀回声，后者由于淋巴门的存在显示低回声，中央呈高回声。

　　腹膜后隐睾还应与睾丸缺如相鉴别，如果血清促性腺激素水平升高、血清睾酮水平低，常表明无睾畸形。

　　5.临床价值及存在问题　由于隐睾具有恶变的可能，因此临床上很重视隐睾的存在，必要进行手术治疗，所以需要及时准确判定隐睾的存在及部位。要注意小儿睾丸在寒冷、恐怖刺激时提睾肌收缩将睾丸自阴囊内上提，不要误诊为隐睾，同时当隐睾合并斜疝时不要漏诊。腹股沟管以上型隐睾容易受气体干扰从而影响检查结果，检查时应充盈膀胱，重点在膀胱周围，其次在肾脏下方、腰大肌前方等处均要仔细扫查。

第四节　睾丸和附睾炎性及结核性疾病的超声诊断

一、急性睾丸炎

　　1.临床表现　急性睾丸炎可以是急性非特异性睾丸炎和急性腮腺炎睾丸炎，临床表现为发烧、睾丸疼痛和触痛明显，血白细胞增多。

　　2.声像图表现　睾丸体积增大，内部回声减低，可见小片状甚至大片状更低回声区，甚至无回声区，形态不规则，边缘可清晰或不清晰，周边可见少量无回声区围绕。CDFI显示睾丸内血流丰富，动静脉伴行（图 12-4-1～图 12-4-4）。少部分严重的睾丸炎睾丸内血流减少，可能的原因为睾丸内部炎症较重，睾丸迅速增大致内部张力增大，压迫睾丸动静脉血流，以及肿大的附睾、精索，压迫睾丸动脉，造成睾丸内血流减少。

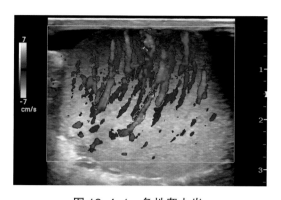

图 12-4-1　急性睾丸炎

睾丸炎体积明显增大，内部回声减低，血流丰富，走行规则且动静脉伴行

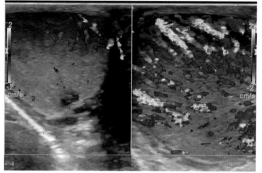

图 12-4-2　急性左侧睾丸炎

左侧睾丸体积增大，内部可见丰富血流，血管走行规则，动静脉伴行

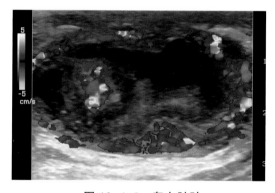

图 12-4-3　睾丸脓肿

睾丸肿大，内部回声不均，并可见脓肿无回声区

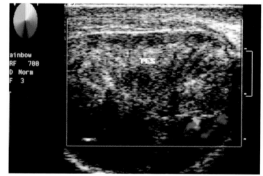

图 12-4-4　急重症睾丸炎

睾丸体积明显增大，回声不均，见少量血流信号

3. 诊断及鉴别诊断思路　此病依据急性发作、阴囊疼痛、临床检验白细胞升高及声像图表现容易诊断。有时需要与睾丸肿瘤、睾丸扭转复位后血流丰富者相鉴别。

（1）睾丸肿瘤可出现体积增大，血流丰富表现，须与睾丸炎相鉴别，但睾丸肿瘤患者睾丸内部可见局限性低回声灶，病灶内部血流丰富，病灶外血流可正常，病灶内血管分支多，粗细不均匀，走行不规则，没有动静脉伴行。

（2）睾丸扭转复位后血流丰富者需要鉴别急性睾丸炎，但睾丸扭转复位者有明确的病史，此点容易鉴别。

二、附睾炎

1. 临床表现　急性附睾炎是男性泌尿生殖系统最常见的感染性疾病，也是急性阴囊痛的主要原因，往往是由淋巴管蔓延或血行路径感染，而由输精管逆行感染所致者少见。继发于尿路感染的急性附睾炎多从附睾尾开始，并发展到附睾体及全附睾，侵及睾丸时

引起附睾 – 睾丸炎。慢性附睾炎常由急性附睾炎发展而来，特点是在附睾炎症基础上纤维增生，可伴部分钙化，使附睾硬化。慢性附睾炎不累及睾丸实质，而附睾结核易于累及邻近睾丸组织。临床表现为阴囊疼痛、附睾肿大、触痛，慢性附睾肿胀、表面不平，甚至有硬结。

2. 声像图表现

（1）急性附睾炎表现为附睾体积增大，以附睾尾多见，其次是附睾头大，严重者整个附睾肿大。附睾边缘不光滑，内部回声明显减低，不均匀。若脓肿形成则可见局限性无回声区，可合并睾丸鞘膜积液。CDFI 显示附睾周边及内部有较多的点状或短线状血流信号，以动脉血流信号为主（图 12-4-5 ～图 12-4-8）。

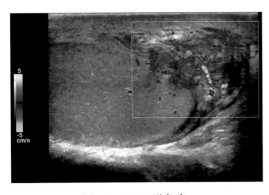

图 12-4-5　附睾炎
附睾尾部增大，回声明显不均，可见稍强回声，可见丰富血流信号，呈分支状

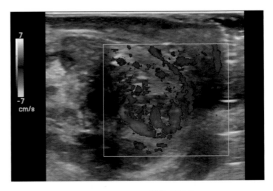

图 12-4-6　附睾脓肿
附睾尾部体积增大，回声明显减低，有局限性脓肿无回声区，CDFI 显示丰富血流信号

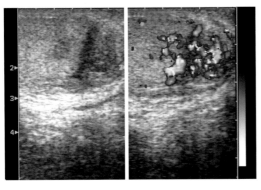

图 12-4-7　附睾睾丸炎
附睾尾部及睾丸下极回声极低，边界不清，局部血流丰富

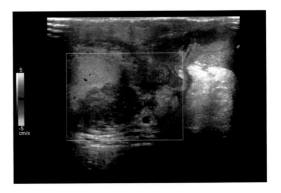

图 12-4-8　附睾睾丸炎
部分睾丸及附睾尾部回声明显减低，边界不清，CDFI 可见增多短线状血流信号

（2）慢性附睾炎表现为附睾慢性炎性改变，附睾体积增大，因纤维化及钙化致附睾回声增强或不均匀，附睾变形，边缘不光整，睾丸鞘膜腔内少量积液。CDFI 显示轻度血

流信号增多。

三、睾丸及附睾结核

1. **临床表现**　男性生殖系统结核可发生于前列腺、精索、附睾、睾丸及阴囊,其中以附睾结核最常见。20～40岁发病率最高,附睾结核可由后尿路逆行性感染(见于肾结核、前列腺结核、精囊结核等)所致,多发生于附睾尾部,也可血行性感染,所以结核病变也可见于附睾头部。结核性肉芽肿和干酪样坏死组织可蔓延整个附睾,甚至睾丸及阴囊壁,形成脓肿,累及输精管使之变硬,呈串珠状。临床表现为阴囊局部肿大、变硬,疼痛轻微或无痛,部分患者全身症状为发热、盗汗、体重减轻等(表12-4-1)。

表 12-4-1　慢性附睾炎与附睾结核鉴别表

鉴别点	慢性附睾炎	附睾结核
好发年龄	中青年已婚多见	20～40岁多见
既往史	泌尿系统感染史、冶游史、淋病史	结核史、阴囊频流脓史、营养不良史
体检		
阴囊肿物	常均匀肿大,肿块较小	不均匀肿大,可多个结节
	中等硬度,尾部多见	质地较硬,头、尾部均可累及
	压痛明显	压痛不明显
精索	正常或增粗	常明显增粗,呈串珠状
阴囊皮肤	正常无粘连	增厚、粘连、窦道、色素沉着
伴随症状	尿道炎、前列腺炎、精囊炎	结核性脓肿、前列腺结核、肾结核
结核菌素试验	(－)或(＋)	(＋＋)或(＋＋＋)

2. **声像图表现**　附睾体积增大、尾部较明显,形态欠规则,内部回声强弱不均匀,可见病灶纤维化钙化可形成点状、线状强回声,干酪样坏死灶可形成边界不规则的局限性结节,内部有强回声光斑,后方伴声影。累及睾丸者,睾丸内可见小的低回声灶;累及阴囊壁者,阴囊壁增厚或变薄。脓肿局部血流信号消失或减少(图12-4-9～图12-4-13)。

3. **诊断及鉴别诊断思路**　诊断附睾结核需要声像图结合临床综合分析,并要注意与慢性附睾炎相鉴别,前者可以有泌尿系结核病史,一般病程较长,扪诊输精管上出现串珠样结节,后者可以有急性睾丸炎或附睾炎病史,局部病变表现明显。此外,附睾结核还要与附睾精液囊肿、附睾精子肉芽肿相鉴别,精液囊肿为一圆形无回声暗区,精子肉芽肿虽呈低回声,但无结核病史,且多发于阴囊外伤后。

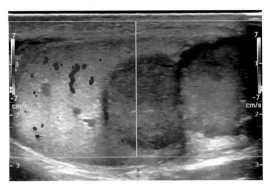

图 12-4-9　附睾结核

附睾纵断面显示体积明显增大，回声较低，不均匀，血流不丰富

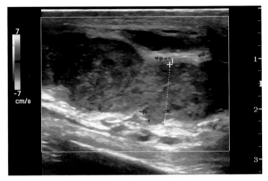

图 12-4-10　睾丸、附睾结核

附睾横断面显示体积明显增大，回声不均匀，血流不丰富，睾丸内也可见低回声病灶

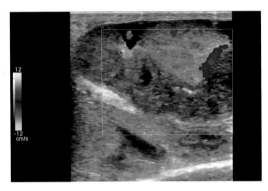

图 12-4-11　附睾结核

附睾增大，回声明显不均，可见钙化

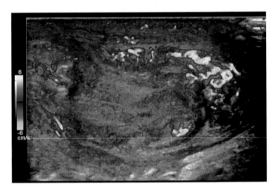

图 12-4-12　睾丸、附睾结核

睾丸、附睾尾回声杂乱，附睾尾见钙化，动态可见液体流动

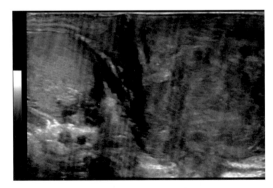

图 12-4-13　睾丸、附睾结核

与图 12-4-12 为同一病例

4.临床价值及存在问题　此病超声发现睾丸或附睾病灶容易，但有时不易鉴别其为

附睾炎还是附睾结核，需要结合临床及病理诊断。

四、附睾淤积症

1.临床表现 附睾淤积症为男性输精管阻断术后附睾管扩张淤滞的结果，较少见。精液囊肿多发于中年人，可能与输精管部分阻塞精液，使精液积聚而形成。

2.声像图表现 精液囊肿为附睾头部有卵圆形小无回声区、边界清晰、内壁光滑，后方回声增强，附睾淤积症表现为附睾增大，尾部出现内壁不光滑的无回声区，壁稍厚（图12-4-14，图12-4-15）。

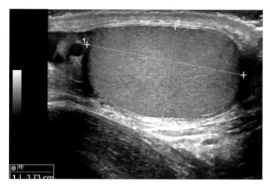

图 12-4-14 附睾精液囊肿

附睾头部可见数个小无回声区，边界清

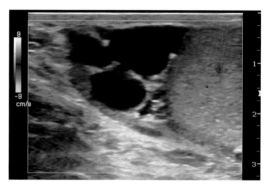

图 12-4-15 附睾精液囊肿

附睾头部多发稍大的无回声区，边界清，内未见光团回声

第五节 睾丸、附睾肿瘤疾病的超声诊断

一、睾丸生殖细胞肿瘤

睾丸肿瘤比较少见，约占全身恶性肿瘤的 1%，睾丸肿瘤分为原发性和继发性，原发性肿瘤又分为生殖细胞肿瘤和非生殖细胞肿瘤两大类，其中绝大多数为生殖细胞肿瘤。睾丸生殖细胞肿瘤又分精原细胞瘤和非精原细胞瘤，其中非精原细胞瘤包括胚胎癌、畸胎瘤、畸胎癌、绒毛膜上皮癌和卵黄囊肿瘤。睾丸非生殖细胞肿瘤包括睾丸间质细胞瘤、睾丸支持细胞瘤、性腺胚细胞瘤、睾丸网腺癌、睾丸类癌。睾丸继发性肿瘤包括睾丸恶性淋巴瘤、白血病性睾丸肿瘤。

睾丸肿瘤病因较多，其中先天性因素：①隐睾发生恶性肿瘤的机会较正常人高 20 ～ 40 倍，腹内隐睾肿瘤发生率为 22.7%，腹股沟区隐睾肿瘤发生率 6.7%，采用隐睾经睾丸固定术，10 岁前可明显减少睾丸肿瘤发生率，3 岁前则可避免发生睾丸肿瘤；②遗传因素与睾丸肿瘤有关，16% 的患者近亲中有睾丸肿瘤的家族史；③多乳症的睾丸肿瘤发生率较正常人高 4 ~ 5 倍；④睾丸女性综合征患者睾丸肿瘤发生率是正常人的 40 倍。其次后天性因素：①外伤和化学物品可诱发睾丸肿瘤；②激素：睾丸肿瘤多发生在性腺旺盛的青壮年，睾丸肿瘤患者促性腺激素明显升高；③感染：一些病毒和细菌引起的感染可发生睾丸炎，继发睾丸萎缩而引起睾丸肿瘤。

睾丸肿瘤一般病程缓慢，病情隐匿，无痛性增大，不被患者注意。少数病情较急，进程快，突然出现睾丸疼痛而就诊。常见症状有：①睾丸无痛性肿物，多数为偶然发病，触诊睾丸质地硬；②精子原因的不孕症，有男性乳房发育症；③腰背疼痛、骨关节疼痛、骨转移，或睾丸扭转所致急性睾丸疼痛。

1. 精原细胞瘤

（1）临床表现：精原细胞瘤是睾丸肿瘤最常见的恶性肿瘤之一，约占 60%，发病年龄在 30 ~ 60 岁，较其他睾丸生殖细胞肿瘤的年龄偏大。本病在病理上可分为三个亚型：典型精原细胞瘤、间变型精原细胞瘤及精母细胞性精原细胞瘤。

（2）声像图表现：精原细胞瘤的超声表现（图 12-5-1 ~ 图 12-5-6）：睾丸增大，视病情不同，睾丸可轻度至中度增大，重度增大者少见，轻度增大者不易引起患者注意。睾丸内部肿块可以呈局限性或弥漫性病变，以局限性病变多见。睾丸内可见局限性低回声结节，形态不规则，边界尚清，光点分布欠均，周围还可见尚正常的睾丸组织回声。弥漫性病变者，睾丸体积明显增大，内部回声强弱不均，光点粗大；严重者，睾丸回声明显不均，较杂乱，也有一些间杂有液性暗区。如果出现转移，腹膜后区及腹股沟区可见淋巴结肿大，部分可融合成块状。CDFI 显示睾丸内部血流信号丰富，呈分支状或短线状血流，血管分支多、粗细不均，未见明显静脉伴行。能量多谱勒显示肿块周边及内部血流多为动脉频谱，血流速度快。睾丸精原细胞瘤一般不侵及睾丸外组织，少数可见睾丸鞘膜积液。

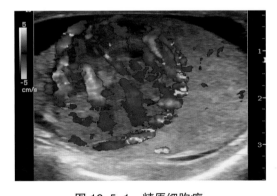

图 12-5-1　精原细胞瘤
睾丸内局限性低回声区，局部血流丰富，走行不规则，分支增多

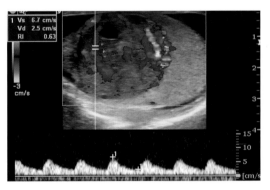

图 12-5-2　精原细胞瘤
与图 12-5-1 为同一病例，低回声病灶内多见动脉血流

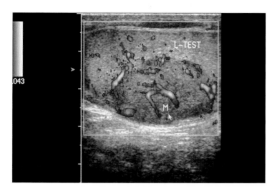

图 12-5-3　精原细胞瘤

睾丸内多个低回声区，多普勒能量图显示丰富血管，分支多，走行不规则

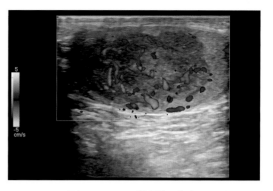

图 12-5-4　精原细胞瘤

睾丸内较大范围低回声区，形态不规则，内部血流丰富，分支增多

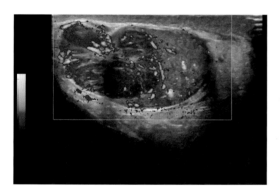

图 12-5-5　精原细胞瘤

睾丸内部较多低回声区，多普勒能量图显示血管分支多，走行表现不规则

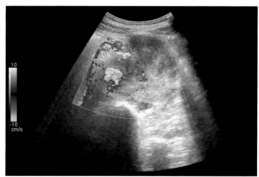

图 12-5-6　精原细胞瘤

与图 12-5-5 为同一病例，腹膜后可见转移性肿块

（3）诊断及鉴别诊断思路：主要依据睾丸内部病变区不规则的低回声表现、病灶内丰富而不规则的肿瘤血管特征并结合临床病史。此病的病变区形态结构多样，需要与多种疾病相鉴别：

1）与睾丸炎相鉴别：急性睾丸炎时，睾丸肿大伴血流丰富需要鉴别睾丸肿瘤，但睾丸炎临床症状急、早期病情重，整个睾丸回声低，睾丸内血流虽然丰富，但走行规则、动静脉伴行。睾丸炎也易见病灶液化成无回声区。

2）与睾丸结核相鉴别：当睾丸结核侵及整个睾丸时要与睾丸肿瘤相鉴别，结核性病变多来源于附睾。附睾病变严重，侵及睾丸时，局部睾丸呈低回声区，边界模糊，结核坏死物内未见血流信号，肿瘤内可见丰富血流信号。

3）与睾丸非精原细胞瘤相鉴别：非精原细胞瘤为主的睾丸肿瘤可能残留较多部分相对正常的睾丸组织，肿瘤内部回声杂乱，以囊性、实性及回声不均匀区为主，精原细胞瘤常呈实质性回声。

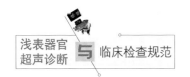

4）与淋巴瘤或白血病侵犯睾丸相鉴别：淋巴瘤或白血病侵犯整个睾丸，睾丸肿大明显，血流丰富，但血管走行尚规则，未见明显推挤移位。

（4）临床价值及存在问题：睾丸精原细胞瘤往往由于病情发展较慢，不易引起患者注意，但超声检查能及时发现病灶，并能观察病变发展程度及是否转移，因此具有重要的临床价值。存在问题是部分病例声像图表现不典型，易与睾丸结核、部分睾丸炎及附睾炎相混淆，必要时可穿刺活检及时诊断。

2. 睾丸胚胎癌

（1）临床表现：胚胎癌占睾丸生殖细胞肿瘤 15%～25%，多数发生在 20～30 岁，是一种高度恶性肿瘤，临床上早期仅发现睾丸内有小圆形、不规则肿块，以后随淋巴管或血行侵及鞘膜、精索、腹膜后及全身。本病也可发生在睾丸以外，如腹膜后、纵隔及骶尾部，预后差，5 年生成率为 20%～30%。

（2）声像图表现：睾丸形态失常呈不规则增大或呈分叶状，表面不平、内部回声不均匀，低回声和稍强回声混合存在，CDFI 显示肿块内部呈丰富动脉血流信号。腹膜后区及腹股沟区可见淋巴结肿大，呈圆形或类圆形，部分可融合成块状，内部回声尚均（图 12-5-7～图 12-5-12）。

3. 睾丸畸胎瘤 为胚胎性全能细胞向胚层组织分化形成的肿瘤，由内、中、外三种胚层成分构成。根据分化程度的不同，可分为成熟型、未成熟型及恶性畸胎瘤三种类型。上述三种畸胎瘤的恶性程度主要取决于细胞分化程度及组织成分，一般婴幼儿畸胎瘤预后较成人畸胎瘤好，儿童成熟型畸胎瘤不发生转移。

肿块内部由骨骼、牙齿、毛发混合而成，睾丸内部回声强弱不均匀，有不规则强光团，后伴声影，其周边还可见不规则无回声区（图 12-5-13～图 12-5-16）。值得注意的是睾丸内的囊肿，如其周围有实质性成分则应警惕畸胎瘤或胚胎癌。

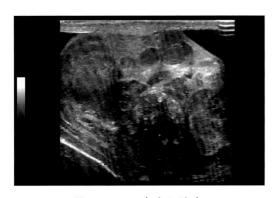

图 12-5-7 睾丸胚胎癌

肿瘤病变范围较大，形态明显不规则，边界不清，回声明显不均匀

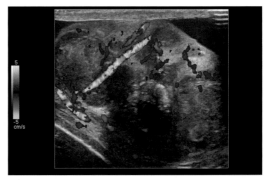

图 12-5-8 睾丸胚胎癌

与图 12-5-7 为同一病例，病灶内部血流丰富血管走行不规则，分支增多

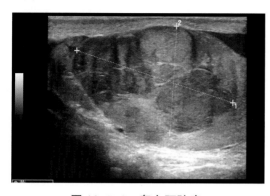

图 12-5-9 睾丸胚胎癌

胚胎癌病变范围较大，回声明显不均匀

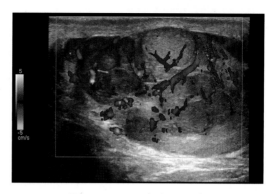

图 12-5-10 睾丸胚胎癌

与图 12-5-9 为同一病例，血流丰富，血流较杂乱

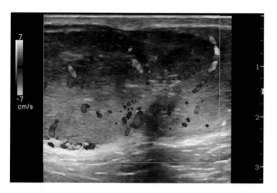

图 12-5-11 睾丸胚胎癌

睾丸明显增大，内部充满病灶，且血流杂乱

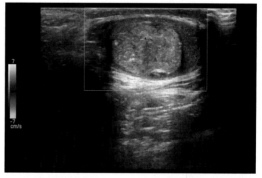

图 12-5-12 睾丸胚胎癌

睾丸内部局限性病灶，内部回声较强，不均匀

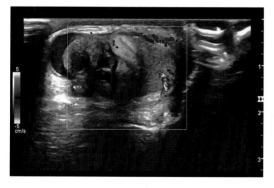

图 12-5-13 睾丸畸胎瘤

睾丸内部回声明显不均，可见强回声及无回声区，CDFI 显示血流不丰富

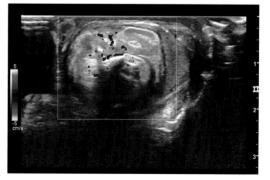

图 12-5-14 睾丸畸胎瘤

与图 12-5-13 为同一病例，睾丸横断面

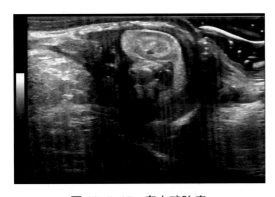

图 12-5-15 睾丸畸胎瘤

睾丸形态失常，内部可见强弱不等回声

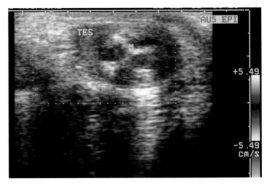

图 12-5-16 睾丸畸胎瘤

睾丸内部钙化与无回声区并存

4.睾丸畸胎癌 睾丸内部见实质性肿块，回声强弱不均匀，并可侵犯周围阴囊壁（图 12-5-17，图 12-5-18）。

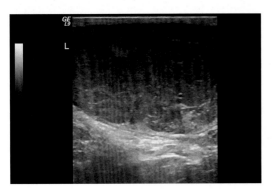

图 12-5-17 睾丸畸胎癌

睾丸内部见大小不等实质性肿块，回声不均匀

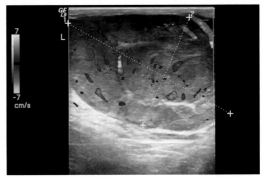

图 12-5-18 睾丸畸胎癌

与图 12-5-17 为同一病例，病变区血流丰富，血流较杂乱

5.睾丸绒毛膜上皮癌 此病较少见，常发生于 10～20 岁，偶见于成人，极度恶性。肿瘤为实质性，表面不光滑或呈结节状，睾丸大小正常或缩小。睾丸内部弥漫分布的点状回声，与残存的睾丸实质或周围组织回声分界不清。CDFI 显示血流信号丰富（图 12-5-19，图 12-5-20）。

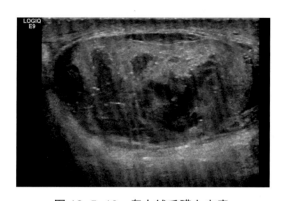

图 12-5-19　睾丸绒毛膜上皮癌

实质性肿瘤，回声强弱不均匀，睾丸内部弥漫分布的点状回声，与残存的睾丸实质或周围组织回声分界不清

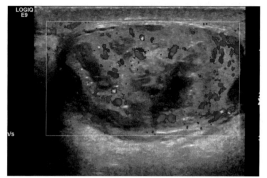

图 12-5-20　睾丸绒毛膜上皮癌

与图 12-5-19 为同一病例，CDFI 显示血流信号丰富

　　6. 睾丸卵黄囊肿瘤　又称内胚窦瘤或胚胎性腺癌，好发于婴幼儿及青少年，临床主要为患侧睾丸肿大，随着病情发展，肿瘤可发生出血、坏死，有类似急性睾丸炎症状。此患者血甲胎蛋白（AFP）及绒毛膜促性腺激素（HCG）均可升高。此病还可发生在纵隔、后腹膜及骶尾部等处。声像图上患侧睾丸肿大，病变呈实质性回声，边界欠清，内部回声欠均匀（图 12-5-21）。

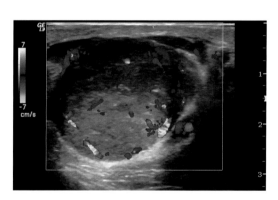

图 12-5-21　睾丸卵黄囊瘤

睾丸内实质性肿块，边界欠清，内部回声欠均，血流丰富

　　超声显示睾丸内实质性肿块，病灶内多血流丰富且血管走行不规则、分支增多。腹膜后区及腹股沟区淋巴结肿大，考虑睾丸肿瘤。睾丸肿瘤患者检测血中微量激素可以帮助诊断，常用 AFP、HCG 帮助早期诊断及鉴别诊断。

　　超声能够显示各种大小不等的睾丸肿瘤声像图表现，具有较明显的特征，多数能够与睾丸炎性病变、结核病变相鉴别。但是睾丸肿瘤内部各种类型的肿瘤病变声像图差异不大，有时不易进行病理分型。

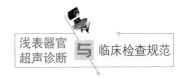

二、睾丸非生殖细胞肿瘤

（一）临床表现

1.**睾丸间质细胞瘤** 又称 Leydig 细胞瘤，比较罕见，占睾丸肿瘤的 2%～3%，可发生在任何年龄，但以学龄前儿童及青壮年多见。本病多为良性，约 10% 可发生恶变。其发病与隐睾、睾丸萎缩和发育不全有关。临床上常表现为阴囊内无痛性肿块，时有坠胀感。如发生在儿童，常引起性早熟、第二性征发育；在成人，则有乳房增大，性欲下降、阳痿等症。病灶多较小，包裹好，很少出血或坏死。

2.**睾丸支持细胞瘤** 又称男性母细胞瘤，比较少见，约占睾丸肿瘤的 1%。可发生在任何年龄，但以成人多见。本病好发于隐睾及两性畸形患者，主要表现为睾丸肿块，呈圆形或卵圆形，质地较韧，肿块生长缓慢，多单发。10%～30% 的患者有男性乳腺增大。

3.**性腺胚细胞瘤** 又称性腺发育不全肿瘤，混合性生殖细胞瘤或性腺细胞瘤，是一种比较罕见的肿瘤，与性腺发育不全有关，约占睾丸肿瘤的 0.5%，可见于各年龄组，但 30 岁以下者多见。临床上常有不同表现：①性腺发育不全，外阴及性腺有畸形；②生殖细胞有恶变；③ 2/3 的患者表现为男性型则有隐睾及尿道下裂，患者表现为女性型则有停经、下腹肿块。

4.**睾丸网腺癌** 发生在睾丸纵隔的睾丸网腺癌，比较少见，高度恶性的肿瘤，主要发生于成人。临床表现为无痛性阴囊肿块，常伴有鞘膜积液。

5.**睾丸类癌** 是一种少见、低度恶性肿瘤，好发于中老年人，以 40～60 岁多见。本病可原发，也可继发于胃肠道类癌的转移灶，部分可分泌 5- 羟色胺。临床上主要表现为睾丸无痛性肿块，生长缓慢，质地韧，有分泌功能者可出现类癌综合征症状，有面部潮红、心悸、腹泻、间歇性高血压，并有支气管和肺动脉痉挛等症状。

（二）声像图表现

超声可发现睾丸内病变，确定部位、数目、程度及基本性质。病灶位于睾丸内，一般不累及附睾，睾丸病灶多为混合型。

三、睾丸继发性肿瘤

（一）睾丸淋巴瘤

1.**临床表现** 睾丸淋巴瘤可以是睾丸原发性淋巴瘤，也可以是全身淋巴瘤累及睾丸。本病可发生于任何年龄，但以 50 岁以上者多见，恶性程度高，预后差。大多数双侧睾丸同时发生，也可单侧发生。临床特点是睾丸无痛性肿大，少数患者伴有隐痛不适，肿大睾丸触诊质地硬，表面光滑或有结节，无压痛，双侧发病或相继发病。

2.声像图表现 睾丸肿大，达正常 2～3 倍以上，睾丸内部回声明显减低、欠均匀，边界可以规则或不规则，CDFI 显示血液不丰富（图 12-5-22～图 12-5-24）。睾丸淋巴瘤一般累及附睾，睾丸及附睾可同时肿大。

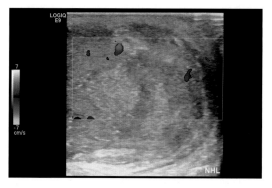

图 12-5-22 睾丸淋巴瘤

睾丸明显增大，回声明显不均匀，内部血流欠丰富

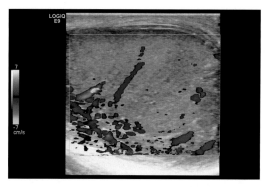

图 12-5-23 睾丸淋巴瘤

睾丸明显增大，周边部分区域血流增多

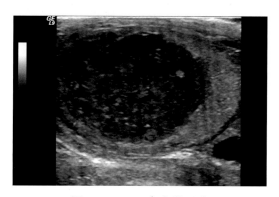

图 12-5-24 睾丸淋巴瘤

睾丸内部局限性低回声区，边界尚清，CDFI 显示血流欠丰富

3.诊断及鉴别诊断思路 睾丸淋巴瘤可出现睾丸肿大伴血流丰富，需与多种疾病相鉴别。

（1）与白血病侵及睾丸者相鉴别：白血病侵及睾丸与睾丸淋巴瘤声像图上具有很多相似征象，但临床病史明显不同。

（2）与急性睾丸炎相鉴别：急性睾丸炎者，睾丸肿大伴血流丰富，但起病急，合并睾丸疼痛明显，病灶容易液化坏死。而睾丸淋巴瘤起病慢，病程长，无明显炎症。

（3）与睾丸结核相鉴别：睾丸结核可以是局灶性，也可是弥漫性，局灶性改变往往与病变的附睾相连，弥漫性的改变为灶性干酪样坏死，血流不丰富。而淋巴瘤的声像图表现是整个睾丸弥漫性弱回声，伴血流丰富。

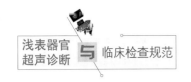

（二）白血病累及睾丸

1. **临床表现**　白血病侵犯睾丸常继发于急性白血病的儿童，其发病率可达 8%。恶性度高，一旦累及睾丸，平均 9 个月死亡。急性白血病有 40% ～ 65% 的睾丸侵犯，慢性白血病也有 20% ～ 35% 侵及睾丸，急性淋巴细胞性白血病尤其易侵及睾丸。临床上常双侧累及睾丸，睾丸肿大，阴囊皮肤变色。

2. **声像图表现**　睾丸肿大，常双侧，也可单侧。睾丸回声弥漫性减低，分布欠均匀，不能分辨残存睾丸组织，CDFI 显示睾丸内血流丰富（图 12-5-25，图 12-5-26）。

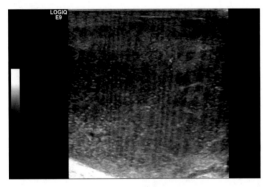

图 12-5-25　白血病累及睾丸
睾丸肿大，回声弥漫性减低，分布欠均匀

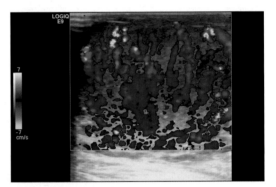

图 12-5-26　白血病累及睾丸
与图 12-5-25 为同一病例，CDFI 显示睾丸内血流丰富，较杂乱

3. **诊断及鉴别诊断思路**　与睾丸淋巴瘤、急性睾丸炎、睾丸结核相鉴别，详见"睾丸淋巴瘤"部分。

4. **临床价值及存在问题**　睾丸体积增大，内部回声不均匀，伴血流信号明显增多，提示睾丸有病变的存在，具有较明显的特征，多数能够与睾丸炎性病变及结核病变相鉴别。但是睾丸肿瘤内部各种类型的肿瘤病变声像图差异不大，有时不易进行病理分型，需要病理活检诊断。

四、睾丸旁肿块的超声影像学特征

（一）睾丸周围的非肿瘤性疾病

1. **睾丸附件扭转**　一般睾丸附件为 0.1 ～ 1cm，有蒂，呈泪滴状，声像图上睾丸外周可见小圆形或类圆形肿物，呈低 / 中等回声，无血流信号（图 12-5-27 ～ 图 12-5-29）。睾丸附件可发生扭转，病因未明，可能与剧烈运动有关，多数无明显诱因，可在睡眠中发生。本病好发于 10 ～ 14 岁儿童，其临床表现为睾丸剧烈疼痛但能忍受。患侧阴囊也可出现红肿、触痛，但睾丸位置不抬高，精索无增粗。本病预后良好，保守治疗可以痊愈。

2. 精液囊肿及附睾囊肿 多见于附睾，为无痛性包块，前者含有精子，后者无精子。超声表现为病灶多较小、囊壁薄的无回声区，单房或多房状，内可有回声光点飘浮（图12-5-30，图12-5-31）。

3. 精子肉芽肿 见于输精管切除术后，超声显示为附睾内不均匀低回声，边界清晰。

4. 精索囊肿 为起源于精索鞘突起的畸形结构，声像图上呈多房液性条索状无回声区（图12-5-32）。

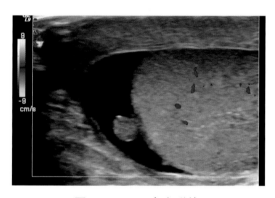

图 12-5-27 睾丸附件

睾丸上极上方小的实性病灶

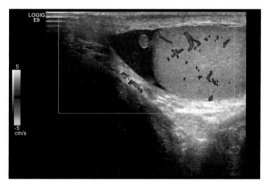

图 12-5-28 睾丸附件

睾丸上极上方实性小病灶

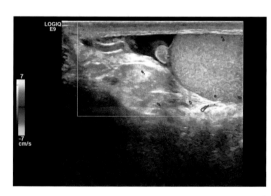

图 12-5-29 睾丸附件

睾丸上极上方实性小病灶

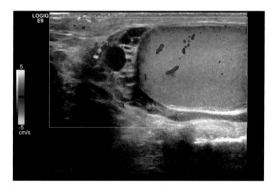

图 12-5-30 睾头精液囊肿

附睾头部小囊性病灶，边界清，内可见光点

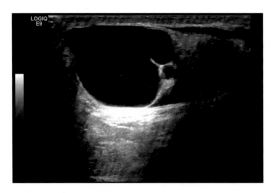

图 12-5-31　附睾囊肿

附睾头部囊性病灶，边界清

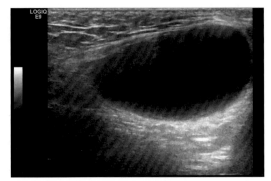

图 12-5-32　精索囊肿

精索走行处梭形囊性病灶，边界清

5. 精索脂肪瘤样病　此病可合并鞘膜积液，表现为腹股沟肿块、质软，类似腹股沟疝。超声显示精索增粗，回声不均匀。

6. 多睾症　可能是由生殖嵴的分裂所致，多余的睾丸或与同侧睾丸共用输精管及附睾，也可具有独立的输精管及附睾，还可发生扭转及恶变。超声显示多余的睾丸位于阴囊或腹股沟内，与正常睾丸相连或不相连，但体积较小，回声较低，血流信号较少。多余睾丸与正常睾丸的 MRI 信号相同，但周边信号减低。

7. 纤维假瘤　在睾丸周围较常见，发病率仅次于睾丸旁脂肪瘤及类腺瘤。本病并非真性肿瘤，而是阴囊鞘膜的纤维组织增生。体积可较大且含多个病灶，近半数可合并睾丸鞘膜积液，30% 以上患者有睾丸炎、附睾炎病史。病理可见致密纤维组织，并夹杂成纤维细胞及炎症细胞。超声表现为均质实性肿块，血流信号稀少，造影后可出现持续增强。

（二）睾丸周围恶性肿瘤

1. 淋巴瘤 / 白血病累及睾丸周围组织　淋巴瘤 / 白血病及浆细胞瘤可累及睾丸周围组织，超声表现常双侧或单侧受累，双侧多见，受累附睾体积增大，呈均质性低回声浸润灶，血管无扭曲。

2. 转移癌　可源于睾丸肿瘤的直接侵犯，也可源于前列腺、结肠，甚至上腹部肿瘤向睾丸旁的转移。超声可早期发现睾丸肿瘤对其周围的侵犯，其他部位的转移灶可为双侧不规则实性肿块。

3. 脂肪肉瘤　为 50 ～ 60 岁以上的老年患者睾丸旁最常见的恶性肿瘤，生长缓慢，无触痛，有分化程度高、未分化、不典型脂肪瘤及黏液细胞瘤等类型，可表现为低回声或高回声，血供丰富，可见钙化灶。

4. 横纹肌肉瘤　为儿童最常见的肉瘤之一，分为胚芽型、肺泡型和多形型。肿瘤有包膜，内可见出血及囊性变，早期时为实性均质性肿块，但多见不均质图像，体积较大，伴囊性变或坏死灶。

5. 平滑肌肉瘤　罕见，主要见于精索，超声可显示为实质性分叶状肿块，质硬，界清，内可见坏死及（或）出血。其中，实质性成分常可见丰富血流信号，造影后明显增强。

6. 未分化型肉瘤　又称为恶性纤维组织囊腺瘤，较少见。肿瘤生长迅速，体积大，有坏死出血区，镜检见多形纺锤状细胞、多性腺细胞等。

7. 恶性间皮瘤　是起源于鞘膜的恶性肿瘤，小儿及老年人均可患病，石棉接触史是其高危因素，表现为鞘膜积液内见结节状或乳头状突起，肿块体积大时可见丰富血流信号。

（三）睾丸旁的良性肿瘤

1. 脂肪瘤　是睾丸周围最常见的肿瘤之一，占该区域肿瘤的45%，可见于任何年龄，无疼痛，含成熟脂肪细胞及纤维等间质组织。声像图上肿瘤呈均质高回声，边界清，内含线样强回声。CDFI显示无彩色血流信号。

2. 血管瘤　起源于精索或阴囊壁，占全身血管瘤的1%以下，多见于婴儿，偶见于年长儿或青少年，多无症状，也可有钝痛，下坠感，出血或溃疡。超声显示实性软组织肿块，内部可见较大形态不一的无回声区，肿块后方伴回声增强，造影则显示病灶周边结节状增强，并向中心填充。

3. 类腺瘤　是源于间皮细胞的良性肿瘤，在睾丸周围的发病率仅次于脂肪瘤，占30%，多无疼痛，常见于附睾尾部。超声呈圆形或椭圆形实质性肿块，回声等或高于睾丸，内部可见血流信号（图12-5-33）。

4. 平滑肌瘤　常见于附睾，生长缓慢，无触痛。超声显示肿瘤界清，有灰白色包膜，内为旋涡状结构。此外，超声还可显示肌瘤内部的坏死或囊性变、点状钙化及血流信号。

5. 血管平滑肌瘤　睾丸旁甚为罕见，仅有数例文献报道。超声呈低回声实性肿块，界清，可见丰富血流信号，此表现易误诊为恶性肿瘤或附睾炎。

6. 类血管平滑肌纤维母细胞瘤　血管平滑肌纤维母细胞瘤见于女性盆腔、阴道及会阴。类血管平滑肌纤维母细胞瘤则见于男性，生长缓慢，常见于老年患者，无症状。肿瘤可见大小不等的血管、致密胶原纤维与丰富的黏液基质，周边为纺锤状细胞。免疫组化染色时，此类细胞对CD34反应（＋），对结蛋白、肌纤蛋白及S-100反应（－）。可有多种超声表现。

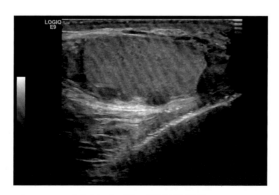

图12-5-33　附睾类腺瘤
附睾头部低回声病灶，边界清，内部回声均匀

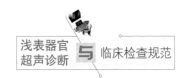

7. 乳头状囊腺瘤 见于附睾，可散发，约占 40%，也可为家族性视网膜及中枢神经系统血管瘤病（又称 von Hippel-Lindau 综合征）的组成部分，尤其是在双侧性囊腺瘤时。超声表现为伴有囊性结构的实性病灶，病理为良性多囊性改变，可见附睾输出小管扩张及囊内乳头的形成，囊内充满胶质样分泌物。

第六节 睾丸扭转的超声诊断

（一）睾丸扭转

睾丸扭转又称精索扭转，是由于睾丸和精索本身的解剖异常或活动度大引起的扭转，使精索内的血循环发生障碍，引起睾丸缺血、坏死，是急性睾丸痛的重要原因。睾丸扭转有两种类型：

1. 鞘膜内型 此型多见，常见于青春期及成年人，这是鞘膜壁层在精索反折或终止点过高所致，睾丸附睾完全被鞘膜包绕或有较长系膜（而非适当固定于阴囊后壁），睾丸引带缺如或过长，使睾丸在鞘膜腔内易于活动、转动，甚至扭转。

2. 鞘膜外型 此型少见，好发于婴幼儿，特别是睾丸未降的新生儿，多见于腹股沟管外环（图 12-6-1）。

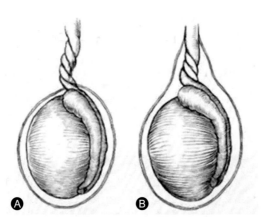

图 12-6-1 睾丸扭转模式图

A. 鞘膜外型；B. 鞘膜内型

睾丸扭转程度与持续时间不等，其病理改变及临床症状有很大不同，扭转早期（淤血性缺血期）：开始蔓状静脉回流受阻，睾丸动脉阻力增加，造成睾丸高度淤血性水肿，但动脉供血尚未中断。后期随着肿胀程度的加重，加上包膜的限制，从而导致组织张力增加和缺血，最后动脉血供完全中断，造成睾丸严重缺血而坏死，进入组织坏死期。

（二）临床表现

在睾丸扭转后 4～6 小时内得到治疗，几乎全部可以存活；6～10 小时得到治疗的尚有 72% 的睾丸可以存活；10～12 小时者，仅能存活 10%～20%；睾丸扭转 24 小时后，均发生坏死。所以及时明确诊断后手术治疗是本病的关键。

青春期男青年多见，有急性剧烈疼痛，特点是"戏剧性"急性发作，甚至可描述到几点几分发生，不同于睾丸炎描述为大概几天前上午或下午。常在睡眠时或剧烈运动后发生，这是由于睡眠中迷走神经兴奋，提睾肌随阴茎勃起而收缩增加，使其发生扭转。另外，可能由于睡眠中姿势不断的变更，两腿经常挤压睾丸，使睾丸位置被迫改变，这可能是睾丸扭转的诱发原因之一。由于提睾肌纤维呈螺旋状由近处到达睾丸，扭转多由外侧向中线扭转，即左侧呈逆时针方向扭转，右侧呈顺时针方向扭转。阴囊肿胀，皮肤发红、水肿，睾丸肿大伴有慢性触痛。睾丸位置较高，呈横位，精索有增粗，伴压痛。一般无发热，或外周白细胞轻度增高。

（三）声像图表现

1.睾丸肿大，但扭转早期睾丸肿大可不显著，若为复位则睾丸可持续肿大达 5 天左右，以后睾丸体积逐渐缩小。睾丸位置异常，呈横位（图 12-6-2～图 12-6-4）。

2.睾丸内部回声不均匀、光点粗大，扭转时间较长者，睾丸内部可见不规则无回声区（图 12-6-5～图 12-6-8）。

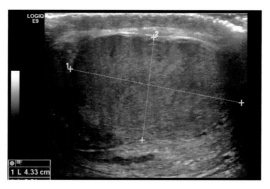

图 12-6-2　睾丸扭转

扭转的睾丸体积增大，内部回声不均匀

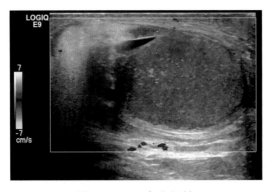

图 12-6-3　睾丸扭转

与图 12-6-2 为同一病例

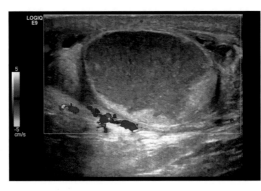

图 12-6-4　睾丸扭转

扭转的睾丸内部回声明显减低，未见无回声区

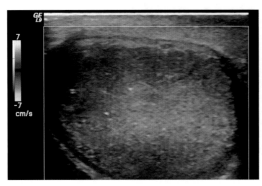

图 12-6-5　睾丸扭转

扭转睾丸体积明显增大，回声不均匀

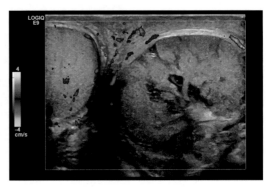

图 12-6-6　睾丸扭转

扭转睾丸内部回声明显不均匀，并可见坏死的无回声区

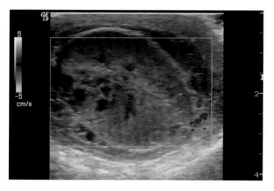

图 12-6-7　睾丸扭转 8 小时

睾丸扭转后 8 小时，睾丸内可见多发坏死灶

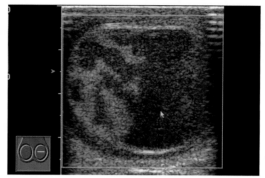

图 12-6-8　睾丸扭转 10 小时

睾丸扭转后 10 小时，睾丸内部明显坏死

3. 睾丸上极的上方可见扭转蒂形成的异常回声区，表现为形态不规则，内部回声呈旋转样结构或灰色杂乱，形容呈"麻花征"，此时不易显示附睾头回声，此点对婴幼儿睾丸扭转的诊断非常重要（图 12-6-9 ～图 12-6-15）。

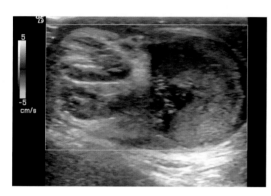

图 12-6-9　睾丸扭转蒂

睾丸上方扭转蒂回声杂乱，呈"麻花征"

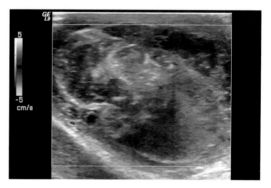

图 12-6-10　睾丸扭转蒂

与图 12-6-9 为同一病例，睾丸上方见杂乱回声，呈"麻花征"

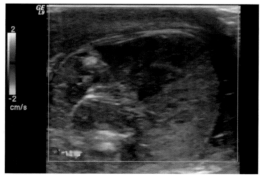

图 12-6-11　睾丸扭转蒂

与图 12-6-9 为同一病例

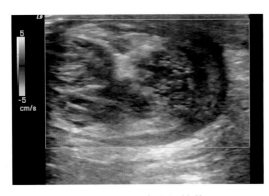

图 12-6-12 睾丸扭转蒂

扭转部位，睾丸与附睾及周围组织回声

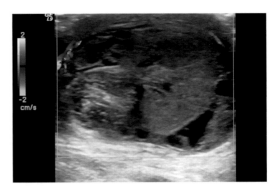

图 12-6-13 睾丸扭转蒂

睾丸扭转蒂处回声

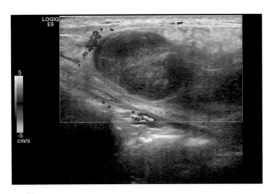

图 12-6-14 腹股沟隐睾扭转

腹股沟隐睾扭转后，回声明显减低，内部未见血流

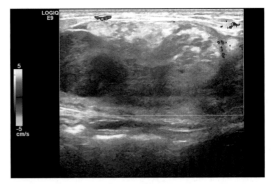

图 12-6-15 腹股沟隐睾扭转

腹股沟隐睾扭转后，睾丸周边可见异常高回声区

4. 附睾淤血肿大，因附睾不受白膜张力的限制，从扭转早期开始明显肿胀、变形，而且变形突出，严重者外形不规则，附睾内部回声不均匀性减低或部分增强。

5. 精索增粗，可出现旋涡状改变，鞘膜腔内少量积液。

6. 根据扭转的不同病程，CDFI 显示睾丸内血流具有以下几种表现：①早期扭转或不完全扭转（＜360°）时，由于静脉回流受阻而动脉轻度受挤压血供未完全中断，主要是血流信号明显减少，仍见少量血流，此时，比较两侧精索内睾丸动脉或其分支频谱多普勒非常重要，CDFI 显示患侧睾丸动脉 RI 明显增高，可达 0.98；②以后睾丸内部动、静脉血流信号完全消失；③睾丸扭转后松解，缺血的睾丸血供突然增多；④除了睾丸内部无血流信号，而睾丸周边组织血流信号增多，它来自提睾肌动脉的分支扩张形成的侧支循环并供应睾丸周围组织（图 12-6-16～图 12-6-19）。

7. 近年来，超声造影已广泛应用于临床，对于部分诊断睾丸扭转困难者，可选择超声造影检查睾丸内是否有造影剂的填充，其敏感度和特异性较高（图 12-6-20）。

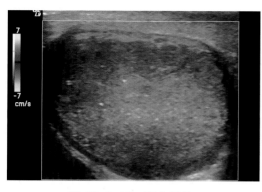

图 12-6-16 睾丸扭转

扭转睾丸内部未见明显血流信号

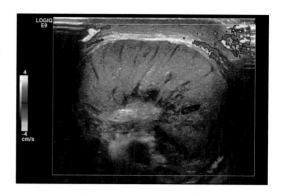

图 12-6-17 睾丸扭转

扭转睾丸内未见血流，周边阴囊壁见血流信号增多

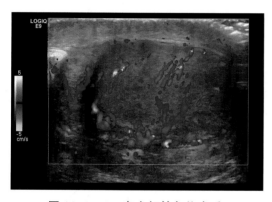

图 12-6-18 睾丸扭转复位术后

睾丸扭转复位术后，睾丸内部可见明显增多血流信号

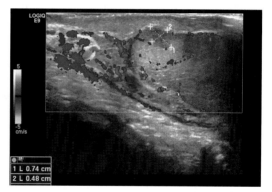

图 12-6-19 睾丸扭转复位术后

睾丸扭转复位术后，睾丸及精索处血流信号明显增多

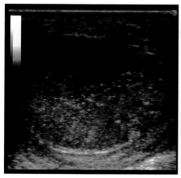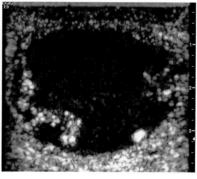

图 12-6-20 扭转睾丸部分坏死

睾丸扭转 8 小时者，超声造影显示睾丸内部大部分已坏死，近包膜处残留睾丸组织少量血供

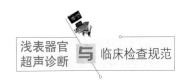
8. 慢性扭转者，睾丸体积缩小，实质呈低回声、不均匀，可伴有钙化点。

（四）诊断及鉴别诊断思路

睾丸扭转起病急，临床症状明显，声像图改变主要观察睾丸内部回声、血流变化及睾丸上方麻花样结构，即可考虑此诊断。主要鉴别的疾病：

1. 与急性睾丸炎相鉴别：检查时要将阴囊适当撑托，避免血液灌注量的增加。检查者手法要轻柔，注意双侧睾丸对比扫查，避免仪器调节不当造成假阴性。

2. 与睾丸附件扭转相鉴别：指睾丸附件扭转引起的阴囊急症相鉴别。正常睾丸附件为 0.1 ～ 1cm，有蒂，呈泪滴状，扭转病因未明，可能与剧烈运动有关，多数无明显诱因，可在睡眠中发生。本病好发于 10 ～ 14 岁儿童，其临床表现为睾丸剧烈疼痛，但能忍受。患侧阴囊也可出现红肿、触痛，但睾丸位置不抬高，精索无增粗。声像图上睾丸外周可见小圆形或类圆形肿物，呈低或中等回声，无血流信号。本病预后良好，保守治疗可以痊愈。

表 12-6-1　睾丸扭转与睾丸炎的鉴别

鉴别点	睾丸扭转	睾丸炎
疼痛病史	起病更急，甚至描述出具体时间	起病较急，描述几天或上下午
睾丸回声	实质局限性低回声区或无回声区	睾丸实质弥漫性回声减低
扭转蒂	睾丸上方出现扭转蒂，呈"麻花征"	无
CDFI	血流早期明显减少，血流消失，阴囊壁血增多，睾丸内缺血流	睾丸血流明显增多，动静脉伴行，血流少（重症睾丸炎内部张力高）

3. 与睾丸内部动脉栓塞相鉴别：极少数患者可以出现睾丸剧烈疼痛，超声显示睾丸大小、形态变化不明显，睾丸内部部分区域可以显示血流，而另一部分区域未能显示血流，此时仅靠彩色多普勒超声不易肯定诊断，需要进行超声造影检查。超声造影显示病变区内局部未见造影剂填充，其他部分造影剂填充明显，可以达到鉴别诊断的目的（图 12-6-21 ～图 12-6-24）。

（五）诊断注意事项

1. 实时灰阶超声对急性睾丸扭转诊断不够敏感，有时灰阶超声显示睾丸内部均匀，易误认为阴性，此时特别要注意是否出现睾丸横位、附睾增大、精索增粗等间接征象，彩色多普勒检查是关键。要注意调节聚焦点，取样框，适当提高多普勒灵敏度，降低血流速度标尺（脉冲重复频率）。

2. 睾丸扭转的预后与扭转的程度、持续时间以及是否及时复位关系密切，睾丸扭转在 180° 到 360° 时，最初只是静脉回流受阻，此时可见动脉血流信号减少。有医师认为

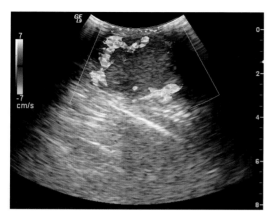

图 12-6-21　睾丸内部动脉栓塞

CDFI 显示睾丸内部局灶性血流信号缺损

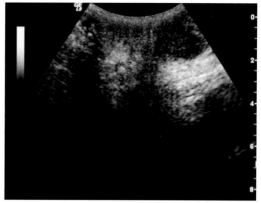

图 12-6-22　睾丸内部动脉栓塞

与图 12-6-21 为同一病例，超声造影显示睾丸内部局灶性造影剂充盈缺损

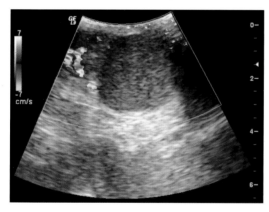

图 12-6-23　睾丸内部动脉栓塞

与图 12-6-21 为同一病例

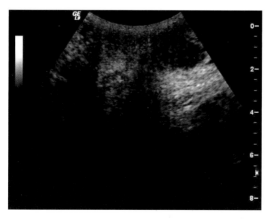

图 12-6-24　睾丸内部动脉栓塞

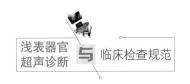

睾丸内可见血流信号，因此排除睾丸扭转，在临床上容易造成误诊。

3. 睾丸扭转复位后出现血流丰富者不要误认为是睾丸炎，此时血流丰富是睾丸扭转复位后血管内血流再灌注损害的表现，血液检验白细胞不高。因此，要诊断是扭转后复位的表现，要有明确的睾丸扭转病史。

（六）临床价值及存在问题

急性阴囊痛主要见于附睾炎及睾丸炎，睾丸扭转少见，因此，临床上容易将睾丸扭转误认为急性炎性病变而失去最佳治疗时间，误诊率可达 50%。而高频彩色超声是睾丸扭转诊断及鉴别的最敏感、最准确，且最方便的影像学检查，其敏感度、特异性及准确性分别是 80% ～ 98%、97% ～ 100% 及 97%。

第七节　睾丸、附睾及阴囊内囊性疾病的超声诊断

一、鞘膜积液

1. **临床表现**　鞘膜积液常见原因有感染、损伤、肿瘤等全身性疾病，除阴囊肿大外，可有轻度或无明显睾丸疼痛症状，可单侧性或双侧性阴囊肿大。尽管本病临床上依据触诊和透照试验可以诊断，但有时与疝鉴别有困难，需要超声鉴别者并非少见。鞘膜积液通常是浆液性的，也称单纯性鞘膜积液，继发性鞘膜积液可见于外伤后鞘膜积血、附睾炎症、睾丸炎症、睾丸扭转及睾丸肿瘤。

根据发病的部位不同，鞘膜积液可分为睾丸鞘膜积液、精索鞘膜积液、睾丸精索鞘膜积液及交通性鞘膜积液。

2. **声像图表现**

（1）睾丸鞘膜积液表现为阴囊内可见无回声区围绕在睾丸周边，部分炎性积液者内可见光点或细光带回声。少见病例在内部可见较明显的细长光带回声，此光带可能是睾丸鞘膜脏层与阴囊壁出现分离并突向阴囊腔所致。睾丸、附睾贴附于阴囊壁上（解剖学上应为阴囊的后外侧壁），不随体位改变而任意变动。婴儿时期的鞘膜积液多见双侧性，随着小儿生长发展，可逐渐消退（图 12-7-1，图 12-7-2）。

（2）精索鞘膜积液为鞘状突在发育阶段未完全闭合所致，表现为精索所在处出现椭圆形或长梭形无回声区、边缘光滑，与腹腔不通（图 12-7-3）。

（3）睾丸精索鞘膜积液表现为鞘膜积液无回声区分布在睾丸及部分精索周围（图 12-7-4）。

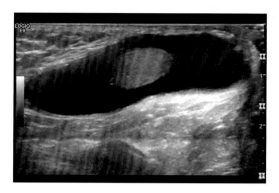

图 12-7-1 睾丸鞘膜积液（少量）
睾丸周边少量无回声区围绕

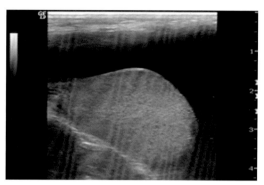

图 12-7-2 睾丸鞘膜积液（大量）
睾丸周边较多无回声区围绕

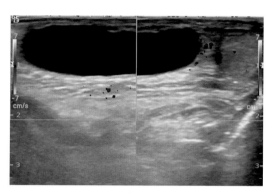

图 12-7-3 精索鞘膜积液
精索走行处长条形无回声区，边界清晰

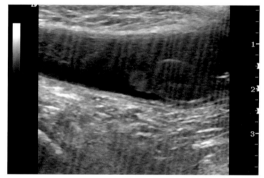

图 12-7-4 睾丸精索鞘膜积液
睾丸及下段精索周边无回声区围绕

（4）交通性鞘膜积液属先天性发育不全，鞘膜腔连同鞘状突未闭合，积液的鞘膜腔与腹膜腔之间存在狭窄的通道。交通性鞘膜积液多发生在新生儿，通常在出生后 18 个月内自行闭合。超声显示鞘膜积液无回声区向上与腹腔相通，向下与睾丸鞘膜腔相通，表现在站立位睾丸周边鞘膜积液，仰卧位睾丸周边积液减少或消失。

3.**诊断及鉴别诊断思路** 超声显示阴囊内无回声，根据典型表现超声容易诊断鞘膜积液。主要与腹股沟疝相鉴别，腹股沟疝通常单侧发生，肿大程度与疝内容物的多少相关。疝内容物可分为：①蠕动的小肠，内含液体及气体；②网膜组织表现为回声较强的不均匀组织，包含脂肪组织。

4.**临床价值及存在问题** 超声很容易显示阴囊内的液体，容易区别于睾丸肿大或疝内容物所致的阴囊肿大。但要注意检查引起鞘膜积液的病变，如肿瘤、炎症及扭转等。有时在有睾丸鞘膜积液时可见圆球形或欠规则的结节状强回声，可伴声影，直径 3～6mm 不等，可在鞘膜腔底部移动，称为阴囊结石或阴囊珠，此系鞘膜腔内有形成分钙化所致，也有的认为是睾丸附件脱落并钙化引起，多无症状，也无临床病理意义。

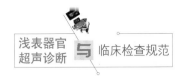
二、睾丸囊性病变

1.临床表现　睾丸囊性病变好发于 50 ～ 60 岁中老年人，均属良性。睾丸囊性病变常见于白膜囊肿、睾丸内囊肿及睾丸网扩张症，白膜囊肿通常无症状，少数囊性病变较大，张力高者可见阴囊肿大、不适。睾丸内囊肿好发于睾丸网，也可与睾丸网同时存在。可能是外伤或炎症后狭窄所致。睾丸网扩张症属于无害性病变，多为双侧性，可与小的精液囊肿并存，睾丸网扩张症原因可能与既往的附睾炎或外伤有关。

2.声像图表现

（1）白膜囊肿：多位于睾包膜上，呈小圆形或类圆形无回声区，体积小，有 3 ～ 5mm，边界清晰，可单发或多发，内部多呈单房性（图 12-7-5）。

（2）睾丸内囊肿：多位于睾丸实质内，常呈圆形，体积较小，2 ～ 18mm 不等，囊壁薄，边界清，内部无回声区内可以见到少许沉淀物产生的底部低回声，囊内可见分隔细光带回声（图 12-7-6）。

（3）睾丸网扩张症：靠近睾丸纵隔的睾丸网扩张，范围增大，CDFI 检查网内未见血流信号（图 12-7-7）。

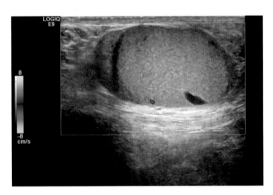

图 12-7-5　睾丸白膜囊肿
睾丸内部小圆形无回声区，边界清

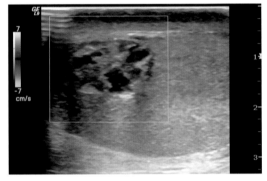

图 12-7-6　睾丸内囊肿
睾丸内部无回声区，边界清

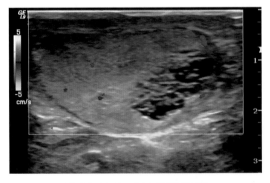

图 12-7-7　睾丸网扩张症
靠近睾丸纵隔处睾丸网扩张，内部间隔较细

三、附睾囊性病变

1.临床表现 附睾囊性病变比较常见，主要见于附睾囊肿及精液囊肿。据报道，成年男性有 1/3 有附睾囊肿，通常位于附睾头部，多数＜ 4mm，无症状。精液囊肿多见于青壮年，好发于附睾头部，可达 1 ～ 2cm，囊液呈乳白色，内含精子，一般无症状，偶尔被触及。

2.声像图表现 附睾头部圆形或类圆形小囊肿，通常 1 ～ 2 个，壁薄，光滑，附睾囊肿内部呈无回声区，精液囊肿内可见低回声区或少许沉淀样物回声，囊肿后方回声增强。

第八节 精索疾病的超声诊断

一、精索静脉曲张

1.临床表现 原发性精索静脉曲张的发生率较高，好发于 18 ～ 30 岁的青壮年男性，也是男性不育的常见原因，可单侧或双侧，左侧精索静脉曲张多发。主要是睾丸静脉向上回流的行程长，压差大，再加上静脉瓣功能不全，故易发病。左侧多见的原因是左侧睾丸静脉比右侧睾丸静脉更加陡直，几乎垂直注入左肾静脉，这也是静脉回流阻力较大的缘故。此外，腹膜后肿瘤压迫、肾静脉栓塞等疾病也可出现继发性精索静脉曲张。临床上可出现患侧阴囊胀痛不适，但多数人无明显症状。精索静脉曲张导致的不育占男性不育患者的 21% ～ 42%，少数严重患者可出现单侧或双侧睾丸萎缩。

2.声像图表现 正常精索静脉沿精索走行，较平直，内径＜ 2mm，CDFI 可以显示蓝色或红色血流，Valsalva 动作时无反流出现，频谱呈低平充填式频谱。精索静脉曲张表现为精索周围有多个条索状或圆形管状暗区，管径多数＞ 2.5mm，纡曲扩张的静脉也可呈团状在阴囊、睾丸周围。CDFI 显示曲张静脉走行纡曲、管径增宽，彩色血流为间断红、蓝色交替的血流信号，站立位和 Valsalva 动作时反流加重，反流持续时间较长，流速≥ 800ms（图 12-8-1 ～图 12-8-6）。

（1）精索静脉曲张的分级：用 Sarteschi 彩色多普勒超声分级法评估：①首先平卧位，基础的灰阶扫查并测量扩张静脉直径及静脉丛总直径；②利用彩色多普勒观查患者做 Valsalva 动作时的反流情况；③站立位重复前两步。

精索静脉曲张可分为 5 级：1 级：阴囊内无扩张静脉，做 Valsalva 动作时仅在腹股沟管内静脉丛处显示反流信号；2 级：阴囊内睾丸上极处可见一支明显静脉，在做 Valsalva 动作时扩张，且该处静脉内显示反流；3 级：平卧位无明显的扩张静脉，站立位是扩张静脉到达睾丸下极处，做 Valsalva 动作时睾丸下极处的扩张静脉显示反流；4 级：平卧位即可显示扩张静脉，做 Valsalva 动作时静脉内显示反流；5 级：静脉扩张，没有做 Valsalva 动作时就可显示反流（图 12-8-4 ～图 12-8-6）。

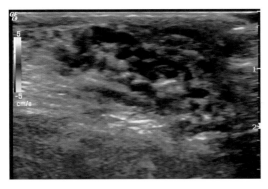

图 12-8-1　精索静脉曲张

精索静脉增宽、纡曲，内径＞ 2.5mm

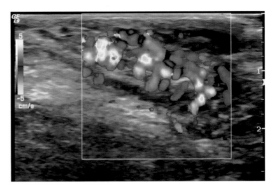

图 12-8-2　精索静脉曲张

与图 12-8-1 为同一病例，精索静脉增宽、纡曲，
呈红蓝相间血流

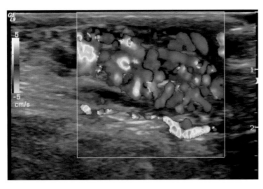

图 12-8-3　精索静脉曲张

与图 12-8-1 为同一病例，精索静脉增宽、纡曲，
Valsalva 动作，与图 12-8-2 比较呈相反的蓝红色
血流信号，证实有静脉反流

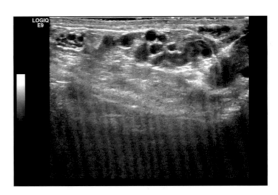

图 12-8-4　精索静脉曲张

精索静脉轻度增宽、纡曲

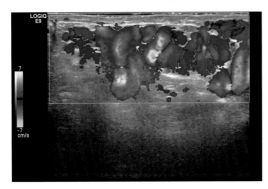

图 12-8-5　精索静脉曲张

精索静脉血流束增宽，并可见反流

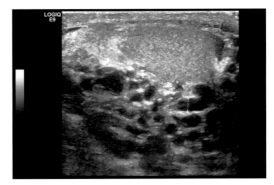

图 12-8-6　精索静脉曲张

精索静脉明显增宽、纡曲

（2）超声评分法诊断精索静脉曲张：主要使用三个指标：①扩张静脉最大内径；②静脉丛的总直径；③ Valsalva 动作时的血流变化。总分 4 分或 4 分以上即可诊断精索静脉曲张，4 分以下为正常（表 12-8-1）。

（3）亚临床精索静脉曲张：通常是指精索静脉检测有血液反流而手法检查不能发现的曲张静脉丛，诊断可以依据超声检测 3 支以上的精索静脉，其中一支内径＞ 2mm，伴有自发性或 Valsalva 动作时有反流可做出超声诊断。

表 12-8-1　超声评分法诊断精索静脉曲张

项目	数值	评分
扩张静脉最大内径	＜ 2.5mm	0
	2.5 ～ 2.9mm	1
	3.0 ～ 3.9mm	2
	≥ 4.0mm	3
静脉丛的总直径	无可识别的静脉丛	0
	＜ 3mm	1
	3 ～ 5.9mm	2
	≥ 6mm	3
Valsalva 动作时的血流速度变化	＜ 2cm/s	0
	2 ～ 4.9cm/s	1
	5 ～ 9.9cm/s	2
	≥ 10cm/s	3

3. 诊断及鉴别诊断思路　根据精索静脉出现管状无回声区、蜂窝状结构等，结合 CDFI 检查和 Valsalva 试验，进行诊断。

二、急性精索炎

1. 临床表现　临床较常见，表现为从腹股沟区稍下方到阴囊处疼痛，局部有压痛。

2. 声像图表现　精索明显增粗，其内回声明显不均，血管扩张、纡曲。CDFI 显示为血流丰富，精索内动脉血流加快，为低阻频谱（图 12-8-7）。

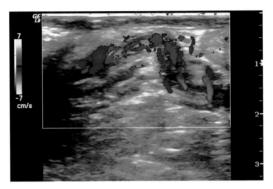

图 12-8-7　急性精索炎

精索增粗，回声减低，精索走行处血流信号增多

第九节　男性生殖器外伤性疾病的超声诊断

一、睾丸损伤

1.临床表现　一般发生在外伤以后，血流积聚在睾丸内，疼痛剧烈，阴囊表面重者，可出现青紫、肿大。

2.声像图表现　睾丸形态欠正常，睾丸裂伤表面光带不连续，回声中断，甚至局限性缺损。睾丸内部出现不规则低回声区及无回声区，内有细小光点，周边可见无回声区（图12-9-1～图12-9-3）。

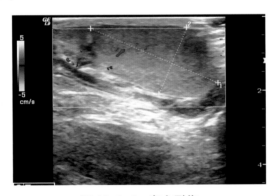

图 12-9-1　睾丸裂伤

睾丸上极及内部可见较多不规则低回声区，边缘不光滑

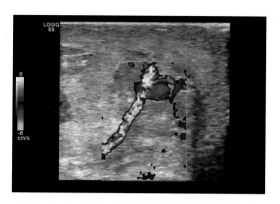

图 12-9-2　睾丸内血管损伤形成假性动脉瘤

外伤后睾丸内部回声明显不均匀，内可见不规则无回声区

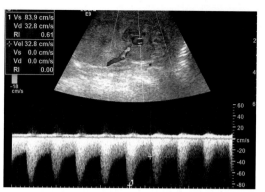

图 12-9-3　睾丸内血管损伤形成假性动脉瘤频谱图

睾丸内部无回声区内可见花色血流，频谱多普勒显示高速血流

二、阴囊血肿

1.**临床表现**　由于局部外力损伤致阴囊壁各层分离，小血管破裂出血，组织渗出、淤血，加上静脉淋巴回流受阻，加重阴囊壁肿胀，同时睾丸、附睾及精索损伤，致使阴囊内睾丸鞘膜积血，均引起阴囊肿大。患者有明显外伤史，局部剧烈疼痛，阴囊壁皮下淤血、青紫。

2.**声像图表现**　阴囊壁明显增厚，其间可见不规则的暗区和暗带，阴囊内积血，积液较浑浊（图 12-9-4，图 12-9-5）。

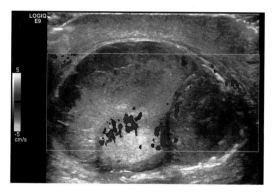

图 12-9-4　阴囊积血

外伤后睾丸周边较多积血形成无回声区

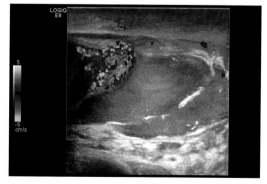

图 12-9-5　阴囊积血

外伤后阴囊内积血形成无回声区，内部较多光点及光带

3.**诊断及鉴别诊断思路**　超声可以清楚显示阴囊壁、阴囊内容物的损伤表现及阴囊积液的情况。

4.临床价值及存在问题 因阴囊壁肿胀，阴囊内容物不易扪及，超声可以及时准确判断阴囊内容物是否损伤，为临床治疗提供重要帮助。

第十节　较常见的阴囊内疾病的超声诊断

一、睾丸微石症

1.临床表现 睾丸微石症临床比较多见，占睾丸超声检查的 1% ～ 2%，原因未全明了。病变发生在双侧睾丸曲细精管内，可能是有缺陷的 Sertoli 细胞吞噬变性小管细胞并在小管内钙化所致。本病患者无症状，往往在超声检查中偶然发现。

2.声像图表现 双侧或单侧睾丸内散在分布的细点状强回声，直径在 2 ～ 3mm 以下，强回声后方未见声影。其声像图表现可分为弥漫型和稀疏型：弥漫型指强光点广泛分布在睾丸实质内；稀疏型指结石数目在一个睾丸断面声像图上 ＜ 5 个（图 12-10-1，图 12-10-2）。

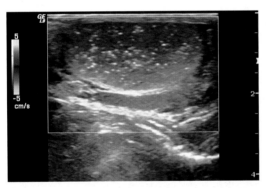

图 12-10-1　睾丸微石症
睾丸内部散在分布细小强光点

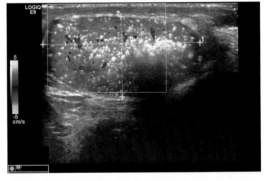

图 12-10-2　睾丸微石症
睾丸内部密集分布强光点

3.诊断及鉴别诊断思路 此病有典型声像图表现，易于诊断。

4.临床价值及存在问题 此病临床比较常见，多无明显不良后果，少数可能影响男性的生育能力，但经验表明许多弥漫型微石症患者均已结婚并生育子女。

二、腹股沟斜疝

1.临床表现 腹股沟斜疝表现为患处局限性隆起、胀痛可回纳，嵌顿后则不能回纳、有压痛，疝内容物以小肠多见，其次还有结肠、盲肠、阑尾、大网膜等。

2.**声像图表现**　疝内容物经内环、腹股沟管、皮下环至阴囊局部形成异常回声区，纵切呈条状，横切呈圆形，边界尚清，内部回声若为肠管，则可见肠内容物、气体、肠腔液体，并可见肠管活动；若为大网膜，则呈强回声混杂不均匀，疝囊内多可见液性无回声区（图 12-10-3 ～图 12-10-5）。

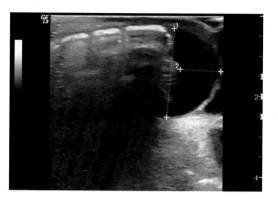

图 12-10-3　腹股沟疝

疝内容物为肠管回声，疝囊内可见少量无回声区

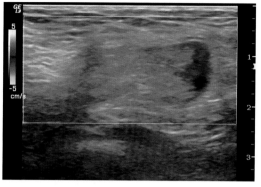

图 12-10-4　腹股沟疝

与图 12-10-3 为同一病例，疝内容物为大网膜回声，不均匀，疝囊内可见少量无回声区

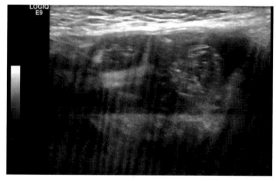

图 12-10-5　腹股沟疝

与图 12-10-3 为同一病例

3.**诊断及鉴别诊断思路**　主要依据临床症状，超声显示的腹股沟区局限性异常回声，尤其是可见肠管蠕动即可诊断。如果疝内容物不是肠管，而是肠系膜或脂肪组织时，需要仔细观察疝囊形态是否呈条状，横断面可见类圆形结构，中心回声较强，内部呈高回声；如果疝内容物进入阴囊，则容易明确诊断。

（黄道中　陈云超）

第十一节　阴茎疾病的超声诊断

一、阴茎硬结症

1.概述　阴茎硬结症又称 Peyronie 病，国内也称为阴茎纤维性海绵体炎，指阴茎白膜形成纤维样斑块为特征的男科常见疾病。阴茎硬结症的病因可能与反复的白膜受到机械性压迫、微血管损伤以及遗传体质有关。阴茎局部微血管损伤或白膜下出血可造成白膜下层出现体液或纤维蛋白原渗出，而纤维蛋白沉淀可能是启动这种改变的关键，包括疼痛、血肿以及巨噬细胞和中性粒细胞渗出的炎症反应。白膜由多层致密纤维组织亚层组成，且血管稀少，在一定程度上"限制"炎症性反应，因而炎症反应过程可持续数月或数年，最终形成阴茎硬结症斑块。显微镜下显示斑块局部胶原纤维玻璃样化，纤维细胞增生及钙化甚至骨化的发生。阴茎硬结症好发于中年男性，亦可见于青年或老年男性，其临床表现差异较大，疾病的始发期与活动期有所不同，包括疼痛、可触摸到的阴茎结节、阴茎弯曲及勃起功能障碍。病变常位于阴茎的背侧，相应地阴茎勃起时向背侧弯曲，两侧及腹侧病变引起的阴茎变形较少，但勃起或性交时可发生疼痛。

2.声像图表现　主要表现为阴茎海绵体白膜增厚，白膜钙化斑形成，此外，病变还可表现为阴茎海绵体间隔和阴茎海绵体纤维化。根据 Smith JF 等研究的声像图特征，阴茎海绵体硬结症可分为以下四类。

（1）阴茎海绵体白膜增厚：阴茎硬结症以阴茎海绵体白膜增厚最为常见，表现为病变局部阴茎海绵体白膜增厚（＞2mm），局部可形成低回声斑块，阴茎勃起状态下斑块周边阴茎海绵体呈受压改变（图 12-11-1）。CDFI 显示增厚白膜内多无明显血流信号，少数可见星点状低速静脉频谱。

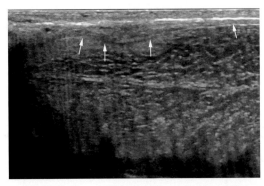

图 12-11-1　血管活性药物诱导阴茎勃起
病变局部白膜增厚，周边阴茎海绵体呈受压改变（↑）

（2）阴茎海绵体白膜钙化：阴茎海绵体白膜钙化也较为常见，表现为病变局部阴茎海绵体白膜呈条状强回声斑块，可以是单个，也可以表现为多发，斑块边界较清，后方可伴声影（图12-11-2）。

（3）阴茎海绵体间隔纤维化：病变位于双侧阴茎海绵体间隔处，多近背侧，局部多呈斑片状高回声，边界欠清，内部回声欠均匀（图12-11-3）。此型临床触诊往往不明确。

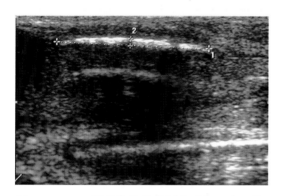

图12-11-2 阴茎海绵体背侧白膜强回声斑块

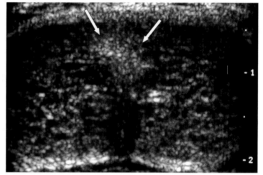

图12-11-3 阴茎海绵体间隔纤维化

阴茎海绵体纵隔近背侧稍高回声区，边界欠清（↑）

（4）阴茎海绵体纤维化：病变位于阴茎海绵体内，局部阴茎海绵体回声较周边增强，边界欠清，相邻白膜回声可以无明显改变。

对于合并有阴茎勃起功能障碍的阴茎硬结症患者，血管活性药物注射诱导阴茎勃起后应用彩色多普勒超声检查阴茎海绵体动脉及阴茎背深静脉等血流动力学表现有助于阴茎勃起功能障碍性质的判定。

3.诊断及鉴别诊断思路 阴茎硬结症需要与阴茎外伤、阴茎背静脉血栓等疾病相鉴别。

（1）与阴茎外伤相鉴别：患者多有明确阴茎外伤史，阴茎局部组织增厚肿胀，血肿形成时，阴茎海绵体内可见不规则异常回声；阴茎折断时，局部阴茎海绵体白膜连续性中断，而阴茎硬结症以白膜增厚、钙化等为主要特征。

（2）与阴茎背静脉血栓相鉴别：表现为阴茎背浅静脉内可见条索状低回声，CDFI显示低回声区内未见明显血流信号，局部阴茎白膜多无异常改变。

4.临床价值及存在问题 超声可以估计阴茎硬结病变大小、形态及位置等，并有助于监测治疗进展。对于合并勃起功能障碍患者，CDFI可进一步评估阴茎主要勃起血管形态及血流动力学表现，以鉴别阴茎勃起功能障碍的性质。

二、阴茎闭合性损伤

根据损伤程度不同可以表现为阴茎皮下挫裂伤至阴茎折断不等。阴茎闭合性损伤种类较多，包括阴茎折断、阴茎海绵体血肿、阴茎尿道破裂、阴茎背静脉损伤、阴茎海绵

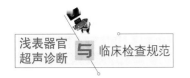

体假性动脉瘤等,其中以阴茎折断较多见。

1. 阴茎折断

(1)概述:阴茎勃起状态下钝性弯曲是阴茎折断的最主要原因之一。阴茎海绵体是阴茎主要的勃起组织,阴茎海绵体由致密阴茎海绵体白膜包绕,当阴茎勃起时阴茎海绵体白膜厚度由疲软时2mm伸展变薄至0.25～0.5mm,此时的白膜质地坚韧但失去弹性,如果遭受钝性暴力作用极易破裂,同时可伴有阴茎海绵体的破裂,即阴茎折断。阴茎折断通常有典型的临床表现,勃起的阴茎受外力作用,在损伤瞬间多能听到"啪"的断裂声,继而阴茎迅速萎软、肿胀、青紫淤血、剧烈疼痛,阴茎远端向健侧偏斜。阴茎折断多发生在阴茎近段或中部,阴茎白膜多呈横行破裂,且多位于阴茎海绵体腹侧近尿道。

(2)声像图表现:阴茎海绵体白膜带状高回声局部连续性中断,白膜局部破裂口形态不规则,边界欠清,部分患者破裂口后方可出现回声增强效应,中断白膜周边通常可观察到范围不等的低回声血肿。CDFI表现为部分患者白膜破裂口周边可见短条状血流信号。阴茎折断白膜周边血肿多局限于阴茎干,但若同时合并Buck筋膜破裂,出血会沿着Colles筋膜延伸至阴囊和会阴部,形成典型的"蝴蝶征"(图12-11-4～图12-11-6)。

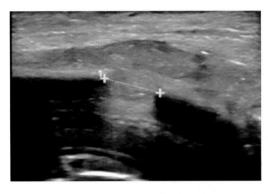

图 12-11-4　阴茎折断
一侧阴茎海绵体腹侧近端白膜连续性中断,中断白膜后方回声增强

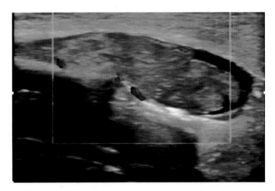

图 12-11-5　阴茎海绵体折断
CDFI显示阴茎海绵体破口处可见条状血流信号,白膜周边较大范围稍低回声血肿

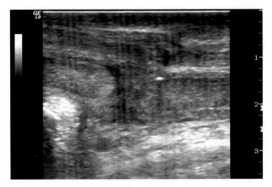

图 12-11-6　阴茎海绵体折断
阴茎海绵体完全折断,局部海绵体回声不连续

2.阴茎海绵体血肿　闭合性阴茎外伤血肿声像图表现与血肿形成的时间有关。在急性期阴茎血肿表现为高回声或混合回声团块，后期则逐渐变为囊性包块，内多伴不规则分隔（图 12-11-7，图 12-11-8）。

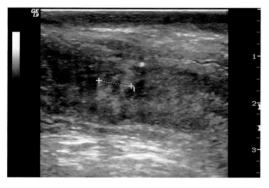

图 12-11-7　阴茎海绵体血肿

损伤海绵体局部可见不规则低回声及无回声区

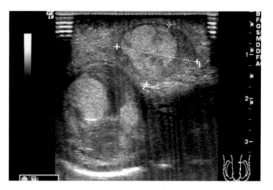

图 12-11-8　阴茎海绵体损伤

双侧阴茎海绵体内血肿，呈不规则高、低回声

3.尿道海绵体破裂　文献报道有 10%～20% 的阴茎折断患者合并阴茎尿道损伤。高频超声可以通过阴茎尿道线是否连续来判定尿道是否破裂，逆行性尿道造影检查则是诊断阴茎尿道断裂必要的手段。

4.阴茎海绵体动脉假性动脉瘤

（1）概述：阴茎海绵体假性动脉瘤多由阴茎海绵体动脉血管外伤引起，血液通过血管破裂处进入周边阴茎海绵体组织而形成血肿，一般 4～6 周后血肿外壁逐渐被机化，腔内表面侧有内皮覆盖。血流动力学上阴茎海绵体动脉内血流不断通过动脉破口进入血管腔，从而形成阴茎海绵体局部瘤样病变，假性动脉瘤内血液不经螺旋动脉直接流入阴茎海绵体窦状隙，造成海绵体持续充血扩张即高流量型阴茎异常勃起。

（2）声像图表现：阴茎海绵体局部损伤后可见无回声区，形态不规则，内部可见彩色血流，部分呈花色，此处可显示高速血流（图 12-11-9，图 12-11-10）。

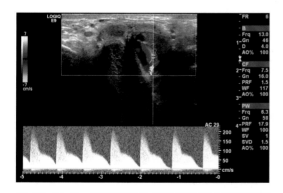

图 12-11-9　阴茎海绵体假性动脉瘤血液频谱图

假性动脉流破口处呈高速湍流频谱

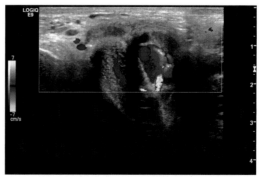

图 12-11-10　阴茎海绵体假性动脉瘤

无回声区内可见红蓝相间杂乱血流信号

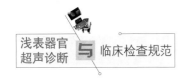

三、阴茎异常勃起

1. 概述　阴茎异常勃起是与性刺激或性欲无关的阴茎持续性勃起,阴茎持续勃起时间超过6小时,治疗不当可导致阴茎海绵体纤维化,引起勃起功能障碍。根据阴茎异常勃起病理生理学和血流动力学不同可分为低流量型(缺血性)、高流量型(非缺血性)及断续型三类。低流量型阴茎异常勃起相对较常见,其病因主要包括副交感神经递质过量释放、静脉回流受阻、阴茎本身充血消退机制麻痹和海绵体内平滑肌细胞持续松弛,血液淤积在阴茎海绵体内,引起进行性组织缺氧、酸性产物增多、高磷酸血症和显著的组织缺血,以致患者通常有明显的疼痛和海绵体僵硬强直。低流量型异常勃起时由于阴茎海绵体组织缺血、缺氧存在,通常4～6小时内即可致不可逆损伤,如果持续时间过长,阴茎海绵体内形成血栓乃至纤维化,其结果为永久性勃起功能障碍。高流量型阴茎异常勃起主要由于阴部外伤等原因造成阴部动脉损伤,使动脉血液未经过螺旋动脉直接进入海绵窦状间隙,造成阴茎海绵体充血扩张,阴茎动脉血流呈高灌注、低流出,最终造成阴茎持续勃起。

2. 声像图表现

(1)低流量型阴茎异常勃起:声像图主要表现为双侧阴茎海绵体膨胀,早期阴茎海绵体内部回声均匀,当阴茎海绵体出现缺血坏死,局部回声可减低,继续发展则阴茎海绵体内血栓形成或纤维化,海绵体内回声增粗,可出现斑片状不均质回声(图12-11-11)。双侧阴茎海绵体动脉流速明显减低乃至消失,血管内壁不光整,甚至血栓形成。早期阴茎背深静脉流速正常,随着异常勃起时间增加,血流速度缓慢,血液淤滞,乃至血栓形成。

(2)高流量型异常勃起:二维超声显示阴茎海绵体膨胀,原发性高流量型异常勃起阴茎内部回声均匀,外伤性高流量性异常勃起阴茎海绵体内可见阴茎海绵体内不规则无回声区。CDFI显示无回声区内为红蓝相间的杂乱血流信号,无回声周边可见破裂阴茎海绵体动脉或螺旋动脉持续向假腔内供血(图12-11-12)。频谱多普勒于破口处可检测到高速湍流频谱。

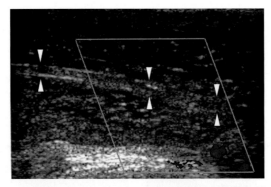

图 12-11-11　低流量型阴茎异常勃起

阴茎海绵体膨胀,回声不均匀,动脉内透声不良,
CDFI内未见明显血流信号

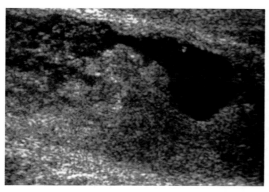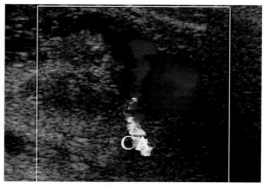

图 12-11-12 外伤性高流量性异常勃起阴茎海绵体

A.膨胀海绵体内见不规则无回声区；B.病灶周边见阴茎海绵体动脉的分支（螺旋动脉）持续向假腔供血

超声能够检测阴茎动脉、静脉血流动力学改变，有助于鉴别阴茎异常勃起类型。同时，超声还可以直观地显示阴茎海绵体及阴茎白膜回声改变，对异常勃起病变程度的判断及预后有一定的提示作用。

四、阴茎癌

1.**概述** 阴茎癌是阴茎最常见的恶性肿瘤之一，占阴茎恶性肿瘤的 90% ～ 97.4%，约占泌尿生殖系恶性肿瘤的 2%。阴茎癌确切病因尚不清楚，目前公认为包皮过长、包茎、包皮垢。组织类型上鳞状细胞癌约占 95%，其他类型肿瘤比较少见。阴茎癌大体形态上分为乳头状癌和浸润性癌。阴茎癌的转移主要是经淋巴途径。股淋巴结和髂淋巴结是阴茎癌最早的转移区域。阴茎癌好发于阴茎头、冠状沟、包皮内板等处，阴茎干很少发生。阴茎癌可表现为小的硬结、红斑、丘疹状或疣状突起，或是较大肿块。肿块的基底部可出现溃疡，其边缘隆起或卷起。

2.**声像图表现** 典型阴茎癌表现为阴茎头侧不规则稍低回声肿块，边界不清，形态不规则，内回声不均匀，部分肿块内可见强回声钙化灶，肿块多不浸润尿道。CDFI 显示肿块内多可见丰富条状血流信号，频谱多呈高速、高阻力指数改变（图 12-11-13，图 12-11-14）。

3.**临床意义** 超声有助于确定肿瘤浸润深度和范围、淋巴结有无转移、转移灶大小及范围。

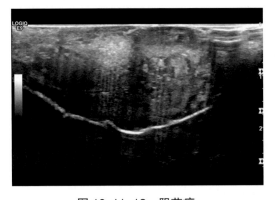

图 12-11-13　阴茎癌

阴茎头侧实性不规则肿块，内回声不均匀，可见散在小斑点状强回声

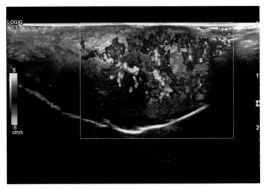

图 12-11-14　阴茎癌

与图 12-11-13 为同一病例，CDFI 显示阴茎头侧肿块内可见丰富的条状血流信号

五、阴茎勃起功能障碍

心理、神经、动脉及静脉等诸多因素中任何一个因素出现问题都会导致阴茎勃起功能障碍，阴茎勃起功能障碍通常由一种以上的因素引起。器质性原因占阴茎勃起功能障碍的 50%，而其中大部分为动脉功能不良和 / 或静脉漏所致的血管性阴茎勃起功能障碍，单纯的动脉性阴茎勃起功能障碍约占 30%，动、静脉混合性阴茎勃起功能障碍比较常见，约占 50%。近年来，医学界对阴茎勃起功能障碍的认识、诊断及治疗有了很大的改变，CDUS 被广泛用来评估阴茎疲软状态及阴茎海绵体内注射（intracavernous injection，ICI）血管活性药物诱导阴茎勃起后的血流动力学情况。尽管 CDUS 对阴茎勃起功能障碍的评估价值仍存在着一些争议，但因其微创、可重复性等优点，仍被作为评价阴茎血流动力学的首选方法。

（一）阴茎的超声检查技术

在温暖、舒适和安静的环境中，患者仰卧，阴茎上提，使其背侧贴着腹壁。使用 5 ~ 10MHz 高分辨率线阵探头，探头置于阴茎的腹侧根部，先后在阴茎疲软状态和一侧阴茎海绵体内注射血管活性药（包括罂粟碱、酚妥拉明及前列腺素 -1 中的一种或几种）3 ~ 5 分钟后进行纵、横及冠状切面扫查，前后持续约 30 分钟。先用二维超声观察阴茎海绵体的解剖结构，内部回声，重点观察阴茎海绵体动脉血管走行，管壁是否光滑，血管中 - 内膜是否增厚，有否斑块及血栓形成。然后用彩色或能量多普勒超声进一步确认血管的解剖位置，主要对比检测双侧阴茎海绵体动脉血流情况。许多学者认为阴茎海绵体动脉收缩期血流速度与探头取样部位关系密切，Chiou 等认为阴茎海绵体动脉近端 PSV 最高，其测值随着多普勒取样点向阴茎头侧移动而逐渐降低，因而以阴茎、阴囊交界处作为海绵体动脉多普勒超声取样点比较合适。超声壁滤波和多普勒取样容积应尽可能调节到最小状态，取样容积置于血管中央，取样声束与血管纵径夹角＜60°，3～5个连续相似的频谱被认为是有记录意义的。

（二）阴茎疲软状态及 ICI 后 CDUS 表现

通常情况下左、右两侧阴茎海绵体对称，二维超声上表现为均匀分布的中等回声，其周边的白膜则呈线样强回声。阴茎海绵体动脉在疲软状态下内径为 0.3～0.5mm，ICI 后其内径为 0.6～1.0mm。阴茎海绵体动脉血流频谱在不同时段表现迥异，可以分为 0～5 期。0 期：阴茎疲软状态下，呈收缩期单峰频谱，不出现或出现极低舒张期血流频谱；1 期：阴茎勃起后呈增加的收缩及舒张期连续血流频谱；2 期：随着阴茎海绵体内压增加，其血流频谱在收缩末期出现一向下凹的切迹，舒张期流速下降；3 期：频谱多普勒上显示舒张末期血流消失；4 期：呈全舒张期血流翻转频谱；5 期：频谱多普勒收缩期频带变窄，峰值流速降低。

（三）阴茎的 CDUS 测量参数及意义

评估阴茎血流动力学的主要参数包括 SP：ICI 后阴茎海绵体动脉的收缩期峰值流速（SP）、舒张末期流速（ED）、阻力指数（RI）。SP 是评估阴茎海绵体动脉功能的最常用指标。通常认为海绵体动脉 SP 低于 25cm/s 提示阴茎动脉功能不良，高于 30cm/s 表明动脉功能正常，处于两者之间则可疑阴茎动脉功能异常。舒张末期流速是诊断静脉性勃起功能障碍的常用指标，在阴茎动脉功能良好的前提下，海绵体动脉舒张末期流速持续高于 5cm/s 则表明有异常静脉漏存在。RI 对诊断静脉性勃起功能障碍有一定价值。它反映动脉血流及其远端微循环情况，其与阴茎勃起强度相关性好，随着阴茎海绵体内压增加，RI 相应增加，ICI 一段时间后，阴茎海绵体内舒张期压力几乎等于收缩期压力，阴茎海绵体动脉舒张期血流接近 0，同时 RI 则接近 1，故在充分勃起时，如果 RI＜1 则提示有静脉漏，其判定阴茎静脉漏的特异性和敏感度分别为 89% 和 86%。

（四）血管性勃起功能障碍的 CDUS 诊断标准

ICI 后海绵体动脉 SP＜30cm/s，通常提示阴茎动脉功能不良；当双侧海绵体动脉 SP 存在明显差异（差别＞10cm/s）时往往表明单侧动脉性疾病。在阴茎动脉功能正常情况下（SP＞30cm/s），ICI 后海绵体动脉舒张末期流速持续高于 5cm/s，充分勃起时 RI＜1 及阴茎背深静脉血流信号持续存在则提示阴茎静脉闭塞机制障碍；ICI 后舒张期血流信号翻转通常为阴茎静脉功能正常的有效提示（图 12-11-15，图 12-11-16）。

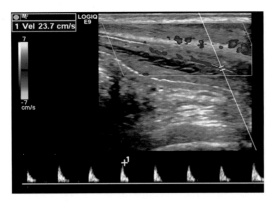

图 12-11-15 阴茎动脉功能不良
阴茎海绵体动脉峰值流速明显减低

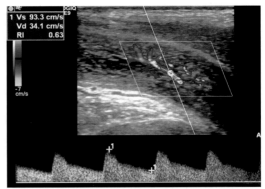

图 12-11-16 阴茎静脉闭塞机制障碍
阴茎海绵体动脉收缩期峰值流速正常，舒张期流速明显增高，RI 明显减低

（五）注意事项

1. 检查室安静、私密、舒适，应尽量减少非检查因素干扰，降低假阳性诊断。

2. 血管活性药物注射知情同意书的签署（阴茎异常勃起发生率约 7%）。

3. 应实时连续监测，每 5 分钟检测一次，前后持续约 30 分钟。

六、阴茎尿道段结石

1. **概述** 阴茎尿道段结石是中老年男性比较常见的疾病，可分为原发性和继发性两类。原发性阴茎尿道结石是指在阴茎尿道内生成的结石，尿道局部狭窄、感染、潴留性囊肿、黏膜损伤、憩室及异物等为其病因。继发性尿道结石则是阴茎尿道上方泌尿系统结石排入阴茎尿道并在尿道内，多停留在尿道生理膨大部位及狭窄部的近侧，故多见于尿道前列腺部、球部、阴茎部、舟状窝及尿道外口。阴茎尿道结石通常导致尿路梗阻、继发感染和上皮病变。结石、梗阻和感染三者互为因果。较大结石长期停留于尿道内，可引起尿道炎症及狭窄，出现急性尿潴留，严重者可并发尿道周围脓肿、尿外渗或尿道瘘。

2. **声像图表现** 阴茎尿道走行区域可见强回声斑块，后伴声影，多单发，斑块局部尿道高回声线中断（图 12-11-17）。

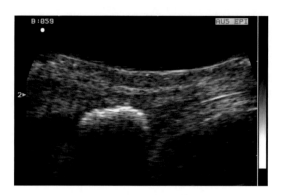

图 12-11-17　阴茎尿道段结石

阴茎段尿道内可见明显强光团，后方伴声影

（李进兵）

第十三章　颈部血管疾病

第一节　颈部血管超声检查应用解剖

一、颈部动脉

1.颈总动脉　双侧颈总动脉起源不同，右侧颈总动脉起自头臂干，头臂干在胸锁关节上缘后方分出右颈总动脉和右锁骨下动脉。左侧颈总动脉自主动脉弓中部、头臂干的左侧分出。双侧颈总动脉行至甲状软骨上缘分为颈内动脉和颈外动脉。

2.颈内动脉和颈外动脉　颈内动脉从颈总动脉分出后行走在同侧颈外动脉的后外侧，继而转到颈外动脉后内侧进入颅内。颈外动脉先走在颈内动脉的前内侧，后走向颈内动脉的前外侧，向上行至颈动脉三角内。颈外动脉有多个分支。

3.椎动脉　椎动脉从锁骨下动脉分出后，先上行走至第六颈椎经横突孔进入颅内。椎动脉分三段：自锁骨下动脉分出处到进入椎体横突孔为近段，也称椎前段；走行在颈椎横突孔的部分为中段，也称横突段；枕三角部分为远段，也称寰椎段。

二、颈部静脉

1.颈内静脉　颈内静脉为颈部最粗大的深静脉干，其颅内属支主要收集脑膜、脑组织器官的静脉血。颈内静脉在颈总动脉外侧下行，并与迷走神经一起被包于颈动脉鞘内向下至锁骨胸骨端，与同侧的锁骨下静脉汇合成头臂静脉。颈内静脉的体表投影在耳垂至锁骨内侧端的区域内。

2.颈外静脉　颈外静脉是颈部最大的浅静脉，主要引流头皮、面部以及部分深层组织的静脉血液。颈外静脉起自腮腺下部，沿胸锁乳突肌表面下行穿颈深筋膜注入锁骨下静脉或颈内静脉。颈外静脉通常在其跨越胸锁乳突肌处较明显，在 Valsalva 动作或用手指轻压锁骨上方时，能够使该静脉更加充盈而便于观察。体表位置为下颌角至锁骨中点的连线上。

3.椎静脉　椎静脉为头臂静脉的颈部属支，行于椎动脉外侧，穿过第 1～6 颈椎横突孔下行，注入头臂静脉。

第二节 颈部血管疾病超声检查技术

一、扫查方法

线阵探头，频率 7 ～ 12MHz，从颈动脉头侧向根部做连续横断面扫查，然后探头旋转 90° 做纵断面扫查。向后外侧移动探头显示颈内静脉长轴。探头继续平行向后外侧移动，在颈椎横突间观察椎静脉和椎动脉。

二、正常声像图及常用正常值

1. 二维超声 颈总动脉内径在 7 ～ 8mm，颈内动脉内径在 4 ～ 6mm，颈外动脉内径在 4 ～ 5mm。颈内静脉壁较光滑，在其下段可显示瓣膜回声。椎体横突之间显示椎动脉、椎静脉，呈节段性平行无回声管状结构，内膜光滑，椎动脉显示有搏动。正常椎动脉内径＞ 3mm。

2. CDFI 显示 颈动脉呈搏动性层流，颈总动脉分叉处血流轻度紊乱可见色彩混叠。颈内静脉呈稳态，较缓慢的层流显示。椎动静脉显示节段性红色和蓝色血流带，色彩均匀（图 13-2-1 ～图 13-2-6）。

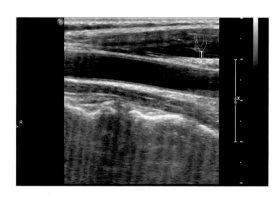

图 13-2-1 正常颈动脉

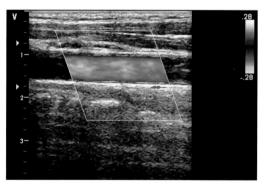

图 13-2-2 正常颈动脉

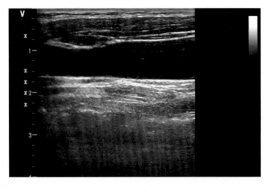

图 13-2-3　正常颈内静脉

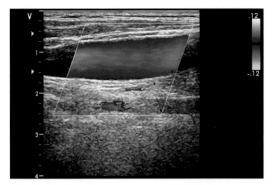

图 13-2-4　正常颈内静脉

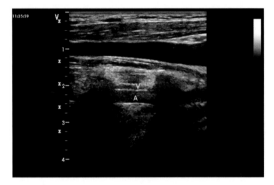

图 13-2-5　正常椎动、静脉

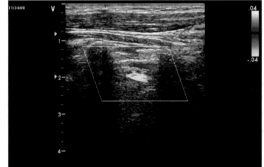

图 13-2-6　正常椎动、静脉

3. 频谱多普勒

（1）颈内动脉中等阻力型：收缩期峰值流速为 40 ～ 60cm/sec，RI 为 0.50 ～ 0.70（图 13-2-7）；颈外动脉高阻力型：收缩期峰值流速为 40 ～ 70cm/sec，RI ＞ 0.75，多在 0.80 左右（图 13-2-8）；颈总动脉阻力界于颈内、外动脉之间：收缩期峰值流速为 50 ～ 80cm/sec，RI 为 0.60 ～ 0.75（图 13-2-9，图 13-2-10）。

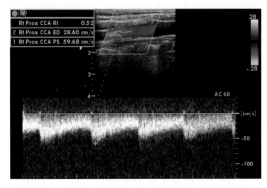

图 13-2-7　颈内动脉血流频谱呈低阻型

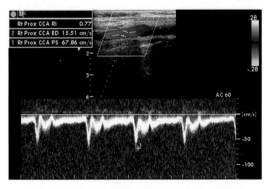

图 13-2-8　颈外动脉血流频谱呈高阻型

（2）颈内静脉呈单向充填低速血流频谱，并受呼吸及颈动脉搏动的影响，频谱呈波状，屏气后频谱明显增宽，较平直。

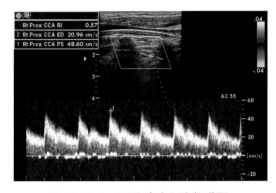

图 13-2-9 颈总动脉血流频谱图

阻力介于颈内动脉与颈外动脉之间

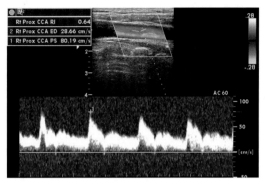

图 13-2-10 颈总动脉血流频谱图

（3）椎动脉：其频谱形态与颈内动脉相似，单峰，中等阻力，流速低于颈内动脉。收缩期峰值流速范围 35 ~ 50cm/sec，RI 为 0.50 ~ 0.75（图 13-2-11）。椎静脉：单向、平稳、持续的低速血流频谱（图 13-2-12）。

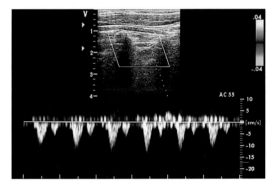

图 13-2-11 椎动脉血流频谱图

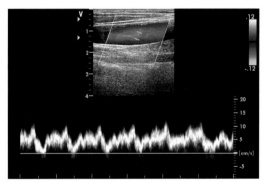

图 13-2-12 椎静脉血流频谱图

三、检查适应证

1. 颈动脉疾病（颈动脉闭塞性疾病，颈动脉瘤，颈动脉体瘤）。

2. 颈静脉疾病（颈静脉瘤，颈静脉扩张症）。

3. 颈动静脉瘘。

4. 颈部血管外伤。

5. 椎动脉闭塞性疾病。

6. 锁骨下动脉窃血综合征。

第三节 颈部血管疾病的超声诊断

一、颈动脉粥样硬化

好发部位为颈总动脉分叉处和颈内动脉起始段。

1.临床表现　临床症状多不特异，可头晕、头痛，肢体运动不协调，甚至运动障碍。

2.声像图表现

（1）二维超声：早期的病变较轻，表现为动脉内膜增厚，内中膜厚度＞1.0mm，或有局限性强回声斑点（图13-3-1）。当病变进一步发展，动脉管壁结构不清，呈不规则强回声，可见局限的回声不等的斑块凸入管腔造成不同程度的狭窄（图13-3-2）。

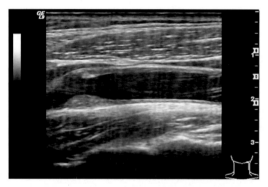

图 13-3-1　颈动脉内膜增厚

颈动脉内中膜增厚，分叉处可见等回声斑块凸起

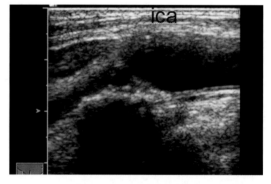

图 13-3-2　颈动脉斑块

颈动脉分叉处可见强回声斑块凸起，边界不规则

（2）CDFI 显示：病变较轻，仅为内膜增厚和小的斑块改变时，表现为血流束边缘不光滑（图13-3-3）。当斑块突入管腔时，斑块部分彩色血流信号充盈缺损，同时，狭窄段血流增快而使血流颜色变亮，形成湍流（图13-3-4）；完全阻塞时，腔内无血流信号显示。

（3）频谱多普勒：小的斑块没有频谱的改变；一般程度狭窄时，狭窄处可出现形态异常、频窗充填、收缩期峰值流速增加的湍流频谱（图13-3-5），狭窄远端血流频谱成波峰圆钝、频窗充填、频带增宽、峰值流速不同程度减低的阻塞样频谱（图13-3-6）；严重阻塞的病例甚至测不到血流频谱。

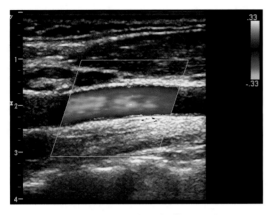

图 13-3-3 颈动脉内膜增厚时

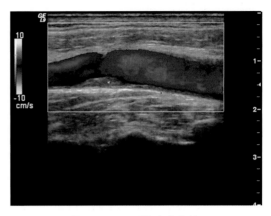

图 13-3-4 颈动脉斑块

颈动脉斑块处彩色血流部分充盈缺损

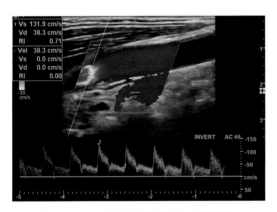

图 13-3-5 颈动脉狭窄处血流频谱

狭窄处峰值流速明显增高达 132cm/s，RI 为 0.71

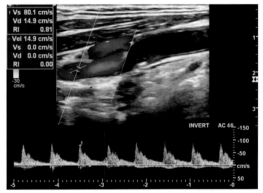

图 13-3-6 颈动脉狭窄远端血流频谱

与图 13-3-5 为同一病例，狭窄后方流速较狭窄处明显减低

（4）斑块稳定性的评价：超声可以根据斑块的回声、表面特征及血供情况等评价斑块的稳定性。

1）斑块回声：一般根据斑块的回声特征，将斑块分为低回声、等回声和强回声（图13-3-7～图13-3-9），或是根据斑块性质，将斑块分为均质性和不均质性斑块。一般认为，强回声斑块为硬斑，低回声斑块为软斑，低回声斑块和不均质性斑块伴脑栓塞的风险增加。

2）斑块表面特征：超声可以显示斑块表面光滑程度，甚至可显示斑块内凹陷性溃疡，超声特征为：凹陷部分在斑块内；凹陷部分边缘锐利或有突出的边缘；凹陷部分有血流信号。溃疡型斑块同样是引起脑栓塞的危险性斑块。

3）超声造影：动脉粥样硬化易损斑块的形成和发展与斑块内新生血管形成有关。超声造影能实时检测斑块内新生微血管，观察斑块的血供情况，评估其稳定性（图13-3-10）。

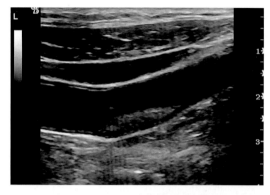
图 13-3-7 颈动脉低回声斑块

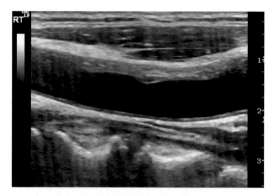
图 13-3-8 颈动脉等回声斑块

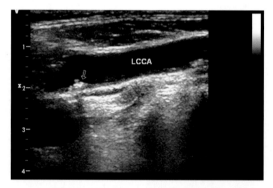
图 13-3-9 颈动脉强回声斑块

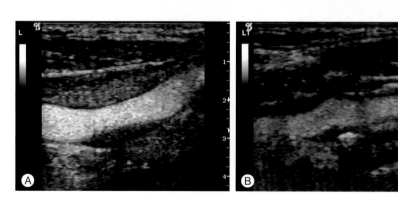

图 13-3-10 颈动脉斑块

（5）颈动脉狭窄程度的评估：应通过二维超声、彩色多普勒显像和频谱多普勒三种方法结合应用，综合分析，以减少误差，使判断更准确。

1）二维超声估测：选择血管横断面测量管腔内径（图 13-3-11，图 13-3-12）。狭窄程度 %=（狭窄近端最大径 − 狭窄处最大径）/ 狭窄近端最大径。

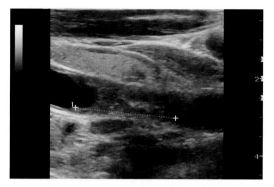

图 13-3-11 左侧颈总动脉纵断面

斑块长 2.56cm，似乎填满管腔，血管闭塞

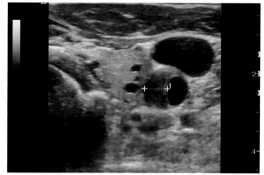

图 13-3-12 左侧颈总动脉横断面

准确显示血管内径，斑块厚度 0.59cm，并未填满管腔

2）CDFI 显示估测：方法同二维超声，测量彩色血流束的宽度。

3）频谱多普勒估测：主要观察频谱形态、狭窄处收缩期峰值流速、舒张末期流速。

4）颈动脉狭窄程度的超声估测：

轻度狭窄：内径减少 0 ~ 49%；频谱无改变；收缩期峰值流速 < 120cm/s。

中度狭窄：内径减少 50% ~ 79%；频带增宽，充填；收缩期峰值流速 > 120cm/s；舒张末期血流加快。

重度狭窄：内径减少 80% ~ 99%；频谱异常；收缩期峰值流速增快，可 > 200cm/s；舒张末期血流速度明显加快。

闭塞：内径减少 100%，无血流频谱显示。

3. **临床意义** 彩色多普勒超声是临床诊断颈动脉性闭塞性疾病的首选方法。它可以清晰地显示颈部血管壁和管腔内结构、血流状态，检出动脉粥样硬化斑块和血栓，并做出鉴别诊断，较准确的判断血管腔狭窄范围及程度，并能对动脉闭塞的原因做出鉴别诊断，亦可对颈动脉内膜剥离术后做追踪随访。

二、多发性动脉炎

1. **临床表现** 好发于年轻女性，发病缓慢，病程较长，数年或十几年不等。早期出现低热、乏力、关节炎、肌肉疼痛等全身症状。根据受累的动脉部位不同可分为四型：头臂型，胸、腹主动脉型，肾动脉型，混合型。

2. **声像图表现**

（1）二维超声：受累动脉管壁全层弥漫性、不规则性增厚，增厚的管壁呈均质弱回声或等回声，动脉壁搏动减弱或消失；常伴有管腔明显狭窄、严重者动脉管腔完全阻塞。

（2）CDFI 显示：动脉病变处的彩色血流可呈不规则的、局限性变细或充盈缺损，也可呈均匀的变细；血流颜色明亮，甚至呈"五彩镶嵌"样。

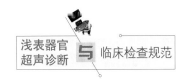
（3）频谱多普勒：动脉狭窄最严重部位为收缩期峰速明显增高的湍流样频谱；病变远端动脉频谱表现收缩期峰速减低的阻塞样频谱（图 13-3-13）。

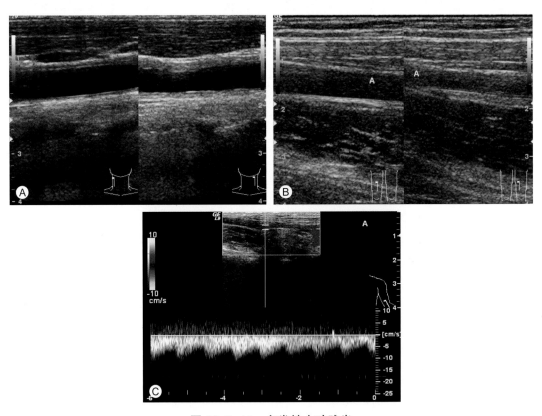

图 13-3-13　多发性大动脉炎

A. 左侧颈总动脉管壁增厚，管腔变窄，右侧颈总动脉正常；B. 左侧股浅动脉管壁增厚，管腔变窄，右侧股浅动脉正常；C. 左侧肱动脉管壁明显增厚，管腔明显变窄，仅可见短线状细束血流显示

3. 临床意义　目前，诊断多发性大动脉炎的金标准是动脉血管造影，可以准确地显示病变血管的部位、程度及范围，特别是对多发性大动脉炎血管完整的显示，对手术和介入治疗前的评估非常重要。但因不能检测动脉壁增厚程度，仅能分析继发性管腔狭窄和扩张，可能造成多发性大动脉炎早期漏诊。与血管造影比较，超声作为一种无创性检查手段，适合长期随访复查。超声和血管造影在诊断多发性大动脉炎中是互为补充的手段，血管造影显示动脉管腔变化，超声显示动脉管壁变化，能早期发现动脉壁增厚，尤其在显示微小颈动脉病变方面优于血管造影。同时彩色多普勒可显示管腔内血流及频谱的动态变化，能较好判断血管狭窄程度。所以彩色多普勒超声可作为多发性大动脉炎的首选检查方法。

三、颈内静脉扩张症

声像图表现（图 13-3-14）：

（1）二维超声：单侧颈内静脉（以右侧为常见）局限性管腔增宽。用力屏气或哭闹时，颈内静脉内径局限性增宽，内径测值超过屏气前 5～8mm，甚至 10mm。对侧颈内静脉用力屏气后，内径稍有局限性增宽。

（2）CDFI 显示：用力屏气后局限性增宽的颈内静脉内血流呈涡流状。

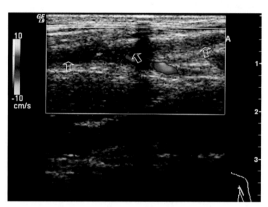

图 13-3-14　颈内静脉扩张症

右侧颈内静脉明显增宽，腔内未见光团回声（↑）

四、锁骨下动脉窃血综合征

锁骨下动脉起始段狭窄或闭塞，导致脑血流经同侧椎动脉虹吸引流灌入患侧上肢远端，从而引起脑缺血。

1.临床表现　患侧上肢麻木、无力、患肢冷，脉搏轻甚至触及不到脉搏又称"无脉症"，患肢血压低或不能测及血压。

2.声像图表现　CDFI 显示一侧椎动脉血流非向脑供血，呈逆行向颅外；同侧锁骨下动脉段或无名动脉段无彩色血流显示，呈闭塞征象（图 13-3-15～图 13-3-17）。

3.临床意义　彩色多普勒超声能有效分辨出轻度盗血综合征患者椎动脉血液反流时的方向和时相，进而确定盗血程度，无名动脉狭窄或锁骨下动脉闭塞患者会出现高速湍流频谱，锁骨下动脉狭窄程度与盗血程度有一定关系。合并以下病变时，患者患侧椎动脉不会发生血液逆流：①合并双侧颈总动脉重度狭窄患者；②合并锁骨下动脉远端狭窄或闭塞患者；③合并椎动脉闭塞患者。为提高彩色多普勒超声检查的准确性，在检查前与检查过程中应注意以下几点：①对于较肥胖的患者，应联合应用高低频探头以获得重要的诊断依据；②要善于利用间接征象辅助诊断，若患者患侧上肢动脉血流速度降低，呈单向血流频谱时，提示患者患锁骨下动脉盗血综合征可能性较大；③患者临床症状表现为头晕，上肢无力且两边血压差大，提示可能患有锁骨下动脉盗血综合征。

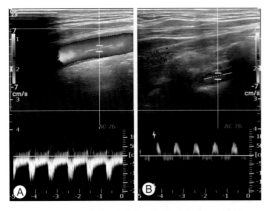

图 13-3-15　左侧（患侧）椎动脉与同侧颈总
　　　　　　动脉频谱图

A. 左侧颈总动脉血流频谱图，血流朝向头侧；B. 左侧椎动脉血流频谱图，血流背离头侧

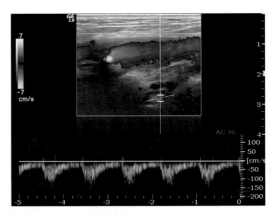

图 13-3-16　右侧（健侧）椎动脉与同侧颈总
　　　　　　动脉频谱图

右侧椎动脉与同侧颈总动脉血流同向，均朝向头侧

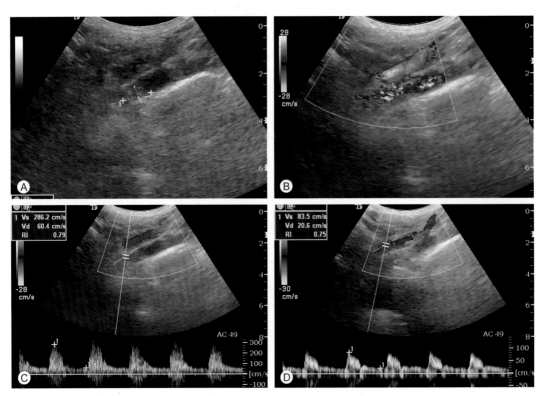

图 13-3-17　左侧锁骨下动脉起始段狭窄

A. 左锁骨下动脉起始段管腔内可见较大团块，大小为 1.24cm×0.52cm；B. 左锁骨下动脉起始段血流加速，呈五彩镶嵌血流；C. 血液频谱显示患侧狭窄段峰值流速为 286.2cm/s；D. 右锁骨下动脉（健侧）起始段峰值流速为 83.5cm/s

五、颈动脉瘤

颈动脉瘤较少见，常见原因为动脉粥样硬化或损伤引起，少数可由先天性、感染、马凡综合征、囊性中层坏死引起。颈部可扪及搏动性肿块，听诊可闻及收缩期杂音，压迫颈根部的颈总动脉，肿块搏动可减弱或消失。颈动脉瘤分为真性、假性和夹层动脉瘤。

1. 颈动脉瘤声像图表现

（1）二维超声：颈动脉纵断面显示局限性膨大呈梭形或类圆性，膨大处管壁局限性变薄。

（2）CDFI 显示瘤体内呈涡流状血流，红蓝相间或较多色彩镶嵌，两端与颈动脉彩色血流相互延续，瘤体内有血栓时，显示瘤体一侧有低回声区或稍强回声存在，彩色血流束在瘤体内未完全充盈。

（3）频谱多普勒：瘤体内血流速度较低。

2. 假性动脉瘤声像图表现

（1）二维超声：颈动脉旁显示肿块图像，中心呈无回声，周边为低回声，颈动脉壁可显示连续中断，颈动脉腔与肿块相连通。

（2）CDFI 显示：颈动脉壁连续中断处收缩期有彩色血流束射向肿块内，肿块内彩色血流呈涡流状。

（3）频谱多普勒：肿块与颈动脉腔相连通处彩色血流取样为高速射流频谱，肿块内取样为低速搏动性血流频谱。

六、动脉体瘤

颈动脉体瘤位于颈总动脉分叉处外鞘内，正常为卵圆形或不规则形，体积约6cm×4cm×2cm，其血供主要来自颈外动脉，肿瘤大多无明显包膜，质地中等，表面光滑，呈红褐色，有丰富的滋养血管。

1. 临床表现 主要表现为颈部肿块，少数有脑供血障碍和心功能抑制的表现。肿瘤累及脑神经时可出现脑神经系统受损的症状。

2. 声像图表现 颈总动脉分叉处显示实质性低回声，边界清晰，可呈分叶状，颈内外动脉间夹角和距离加大。若肿瘤较大，颈总动脉，颈内外动脉周围均可见实质性低回声，颈内外动脉可显示推移或受压。瘤体内显示丰富的动静脉血流。肿瘤挤压、包裹或侵犯致颈动脉狭窄或闭塞，颈动脉内彩色血流变细或不显示。

3. 诊断及鉴别诊断思路 颈动脉体瘤需要与颈部的肿瘤、腮腺的肿瘤进行鉴别。

（1）与颈神经鞘瘤、颈交感神经瘤、颈纤维瘤相鉴别：这类肿瘤位于颈动脉后方，可将颈动脉向前推移，不包绕颈动脉。肿瘤均为实质性，形态不规则，或呈分叶状，边界清楚或较模糊。内部回声不均匀，强弱回声交织存在。CDFI显示肿瘤内部无或较少色彩血流。

（2）与腮腺肿瘤相鉴别：主要从部位上鉴别，位于腮腺内，或与腮腺分界不清，与颈动脉有明显分界。

（王志辉　黄道中）

第十四章 四肢血管疾病

第一节 四肢血管超声检查应用解剖

四肢的静脉分深浅两类，深静脉与同名动脉伴行，行于深筋膜的深面。浅静脉不与动脉伴行，行于皮下组织内。

1. 对四肢血管的扫查

（1）上肢血管扫查：上肢外展，从锁骨上窝开始行连续横向、纵向扫查。

（2）腋动静脉扫查：腋窝偏前方扫查。

（3）肱动静脉扫查：上肢外展90°，沿锁骨中点至肘窝中点稍下方的连线。

（4）桡动静脉扫查：肘窝中点稍下方至桡骨茎突的连线。

（5）尺动静脉扫查：肘窝中点稍下方至豌豆骨桡侧的连线。

2. 对下肢血管的扫查

（1）大腿外展外旋，腘静脉扫查：取俯卧位，从腹股沟韧带上方开始，行连续的横向、纵向扫查。

（2）股动静脉扫查：髂前上棘和耻骨结节连线的中点至大腿内侧中下 1/3 交界处。

（3）腘动静脉扫查：大腿内侧中下 1/3 交界处至腘窝中点的连线。

（4）胫后动静脉扫查：腘窝中点至内踝和跟结节的连线。

（5）胫前动静脉扫查：胫骨粗隆与腓骨小头连线中点至足背的内外踝连线的中点。

（6）足背动静脉扫查：足背的内外踝连线中点至第一、二跖趾关节之间的连线。

（7）四肢血管的扫查：同颈部血管，探头不要加压，注意双侧对比，检查者必须熟悉四肢血管的解剖及生理特点，取样容积宽度 2～4mm，置管腔中央。

第二节 四肢血管疾病超声检查技术

一、检查方法

线阵探头，频率 5 ～ 12MHz，取卧位或坐位，卧位有助于静脉血流的显示。四肢的静脉分深浅二类，深静脉与同名动脉伴行；浅静脉不与动脉伴行，行于皮下组织内。了解四肢血管的体表投影有助于对四肢血管的检查，扫查时探头不要加压，注意双侧对比。

二、正常声像图及常用正常值

1. **四肢动脉** 动脉壁呈内膜与管腔交界面、中层、外膜三层结构，管腔内为无回声（图 14-2-1）；彩色血流充盈良好（图 14-2-2）；频谱多普勒呈三相波（图 14-2-3）。

2. **四肢静脉** 上肢静脉彩色血流呈单向连续性，下肢静脉血流呈自发性（图 14-2-4）。随呼吸周期变化，呼气时血流持续显示，流速加快；吸气时短暂血流减慢或无血流显示。Valsalva 试验，大中静脉内无血流显示。

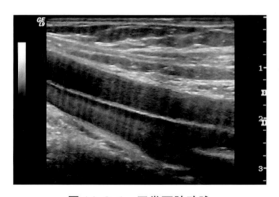

图 14-2-1 正常下肢动脉

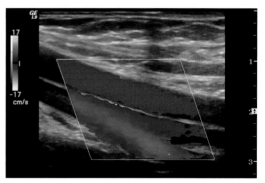

图 14-2-2 正常下肢动脉

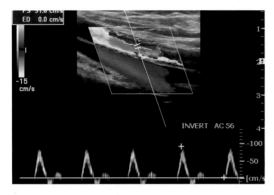

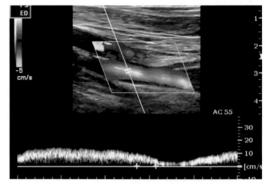

图 14-2-3　正常股浅动脉血流频谱图
呈高阻力型三相波

图 14-2-4　正常下肢静脉血流频谱图

三、检查适应证

1. 肢体乏力、发凉。

2. 与运动有关的肢体无力、疼痛或指端溃疡、坏疽。

3. 与上肢运动有关的头晕等颅脑血症状。

4. 上肢动脉搏动减弱、消失或双上肢血压差异 20mmHg 以上。

5. 疑有动脉瘤、假性动脉瘤、动静脉瘘。

6. 肢体动脉手术介入治疗后的随访。

7. 下肢动脉搏动减弱或消失。

8. 下肢沉重、疼痛。

9. 下肢色素沉着和 / 或溃疡。

10. 下肢浅静脉扩张。

11. 不明原因的肺动脉栓塞。

第三节　四肢血管疾病的超声诊断

一、四肢动脉疾病

（一）四肢动脉粥样硬化

由动脉粥样硬化引起的慢性动脉闭塞性疾病，动脉粥样硬化斑块、动脉中层变性以及继发血栓形成可导致动脉管腔狭窄以至闭塞，从而引起相应的肢体缺血。临床上根据所累及的肢体动脉，可引起肢体发冷、麻木、间歇性跛行、静息痛，以至肢端溃疡或坏疽，下肢动脉病变远比上肢动脉病变多见。

1. **临床表现**　早期可无任何临床症状，或仅有肢体发凉、麻木等非典型症状。随着病变的进展，患者可出现间歇性跛行。典型的间歇性跛行表现为行走一段路程后肢体出现酸胀、乏力和疼痛，休息片刻后症状消失，继续行走后症状再次出现。肢体缺血进一步加重后，患肢可出现静息痛。静息痛通常在晚间加重，使患者难以入眠。严重缺血时患肢的趾端、足部以至小腿可出现溃疡或坏疽。

2. **声像图表现**

（1）二维超声：动脉管壁内中膜增厚并可见不规则的强弱不等回声斑块凸入管腔造成不同程度的狭窄（图14-3-1）。

（2）CDFI显示：斑块部位彩色血流信号部分充盈缺损（图14-3-2），同时，狭窄段血流增快而使血流颜色变亮，形成湍流；当狭窄进一步加重至完全阻塞时，腔内无血流信号显示。

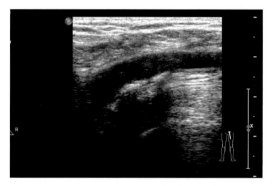
图14-3-1　左股浅动脉斑块

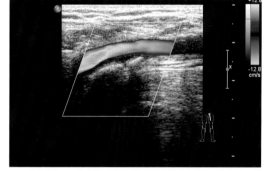
图14-3-2　左股浅动脉斑块处血流充盈缺损

（3）频谱多普勒：狭窄段频谱形态异常，三相波消失，频带增宽，收缩期窗消失，血流速度加快，舒张早期反向血流消失，呈单相中等阻力型频谱显示（图14-3-3）。狭窄段近心端频谱可正常，远心端呈低阻力型频谱（图14-3-4）。闭塞段及其远心端均无多普勒血流频谱显示。

（4）四肢动脉狭窄程度的判断标准如下：①轻度：直径减少1%～19%，三相波型，频带正常或轻度增宽，与近心端正常动脉比较，收缩期最大血流速度增加<30%，近心端和远心端频谱正常；②中度：直径减少20%～49%，三相波型或二相波型，频带增宽，收缩期窗减少或消失，舒张早期反向血流峰速减低，收缩期峰值流速较近心端增加30%～100%；③重度：直径减少50%～99%，单相中等阻力型频谱，频带增宽，充填，收缩期峰值流速较近心端增加<100%，远心端收缩期峰值流速降低，频谱呈单相中等阻力型；④完全闭塞：无血流信号，远心端无血流信号显示。

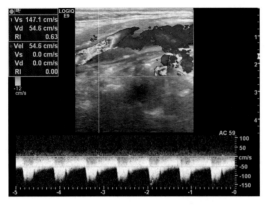

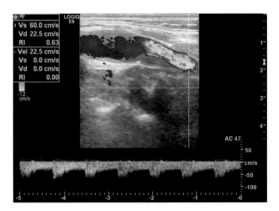

图 14-3-3　动脉狭窄处血流频谱图　　　　图 14-3-4　动脉狭窄远端血流频谱图

3. 临床价值及检查注意事项　CDFI 在诊断四肢动脉疾病方面具有很高的特异性和敏感度，加之其具有无创性、可重复性等特点，已经成为四肢动脉粥样硬化的首选检查方法。下肢动脉斑块及壁严重钙化时，影响声束穿透，彩色和脉冲多普勒可能均不能显示血流，造成血流中断假阳性表现。此时，应检查明显钙化动脉段的近端和远端，判断血流是否存在。从腘窝探查腘动脉时，应向近心端方向扫查，以保证从大腿内侧检查和从腘窝检查范围相互覆盖，使股浅动脉和腘动脉任何节段均不被遗漏。如果有腘动脉瘤，应该测量其最大直径及是否存在瘤内血栓。

4. 诊断及鉴别诊断思路

（1）与血栓闭塞性脉管炎相鉴别：多见于青壮年男性，动脉病变主要累及肢体中、小动脉。病变多呈节段性，病变之间动脉段相对正常。发病早期可出现复发性游走性血栓性静脉炎。

（2）与急性下肢动脉栓塞相鉴别：起病急骤，患肢突然出现疼痛、苍白、厥冷、麻木、运动障碍及动脉搏动消失。动脉栓塞多见于心脏病患者，特别是房颤者。发病前可无间歇性跛行等下肢慢性缺血症状。

（3）与多发性大动脉炎相鉴别：多见于年轻女性，动脉病变主要累及主动脉及其分支的起始部。如果病变累及主 - 髂动脉，临床上可出现下肢缺血的症状。疾病活动期有发热和血沉升高等现象。

5. 介入超声的应用　临床中对于有些病变部位超声能清晰显示病变段血管，如股浅动脉。短段的狭窄或闭塞可行超声引导下行经皮腔内血管成形术（PTA）治疗，超声能实时显示导丝及球囊扩张器，并且可以显示治疗后血流恢复情况及血流动力学变化，可以作为数字血管造影（DSA）引导下 PTA 治疗的有力补充（图 14-3-5）。

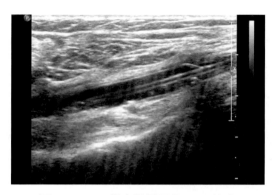

图 14-3-5　超声引导下行 PTA 治疗

（二）肢体动脉栓塞

急性动脉栓塞是指栓子自心脏或近心端动脉壁脱落，或自外界进入动脉，随血流进入并停留在管径与栓子大小相当的动脉内，引起动脉供应区组织的急性缺血，并出现相应的临床表现。以血栓最常见，其他还可见感染性栓子和癌栓。

四肢动脉急性栓塞常具有特征性的所谓 5P 征：疼痛（pain）、麻木（parasthesia）、苍白（pallor）、无脉（pulseless）和运动障碍（paralysis）。临床症状出现的早晚并不完全一致，症状的轻重取决于栓塞的位置、程度，继发性血栓的范围，是否有动脉粥样硬化性动脉狭窄，以及侧支循环代偿的情况等。

1. 声像图表现

（1）二维超声：新鲜血栓时，动脉腔内显示较低的实性回声，血栓机化时，回声增强，且回声不均匀。栓塞部位近端血管管径增宽，栓子部位血管搏动性消失。

（2）CDFI 显示：不全栓塞时，栓子部位彩色血流束变细，血流部分充盈缺损；完全栓塞时彩色血流在栓子部位中断，栓塞远端动脉内无彩色血流信号（图 14-3-6，图 14-3-7）。

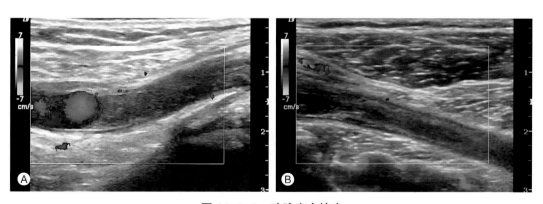

图 14-3-6　动脉完全栓塞

管腔可见较低的实性回声充填。A. 栓塞近端显示部分血流；B. 栓塞远端末见血流

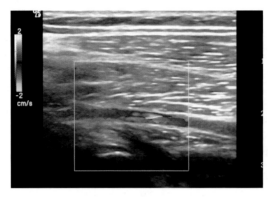

图 14-3-7　胫前动脉部分栓塞

（3）频谱多普勒：栓塞段及靠近栓塞段的远端动脉，收缩期峰流速加快，为高速湍流频谱，远离栓塞段的远端动脉频谱阻力降低，完全栓塞时无血流频谱显示。

2.临床价值与存在的问题　彩色多普勒超声检查简便、快捷，能够无创、直观地显示栓塞动脉的形态和血流动力学改变，从而迅速确定栓塞的部位和范围，其定位远较通过皮肤温度和感觉改变间接推断栓塞部位准确，常可以免除动脉造影检查，对临床诊治具有重要的指导作用，也可作为取栓术后了解血流重建情况的监测手段。超声检查遇到的问题与动脉硬化闭塞症检查时相同。

（三）肢体假性动脉瘤

四肢动脉瘤以假性动脉瘤为主，股动脉和腘动脉为好发部位。

1.声像图表现

（1）二维超声：动脉旁显示无回声区，其内可见沉积的光点回声，部分病例显示动脉壁连续中断，与无回声相连通。如有附壁血栓，无回声区内显示实质性回声。

（2）CDFI显示：无回声区内显示涡流状彩色血流，一半红色，一半蓝色，颜色较暗；收缩期可见彩色血流束射入瘤体无回声区内。

（3）频谱多普勒：在瘤体红蓝交界处取样，显示双向涡流频谱（图14-3-8，图14-3-9）。

2.临床价值与存在的问题　二维及多普勒超声可对四肢动脉的假性动脉瘤的部位、大小及血流动力学变化做出准确判定。为了帮助临床更有效地确定治疗方案，超声评价假性动脉瘤时应注意以下几点：①瘤灶大小、与瘤灶相连的动脉及位置；②瘤颈的长度和直径；③瘤体内血栓与血流的比例。

3.介入超声的应用　超声引导下小剂量凝血酶注射术因其简单、经济、便捷、有效、安全已成为外周动脉DSA治疗的重要手段，治疗时必须定位准确，确定针尖位于瘤腔内，尽量远离破口，瘤腔内清晰显示针尖后注入生理盐水，观察闪烁的液体流动，注射凝血酶前尽量按紧瘤颈，注射速度不宜过快（图14-3-10）。

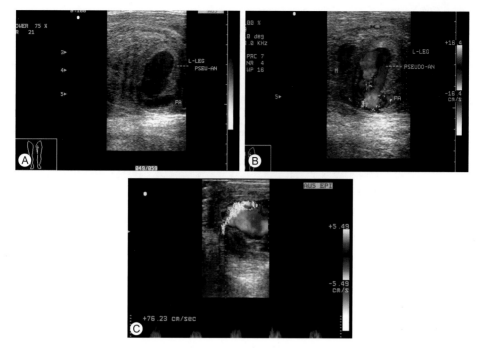

图 14-3-8　左股动脉假性动脉瘤

A. 左股动脉旁可见无回声区，周边回声较强，内部可见光点回声；B. 左股动脉旁可见无回声区，内部可见部分红蓝色血流，这种红蓝血流分布是特征性表现；C. 动脉壁连续中断处可见高速血流，呈双向动脉频谱

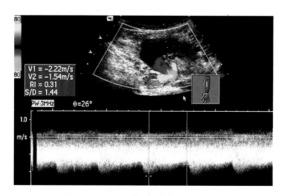

图 14-3-9　桡动脉假性动脉瘤

桡动脉破口处可见高速血流，流速达 222cm/s

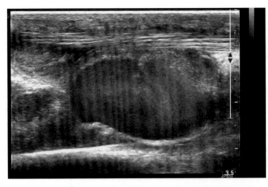

图 14-3-10　假性动脉凝瘤血酶注射术

注射术后超声造影示瘤体内未见造影剂充填，提
示瘤腔完全封闭

二、肢体静脉疾病

（一）下肢静脉血栓

　　四肢静脉血栓形成的三大主要因素：静脉血流迟缓、内膜损伤和高凝状态。四肢浅静脉血栓形成常发生于静脉输液的部位，是由输入的药物或静脉置管刺激所致，也常见于浅静脉曲张患者的膝以下的大隐静脉及其属支。四肢浅静脉血栓形成具有明显体征，在静脉走行区见皮下局部红斑，并可触及条索状肿块，有触痛。四肢深静脉血栓是一种比较常见的疾病，以下肢多见。上肢深静脉血栓形成常见于锁骨下静脉–腋静脉。

　　1. 临床表现　四肢静脉血栓形成的临床表现主要包括：①血栓水平以下的肢体持续肿胀，站立时加重；②疼痛和压痛，皮温减低；③浅静脉曲张；④"股青肿"：此为下肢静脉血栓中最为严重的一种情况，当整个下肢静脉系统回流严重受阻时，组织张力极度增高，致使下肢动脉痉挛，肢体缺血甚至坏死；⑤血栓脱落引起肺栓塞，70% ～ 90% 肺栓塞的栓子来源于有血栓形成的下肢深静脉。

　　2. 声像图表现

　　（1）二维超声：静脉管腔内显示实性回声，可呈低回声或高回声。静脉管腔增宽，栓塞以下远端静脉明显扩张，探头加压后，管腔不能压瘪。深吸气或 Valsalva 试验，静脉管径无明显变化。

　　（2）CDFI 显示：部分血栓时彩色血流束变细，或充盈缺损；完全栓塞时血栓处及近心端静脉内无彩色血流显示，远心端彩色血流变暗；慢性血栓再通时，血栓内可见持续的细带状纡曲彩色血流束（图 14-3-11）。

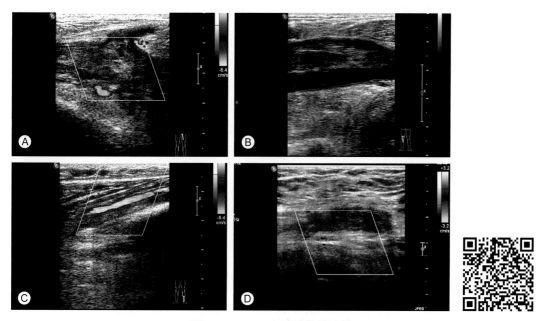

图 14-3-11 左下肢静脉血栓

A. 左股静脉仅可见细束血流信号；B. 左腘静脉内光点群充填；C. 左胫前静脉血流充盈缺损；D. 股静脉血栓动态图

（3）孤立性小腿肌间静脉丛血栓的超声诊断：临床常见，占深静脉血栓形成的40%，由孤立性小腿肌间静脉血栓直接引起肺栓塞者占5%～33%，静脉造影假阴性率高，超声检查优势明显，如不早期发现进行干预治疗将向近端延伸，易患因素以短暂性因素为主，如近期术后、产后、下肢石膏外固定、近期长时间旅行、急性肌肉损伤等，临床主要需要与小腿肌间血肿相鉴别（图 14-3-12）。

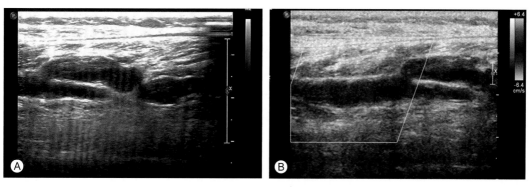

图 14-3-12 小腿肌间静脉血栓

A. 小腿肌间静脉内光团充填；B. 小腿肌间静脉内血流充盈缺损

（4）导管相关性血栓的超声诊断：伴随着中心静脉穿刺置管技术的广泛应用，其相关并发症亦逐渐被临床医务工作者所认识，如中心静脉导管相关性感染、导管相关血栓形成等，其中导管相关血栓因其有可能血栓脱落导致肺栓塞，严重者甚至危及患者生命，备受医务工作者重视。然而关于导管相关血栓治疗也有许多未解决的问题，如当不需要中心静脉导管时，适合在抗凝治疗开始后多久拔出？目前对此问题暂无定论。我们认为由于目前对导管相关血栓的临床分型较少，不利于寻找针对各型血栓的个体化治疗策略。在诊断导管相关性血栓时一定要仔细观察血栓与静脉管壁有无附着点（图14-3-13）。

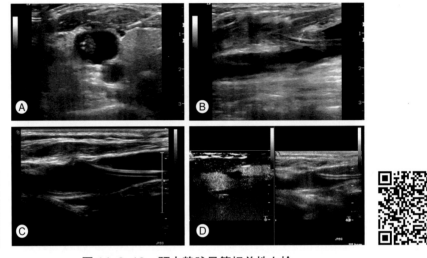

图14-3-13　颈内静脉导管相关性血栓

A. 血栓与静脉管壁未见附着点；B. 血栓与静脉管壁附着；C. 血栓动态图；D. 颈静脉导管相关性血栓造影

3. 检查注意事项

（1）一旦超声诊断急性期血栓，尤其观察到自由漂浮血栓时，必须十分小心，避免不必要的操作，以免引起血栓脱落。

（2）间断加压检查时不应在长轴切面下进行，以免静脉滑出探查切面而产生静脉被压瘪的假象。

（3）左侧髂静脉血栓形成较右侧为多，可能与左侧髂总静脉压迫综合征有关。

（4）小腿深静脉多为两条同名静脉伴行，检查时应全程探查两条血管内有无血栓形成，以防漏诊。

（5）小腿肌肉静脉丛血栓形成是临床较常见，但超声检查易漏诊的血栓类型，当出现小腿胫后及腓静脉通畅，但患者小腿明显肿胀，要留意探查肌肉静脉丛有无血栓形成。

（6）当大隐静脉或小隐静脉有血栓形成时，应注意观察血栓上端至隐股交界或隐腘交界的距离。

4. 介入超声的应用　下腔静脉内滤器置入与导管直接溶栓术均是较为成熟的技术，但传统的操作均在DSA下进行，有以下不足之处：①需要使用造影剂，对肾功能不全、肾衰竭患者及对造影剂过敏患者具有一定的局限性；②治疗过程医患双方均有不同程度的辐射；③盲穿静脉有时会造成静脉损伤继发血栓形成或动静脉瘘形成。将超声引导应用至溶栓导管置入中，并取得了不错的临床效果。此类新技术的适应证为：①超声能清楚显示膈肌水平以下全程腔静脉及双侧肾、髂、股、腘静脉；②对造影剂过敏者；③肾功能不全或肾衰竭患者；④一般情况差，不能耐受传统手术取栓者。优点：①创伤小、术后恢复快，对患者生活质量无明显影响；②避免 X 线对医患双方的损害；③避免反复造影观察溶栓效果时，造影剂对患者身体的损害，尤其是肾功能受损患者；④顺行置入溶栓导管溶栓，可保护静脉瓣膜功能，利于恢复"肌肉泵"功能；⑤药物直接到达血栓内部发挥作用，局部药物浓度高，溶栓效果好。不足之处：①超声图像与 DSA 相比不够直观，清晰度较差；②不能显示小的静脉属支及侧支代偿情况；③对于肥胖或肠道胀气患者显示腔静脉有困难。

超声引导下置入下腔静脉滤器：临床上，在超声引导下精准的将滤器放置在下腔静脉内右肾静脉开口处下方 1cm 处，来预防肺动脉栓塞的发生（图 14-3-14）。

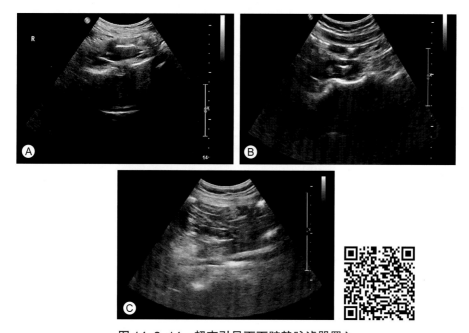

图 14-3-14　超声引导下下腔静脉滤器置入

A. 下腔静脉内滤器；B. 下腔静脉内滤器捕捉到血栓；C. 超声监视下滤器释放

超声引导下经腘静脉穿刺溶栓导管置入：首先要行下腔静脉滤器置入（防止血栓脱落造成肺栓塞），接着超声引导下穿刺腘静脉。患肢足部垫高，膝关节稍屈曲，小腿轻度外旋，腘窝皮纹上穿刺腘静脉，在超声监视下溶栓导管尖端定位于血栓近心端，确定溶栓导管尖端不能超过血栓头端（图 14-3-15）。

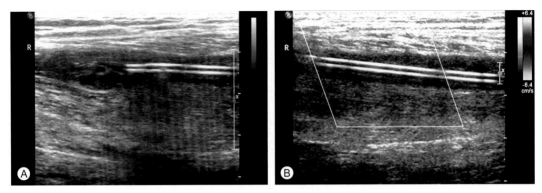

图 14-3-15　超声引导下经腘静脉穿刺溶栓导管置入

A.溶栓导管尖端；B.溶栓导管

（二）血栓闭塞性脉管炎

1.临床表现　血栓闭塞性脉管炎是一种侵犯四肢中小动脉和静脉的发作性、节段性炎症，常与血栓并存，好发于下肢，以 20 ～ 40 岁年轻吸烟男性多见。

2.声像图表现

（1）二维超声：受累动脉段内膜面粗糙不平，管壁不均匀性增厚，内径变细甚至闭塞，多以腘动脉以下病变为主；病变呈节段性，可见正常动脉段与病变段交替。

（2）CDFI 显示：受累动脉段血流信号变细、边缘不平整，血流间断性变细、稀疏或消失，亮暗变化明显；如完全闭塞则无血流信号显示，病程较长者可见侧支血管形成。

（3）频谱多普勒：多数情况下，脉冲频谱多普勒呈单相波，流速增高或减低，病变远段呈"慢小波"（图 14-3-16）。

（三）肢体动静脉瘘

四肢动静脉瘘主要由外伤引起，其次为医源性损伤。

声像图表现：

（1）二维超声：脉和静脉壁连续中断，其间显示无回声管道相通。动静脉相通处远心端静脉内径增宽，静脉壁伴有搏动。

（2）CDFI 显示：血流从动脉经相通的无回声管道流入静脉内，呈五彩镶嵌，频谱多普勒表现为双向动静脉混叠的血流频谱，其远端静脉内可表现为搏动型血流频谱，远心端动脉呈高速低阻力型血流频谱（图 14-3-17，图 14-3-18）。

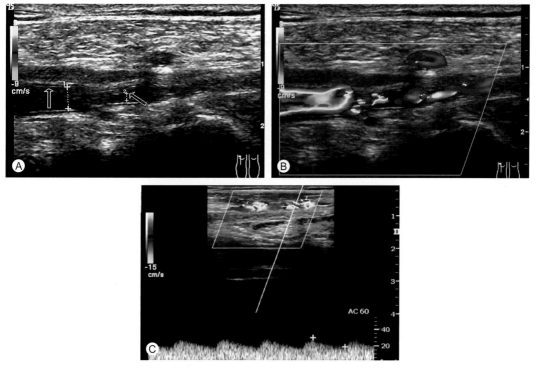

图 14-3-16　肱动脉脉管炎

A. 胫前动脉管壁明显增厚，管腔狭窄，与近心端正常动脉分界明显；B. 胫前动脉内血流宽窄分界明显，下段动脉明显狭窄；C. 胫前动脉下段管腔粗细不均匀，彩色血流明暗不等，较暗处峰值流速 30.5cm/s

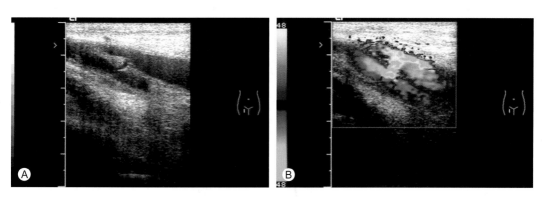

图 14-3-17　右股动静脉瘘

A. 右股动静脉壁连续中断，其间显示无回声管道相通，宽度 1.8mm；B. 右股动静脉壁间无回声管道内显示血流信号

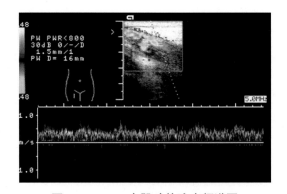

图 14-3-18　右股动静脉瘘频谱图

与图 14-3-17 为同一病例，静脉内可见搏动性血流频谱

（四）大隐静脉曲张

1. 临床表现　长时间站立后，腿酸胀不适，足踝内侧会有麻木和轻度的疼痛感，双小腿有类似蚯蚓状蓝色的曲张静脉团块。静脉曲张发展到中晚期出现足踝部的色素沉着及溃疡形成。

2. 声像图表现

（1）大隐静脉向股总静脉汇入出静脉内径增宽，大隐静脉瓣关闭不全，CDFI 可见反流信号。

（2）下肢由内踝向上大隐静脉走行各段均增宽，走行纡曲，部分病例大隐静脉腔内可见密集光点群回声充填。CDFI 显示静脉腔内血流呈花色，色彩暗淡，部分可见血流充盈缺损。

（3）下肢深、浅静脉间交通支增宽，CDFI 显示血流由浅静脉流向深静脉，如果交通支内未见血流，则可能出现深静脉阻塞（图 14-3-19，图 14-3-20）。

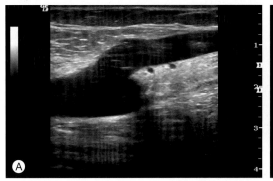
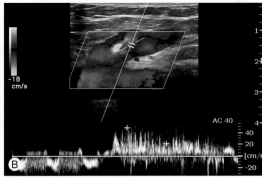

图 14-3-19　大隐静脉曲张

A. 大隐静脉入口处管腔明显增宽；B. 做 valsalva 动作时可见反向血流信号

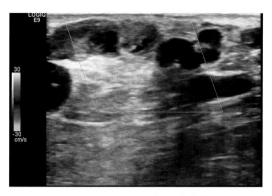

图 14-3-20 大隐静脉曲张

大隐静脉明显增宽、纡曲,腔内可见血栓光点群回声

(4)穿静脉功能不全的超声诊断:术前能否明确诊断、精确定位功能不全的穿静脉是决定手术是否彻底和疗效的关键,如术前超声检查发现功能不全的穿静脉应进行体表标记(图 14-3-21)。

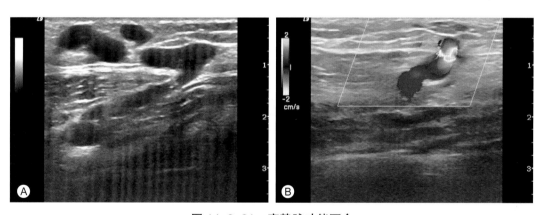

图 14-3-21 穿静脉功能不全

A. 小腿内踝上方功能不全的扩张的穿静脉;B. 穿静脉血流

3. 诊断及鉴别诊断思路 大隐静脉曲张除了确定是否有静脉曲张外,还要确定是否有深静脉的阻塞以及下肢深浅静脉交通支的血流情况。

4. 检查注意事项

(1)腘静脉为股浅静脉的直接延续,二者的分界点很难在超声检查时确认。超声检查时应分别从大腿内侧向腘窝部,以及从腘窝部向大腿远侧段的后方扫查股浅静脉和腘静脉,并使二次扫查的范围相互覆盖,以保证显示股浅静脉和腘静脉的全程,尤其是二者交界处。

(2)小隐静脉可汇入腘静脉或股浅静脉,隐腘交界水平的上下差别甚大。准确描述隐腘交界解剖位置(通常利用隐腘交界与腘窝皮肤皱折之间的距离),有助于临床医师

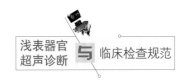

高位结扎小隐静脉时方便地找到隐腘交界。

（3）下肢穿静脉甚多，静脉瓣功能不全，且直径较大的穿静脉具有临床意义，穿静脉直径通常在穿静脉经过筋膜处测量。

（五）下肢深静脉瓣功能不全

下肢深静脉瓣功能不全分为原发性和继发性：原发性者与静脉壁及瓣膜发育不全有关；继发性者是由深静脉血栓形成后，瓣膜遭到破坏所致。

声像图表现：

（1）二维超声：原发性下肢深静脉瓣功能不全，静脉管壁光滑，管腔内呈无回声，静脉瓣短小，关闭不合拢，甚至缺少瓣膜。继发性下肢深静脉瓣功能不全，静脉腔内可见血栓中强回声，静脉内壁毛糙、增厚，静脉瓣膜增厚、扭曲，活动僵硬或固定。

（2）CDFI显示：轻者Valsalva试验或挤压小腿再放松，静脉内显示红色或彩色反向血流；程度较重者，平静呼吸吸气相瓣膜处显示反向血流。无静脉瓣时，可显示静脉内反流的征象。

（3）频谱多普勒：取样容积置于瓣下，Valsalva试验，或挤压小腿后放松，在瓣膜下可检测到反向血流频谱。程度严重者，平静呼吸吸气相可出现快速的反向血流频谱。

（王志辉　黄道中）

第十五章　皮肤及皮下软组织疾病

第一节　皮肤及皮下软组织超声检查应用解剖

皮肤是人体最大的器官，位于人体表面，覆盖全身，成人皮肤的总面积为 $1.5 \sim 2.0m^2$，新生儿约 $0.21m^2$，约占人体总体重的 16%。皮肤不仅是人体重要的防线，使体内各种组织器官免受物理性、机械性、化学性和病原微生物性的侵袭，还是一个免疫器官，具有免疫监视作用。

皮肤由表皮、真皮和皮下组织构成，此外还有丰富的血管、淋巴管、神经、肌肉和皮肤附属器。皮肤附属器包括毛发、毛囊、皮脂腺、汗腺和指（趾）甲。皮肤厚度因部位不同而异，眼睑、会阴、四肢屈侧皮肤较薄，而掌、跖及背部皮肤最厚。

软组织定义为体内非上皮性的、骨外组织结构的总称，不包括各器官的支持组织和造血淋巴组织，其涵盖范围广泛，自皮肤深面与骨骼之间均为软组织结构。皮下组织由含有脂肪的疏松结缔组织构成，将皮肤与深部的深筋膜或是骨骼肌连接，皮下组织的厚度随着脂肪含量多少而不同。

第二节　皮肤及皮下软组织超声检查技术

（一）仪器条件

一般选用中高档彩色多普勒超声诊断仪器，配有高频线阵探头，探头频率为 $7 \sim 15MHz$ 或更高。对于位置较深或体积较大的肿块，可选择频率范围为 $3.5 \sim 5MHz$ 的凸阵探头，显示效果更佳。

（二）检查方法

1.检查前准备　常规检查无须特殊准备，检查时应充分暴露病变部位。检查时注意询问病史，有无外伤或运动损伤史、有无系统性疾病等，必要时可对病变部位进行触诊。

2.体位 根据病变部位不同患者采用不同体位,以充分暴露病变部分为原则。如病变位置较浅或凸出于体表,可应用大量耦合剂或水囊衬于病变部位。

3.正常超声声像图 皮肤由表皮和真皮组成,依身体不同部位其厚度不同,为1.5～4mm。普通高频探头不能区分表皮与真皮,声像图表现为均匀一致的高回声。皮下组织又称皮下脂肪或浅筋膜,由脂肪等疏松结缔组织构成,此层结构的厚度在身体不同部位差别较大。声像图表现为均匀分布的低回声脂肪组织,其间见平行或斜行走行的线样高回声间隔组织(图15-2-1)。

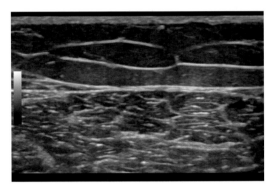

图 15-2-1 皮肤及皮下软组织正常声像图
皮肤呈高回声带,脂肪组织呈低回声,筋膜呈强回声

(三)适应证

1.适用于出现皮肤及皮下软组织疾病相关临床表现的患者,如外伤或运动损伤后、扪及肿块者、肢体肿胀者,超声可用于定位及诊断病变。

2.适用于皮肤及皮下软组织疾病患者的随访,可用于评估肿块的大小变化、术后评估、软组织恶性肿瘤定期随访,有无局部复发或淋巴结转移等。

3.适用于需超声引导下介入诊断和治疗的皮肤及皮下软组织疾病患者。

第三节 皮肤及皮下软组织疾病的超声诊断

一、非肿瘤性皮肤疾病

1.**声像图表现** 临床常用的高频探头由于无法区分表皮层与真皮层,对于此类疾病,如带状疱疹、银屑病、硬皮病、结节性红斑等超声表现无特异性,通常表现为病灶部位皮肤层增厚(图15-3-1)。

蜂窝组织炎是皮肤、皮下组织、筋膜下、肌肉间隙的急性弥漫性化脓性感染,致病菌主要为溶血性链球菌和金黄色葡萄球菌，后者感染时比较容易局限为脓肿。超声表现为皮肤层增厚、软组织肿胀、肌纹理模糊、层次分界不清，其间可见低回声区或无回声区（图 15-3-2），随病情发展可形成软组织脓肿。CDFI 显示病变组织内血流信号增多。

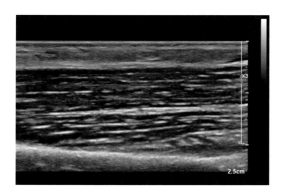

图 15-3-1　硬皮病

左上臂皮肤层增厚，皮下层回声增高

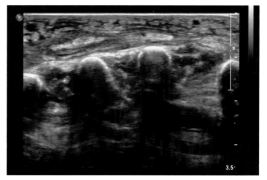

图 15-3-2　手背部蜂窝组织炎

皮肤层和皮下层增厚，分界不清，其间见片状无回声区

2. 诊断及鉴别诊断思路　非肿瘤性皮肤疾病常规高频超声通常表现为皮肤层增厚，诊断与鉴别诊断需结合病史和皮肤外观改变等现象。CDFI 显示皮肤蜂窝组织炎病变区域血流丰富，可作为诊断该病的依据。

3. 临床价值及存在问题　常规高频超声不作为临床诊断及鉴别诊断此类皮肤病的首选工具，但可以较好地观察此类疾病生长部位、内部回声及与周围组织脏器的关系，测量病灶累及范围，观察病灶及病灶周围组织血流分布状态。

关节性银屑病患者除皮损处皮肤增厚外，超声还可以发现滑膜增生、腱鞘炎、关节渗出等相关表现，超声方便、安全、高效，对于此类病变的治疗监测有一定价值。

二、皮肤良性肿瘤

1. 声像图表现　皮肤瘢痕属于真皮内特有的纤维代谢性疾病，以过量的纤维化和胶原蛋白沉积为特征。超声表现为皮肤层局限性增厚，回声减低，多界限清晰。

神经纤维瘤属于常染色体显性遗传病，是基因缺陷使神经嵴细胞发育异常，从而导致多系统损害。根据临床表现和基因定位分为神经纤维瘤病Ⅰ型和Ⅱ型，其特征性临床表现为皮肤牛奶咖啡斑和周围神经多发性神经纤维瘤。皮肤神经纤维瘤超声表现为皮肤层和皮下层增厚，回声减低，沿神经干走向可表现为圆形、结节状低回声团，多发时呈串珠样（图 15-3-3）。CDFI 显示病变回声减低区内血流信号增多，低回声团内时可探及星点状血流信号。

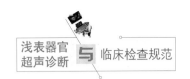

皮肤毛细血管瘤外观上表现为鲜红色柔软肿瘤，多在出生时或出生后 3 ～ 5 周出现，部分可消退，少数可与海绵状血管瘤并发。超声表现为皮肤层、皮下组织层均质性团块，或以囊性为主的肿块。CDFI 显示无回声区内有血流信号充填，探头加压时血流红蓝信号交替出现（图 15-3-4）。

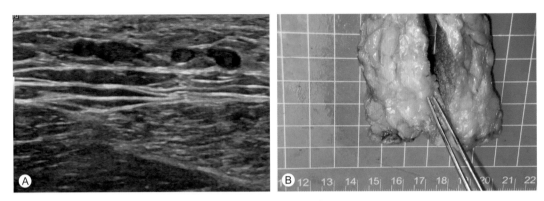

图 15-3-3　左臀部及大腿皮肤神经纤维瘤合并丛状神经纤维瘤

A. 皮下层多发大小不等的串珠样、蚯蚓样低回声结节；B. 神经纤维瘤病理图

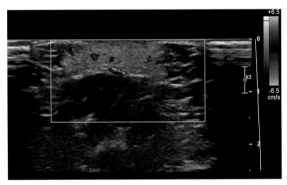

图 15-3-4　胸壁毛细血管瘤

皮肤层稍增厚，皮下层稍高回声团，内部回声均匀，
团块周边见血流信号

2. 诊断及鉴别诊断思路　皮肤良性肿瘤涵盖多种不同病理类型的疾病，超声表现各异，确诊及鉴别诊断需考虑病史、皮肤外观改变和影像学表现。主要与皮肤恶性肿瘤相鉴别。

3. 临床价值及存在问题　皮肤良性肿瘤超声表现无明显特异性，需依靠病史、皮肤外观改变结合影像学表现等综合诊断。但超声对于浅表病变、微小病变的显示能力优于MRI，同时具有无辐射、操作简便、价格低廉等特点，对于此类疾病，如小儿血管瘤一类疾病的诊断及随访有着独到优势。

三、皮肤恶性肿瘤

1. 声像图表现　皮肤癌是皮肤恶性肿瘤的统称，常见致病原因包括日常暴晒和紫外线照射、化学致癌物质和电离辐射、炎症慢性刺激、免疫抑制或免疫系统功能低下等。

皮肤恶性黑色素瘤约占黑色素瘤的90%，恶性程度高，极易早期转移，是进展最快、预后最差的恶性肿瘤之一。皮损表现为黑色扁平或稍隆起的斑块，迅速增大，呈大小不等的瘤样或菜花状黑色结节，可破溃形成溃疡，有黑色渗液，好发于足部也可发生于其他部位。超声表现为皮肤层增厚，形态不规则，回声减低，其内血流信号可增多或无明显改变，垂直生长期肿块可表现为皮肤层，甚至皮下组织内低回声团块，形态不规则，多呈倒锥形（图15-3-5）。CDFI显示团块内血流信号明显增多，可伴有引流区域淋巴结肿大。

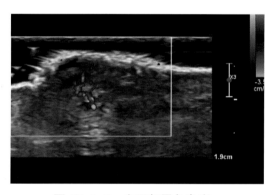

图 15-3-5　左足部黑色素瘤
左足局部皮肤增厚伴皮损，病变处皮肤及皮下不规则低回声团，CDFI显示病灶内血流较丰富

湿疹样癌又称Paget病，是一种罕见病，已发现表皮内赘生性细胞为特征，常合并乳腺导管原位癌和/或浸润性导管癌。典型临床表现为乳头或乳晕区红斑、溃疡及湿疹样改变，典型超声表现为乳头回声减低，局部血流丰富，伴或不伴有乳晕区皮肤层增厚、回声减低，伴有导管癌时，乳头深面可见低回声肿块，形态不规则，边界不清。CDFI显示肿块内可见斑点状或短条状血流信号。部分病例可在乳头内、乳晕内和乳晕附近见点状或簇状强回声，提示存在钙化。

2. 诊断及鉴别诊断思路　皮肤恶性肿瘤在高频超声灰阶图像上通常表现为低回声病灶，故很难单纯通过超声检查对病灶做定性诊断，但恶性肿瘤多形态不规则，肿块体积较大者多血供丰富，上述特点可与皮肤良性肿瘤相鉴别。

3. 临床价值及存在问题　皮肤恶性肿瘤诊断的金标准是病理活检，但超声检查可以较精确地测量肿瘤大小及厚度、确定边界，为术前手术治疗提供准确信息，亦有利于术后随访评价肿瘤是否复发。

由于乳头病变钼靶常难以显示，而高频超声能清晰分辨皮肤和皮下各层次，识别乳头异常和伴发肿瘤，并能准确测量病变范围，对 Paget 病早期评价很有帮助，乳腺 Paget 病钙化发生率较高，但常规超声对微钙化的检出，尤其是沿导管走行的钙化不如钼靶敏感。对于仅表现为乳头红斑的部分患者，常规超声可能漏诊。

四、皮下脂肪瘤

1.声像图表现 皮下脂肪瘤超声表现为皮下脂肪层边界清楚的等回声或高回声病变，内部可见与皮肤长轴平行的条索样高回声，位置浅表者探头加压时可有压缩性（图 15-3-6，图 15-3-7）。少数病变可为低回声或混杂回声。CDFI 显示肿块内部一般无血流信号。

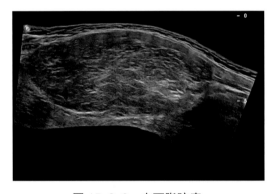

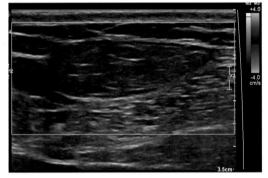

图 15-3-6　皮下脂肪瘤

右肩皮下层等回声团，边界清晰，内部见与皮肤平行的条索样高回声

图 15-3-7　腹壁脂肪瘤

腹壁皮下脂肪层等回声团，内部未见血流信号

2.诊断及鉴别诊断思路 典型脂肪瘤诊断较明确，超声发现脂肪层内肿块首先应考虑皮下脂肪瘤。对于深部体积较大并可探及血流信号的"拟诊"脂肪瘤病变，特别是老年男性患者，需警惕脂肪肉瘤可能。

3.临床价值及存在问题 脂肪瘤是最常见的软组织良性肿瘤之一，高频超声诊断脂肪瘤的敏感度、特异性均较高，具有准确、简便、无创等优势，可提供肿块位置、大小、形态、解剖毗邻、血流特征等重要信息。

五、血管瘤

1.声像图表现 血管瘤概念上包括由胚胎期间的血管细胞增殖形成的常见于皮肤和软组织的良性肿瘤以及由血管为主要成分的先天性畸形等一大类疾病。依据组织学和形态学改变，可分为毛细血管瘤、海绵状血管瘤和蔓状血管瘤。

毛细血管瘤是婴幼儿最常见的良性肿瘤，包括草莓状血管瘤和葡萄酒色斑。超声可仅表现为病变区皮肤层增厚，或均质团块回声，有时可显示深部异常管道结构。

海绵状血管瘤又称低血流量血管畸形，畸形血管透过皮肤呈暗红或蓝紫色。位于皮下者超声表现为界限清楚或不清的非均质性团块，可压缩，多数病变内可见不等管道样无回声，部分可见强回声，是由于病灶内血流缓慢，易形成血栓，血栓机化钙化沉积后形成静脉石。病变无回声区内可见较丰富的血流信号，以低速血流为主，也可仅表现为实质性病灶，后方可见引流静脉和滋养动脉（图 15-3-8～图 15-3-11）。

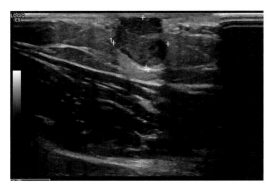

图 15-3-8　左肘部血管瘤

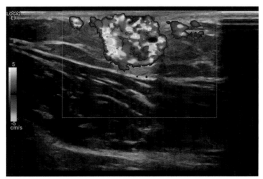

图 15-3-9　左肘部血管瘤

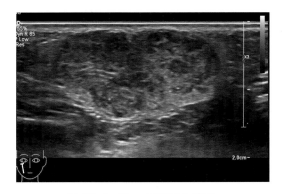

图 15-3-10　右颊部血管瘤

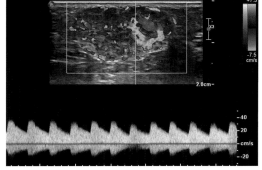

图 15-3-11　右颊部血管瘤频谱图

2.诊断及鉴别诊断思路　结合相应皮肤改变和有血流充盈的管状回声等声像图特征，典型者诊断一般不难，部分病例可表现为混合型。

鉴别诊断时需注意病变管状无回声内血流形式，以区分不同类型的血管瘤，存在高流量动脉血流者常提示存在先天性动静脉瘘，而低速血流多提示海绵状血管瘤。静脉石为海绵状血管瘤的特征性表现。

3.临床价值及存在问题　高频超声对于血管瘤检出的敏感性高，可清晰地显示瘤体位置、构成、大小，利用频谱多普勒可了解管状无回声内血流特征，对于不同类型血管瘤的鉴别也有较高价值。部分病灶界限不清、累及范围广泛，对周边组织结构其确切范围需结合 MRI 等其他影像学检查综合判断。

超声引导下经皮注射泡沫硬化剂治疗血管瘤的安全性和有效性已得到临床认同，超声定位准确，可以清晰显示病灶的位置、范围，实时监控药物注射过程，可对病灶治疗

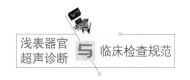

前后进行量化评估。

六、神经源性肿瘤

1. 声像图表现　神经源性肿瘤包括神经鞘瘤和神经纤维瘤两类，常见于肢体及头颈部，部分病例触诊时有相应神经支配区感觉异常。

神经鞘瘤多表现为圆形或椭圆形的低回声团，可有包膜，起源于外周较粗大神经的病变，可探及瘤体两端与增粗的神经干相连，呈"鼠尾征"（图 15-3-12，图 15-3-13）。神经鞘瘤内可见囊性无回声区，神经鞘瘤内部血流可呈斑点状（图 15-3-14），部分较丰富。

神经纤维瘤是指起源于神经鞘膜细胞的一种良性周围神经瘤样增生性病变，可表现为孤立性神经纤维瘤和神经纤维瘤病，后者为常染色体显性遗传病，主要特征为皮肤牛奶咖啡斑和周围神经多发性神经纤维瘤，主要分布于躯干和面部，也见于四肢，瘤体大小不等，常多系统受累，浅表皮神经的神经纤维瘤可表现为串珠样结节。

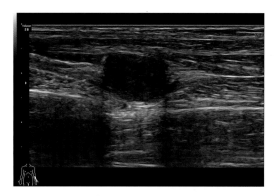

图 15-3-12　正中神经神经鞘瘤

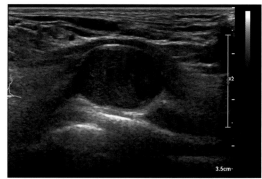

图 15-3-13　臂丛神经鞘瘤

团块两端呈"鼠尾征"

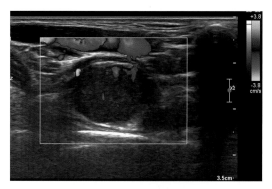

图 15-3-14　臂丛神经鞘瘤

团块内见斑点状血流信号

2.诊断及鉴别诊断思路　神经鞘瘤起源于较粗大神经的病变，多偏心性生长，"鼠尾征"为其典型的声像图特征。部分患者探头加压时可出现针刺感及麻木感，是其区别于肢体非神经起源软组织肿块的特征。多发者需考虑神经纤维瘤病可能性。

3.临床价值及存在问题　超声对神经鞘瘤其有较高的检出率，高频超声可较清晰显示肿块与周围神经的关系，从而将其与非神经源性的软组织肿瘤进行鉴别。恶性神经鞘瘤瘤体通常较大，内部回声不均，边界不清，形态不规则，但有部分恶性病变与良性病变超声表现有重叠，在鉴别神经鞘瘤良恶性上超声检查无显著特异性。

七、软组织脓肿

1.声像图表现　脓肿所在病变区域常表现为红、肿、热、痛，可伴有波动感。形成早期局部皮肤和皮下组织增厚，回声不均匀，脓肿形成阶段表现为界限不清的低回声或无回声区，呈单房或蜂窝样，部分无回声区内可探及斑片状或点状回声，探头加压时有流动感，脓肿周边软组织回声增强。脓肿吸收阶段，内部呈不规则杂乱回声或纤维条状回声，部分慢性脓肿可呈低回声（图15-3-15，图15-3-16）。病变区域相应引流淋巴结可肿大，声像图符合淋巴结反应性增生改变。

2.诊断及鉴别诊断思路　急性者结合病史与临床表现，诊断较明确。脓肿早期部分患者液化可不明显，需动态观察。脓肿吸收阶段或慢性脓肿有时需要与实性肿块相鉴别，行超声引导下穿刺抽液有助于明确诊断及治疗。

软组织脓肿形成早期局部皮肤及皮下层增厚需与深静脉血栓、心力衰竭等引起的水肿相鉴别，后者范围更广，回声明显增厚，其纤维间隔内的淋巴管扩张呈分支状低回声，呈"地图版块样"改变。

3.临床价值及存在问题　超声对于皮下软组织脓肿诊断准确率高，可配合探头加压观察脓肿内液体情况。CDFI显示周围软组织内血流增多，必要时可行超声引导下抽液，以明确诊断并治疗。

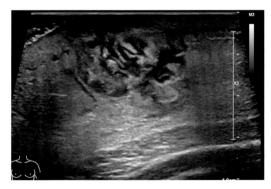

图15-3-15　右下腹皮下软组织层脓肿形成
边界不清的混合回声区，内部见不规则无回声区及条索状带状回声

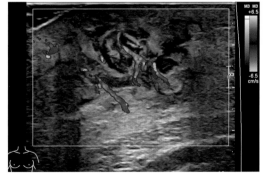

图15-3-16　右下腹皮下软组织层脓肿
病灶周围见丰富血流信号

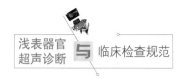

八、皮下囊肿

1. 声像图表现　皮脂腺囊肿是头面、背部等各种皮脂腺密集部位常见的囊性病变。部分患者可挤出豆腐渣样物或有局部皮肤反复感染病史。超声表现为紧邻皮下边界清楚的圆形或椭圆形病变，内部常为均匀的低回声，可有后方回声增强，当病变体积较大时，内部可呈混杂回声（图 15-3-17，图 15-3-18）。部分病例可探及病变向皮肤层延续的纤细低回声。病变内部一般无明显血流信号，合并感染时可在周边组织及囊壁探及血流信号。

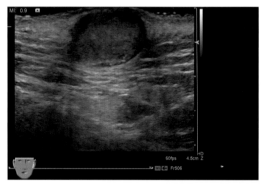

图 15-3-17　皮脂腺囊肿
左耳前紧邻皮肤层均质性低回声结节

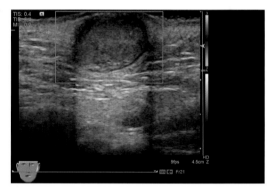

图 15-3-18　皮脂腺囊肿

表皮样囊肿是臀部、肘部等易受外伤或摩擦部位的常见囊性病变。部分患者有相应部位的注射史或外伤史。声像图通常表现为皮下层边界清楚的圆形或椭圆形病变，内部回声较均匀，可为低回声或高回声（图 15-3-19），典型图像呈"洋葱样"改变，探头加压时可探及流动感，合并感染时可在周边组织及囊壁探及血流信号。

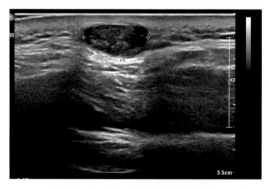

图 15-3-19　大腿表皮样囊肿

皮样囊肿又称角质囊肿、囊性畸胎瘤，它有一层与周围组织紧密相连的完整囊壁，囊内为细屑状物，同时含有毛发和皮脂，是一种先天性囊肿。好发于青少年，老年少见，多见于头面部、颈部、背部、口底及颏下，超声多表现为囊性为主或混合性包块，部分内部可见钙化。

2.诊断及鉴别诊断思路　皮脂腺囊肿多发生于皮脂腺密集部位，探及病变浅层向皮肤层延续的纤细低回声为较特异征象。

皮下或黏膜下层是表皮样囊肿和皮样囊肿好发部分，表皮样囊肿最为常见，内部回声呈洋葱皮样改变，其声像图有时与皮样囊肿、皮脂腺囊肿等类似。皮样囊肿好发于颈中线颏下部，多位于舌骨水平以上，如位于面部则好发于近中线颏部，触诊时肿块质地柔韧，有较大张力。

3.临床价值及存在问题　目前,高频探头能清晰的区分皮肤、皮下脂肪层等层次结构,因此能较好的明确囊性病变的解剖定位,有助于诊断。

表皮样囊肿内部多表现为均质低回声,利用彩色多普勒可获得血流信息,以区分其与实性肿块,但病灶体积较小时较难鉴别。诊断时应了解病史,必要时可进行触诊。

九、皮肤及皮下淋巴管瘤

1.声像图表现　淋巴管瘤是良性肿瘤,多认为属于淋巴管畸形,是胚胎发育时期部分淋巴管未能与淋巴系统沟通而形成的囊性改变。通常根据淋巴管腔的大小,在组织学上分为三类：毛细淋巴管瘤、海绵状淋巴管瘤和囊状淋巴管瘤。该病好发于头颈部和腋窝。典型的超声表现为皮肤或皮下层混合回声团,边界不清,可呈蜂窝状,或伴有多条纤细带状分隔回声（图 15-3-20）,团块质软、可压缩,形态各异。CDFI 显示病灶周边及部分分隔回声上见少许星点状血流信号。

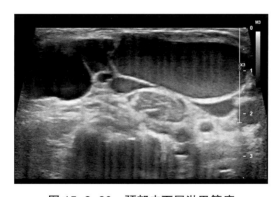

图 15-3-20　颈部皮下层淋巴管瘤

2.诊断及鉴别诊断思路　皮肤及皮下淋巴管瘤典型超声表现为相应部位囊性为主或混合回声病灶,内部可见纤细带状分隔,无血流信号。淋巴管瘤继发出血时与海绵状血管瘤难以鉴别。

3.临床价值及存在问题　超声对于淋巴管瘤定位及定性诊断均具有重要价值,但淋

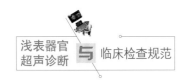

巴管瘤多边界不清，范围累及较大者还需要结合 MRI 等影像学检查结果综合判断。

十、浅表软组织异物

1.**声像图表现**　超声对所有异物多显示为高回声，部分后方伴有声影，异物周围的炎性水肿表现为低或无回声区（图 15-3-21），慢性肉芽肿形成时表现为低回声结节。

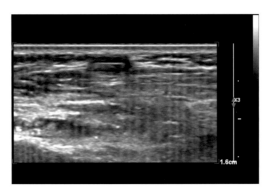

图 15-3-21　左侧前臂软组织异物
前臂软组织内细条状强回声，后方无声影，周围
软组织回声减低

2.**诊断及鉴别诊断思路**　结合病史和超声表现，超声易诊断软组织异物。初学者须注意与声像图表现为软组织内高回声或强回声的病灶相鉴别，例如，海绵状血管瘤中静脉石可表现为病灶内强回声。

3.**临床价值及存在问题**　超声由于不受异物密度影响，对异物显示有着高度的敏感度及特异性，是监测和评估软组织异物的重要影像学检查方法。超声同时可提示异物相关的并发症，包括异物周围的肉芽组织、水肿、出血和蜂窝组织炎等。

（宋　越）

第十六章 肌肉肌腱、骨关节、周围神经疾病

第一节 肌肉肌腱、骨关节、周围神经超声检查应用解剖

一、肌肉肌腱

人体肌肉依构造不同可分为骨骼肌、平滑肌及心肌，其中骨骼肌为运动系统的重要组成部分（本章中所指肌肉均指骨骼肌）。每块肌肉由肌腹和肌腱构成，肌腹由肌纤维构成，具有收缩能力，每条肌纤维外包裹薄层结缔组织（肌内膜），多条肌纤维构成肌束，外包裹结缔组织膜（肌束膜），多个肌束构成整块肌肉，其外包裹结缔组织膜（肌外膜），相邻的肌肉间由筋膜组织分隔，称肌间隔。肌束膜和肌外膜内富含神经、血管和脂肪组织。肌腱由平行致密的胶原纤维束构成，呈索条样或扁带样，止点附着于骨，局部与骨膜关系紧密。多数肌腱周围有腱鞘结构包绕，腱鞘由外层的纤维鞘和内层的滑膜鞘构成，后者又分为肌腱表面的脏层和骨表面的壁层，两者间含有少量滑液，在肌肉活动时起缓冲作用。肌肉收缩时，肌腱将肌肉收缩的应力通过止点传递到骨，从而产生运动。肌腹与肌腱的数量对应关系多样，一个肌腹可与一条肌腱相连，也可多块肌肉连于一条肌腱（如跟腱）或一块肌肉分出多条肌腱（如指浅屈肌）。

骨骼肌血供较丰富，为多源性，其血管束多与神经伴行于肌间隔和筋膜间隙内，肌腱血供较少。

二、骨关节

骨骼由骨细胞、骨胶原纤维及骨基质构成，外有骨膜，内含骨髓。人体骨骼按形态可分为长骨、短骨、扁骨及不规则骨。长骨的动脉可来源于滋养动脉、干骺端动脉、骺动脉、骨膜动脉。短骨、扁骨及不规则骨的动脉源于骨膜动脉或滋养动脉。

关节又称骨间接连接，其由关节面、关节囊及关节腔构成。关节面指关节构成骨的接触面，关节面上覆盖关节软骨。关节囊由纤维结缔组织构成，附着于关节周围，与骨膜相延续，外层为纤维层，内层为滑膜层，由滑膜皱襞、滑膜囊和滑膜绒毛组成，其能

产生滑液，起润滑作用，关节囊内可含有脂肪垫，起缓冲作用。关节腔由关节囊滑膜层和关节面的关节软骨构成，内含少量滑液。关节内外还可有韧带、关节盘、关节唇、滑囊等辅助结构。韧带为连接相邻骨之间的致密纤维结缔组织，起加强关节稳定性和限制关节过度运动作用。关节盘为关节面间的纤维软骨环，可调整关节面的适应性。关节唇为附着于关节周边的纤维软骨环，可增大关节面和增加关节稳定性。滑囊为关节周围与关节相通或不通的囊状结构，由疏松结缔组织构成，内层为滑膜，囊内可含有少量滑液，其作用为便于关节和肌肉运动，减少肌肉与骨或骨与皮肤间摩擦。常见的滑囊有肩峰下三角肌滑囊（肩袖结构浅方）、尺骨鹰嘴滑囊（鹰嘴与皮肤之间）、坐骨结节滑囊（坐骨结节与臀大肌间）、髂腰肌滑囊（髂腰肌腱与髋关节间）、腓肠肌内侧头 – 半膜肌滑囊、髌前滑囊、髌下滑囊、鹅足腱滑囊（缝匠肌、股薄肌、半腱肌腱与胫骨近端之间）、跟骨后滑囊等。

三、周围神经

周围神经系统包括脑神经、脊神经和内脏神经。依据其分布对象可分为躯干神经和内脏神经。前者分布于体表、骨关节和肌肉，常与相应部位动静脉伴行，共同构成神经血管束。

周围神经的基本单位为神经纤维，每条神经纤维外包裹神经内膜，多条神经纤维由神经束膜包裹形成神经纤维束，数目不等的神经纤维束由神经外膜包裹构成神经。神经纤维内无血管结构，神经干内的血管网分布在神经内膜、神经束膜、神经外膜等部位。

第二节　肌肉肌腱、骨关节、周围神经超声检查

一、检查方法

肌骨及周围神经超声检查前一般无需特殊准备，依据检查部位靶结构的深度选择恰当频率的探头，原则上在保证穿透力的条件下，尽可能选择更高频率的探头。一般对于浅部组织结构（如浅表滑囊、肌腱），多选择频率 10 ~ 15MHz 的高频线阵探头，而较深部位组织结构（如成人髋关节）可选择较低频率，如 5MHz 的凸阵探头。

此外肌骨及周围神经超声检查技术需注意以下几个方面：

（1）依据不同肌骨关节，周围神经靶结构选择相应的检查体位和探头方位，如检查膝关节、股骨关节、关节软骨时，需要膝关节做尽力屈曲体位，探头垂直关节软骨面检查。

（2）对于肌肉、肌腱等运动结构，除需从起点连续扫查至止点进行静态检查外，还需在运动状态下行实时扫查，以发现诸如肌纤维、肌腱细小撕裂、肌腱神经脱位等病变。

实时动态扫查是超声特有的检查技术，相比 CT、MRI 等其他影像学检查手段有优势。

（3）对于损伤或软组织肿块可直接在疼痛明显处或局部触诊异常处定点探查，迅速发现病变，然后对病变和周围进行系统扫查以确定病变范围及其与周边重要结构的关系。而对于较复杂及严重损伤的病变，因局部解剖结构层次不清，宜从周边正常区向病变区过渡扫查。

（4）对于肌骨及周围病变常需要进行对比检查，包括双侧对比、病变区与周边区对比两方面。由于肌骨神经系统的解剖复杂，且变异较多，常需要对患侧与健侧进行对比扫查，在扫查中需注意双侧探头压力一致。对于一些对称性分布的疾病，对比扫查可同时发现无症状侧的病变。

（5）对于肌肉肌腱等结构，尤其需注意声束与肌肉肌腱纤维的角度关系，尽量保持两者间垂直，以避免各向异性伪像引起的假性回声失落而造成检查假阳性。

（6）灰阶与多普勒超声检查相结合，先以灰阶模式全面检查病变区域，然后利用CDFI、PD 以及 PW 等多普勒技术探查病变部位的局部血流信息，必要时可辅助超声造影、弹性成像等新技术。

二、正常声像图及常用正常值

肌肉由很多肌束及包绕肌束外周的束膜、外膜、间隔和薄层纤维脂肪组织组成，超声图像上肌束表现为中低回声，而束膜、外膜、间隔等显示为线状或条状高回声（图16-2-1）。纵切时，肌肉呈平行有序排列的羽状或梭形、带状回声；横切时，肌肉略呈圆形、梭形或不规则形。

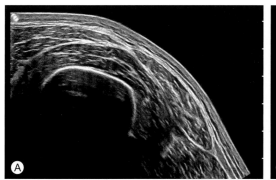
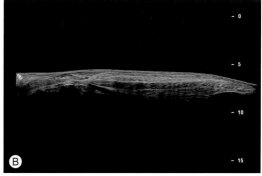

图 16-2-1 肌肉正常声像图

A. 大腿中段水平肌短轴；B. 小腿三头肌长轴

肌腱纵切面肌腱中央呈束带紧密排列的纤维状高回声，外周由两条光滑的线样高回声包绕，横切面肌腱呈圆形、椭圆形或半月形均匀高回声（图 16-2-2）。有腱鞘的肌腱，腱鞘呈薄层低回声，厚度＜ 1mm。做相关运动时，可见相应肌腱在腱鞘内自由滑动。成人肌腱厚度因不同肌腱而异，髌腱厚 3 ～ 6mm，跟腱厚 4 ～ 6mm，肱二头肌长头腱厚 3 ～ 4mm，指伸肌腱厚 1 ～ 1.5mm。部分肌腱内可见到正常的籽骨，声像图表现为强回声。

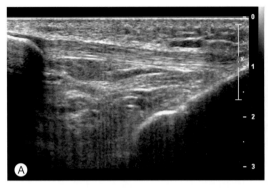
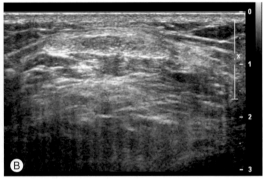

图 16-2-2　肌腱正常声像图

A. 髌腱长轴；B. 髌腱中部水平短轴

　　由于肌肉及肌腱为镜面反射体，当超声声束与其不垂直时，会形成回声减低，即各向异性伪像，在超声扫查中要实时调整探头的角度，使声束与之垂直，减少伪像发生。肌腱附着端常呈鸟嘴样附着于骨，此处由于肌腱纤维走行方向改变引起的回声减低为各向异性伪像，不能误判为病变（图 16-2-3）。

　　长骨干纵切面显示近场侧骨皮质呈连续光滑完整的线样强回声，后伴声影，其内部结构及远场骨皮质不能显示（图 16-2-4）；短轴显示骨皮质呈弧形强回声带，后伴声影。短骨因形状、大小不同，声像图表现形态各异，一般弧度自然，无连续中断。

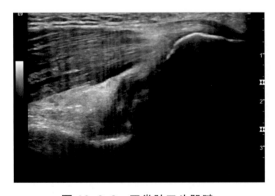
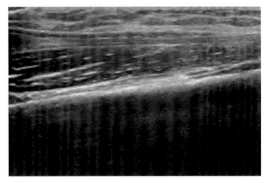

图 16-2-3　正常肱三头肌腱

肌腱远端附着处各向异性伪像

图 16-2-4　长骨正常声像图

　　关节由关节面、关节囊和关节腔构成，关节面覆盖有关节软骨，声像图表现为均匀低回声或无回声带，勿误判为关节积液，而纤维软骨结构，声像图一般表现为稍高回声。

此外，儿童骨骺未完全骨化，表现为骨端的低回声（图 16-2-5）。关节囊由纤维结缔组织构成，声像图表现为束带状高回声。关节囊内层为滑膜，正常情况下超声无法显示。关节软骨和关节囊间的间隙为关节腔，正常时可含少量滑液，声像图显示为较窄的无回声区，正常者无回声厚度多＜ 3mm。关节周围韧带表现为带状均匀高回声。滑囊由疏松结缔组织构成，内层为滑膜，囊内可含有少量滑液，声像图表现为滑囊解剖区域线样或不规则低 / 无回声区（图 16-2-6）。

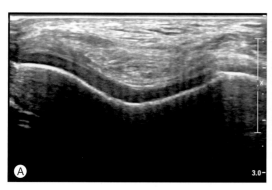 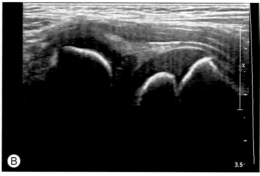

图 16-2-5　正常膝关节软骨声像图

A. 股骨关节面处关节软骨；B. 膝关节内侧髁软骨及纤维软骨

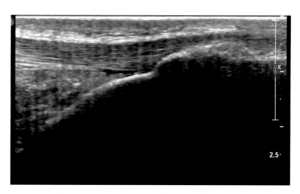

图 16-2-6　正常跟骨后滑囊声像图

跟骨与跟腱间线样无回声

周围神经干一般由数目不等的神经纤维束（由神经外膜包裹）构成。声像图上纵切面表现为多发平行的低回声束（神经纤维束），其内见不连续的强回声分隔（神经束膜），横断面上表现为多发的类圆形低回声，周边包绕强回声，呈筛网样（图 16-2-7）。

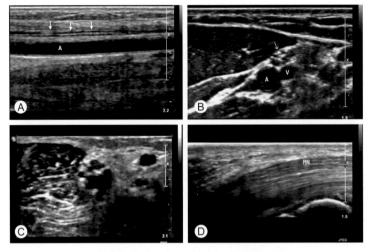

图 16-2-7　正常神经声像图

A.上臂正中神经长轴（↑）；B.上臂正中神经短轴（↑）；C.前臂
正中神经短轴；D.腕部正中神经长轴

三、适应证

（一）肌肉肌腱疾病的适应证

1.肌肉损伤及并发症：直接和间接拉伤，评估病变程度及范围。

2.肌腱损伤：肌腱慢性损伤，风湿代谢性疾病、感染性病变累及等。

3.腱鞘炎或腱围炎。

4.肌肉肌腱相关肿瘤及瘤样病变。

（二）骨关节疾病的适应证

1.关节炎：关节积液、滑膜增生等。

2.关节周围软组织肿块：滑囊炎、腱鞘囊肿等。

3.骨关节及附属结构损伤。

4.骨肿瘤及瘤样病变。

（三）周围神经疾病的适应证

1.周围神经急性损伤。

2.周围神经卡压。

3.周围神经肿瘤及瘤样病变。

第三节　肌肉肌腱、骨关节、周围神经疾病的超声诊断

一、急性肌肉损伤

1.声像图表现　肌肉挫伤可仅表现为局部肌纤维回声紊乱，出现模糊的小片状高回声、低回声或混合回声区（图 16-3-1），局部筋膜回声一般完整，部分可仅表现为肌肉 - 筋膜连接处的无回声区。中重度肌肉撕裂伤表现为肌纤维连续性明显中断，断端间由血肿充填。肌肉完全撕裂时可形成肿块样假瘤改变（图 16-3-2）。

肌肉血肿回声呈动态变化，急性期表现为高回声，数小时后可变为均匀的低回声，几天后液化时形成均匀的无回声，也可表现为不同回声共存的混杂回声（图 16-3-3）。肌间血肿表现为肌肉筋膜层间的无回声、低回声或混杂回声区（图 16-3-4）。对于损伤修复期，有时血肿周边可探及血流信号（图 16-3-3）。

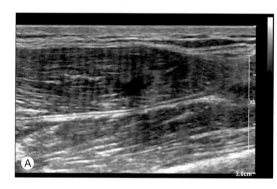 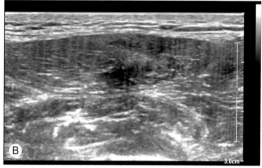

图 16-3-1　肌肉损伤

足球比赛大腿撞击后数小时，股直肌细小撕裂，超声显示小片状低回声区。A. 股直肌长轴；B. 股直肌短轴

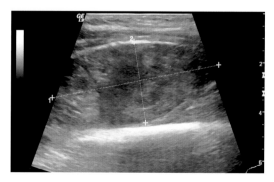

图 16-3-2　肌肉损伤

上臂重物压伤后数天，上臂肱二头肌血肿表现为
境界清楚的混合回声区，呈"假瘤征"

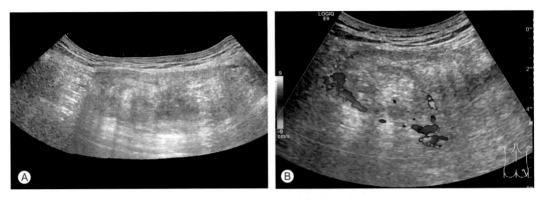

图 16-3-3 肌肉损伤

血友病患儿右臀部肿痛数周，右臀部肌层血肿。A. 臀部灰阶图示肌层混合回声肿块；B. CDFI 显示血肿周边血流信号

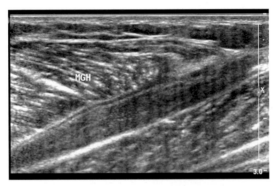

图 16-3-4 肌间血肿

小腿拉伤后，小腿三头肌间带状低回声

2. 诊断及鉴别诊断思路 典型的肌肉中重度撕裂一般结合病史诊断，轻度间接损伤常需注意探查肌肉 – 筋膜连接处。病史不明确患者肌肉撕裂与血肿须与软组织肿瘤相鉴别，恢复期的肌肉撕裂超声一般可显示局部及周围肌纤维结构，占位效应较轻。相比肿瘤存在中央部位血流信号，恢复期的血肿一般血流信号在周边部。此外，小腿三头肌撕裂后产生的肌间血肿需要与下肢肌肉内静脉血栓相鉴别，前者位于静脉外，后者位于静脉内是主要鉴别点。

3. 临床价值及存在问题 对于急性肌肉损伤，除明确诊断外，超声更利于对病变的随访及判断血肿的吸收程度。此外，对于老年人深部肌肉顽固性难吸收的血肿，需警惕恶性肿瘤内出血可能。

二、肌腱撕裂

1. 声像图表现

（1）急性完全性撕裂：肌腱回声完全中断，断端可回缩，其间充填血肿（图16-3-5），动态扫查肌腱运动异常。有时可见相邻部位肌腱移位。

（2）不全撕裂：肌腱回声部分连续性中断，局部回声减低，腱周可见少许暗区（图16-3-6）。

（3）肌腱修复术者可显示相应区域肌腱增粗，回声紊乱，部分内部可见缝线强回声（图16-3-7），配合主被动运动，可辅助诊断术后再撕裂。

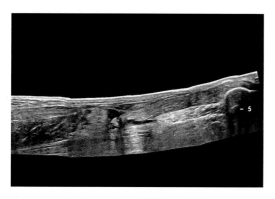

图16-3-5　跟腱完全撕裂

跟腱中下部走行区腱组织回声连续性中断，断端间见混合回声血肿

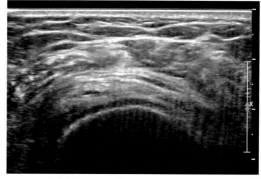

图16-3-6　冈上肌腱部分撕裂

冈上肌腱腱体内线样无回声

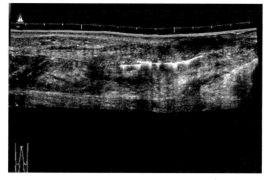

图16-3-7　跟腱撕裂修补术后

跟腱撕裂修补术后2个月，图示跟腱肿胀，回声杂乱，内可见缝线强回声

2. 诊断及鉴别诊断思路　诊断主要依赖于肌腱纤维连续性中断及周围组织血肿回声，鉴别诊断主要包括腱鞘炎、腱围炎及肌腱病。腱鞘炎可有腱鞘或肌腱周围软组织

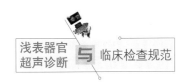

积液或滑膜增厚，无肌腱纤维连续性中断。肌腱病主要表现为肌腱增厚，常可伴有细小撕裂。

3.临床价值及存在问题　对于急性肌腱不全撕裂、内部撕裂及肌腱修复术后再撕裂，超声动态加压扫查较静态影像学具有重要诊断价值，部分肌腱完全撕裂断端间无分离，或断端间填充血肿的回声与相邻肌腱断端接近，静态扫查可造成漏诊，动态扫查可明确诊断。部分跟腱完全撕裂患者，有时邻近的跖肌腱可移位，表现为跟腱走行区细薄的肌腱，需注意连续扫查至其附着端，避免将完全撕裂误诊为部分撕裂。对于合并中－重度慢性肌腱内的细小撕裂有时超声诊断存在困难。

三、骨化性肌炎

1.声像图表现　病变早期（1周内）表现为肌肉内的不规则低回声，数周后表现为相应病变区肌肉部位肿块回声，周边伴环状强回声，数月后表现为肌层内不均回声，内部及周边见带状、片状钙化区（图16-3-8）。部分肿块可完全钙化，表现为邻近或平行于骨皮质的多层或不规则强回声，后伴声影。

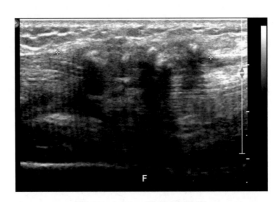

图 16-3-8　骨化性肌炎
大腿外伤后数月，股直肌内多发强回声伴声影

2.诊断及鉴别诊断思路　对有明确肌肉外伤病史者，图像典型者诊断不难，鉴别诊断主要包括肌层内其他含钙化病变，静脉血管畸形伴静脉石形成。肌肉内含钙化肿瘤及骨肿瘤，静脉血管畸形多边界欠清，静脉石周边常有管状无回声或低回声区，未形成血栓区域探头加压或体位试验可见静脉血流信号，病变钙化区外有无异常软组织包绕及邻近骨皮质有无改变是与骨肿瘤的重要鉴别点，部分病例与肌层内含钙化肿瘤不易鉴别。

3.临床价值及存在问题　对于肌肉损伤后形成者，超声可动态评估病变的时间变化，病变早期需要与肉瘤相鉴别，部分病例活检病理与恶性成骨性肿瘤鉴别有困难。诊断应密切结合临床病史及早期影像学改变，必要时需密切随访观察。

四、骨折

1. 声像图表现　相应骨皮质或软骨表面连续性中断，表现为断端间移位或游离的骨折片、周边血肿、骨痂形成等改变，骨折片周围软组织血流信号可增多（图 16-3-9）。病理性骨折者，可探及骨折改变及周围软组织肿块（图 16-3-10）。

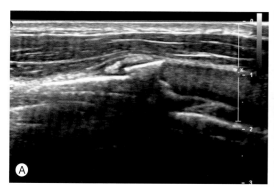
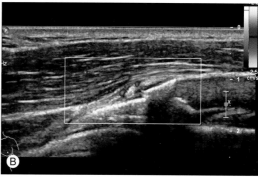

图 16-3-9　肋骨骨折

A. 肋骨连续性中断，断端间移位，骨折片周围高回声血肿；B. 骨折片周围软组织血流信号

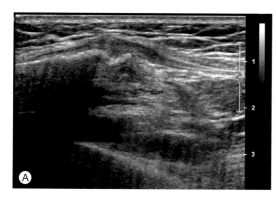
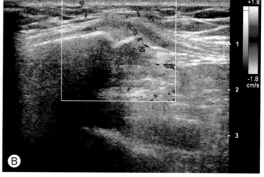

图 16-3-10　病理性骨折

宫颈癌患者综合治疗后半年，左锁骨区疼痛。A. 左锁骨中段连续性中断，周围见低回声肿块；B. 骨折处软组织肿块内及周边血流信号

2. 诊断及鉴别诊断思路　骨折需要与生理性骨皮质不规则相鉴别，如腕掌部短骨可表现为骨质不规则，其无邻近软组织肿胀、骨痂形成等，诊断应谨慎。此外，细小撕脱骨折须与正常的籽骨相鉴别，需要结合临床及 X 线检查结果。而对于发现无外伤史骨折者，则考虑病理性骨折可能，提示临床寻找病因。

3. 临床价值及存在问题　超声在肋骨骨折及儿童骨折诊断方面具有重要价值，超声较 X 线可直接显示骨折周边软组织血肿改变，但超声无法显示内骨痂，对于不规则骨、椎骨和颅骨骨折检查及骨折愈合程度判断等方面存在局限性。

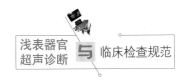

五、肌疝

1. **声像图表现**　病变区域肌筋膜连续性中断，其深面肌组织经中断处突入浅层组织（图 16-3-11）。配合探头加压及肌肉运动可观察肌疝的疝出和还纳变化，肌疝处有时可探及局部组织滋养血管（图 16-3-12）。

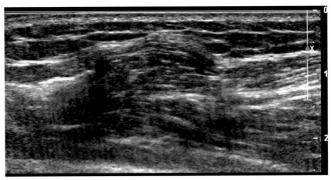

图 16-3-11　肌疝

小腿下段前外侧局部肌组织向皮下突出，局部深筋膜连续性中断

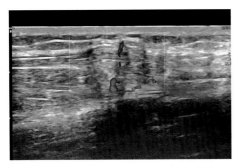 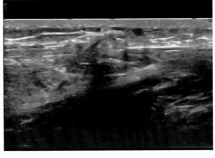

图 16-3-12　肌疝

肌疝处肌肉滋养血管穿行，动态图示疝出和回纳改变

2. **诊断及鉴别诊断思路**　滋养血管穿出部位或局部肌筋膜连续性中断处，深部肌组织动态疝出和还纳是特征表现。检查时探头不宜过分加压，以避免假阴性。诊断主要与其他浅表软组织肿块，如脂肪瘤、纤维瘤、血管瘤等相鉴别，特征性的动态声像图改变是鉴别要点。

3. **临床价值及存在问题**　超声能准确诊断肌疝以避免不必要的穿刺活检，部分深部肌层的肌疝超声诊断可能存在困难。

六、肌腱炎 / 肌腱病

1. 声像图表现　好发于跟腱、髌腱、上肢伸肌总腱等部位，表现为病变肌腱局限性或弥漫性肿胀，回声减低且不均匀（图 16-3-13，图 16-3-14）。慢性病例肌腱内可有钙化，痛风性肌腱病有时可显示肌腱内的细小强回声，代表痛风结晶沉积（图 16-3-15）。急性期病变区可探及血流信号。肌腱附着端骨质表面有时可见不规则或侵蚀改变（图 16-3-16）。

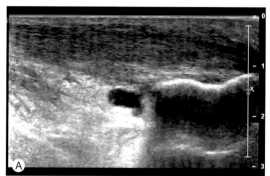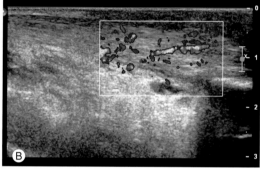

图 16-3-13　跟腱炎并跟骨后滑囊炎

A. 跟腱末端肿胀，回声不均匀，并可见跟骨后滑囊扩张；B. 跟腱内部及周围血流信号增多

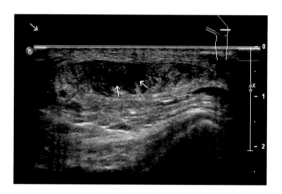

图 16-3-14　髌腱病

髌腱中部短轴髌腱肿胀，伴内部回声减低，且不均匀（↑）

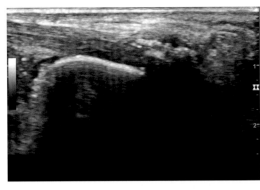

图 16-3-15　跟腱病

痛风患者足后跟疼痛，图示跟腱附着端多发不规
则强回声

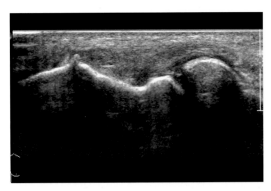

图 16-3-16　伸肌总腱病

伸肌总腱回声不均匀，附着端肱骨外上髁骨质破坏

　　2. **诊断及鉴别诊断思路**　结合急慢性损伤史及声像图特征一般诊断较明确。动态扫查有助于其与肌腱不完全撕裂的鉴别，腱病的异常低回声改变有时需与各向异性伪像鉴别，后者常发生于附着端局部肌腱纤维走行方向改变处，调整声束角度可减少伪像，且一般无临床症状。少数病例须与腱鞘病变及软组织肿块相鉴别。

　　3. **临床价值及存在问题**　超声是浅部肌腱病诊断的首选影像学方法，部分肌腱病为风湿代谢类疾病的局部表现，需结合临床血清学检查判断病因。

七、腱鞘炎

　　1. **声像图表现**　病变区腱鞘增厚，依据腱鞘内滑膜增生或积液表现为腱鞘内填充低回声、混合回声或无回声（图 16-3-17，图 16-3-18），部分病例包绕相应肌腱可形成晕征。腱鞘内滑膜增生时常可探及丰富的血流信号，腱鞘炎可同时合并相应肌腱炎。

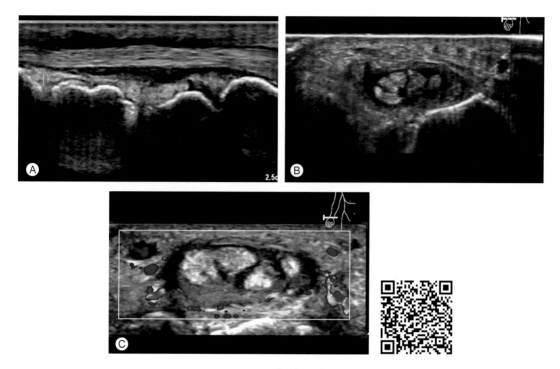

图 16-3-17 指伸肌腱腱鞘炎

类风湿患者。A. 指伸肌腱周围长轴低回声；B. 指伸肌腱周围短轴低回声；C. 肌腱周围血流信号增多

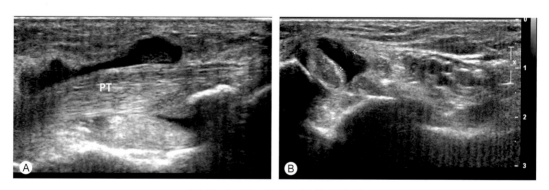

图 16-3-18 胫骨后肌腱腱鞘炎

长短轴切面显示胫骨后肌腱腱鞘扩张积液

2. **诊断及鉴别诊断思路** 腱鞘局部疼痛伴肌腱运动受限，结合相应声像图改变易于诊断。有时腱鞘炎需与腱鞘囊肿及其他软组织肿块相鉴别，囊肿一般为肌腱周围偏心性暗区，且暗区内无血流信号。

3. **临床价值及存在问题** 超声是浅表腱鞘病变首选影像学检查方法。对于少量腱鞘积液，须避免探头加压造成假阴性。肢体部分腱鞘正常情况有少量积液，须结合症状及双侧对比，避免假阳性。人体部分肌腱周围无腱鞘，肌腱周围类似表现应诊断为腱围炎。腱鞘炎可由急慢性损伤、感染性及风湿代谢类疾病引起，病因诊断须结合临床其他资料。

八、先天性肌性斜颈

1.声像图表现　早期典型患儿患侧胸锁乳突肌肿胀，肌纤维回声紊乱（图16-3-19），部分呈假瘤样，一般中下部累及多见；晚期局部肌组织纤维化，肿胀可不明显，内部可见线样高回声，部分病变血流信号丰富（图16-3-20）。

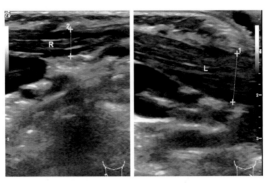

图 16-3-19　肌性斜颈

左侧胸锁乳突肌较右侧明显增厚，肌纤维回声稍紊乱

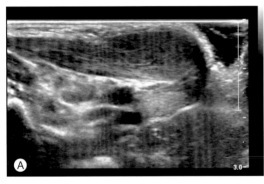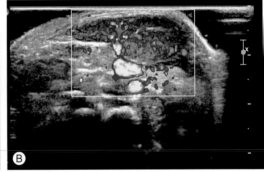

图 16-3-20　肌性斜颈

A.胸锁乳突肌局部肿胀，回声减低，肌纤维回声紊乱；B.病变区血流信号丰富

2.诊断及鉴别诊断思路　典型声像图表现者诊断较明确，鉴别诊断包括其他颈部肿块，如淋巴结肿大、淋巴管瘤、软组织肉瘤等。鉴别诊断主要依据为病变的解剖部位及临床特征。

3.临床价值及存在问题　超声是婴幼儿肌性斜颈诊断的首选方法，对于胸锁乳突肌内肿块形态明显不规则，与周围组织界限不清或侵犯肌肉时，须警惕肉瘤等其他软组织肿瘤。

九、横纹肌溶解症

1.声像图表现　受累肌肉弥漫性肿大，回声不均匀，肌纹理模糊，肌间可出现积液暗区（图16-3-21）。

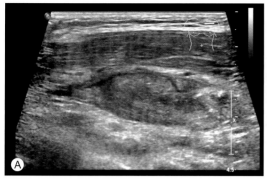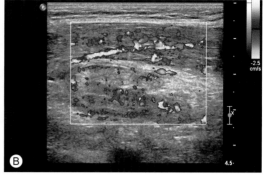

图 16-3-21　横纹肌溶解症

A. 左侧锁骨下区胸大小肌肿胀，回声不均；B. 局部肌组织血流信号异常增多

2. 诊断及鉴别诊断思路　结合临床危险因素及声像图表现需考虑横纹肌溶解，鉴别诊断包括化脓性肌炎、糖尿病肌坏死、肌肉血肿等。

3. 临床价值及存在问题　横纹肌溶解症主要表现为局部肌肉肿胀疼痛、尿肌红蛋白、血肌酐升高，可由创伤、缺血、药物等引起。声像图无特异性，与多种肌炎表现类似，诊断须结合临床病史及资料。超声可用于评估横纹肌溶解局部肌肉病变的动态变化。

十、肌间 / 肌层脂肪瘤

1. 声像图表现　典型表现为肌间 / 肌层内边界清楚的等回声或高回声病变，内部可见与皮肤长轴平行的条索样高回声（图 16-3-22）。少数肌层内脂肪瘤可表现为边界不清，呈强弱交织分布的异常回声区。CDFI 内部多无明显血流信号。

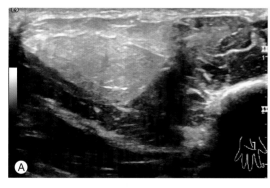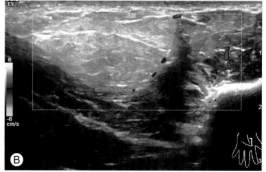

图 16-3-22　肌内脂肪瘤

A. 大鱼际肌内高回声团，内见与皮肤平行的条索样高回声；B. 高回声内无血流信号

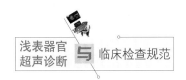

2.诊断及鉴别诊断思路 头颈、肩背及肢体部位缓慢生长的肌层肿块，结合典型声像图诊断较明确，非典型图像者须与其他肌层占位相鉴别，内含与皮肤平行的条索样高回声及缺乏血流信号是重要鉴别点。

3.临床价值及存在问题 超声对浅表软组织脂肪瘤诊断较易。对老年患者深部肌层体积较大，并可探及血流信号的"拟诊"脂肪瘤病变者，须警惕脂肪肉瘤可能。

十一、肌层血管畸形

1.声像图表现 静脉血管畸形表现为肌层非均质回声，内可探及数目不等的管状无回声，无回声内有时可探及静脉石强回声或血栓低回声，无回声内部可探及血流信号，一般流速较低（图16-3-23，图16-3-24）。动静脉畸形可仅表现为纡曲管状无回声，内部探及丰富的高速动静脉血流信号（图16-3-25）。部分肌层静脉血管畸形可表现为完全实性回声，可能与管腔界面较小或血栓化有关。

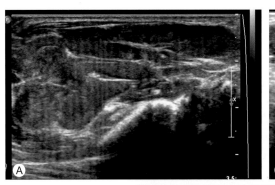
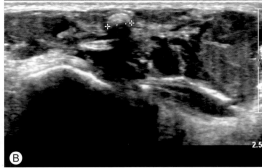
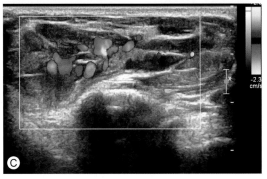

图 16-3-23 手腕部静脉血管畸形

A. 手腕部肌层内纡曲管状回声；B. 部分管状回声见低回声及强回声；C. 管状回声内可探及低速血流信号

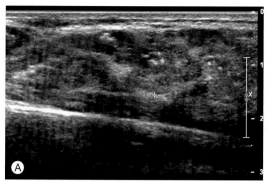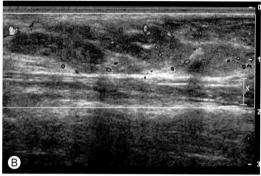

图 16-3-24　前臂肌层静脉血管畸形

A.前臂肌层内界限不清的非均质性团块,内部回声不均匀,可见散在点状及片状强回声;B.团块内可探及少许血流信号

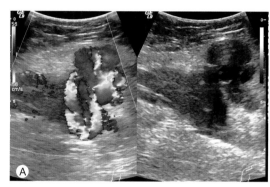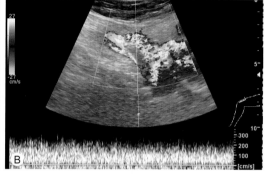

图 16-3-25　大腿肌层动静脉畸形

A.大腿下段内侧肌层内纤曲管状回声,管状回声内探及丰富高速血流;B.频谱图显示病灶内见高速毛刺样频谱

　　2.诊断及鉴别诊断思路　肌层内结合有血流充盈的管状回声、静脉石等声像图特征,典型者诊断一般不难。鉴别诊断包括血肿、肌层弥漫分布的脂肪瘤等其他肌层软组织肿块。

　　3.临床价值及存在问题　超声对于肌层内血管畸形检出率高,对于典型声像图表现者诊断较准确。对于弥漫分布的病灶,病灶确切范围需结合MRI、DSA等其他影像学检查。

十二、肌层恶性肿瘤

　　1.声像图表现　原发恶性肿瘤多为肉瘤,一般表现为深部肌肉内体积较大团块,内部回声常不均匀,合并液化坏死多见,内部血流信号较丰富(图 16-3-26)。转移瘤声像图无特异表现,一般界限较清,少数较大病灶内部可有液化坏死,部分转移瘤可见钙化强回声。

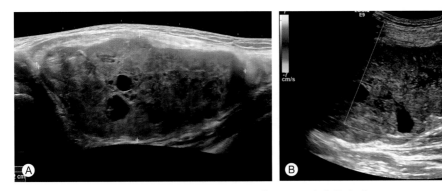

图 16-3-26　大腿肌层未分化肉瘤

A. 大腿肌层内巨大非均质混合回声团块，内见大片液化区；B. 病灶周边见丰富血流信号

2. 诊断及鉴别诊断思路　中老年人群深部肌层内迅速生长或缓慢生长的较大肿块须警惕恶性肿瘤，声像图可无明显特征性。需要与肌层其他良性肿瘤、感染性病变相鉴别，其与液化不明显的脓肿有时较难鉴别，需要结合临床分析。

3. 临床价值及存在问题　超声对于肌肉内恶性肿瘤检出率高，但其声像图常无特征性，部分高分化肉瘤声像图类似于良性病变，需要结合临床分析，部分转移瘤可早于原发瘤被发现。超声引导下穿刺活检有助于明确诊断。

十三、肌层脓肿

1. 声像图改变　早期局部肌层肿胀，呈界限不清的低回声，脓肿形成后中心部位呈暗区，呈单房或蜂窝样，部分暗区内可探及密集点状回声（图 16-3-27），探头加压时点状回声可有流动感。脓肿周边血流信号常较丰富（图 16-3-28A），部分周边血流可不丰富（图 16-3-28B）。

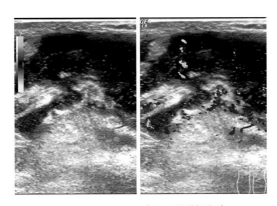

图 16-3-27　下肢肌层慢性脓肿

下肢肌层内不规则暗区回声，暗区内见密集点状高回声，暗区周边血流信号丰富

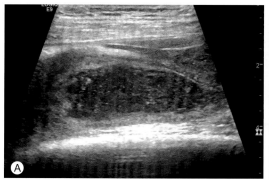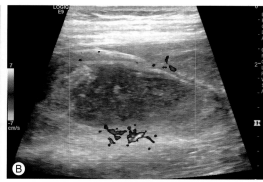

图 16-3-28 小腿肌层脓肿

白血病化疗患者。A.小腿肌层内混合回声，边界尚清，内部见低回声暗区及细小点状回声；B.团块周边见少许血流信号

2.诊断及鉴别诊断思路 典型病史伴脓肿液化显著时诊断较易。鉴别诊断包括肿瘤坏死和血肿等。

3.临床价值及存在问题 急性者好发生于糖尿病、免疫低下患者，结合局部软组织红肿热痛临床表现，诊断较明确。脓肿早期部分患者液化可不明显，需动态观察。慢性者行超声引导下穿刺抽液有助于明确诊断及治疗。

十四、关节积液

1.声像图表现 共同征象为相应关节间隙暗区增大，暗区可呈无回声、低回声、高回声或混杂回声，其内还可见增厚的滑膜、碎屑、凝血块、关节游离体等（图 16-3-29～图 16-3-31）。

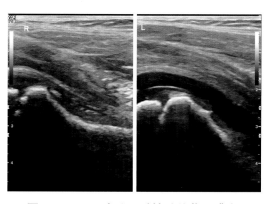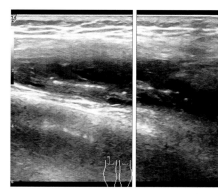

图 16-3-29 小儿一过性髋关节滑膜炎

左髋关节积液可见关节囊前后层分离，内部暗区延伸至股骨头骨骺以上水平，右侧（正常侧）可见前关节囊前后层间线样暗区

图 16-3-30 外伤后膝关节积血

髌上囊见不均匀暗区回声，其内可见条索样高回声及点线状强回声

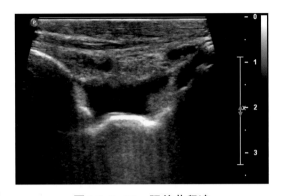

图 16-3-31 踝关节积液

踝关节前间隙暗区扩大，关节内脂肪垫移位

（1）肩关节积液表现为盂肱关节后隐窝（冈下肌与后盂唇间）暗区＞2mm。

（2）肘关节积液表现为肘关节喙突窝（关节前侧）或鹰嘴后隐窝（关节后侧，较常用）暗区＞2mm。

（3）髋关节积液表现为髋关节前关节囊前后层之间（股骨颈前方）暗区＞3mm或左右侧对比＞2mm。

（4）膝关节积液表现为髌上囊暗区＞3mm。

（5）踝关节积液表现为踝关节前间隙或后间隙（前间隙较常用）暗区＞3mm。

2.诊断及鉴别诊断思路 关节积液有时表现为低回声，须与滑膜增生相鉴别，前者一般可随关节运动移动，内部无血流信号，而后者无移动，内部可有血流信号。

3.临床价值及存在问题 超声对于关节积液的检查敏感性高，当关节腔少量积液，探头加压明显时可使积液移动入关节深部造成超声检查假阴性。鉴别关节积液时，不能单纯依据暗区回声特点，须密切结合临床，临床怀疑化脓性关节炎者，须尽早穿刺抽液检查确诊。

十五、滑膜增生

1.声像图表现 相应关节间隙出现结节样、绒毛样、条带样低回声/高回声/不均回声，在关节积液的衬托下更易显示，急性期内部可探及血流信号（图 16-3-32～图 16-3-34）。

2.诊断及鉴别诊断思路 弥漫性滑膜增生需要与低回声关节积液相鉴别，前者探头加压位置无明显改变，活动期滑膜增生常可探及血流信号。

3.临床价值及存在问题 滑膜增生为多种关节炎的共同表现，常合并关节积液，对于类风湿性关节炎等疾病滑膜增生的动态评估对疾病监测具有重要意义。部分弥漫性滑膜增生与滑膜肿瘤不易鉴别，须手术或活检确诊。

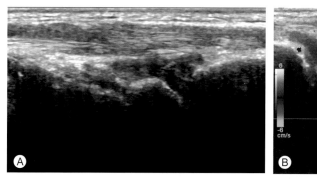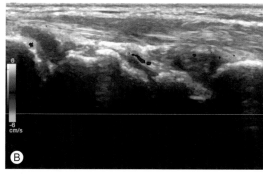

图 16-3-32　腕关节滑膜增生

类风湿关节炎患者。A.腕关节背侧间隙及掌骨间隙滑膜不均匀性增厚，呈低回声；B.滑膜周边见点状血流信号

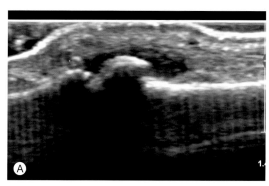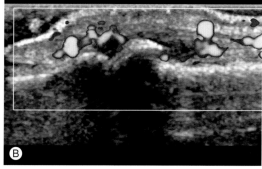

图 16-3-33　指间关节滑膜增生

类风湿关节炎患者。A.指间关节背侧间隙滑膜不均匀性增厚，呈低回声；B.滑膜内部及周边见丰富血流信号

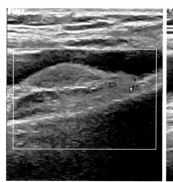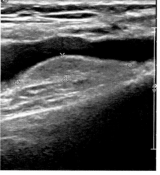

图 16-3-34　膝关节滑膜增生

膝关节滑膜结节样增厚，呈高回声

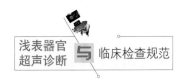
十六、类风湿性关节炎

1. 声像图表现　疾病早期滑膜炎表现为手足小关节或大关节对称性 / 非对称性滑膜增厚，可伴积液，活动期滑膜血流信号显著（图 16-3-35）。肌腱受累可见腱鞘滑膜增生，积液。病变进展期骨侵蚀和软骨破坏可见骨质缺损，伴实性滑膜组织填充（图 16-3-36）。

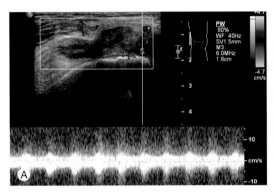
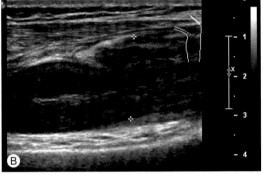

图 16-3-35　膝关节滑膜增生

类风湿关节炎患者膝关节肿胀数天。A. 膝关节滑膜弥漫性增厚，呈低回声；B. 滑膜内较丰富血流信号

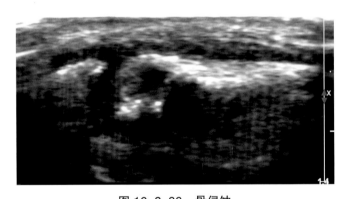

图 16-3-36　骨侵蚀

类风湿关节炎患者，左中指近节指骨头局部骨质凹陷

2. 诊断及鉴别诊断思路　结合临床资料与典型部位滑膜、肌腱声像图改变，诊断较明确。鉴别诊断包括痛风性关节炎、化脓性关节炎、骨关节炎等。

3. 临床价值及存在问题　超声可客观评估类风湿性关节炎滑膜增生程度，对治疗随访和临床预后判断具有重要价值，但目前关于类风湿滑膜增生的超声定量评估方法尚未统一。

十七、痛风性关节炎

1.声像图表现

（1）关节软骨"双轨征"，关节软骨表面平行于软骨下骨的线样强回声（图16-3-37）。

（2）关节腔或滑囊内滑膜增生，内部常可见点状强回声，呈暴风雪样改变（图16-3-38）。

（3）反复发作者关节旁可见痛风石非均质回声，常表现周边为低回声晕，中央含不同形态强回声或高回声的混合回声团（图16-3-39）。

（4）病变侵犯骨质时可见骨侵蚀改变（图16-3-40）。

（5）肌腱或腱鞘受累时，局部有时可探及点状强回声，伴局部血流信号增多（图16-3-41）。

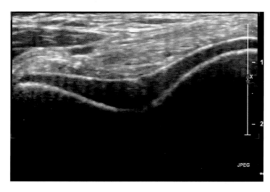

图16-3-37　膝关节关节软骨"双轨征"

股骨远端关节面关节软骨表面见线样强回声，与软骨下骨强回声界面形成"双轨征"，动态图像探头角度改变，上述征象始终存在，可鉴别与关节积液时软骨"界面征"

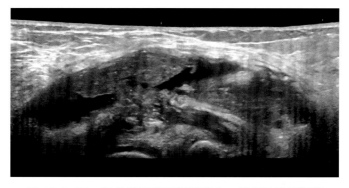

图16-3-38　膝关节腘窝囊滑膜增生，伴痛风结晶沉积

腘窝囊内不均匀回声团，内见散在点状强回声

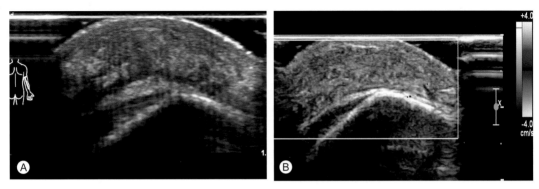

图 16-3-39　尺骨鹰嘴滑囊痛风石形成

A.尺骨鹰嘴滑囊区不均高回声团,内见细小点状强回声;B.团块内未见明显血流信号

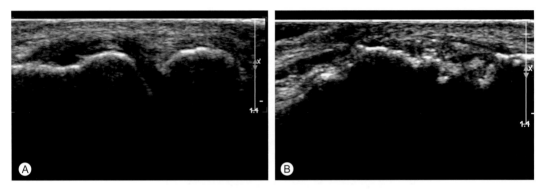

图 16-3-40　第一跖趾关节痛风性关节炎

A.第一跖趾关节滑膜增厚,关节骨质尚光滑;B.第一跖趾关节滑膜增厚,伴多发点状强回声,骨质多发凹陷破坏

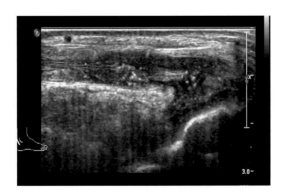

图 16-3-41　腓骨长短肌腱痛风性腱鞘炎

外踝后方腓骨长短肌腱腱鞘滑膜增厚,内见散在点状强回声

2.**诊断及鉴别诊断思路** 结合血尿酸增高,临床特征及典型声像图改变,诊断较明确。鉴别诊断包括假痛风和化脓性关节炎等。假痛风钙质沉积发生在关节软骨内,化脓性关节炎常伴血象改变。

3.**临床价值及存在问题** 超声显示关节软骨双轨征对临床表现不典型的急性痛风性关节炎患者诊断具有重要意义,痛风石形成是痛风进展期较特异的影像学证据。

十八、骨关节化脓性炎症

1.**声像图表现** 早期超声可发现病变骨及关节周边软组织肿胀,当病变破坏骨质表面后,超声可发现骨质破坏、骨膜下及周围软组织脓肿(图16-3-42),慢性者常可显示局部骨皮质破坏中断,周围大小不等的强回声死骨组织及通向皮肤瘘口的窦道(图16-3-43)。小儿可直接显示骺软骨受累情况。

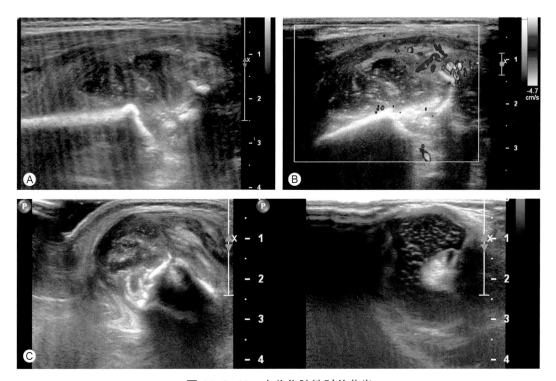

图 16-3-42 小儿化脓性肘关节炎

A.右肘关节关节囊肿胀,关节腔内不均暗区,局部肱骨远端骨骺显示不清;B.关节周围软组织血流信号增多;C.肱骨远端骨骺破坏(对侧正常)

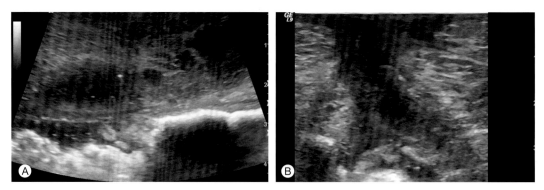

图 16-3-43　左股骨下段慢性骨髓炎并软组织脓肿，局部窦道形成

左股骨下段骨皮质连续性中断，周边软组织内见不规则暗区及大小不等的斑片状强回声，并见低回声窦道通向皮肤瘘口。A. 左股骨下段长轴；B. 左股骨下段短轴

2. 诊断及鉴别诊断思路　鉴别诊断主要包括软组织脓肿、骨肉瘤等。前者骨质无明显改变，骨肉瘤常见病变骨质旁含钙化软组织实性肿块，一般无液性成分。

3. 临床价值及存在问题　对于临床症状隐匿的新生儿患者，超声检查具有较高价值，对于小儿化脓性关节炎，超声较 X 线可更早显示骺软骨和周围软组织病变。此外，超声可监测病变转归情况，尤其软骨及周围软组织改变。

十九、滑囊炎

1. 声像图表现　相应解剖位置滑囊暗区增大，暗区内可为无回声或低回声，慢性者囊壁增厚伴囊内沉积物，可呈类实性肿块回声（图 16-3-44）。钙化性及痛风性滑囊炎滑囊内可见形态数目不一的强回声。滑囊壁及周边有时可探及血流信号（图 16-3-45 ～图 16-3-48）。

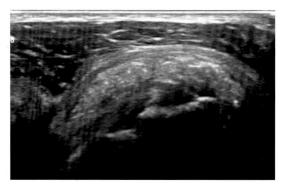

图 16-3-44　肩峰三角肌下滑囊钙化性滑囊炎

肩峰三角肌下滑囊扩张，内见不均匀高回声及散在点状强回声

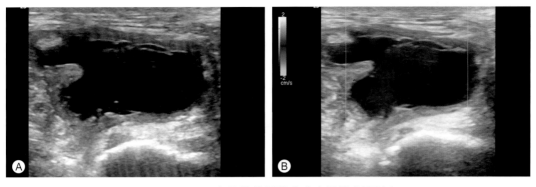

图 16-3-45　坐骨结节滑囊炎（坐骨结节囊肿）

A.坐骨结节与臀大肌间不规则厚壁暗区，壁不光滑，内可见少许细弱点状回声及分隔回声；B.囊肿壁上见点状血流信号

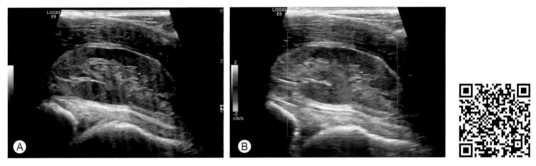

图 16-3-46　髂腰肌滑囊炎

A.髂腰肌腱与髋关节间混合回声团，内见细弱点状回声及片状稍高回声；B.团块内未见明显血流信号，动态图像清晰显示病变的解剖部位

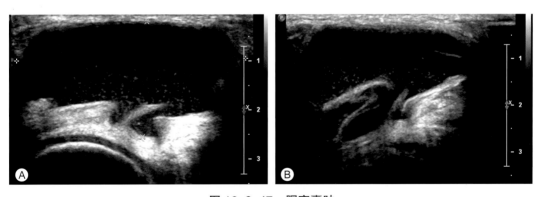

图 16-3-47　腘窝囊肿

A.腘窝处不规则暗区，内见密集点状回声；B.短轴可显示囊肿颈部位于半膜肌与腓肠肌内侧头之间

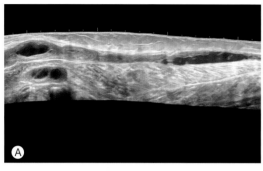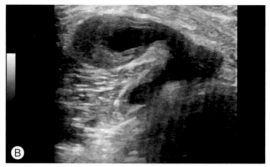

图 16-3-48　腘窝囊肿破裂

A. 腘窝至小腿下段腓肠肌内侧头前方不均回声，部分呈无回声；B. 短轴显示病变腘窝端源自半膜肌与腓肠肌内侧头之间

2. 诊断及鉴别诊断思路　病变解剖位置是诊断滑囊炎的重要依据，如腘窝囊肿总能发现囊肿颈部由腓肠肌内侧头与半膜肌间突出。部分滑囊炎内滑膜可明显增厚，呈完全实性回声，须与实性软组织肿瘤相鉴别，鉴别要点为典型的解剖位置。

3. 临床价值及存在问题　超声对于典型部位的滑囊炎诊断及检出具有重要价值。少量的滑囊积液须注意探头压力，避免加压时使液体移位造成假阴性。正常肩峰三角肌下滑囊、髌下深囊、跟骨后滑囊可有少量滑液，须结合症状及双侧对比扫查，部分滑囊可与关节腔相通，其内病变特征与关节病变有关，而非孤立滑囊炎改变，如多种膝关节炎症可发现腓肠肌内侧头 – 半膜肌滑囊内滑膜增生，游离体等关节疾病表现。

二十、腱鞘囊肿

1. 声像图表现　手腕及足踝部卵圆形、分叶状或不规则形态的囊性病变，有时可观察到与相应关节相通，可为无回声或低回声，内可有分隔，探头加压仅部分压缩，病变分隔上有时可见血流信号，内部无血流信号（图 16-3-49）。骨纤维管道处腱鞘囊肿可压迫邻近神经造成神经移位、变细、回声改变等征象（图 16-3-50）。

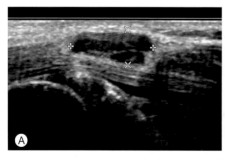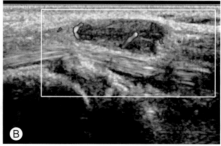

图 16-3-49　腕部腱鞘囊肿

A. 腕部指屈肌腱前方分叶状无回声，内见纤细分隔；B. 分隔上血流，动态图像显示囊肿随肌腱同步运动

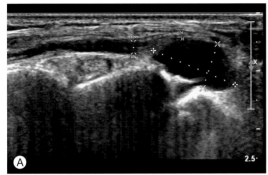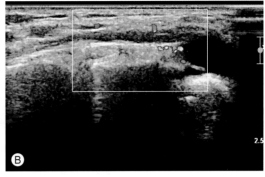

图 16-3-50　踝管腱鞘囊肿并踝管综合征

A. 左内踝区卵圆形无回声区，前方胫神经明显受压变细，前后径约 1.1mm，其近端胫神经肿胀，前后径约 2.9mm；B. 左内踝区无回声，无血流信号，胫神经血流信号增多

　　2. 诊断及鉴别诊断思路　手腕及足踝部不完全压缩的无回声为典型征象，与相应关节相延续为特异征象。主要与浅表血管畸形进行鉴别诊断。CDFI 有助于鉴别，低回声者尚需要与腱鞘巨细胞瘤等软组织实性肿瘤相鉴别，后者可呈偏心或包绕肌腱生长，内部常可探及血流信号。

　　3. 临床价值及存在问题　超声是手腕、足踝部小关节周边的腱鞘囊肿诊断的首选方法。骨纤维管区域腱鞘囊肿可压迫周边神经引起神经卡压综合征，需注意观察周边神经形态及内部回声。

二十一、腱鞘巨细胞瘤

　　1. 声像图改变　局限型表现为手足部肌腱周围边界清楚的实性低回声结节，呈偏心或包绕肌腱生长，可侵蚀邻近骨质，内部血流信号可较丰富（图 16-3-51）。弥漫型又称色素沉着绒毛结节滑膜炎，以踝关节、膝关节多见，常边界不清，呈浸润性分布，部分可呈绒毛结节样形态，可伴骨质破坏（图 16-3-52）。

　　2. 诊断及鉴别诊断思路　典型部位病例图像较特异，局限型腱鞘巨细胞瘤须与腱鞘滑膜炎、静脉血管畸形等鉴别。腱鞘滑膜炎病变位于腱鞘内可资鉴别，静脉血管畸形内常可见管状回声伴血流充盈。弥漫型需要与关节弥漫性滑膜增生相鉴别，需要结合临床资料分析。

　　3. 临床价值及存在问题　超声对于手足部及膝、踝关节区域腱鞘巨细胞瘤及色素沉着绒毛结节滑膜炎较易显示，后者与关节弥漫性滑膜增生不易鉴别。MRT2*GRE 序列对色素沉着绒毛结节滑膜炎内含铁血黄素检出具有重要价值。

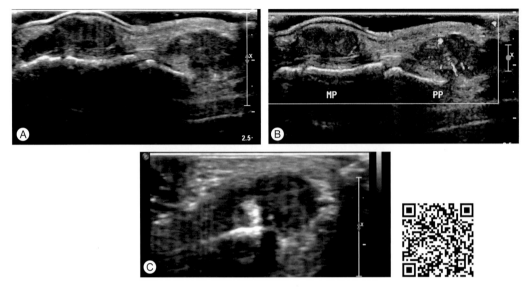

图 16-3-51　手指腱鞘巨细胞瘤

A. 手指指屈肌腱周围多个低回声结节；B. 低回声内血流信号丰富；C. 短轴动态图像显示病变呈包绕指屈肌腱分布

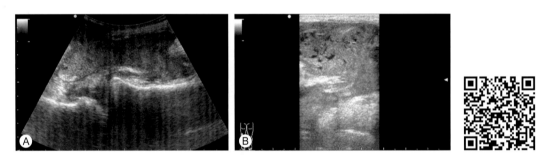

图 16-3-52　膝关节色素沉着绒毛结节滑膜炎

腘窝处不规则低回声团，动态图示探头加压时团块具有压缩性，内部呈多发绒毛结节样改变

二十二、骨肿瘤及瘤样病变

1. **声像图表现**　共同特征为与骨结构相关的肿块回声（图 16-3-53 ～ 图 16-3-55），对于恶性病变常可发现局部骨质破坏、骨膜抬高以及软组织内肿瘤骨成分等征象，病变内部血流较丰富（图 16-3-54C）。

2. **诊断及鉴别诊断思路**　骨肿瘤及瘤样病变诊断常需要密切结合临床、影像学及病理检查。超声鉴别诊断主要包括骨髓炎、软组织肿瘤侵犯骨质等。

3. **临床价值及存在问题**　当骨肿瘤或瘤样病变已破坏骨皮质时，超声可观察骨质表面改变及相应的软组织改变，为临床诊断和治疗随访提供有价值的信息。对于骨皮质完整，骨质无明显变薄的骨肿瘤及瘤样病变超声无诊断价值。

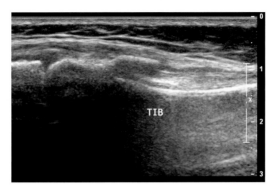

图 16-3-53　骨软骨瘤

胫骨近端干骺端见一与皮质相连异常强回声，呈背离关节面方向生长

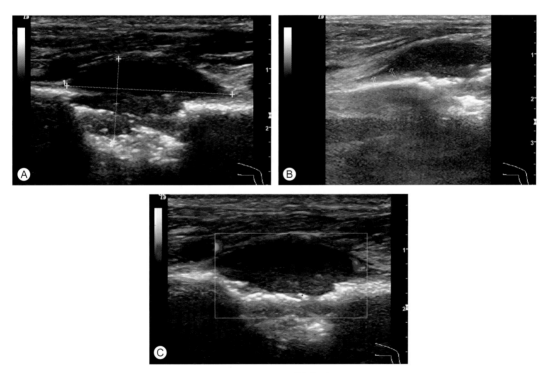

图 16-3-54　骨肉瘤

A. 胫骨下段骨质破坏不连续，周围肌层低回声肿块；B. 肿瘤处骨膜抬高（↑）；C. 肌层低回声内较丰富血流信号

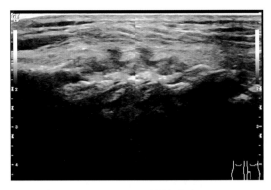

图 16-3-55　骨转移瘤

胫骨中下段骨质破坏不连续, 病理活检为甲状腺
髓样癌转移

二十三、周围神经损伤

1. 声像图表现

(1)神经水肿表现为神经连续性完整, 局部或弥漫性肿胀, 回声减低或不均匀(图 16-3-56)。

(2)神经断裂表现为神经连续性部分或完全中断, 完全断裂者断端可增粗形成梭形或类圆形的低回声, 为创伤性神经瘤(图 16-3-57)。神经断裂周围瘢痕形成时可见断裂处周围不规则低回声区(图 16-3-58)。

2. 诊断及鉴别诊断思路　依据创伤或手术史、神经支配区域异常临床表现和肌电图表现临床可诊断神经有无损伤, 结合超声显示区域的神经形态回声改变可判断神经损伤的解剖部位、类型和可能原因。创伤性神经瘤需要与神经源性肿瘤相鉴别, 后者无神经组织连续性中断, 神经断裂周围瘢痕组织需与神经水肿相鉴别, 前者形态多不规则, 内部无神经纤维束结构特征。

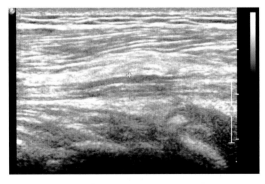

图 16-3-56　坐骨神经水肿

大腿中段坐骨神经局限性增粗, 回声不均匀

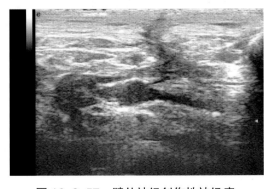

图 16-3-57　臂丛神经创伤性神经瘤

车祸伤后左侧臂丛神经根连续性中断, 断端呈梭形低回声

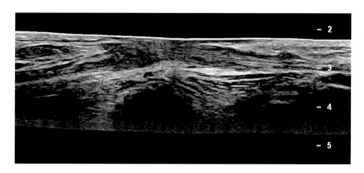

图 16-3-58　神经瘢痕

车祸伤腓总神经重建术后腓总神经中段局部肿胀、粗细不均匀、
回声不均匀，周边见不规则低回声区

3.临床价值及存在问题　超声对于肢体可显示的周围神经损伤形态学改变具有较高的显示率，此外超声可显示神经损伤的原因，如骨折断端压迫、骨固定物、瘢痕组织包绕。由于超声穿透力的限制，对机体深部神经损伤超声显示不佳。

二十四、神经卡压综合征

1.声像图表现　骨纤维管等区域受累神经卡压变细，近端神经增粗，回声减低，神经束结构模糊或消失，CDFI 可显示神经内部或周围血流信号增多（图 16-3-59）。继发性神经卡压可见神经周围肿物、滑膜增生等病变（图 16-3-60）。

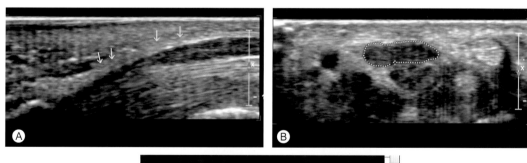

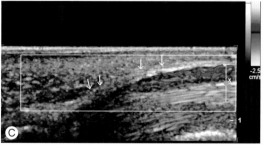

图 16-3-59　腕管综合征

A.长轴显示腕管处正中神经受压明显变细，近端明显增粗（↑）；B.短轴显示腕管处正中神经肿胀，横截面积约 22mm²，回声减低；C.正中神经血流信号增多

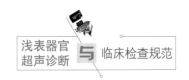

2. 诊断及鉴别诊断思路 依据典型解剖部位的超声图像特征及临床表现，诊断较明确。

3. 临床价值及存在问题 超声对于周围神经形态改变的卡压诊断较准确，且可发现神经继发卡压的部分病因。但对于神经形态无明显改变的神经卡压超声检查可为阴性，此时依据临床和肌电图可进行诊断。

二十五、神经源性肿瘤及肿瘤样病变

1. 声像图表现

（1）肌间隙或皮下圆形、椭圆形或分叶状的低回声或混合回声团，可有包膜。起源于较粗大神经的病变可探及瘤体两端与增粗的神经干相连，呈典型的"鼠尾征"（图16-3-60，图16-3-61）。神经鞘瘤内部囊性变较神经纤维瘤常见，内部血流常较丰富（图16-3-60C）。

（2）神经纤维瘤病Ⅱ型可表现为周围神经多发纤维瘤或丛状神经纤维瘤，前者表现为神经干上多个实性肿块，后者表现为大的神经干增粗、纡曲（图16-3-62，图16-3-63）。

（3）神经纤维脂肪错构瘤表现为受累神经节段梭形肿大，低回声神经纤维束周围高回声明显增厚（图16-3-64）。

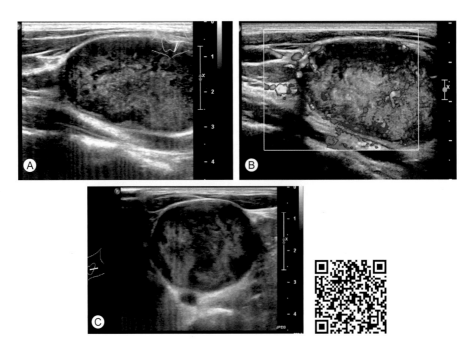

图 16-3-60　神经鞘瘤

A. 左侧颈部囊实性团块，周边与一粗大神经干相连；B. 团块内血流信号丰富；C. 短轴动态图显示团块与迷走神经相延续

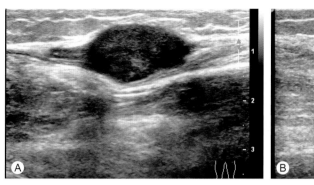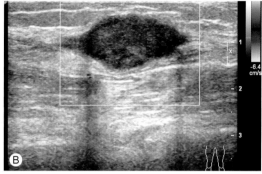

图 16-3-61 神经纤维瘤

A. 左小腿外侧中段皮下脂肪层与肌层间低回声团，两端可见"鼠尾征"；B. 团块内未见明显血流信号

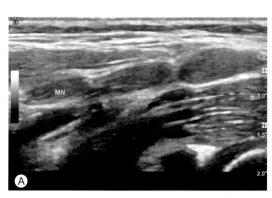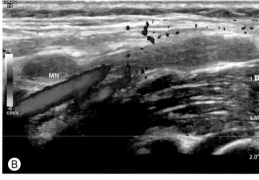

图 16-3-62 多发神经纤维瘤

A. 上臂正中神经多发实性低回声结节；B. 低回声结节内未见明显血流信号

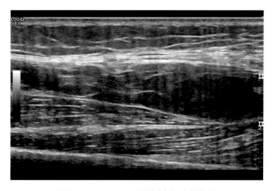

图 16-3-63 丛状神经纤维瘤

小腿胫神经明显纡曲、增粗

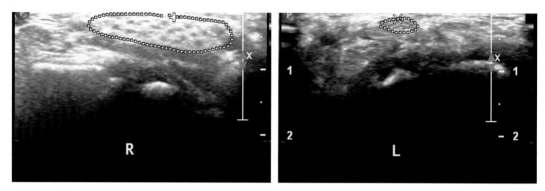

图 16-3-64　神经纤维脂肪错构瘤

腕管水平正中神经明显增粗，低回声神经纤维束周围见明显增厚的高回声区

2. 诊断及鉴别诊断思路　对于肢体、颈部等区域起源于较粗大神经的神经源性肿瘤，
"鼠尾征"为典型特征。鉴别诊断包括异常淋巴结病变、血管平滑肌瘤、筋膜来源病变等，
与周围神经相延续为主要鉴别点。神经纤维脂肪错构瘤表现为特征性受累神经节段梭形
肿大，低回声神经纤维束周围高回声明显增厚，与其他软组织病变易于鉴别。

3. 临床价值及存在问题　超声对于来源于粗大周围神经的肿瘤及瘤样病变诊断较准
确。对于起源于细小神经者，超声触诊有时可出现"Tinel 征"，多发者须考虑神经纤维
瘤病。部分筋膜或肌肉来源肿块，可出现类似"鼠尾征"表现。

（余　铖）

第十七章　直肠肛管周围及盆底疾病

第一节　直肠肛管超声检查应用解剖

一、直肠肛管的形态结构

1.**肛管**　肛管在临床上分为解剖学肛管和外科学肛管两种，其中解剖学肛管指齿状线至肛缘的部分，成人平均长 2.5cm。外科学肛管指肛缘到肛管直肠环平面的部分，成人平均长 4cm。直肠的环形平滑肌延续向下成为肛门内括约肌（internal analaphincter，IAS），从肛门直肠交界处延伸至齿状线以下约 1cm（图 17-1-1）。固有肌层外侧的纵向组成部分连接肛提肌的纹状肌纤维（尤其是耻骨肛门肌）（图 17-1-2）和来自盆内筋膜的纤维弹性组织成分，向尾部延伸为肛门内外括约肌之间的联纵肌层（conjoined longitudinal layer，CLL），并终止于肛门直肠交界（图 17-1-3，图 17-1-4）。其肌肉纤维穿过外括约肌的皮下部终止于肛周皮肤。但是，欧美学者 Konerding 等在纵行肌内未发现横纹肌纤维，仅有平滑肌细胞和结缔组织组成。部分纵行肌通过肛门内括约肌向下延伸到肛管的上半部分，形成黏膜下肌层（muscularis submucosae ani，MSA）。肛门外括约肌（esternal anal sphincter，EAS）由来自肛提肌的主动肌和耻骨直肠肌形成一个圆筒状的肌肉以包绕肛门内括约肌。肛门外括约肌的解剖目前仍存在很大争议，主要包括三个部分（图 17-1-5）：

（1）深层与钻孔肌连接，后面有韧带附着，前面有部分韧带是环状的，并且其中有一部分交叉进入深部的横纹肌壁层。

（2）表层通过尾骨韧带与尾骨内侧有非常广泛的连接，前面分成圆形纤维，并且交叉进入表浅的横纹肌壁层。

（3）皮下层位于肛门内括约肌下面，肛门外括约肌的前部在不同性别人群中表现不一致。在男性，它在所有层面上几乎都是对称的；而在女性，前部较后部短（图 17-1-6）。

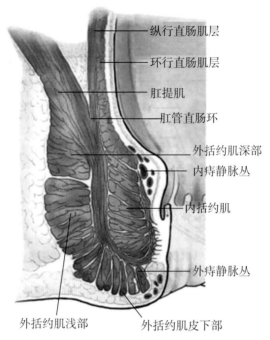

图 17-1-1　正常肛管解剖图

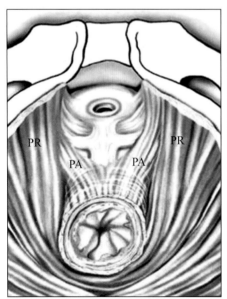
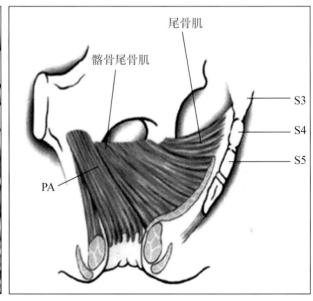

图 17-1-2　肛门肌肉解剖示意图

PA：耻骨肛门，PR：耻骨直肠肌，S3：第三骶骨，S4：第四骶骨，S5：第五骶骨，PA 发自 PR 的内侧
边界

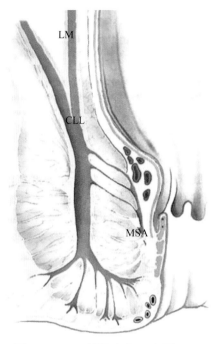

图 17-1-3　耻骨肛门肌示意图

耻骨肛门肌（PA）加入到直肠纵行肌（LM）组成联合纵肌层（CLL），肌纤维贯穿肛门内括约肌形成黏膜下肌层（MSA）

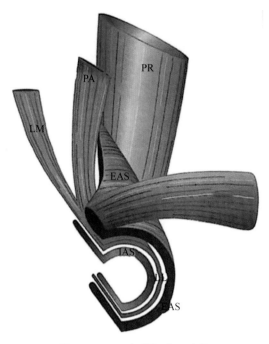

图 17-1-4　会阴肌肉示意图

耻骨肛门肌（PA）；耻骨直肠肌（PR）；肛门内括约肌（IAS）；肛门外括约肌（EAS）；纵行肌（LM）；纵行肌层（LL）

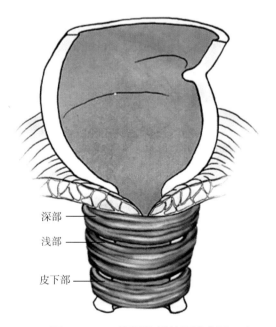

图 17-1-5　肛门外括约肌示意图

肛门外括约肌分为三个部分：深部、浅部和皮下部

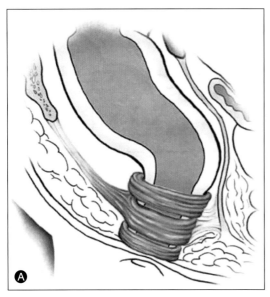
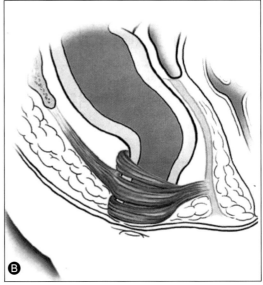

图 17-1-6　肛门外括约肌示意图

男性（图 A）比女性（图 B）的肛门外括约肌前部要长

　　2.肛提肌　细分为髂骨尾骨肌、耻骨尾骨肌和耻骨直肠肌，是盆底的基本结构，发自骨盆侧壁，支持着骨盆内容物，分隔坐骨肛门窝下部和肛提肌间隙的上部（图 17-1-7）。髂骨尾骨肌位于后外侧，发自坐骨棘，嵌入尾骨和尾骨韧带。耻骨尾骨肌发自耻骨，伴随耻骨直肠肌，穿过由闭孔筋膜形成的腱弓，向后走向坐骨棘。耻骨尾骨肌纤维在尾骨平面向后行走，刚好盖住髂骨尾骨肌。纤维跨越中线，形成直肠阴道裂孔。耻骨直肠肌起于耻骨，形成吊索，围绕肛门直肠交界处（图 17-1-8）。

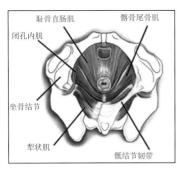
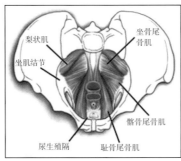
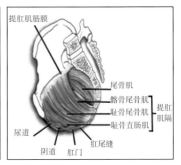

图 17-1-7　骨盆解剖示意图

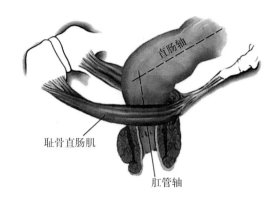

图 17-1-8　耻骨直肠肌示意图

耻骨直肠肌的最近端在肛管后面旋转，包绕括约肌

3. 会阴体　也称为会阴中心腱，在解剖学上是一个交界区，由来自耻骨直肠肌、肛门外括约肌、纵行肌和肛门内括约肌的纤维交叉并融入前泌尿生殖三角的肌肉，特别是横纹肌壁层的深层和表层以及球海绵体肌（图 17-1-9）。这种解剖结构使得会阴体能够支持骨盆的各种韧带，并固定肛管至坐骨及耻骨（图 17-1-10）。缺乏这些连接，可能是会阴脱垂的一个重要原因，也可能引起骨盆神经（阴部神经）和肌肉（肛提肌）的损伤，还可能从功能上截断前后部分。会阴体损害可能导致前部或后部会阴脱垂。在男性，会阴体位于海绵体的后面，女性位于阴道隔膜内部。

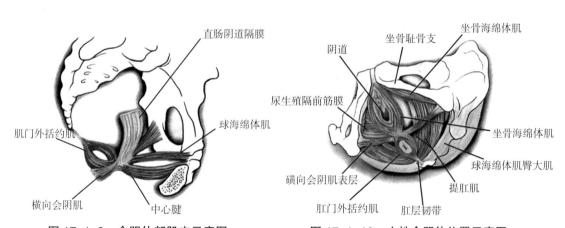

图 17-1-9　会阴体部肌肉示意图

球海绵体、横向会阴肌和肛门外括约肌交汇于会阴体

图 17-1-10　女性会阴体位置示意图

女性的会阴体位于直肠阴道隔膜内部

　　肛门直肠周围分为不同区域（图 17-1-11）。该区域包绕肛管，括约肌的侧面是肛门窝，肛门窝侧方为闭孔内肌，上方为肛提肌。括约肌间隙不是一个解剖学术语，但是被用来描述内外括约肌间的区域。肛提肌间隙在肛提肌之上，并以盆腔腹膜为界。

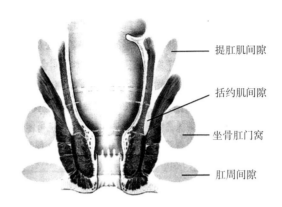

提肛肌间隙

括约肌间隙

坐骨肛门窝

肛周间隙

图 17-1-11　各种肛周间隙示意图

二、直肠肛管的血液供应

（一）直肠肛管的动脉血液供应

直肠及肛管是由肠系膜下动脉供血，在后期发展中形成若干分支，分别如下：

1. 直肠下动脉　由髂内动脉的前支分出，在骨盆直肠间隙内向前走行，沿直肠侧韧带到直肠，与直肠上动脉和肛门动脉吻合。主要供应直肠前壁肌层和直肠下部各层。该动脉变异很大，吻合极不规则。但仍有约 1/10 的人管径较大，手术时需结扎，否则可造成严重后果。

2. 直肠上动脉　直肠上动脉主干在直肠后方进入盆腔，分为两支，再沿直肠两侧向下到直肠下部，分为数支穿入直肠壁到黏膜下层，其终末支相互吻合，同时在齿状线上方与直肠下动脉和肛门动脉亦有吻合。在此点上方结扎切断直肠上动脉，可保持直肠上部血供，如在此点下方结扎切断，可造成直肠上部和乙状结肠供血不足。直肠点的部位不完全相同，手术时应更加注意。

3. 骶中动脉　起自腹主动脉分叉处的后壁，沿腰椎和骶尾骨前方下行，穿过肛尾缝，与直肠上、下动脉及骶外侧动脉吻合，分布于肛管与直肠。

4. 肠系膜下动脉　在腹主动脉分叉上方 3～4cm 处，对着十二指肠降部下缘起始于腹主动脉前面，向下向左横向跨过左髂总动脉，成为直肠上动脉，其分支有结肠左动脉和乙状结肠动脉。

（二）直肠肛管的静脉血液供应

直肠肛管的静脉系统分为两个静脉丛：黏膜下静脉丛和外膜下静脉丛。静脉血再与相应动脉伴行的静脉回流。

1. 黏膜下静脉丛　位于直肠的黏膜下层，呈横行环状。其旁支穿过直肠肌层，在外膜下斜行并交织成网。肛管的黏膜下静脉丛又以齿状线为界分为内痔丛（齿状线以上）和外痔丛（齿状线以下）。

2. 外膜下静脉丛　由黏膜下静脉丛的旁支穿过直肠肌层在外膜下交织而成。静脉网较稀疏。内痔丛的旁支在此汇入直肠上静脉，再经肠系膜下静脉汇入门静脉；外痔丛同时汇入直肠上、下静脉和肛门静脉。直肠上静脉无瓣膜，不成对，汇入肠系膜下静脉；直肠下静脉有瓣膜，成对，汇入髂内静脉；肛门静脉有瓣膜，成对，汇入阴部内静脉。

三、直肠肛管的腔内超声解剖

1. **皮下组织** 中等回声，齿状线水平的黏膜是不可见的，黏膜下肌层在超声影像下是位于肛管上部的环形细窄低回声带（图 17-1-12，图 17-1-13）。

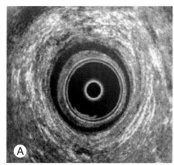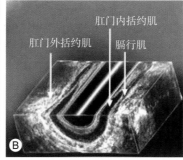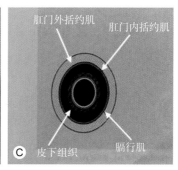

图 17-1-12 男性中部肛管的正常超声图像为四层结构

A. 轴向图像；B. 三维重建；C. 肛管解剖示意图

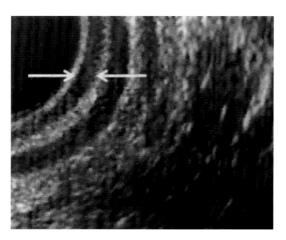

图 17-1-13 黏膜下肌层

超声显示黏膜下肌层为位于中等回声上皮下层内（↑）的低回声带

2. **肛门内括约肌** 低回声，无论是厚度还是终点，各个肛门内括约肌都是不完全一致的（图 17-1-14，图 17-1-15）。在年龄较大的群体中，括约肌增厚并失去其作为肠道平滑肌低回声的均质性，导致回声增强，纹理不均质（图 17-1-16）。尽管有时肛门内括约肌看起来正常，没什么病变，但其回声和厚度已经发生了改变。

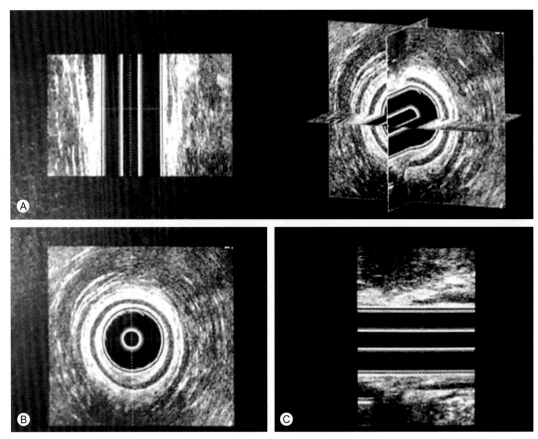

图 17-1-14　肛门内括约肌

A.冠状面；B.横断面；C.矢状面

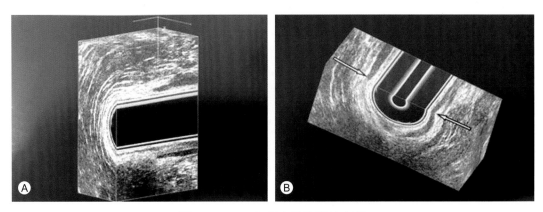

图 17-1-15　肛门内括约肌的末端

A. 对称；B. 不对称

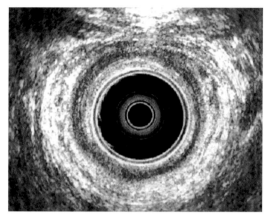

图 17-1-16 肛门内括约肌

老年男性，肛门内括约肌厚薄不均匀，回声较正
常内括约肌明显增高，纹理不均匀

    3. 纵行肌 该肌肉呈中等回声，它是主要的平滑肌（图 17-1-17）。括约肌间隙（纵行肌位于此）在厚度上有较大的变异，但并不是沿肛管全程可见。因此识别其正常结构，并将其与肛门内括约肌和肛门外括约肌区分开来，有助于评估与括约肌间隙相关的疾病。耻骨肛门肌被看作是一个低回声的三角状肌肉带，向内侧延伸至耻骨直肠肌（图 17-1-18）。用三维立体 EAUS 可能获得很好的联合纵肌的图像（图 17-1-19）。

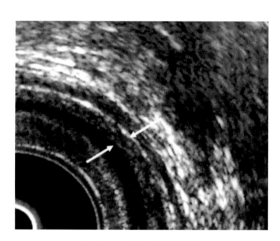

图 17-1-17 纵行肌层

超声显示纵行肌层为中等回声结构（↑）

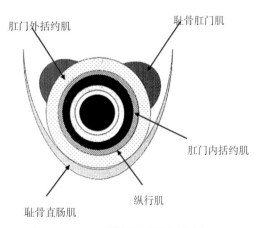

图 17-1-18 耻骨肛门肌示意图

为低回声、三角状肌肉带，向内延伸至耻骨直肠肌

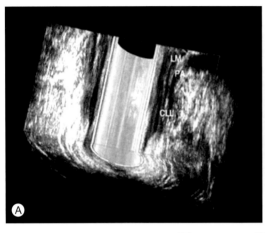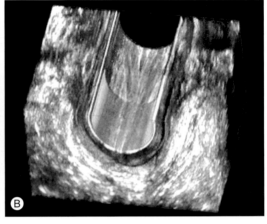

图 17-1-19　肛门括约肌的末端

A. 三维重建的横断面显示纵行肌（LM）连接至耻骨肛门肌（PA）形成联合纵肌（CLL）；B. 溶剂补偿
模式

4. 肛门外括约肌　混合回声，由于不能识别和区分联合纵肌，腔内超声检查很大程
度上高估了肛门外括约肌的尺寸。肛门外括约肌和联合纵肌都含有大量的脂肪和纤维组
织，因此回声相似（图 17-1-20）。

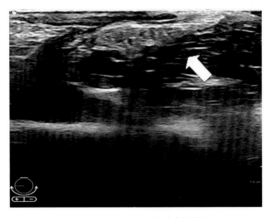

图 17-1-20　肛门外括约肌

肛门外括约肌是一个混合回声结构（↑）

肛门的超声图像可分为高、中、低三个层次：高：耻骨直肠肌的吊索和肛门外括约
肌深部；中：肛尾韧带、外括约肌浅部、内括约肌、会阴体和女性阴道；低：外括约肌
的皮下部（图 17-1-21）。

从水平方向上可分为：肛管壁、内括约肌、联合纵肌、外括约肌以及周围脂肪组织。

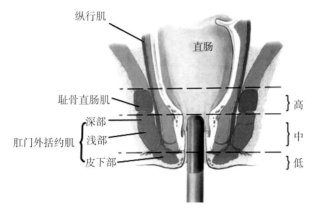

纵行肌

直肠

耻骨直肠肌　　　　　}高

深部　　　　　　　　}中
肛门外括约肌{浅部
皮下部　　　　　　　}低

17-1-21　探头在体内时测定肛管三个层次（高、中和低）
示意图

四、直肠肛管超声正常值

　　肛管长度是指耻骨直肠肌的肛管近端与外括约肌皮下部之间的距离。肛管长度在男性明显长于女性，因此，男性的肛门外括约肌长于女性，而耻骨直肠肌的长度两性没有任何差异。在男性，外括约肌的前部沿整个肛管行走（图 17-1-22）。在女性，外括约肌的前部环较短。

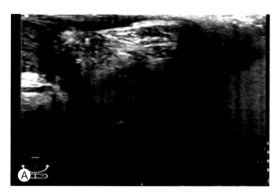
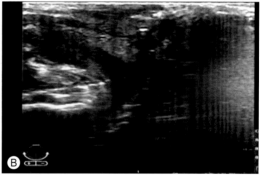

图 17-1-22　肛门外括约肌

由于肛门外括约肌长度的不同，男性的肛管长度长于长性。A. 男性肛管；B. 女性肛管

　　括约肌的正常值由于不同的测量方法，而有较大的差异。因此，我们目前测量括约肌厚度时，取肛管 3 点和 9 点位置。肛门内括约肌的厚度约为 1.8（±0.5）mm，并且随年龄的增加而增加，原因是虽然肌肉的绝对数量减少了，但纤维组织却在相应增多，< 55 岁时，为 2.4 ～ 2.7mm，而 > 55 岁时，为 2.8 ～ 3.5mm。不论年龄大小，任何 > 4mm 的肛门内括约肌都应该视为异常情况，应考虑其他相关疾病。相反，2mm 的括约肌在年轻人是正常的，而在老年人却是异常的。

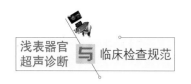

第二节 肛周超声检查技术

一、检查方法及正常声像图

患者取胸膝位，充分暴露肛门，利用高频探头通过肛周及臀部，进行大范围扫查，初步了解肛管及其周围组织结构情况、病变位置、范围及深度。设定探头频率在 10MHz 或以上，可以尽可能观察较深部位，在探头上首先涂抹一层超声耦合剂，套上消毒薄膜，适当挤压排出空气，然后再次涂抹耦合剂，将探头置于肛门部进行探查。

超声图像所示，左侧为 KC 位 12 点，右侧为 KC 位 6 点，肛管为宽大的柱状低（无）回声区，边缘锐利，近场可见杂乱的气体强回声，呈放射状分布（图 17-2-1）。周边可见肛门内外括约肌均匀分布，其中内括约肌大部分成条索状低回声或无法显示，仅少部分患者可见紧贴肛管壁外侧的条索状稍低回声，内可见横纹结构；外括约肌各层次可以清晰显像，其内可见明显肌纤维结构的稍低回声区。

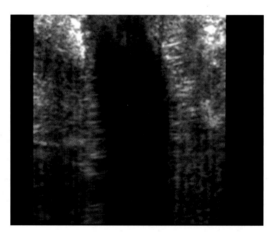

图 17-2-1 正常肛管高频超声图像

超声显示为边缘锐利的宽大柱状低（无）回声区

确定点位后，左右扇形扫查肛管周围组织，可观察相关病灶的大致情况，无法精细判断病灶与各括约肌之间的关系，此时可更换直肠腔内探头进行精确扫查。

此检查适用于婴幼儿及儿童患者，或者仅局限于肛门周围皮下病灶，如肛周毛囊炎、藏毛窦等浅表病灶。

经直肠腔内三维检查：患者更换为左侧卧位，双腿尽量屈曲收于胸前，充分暴露肛门。探头频率设定为 9MHz，在消毒硅胶套内挤入适量耦合剂后，套在腔内探头上，然后再在硅胶套外涂抹一层耦合剂，以作润滑作用。嘱患者放松肛门或大口呼吸，缓慢将探头送入肛门内，切不可用力过猛，暴力将探头插入患者肛门内，易导致肛管损伤，或导致本身病灶破裂，严重时，可危及生命。为了能够更好的确定病灶位置和范围，需要首先将 KC 位 6 点处作为标志位，因为该处男性有前列腺和尿道作为参考，女性有阴道和宫颈作为参考（图 17-2-2）。确定标志位后，顺时针缓慢转动探头，观察整周肛管周围的组织结构，并确定病灶范围以及病灶和各组织间的关系。在整个探查过程中，动作尽量轻柔、缓慢，如果病灶位置较深，可适当深入探头，以无法继续深入为止。

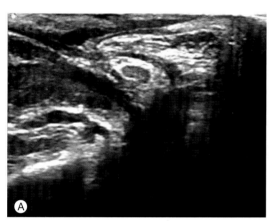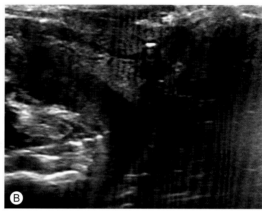

图 17-2-2　直肠腔内三维检查

A. 男性在 KC 位 6 点处可见前列腺及尿道；B. 女性在 KC 位 6 点可见阴道及部分宫颈

二、直肠腔内超声检查注意事项

直肠腔内超声检查对于大多数患者都适用，若患者有严重的痔疮水肿或出血时，严禁进行该项检查，女性患者在经期尽可能避免进行直肠腔内超声检查，存在一定的感染风险（妇科感染风险较大），有严重高血压、心脏病及精神类疾病的患者，禁止进行该项检查。同时在进行该项检查时，超声医师应做好自我防范措施，避免出现交叉感染。

第三节　肛周脓肿的超声诊断

一、概述

肛周脓肿又称为肛管直肠周围脓肿，发病原因一般是 Herrmann 和 Desfosses 肛腺的感染所致。在肛管周围大约有六个这样的腺体组织，通常位于上皮下层，括约肌间隙或外括约肌层，并伴有伸入到位于齿状线的 Morgagne 肛管隐窝基底部的腺管。（一部分人该腺体位于齿状线的上方或下方）。腺体的感染可以导致脓肿形成，并可以向多个方向扩散，通常是沿着阻力最小的通路扩散。

临床一般将肛管直肠周围脓肿分为五类：

（1）黏膜下脓肿，位于肠黏膜下，起源于肛管隐窝的感染。

（2）括约肌间脓肿，占肛周脓肿的 2% ～ 5%。这种脓肿发生在括约肌间平面，可以向头侧（高位）或者脚侧（低位）扩散。

（3）肛门周围脓肿，为临床最为常见的类型之一，发生率占 40% ～ 45%。临床表现为肛缘外围可见一表浅伴有明显触痛的肿块，局部可出现红肿热痛等特征，在不同时期可表现为触痛性硬结或者有明显波动感的肿块。

（4）坐骨直肠间隙脓肿，发病率占 20% ～ 25%，表现为患侧臀部可见一面积较大、红斑样、质地较硬并伴有触痛的肿块，但部分患者脓肿所处位置较深，局部症状并不明显，这种患者仅仅只是表现为肛门严重的疼痛和高热。

（5）肛提肌上脓肿，相对少见，在肛周脓肿的发病率中不足 2% ～ 3%。一般是由括约肌间隙脓肿或者经括约肌脓肿向头侧蔓延形成，也有极少部分是由盆腔炎（克罗恩病、憩室炎、输卵管炎）或盆腔手术引起。

二、各型脓肿的超声诊断

（一）黏膜下脓肿

1. 临床表现　黏膜下脓肿位于肠黏膜下，一般情况下脓肿由于肠腔内压力较大，会向外侧膨胀，导致其外侧内括约肌受到挤压，出现移位、变薄或显示不清，同时相应部位外括约肌会出现不同幅度的位移。

2. 声像图表现　超声图像显示脓肿位于肠黏膜下，此时可见肠壁正常层次结构消失，被脓肿强行撕裂后，无法分辨正常组织层次，严重者，肠黏膜也会显示不清，同时脓肿外形不规则，脓肿壁一般较完整，但脓肿壁厚薄不均匀，内侧缘较毛糙，内部回声绝大多数情况下不均匀，可见到细密低回声群，而在少数脓肿完全液化后，脓肿内部呈无回声，后方回声明显增强，此时脓肿张力较大，外形会呈现类似椭圆形结构。病灶范围内肛管或直肠壁层次结构消失，但同时内括约肌会因为受到脓肿压迫，而向下方移位，被强行拉伸后变薄甚至消失，联合纵肌有时也会受到脓肿炎性波及，回声较正常联合纵肌较低，相应范围内的外括约肌也会受到脓肿的挤压，向下方移位，组织回声不会出现明显变化（图17-3-1）。

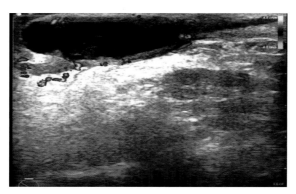

图 17-3-1　黏膜下脓肿

脓肿边界较清晰，壁厚薄不均，内壁毛糙，内部
可见细密稍低回声群

CDFI 显示在脓肿周围血流信号增多，以细小动脉为主，RI 为 0.45（±0.15）。在三维图像中，可以观察到脓肿以及周围组织的整体情况，脓肿成像为位于肠黏膜下的不规则空腔结构，内壁毛糙，可见细密点状图像信息，病灶范围内肠壁结构呈现撕裂状改变，内括约肌变薄并出现移位，部分内括约肌无法成像，外括约肌出现相应位移（图 17-3-2）。

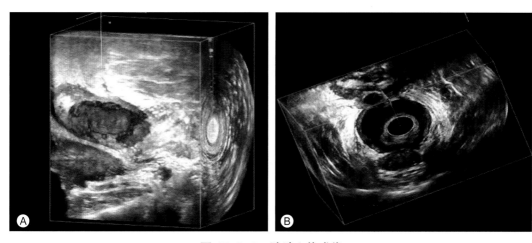

图 17-3-2　脓肿立体成像

立体成像见脓肿呈不规则溶洞样空腔结构，肠壁呈现撕裂状改变，内外括约肌不同程度移位

3. 诊断及鉴别诊断思路

（1）与肠黏膜下血肿相鉴别：此病临床表现同样存在肛门坠胀不适，肛门刺激症状明显，超声表现为肿块包膜完整，壁光滑，与脓肿的炎性囊壁有明显区别，而且张力明显大于脓肿，往往向肠腔内凸起，对周围组织的推挤压迫效应没有脓肿那么明显，形态规则或不规则，内部回声不均匀，存在细密的点状低回声群，或絮状、片状，甚至团状

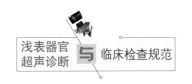

稍高回声。CDFI 显示在血肿周围无血流信号，或只有少许点状血流信号，频谱往往无法测出。

（2）与直肠下段－肛管癌性病变相鉴别：临床表现除了肛门坠胀不适，同时还伴有大便性状和习惯的改变，患者会出现黏液便、血便等。超声表现变化多样，以实性包块居多，边界欠清晰或不清楚，内部回声不均匀、杂乱，累及范围内肠壁层次结构紊乱消失，并没有脓肿的那种撕裂样改变，而且很容易突破肠壁，向周围组织内浸润性生长，一旦突破到肠周组织内，可见明显蟹足样或树根状改变，与脓肿的毛刺样炎性反应有明显区别，癌肿内部血流丰富，并伴有一条或者多条穿支血流信号，频谱呈高阻低排型改变。浸润性癌变，除有上述典型临床表现外，在超声表现上存在很大混淆性，超声图像上大多表现为低回声或极低回声病变，边界不清，呈弥漫性浸润生长，无包膜，血流信号往往不太丰富，此时可以适当调高增益，并调低 CDFI 流速标尺，可见肿块是实性结构，而且内部存在血流信号，与脓肿内部无血流存在明显区别。

（二）括约肌间脓肿

1. 临床表现 括约肌间脓肿位于内外括约肌之间间隙内，或位于外括约肌各层间隙内，超声图像可见在括约肌间隙内有形态不规则的低回声区或低回声团，边界清晰或欠清晰，有包膜或无包膜存在，可在括约肌间隙内蔓延，并沿内外括约肌向头侧及脚侧蔓延，导致整个肛管至直肠中下段受到炎性累及，脓肿内部完全液化时，脓肿内部呈极低回声或无回声。脓液黏稠时，内部可见细密的点状稍低回声群，有明显包膜的脓肿，张力一般较大，不易沿括约肌间隙向上下两侧蔓延，反而会推挤内外括约肌，向内或向外侧移位，并出现明显的挤压征象。

2. 声像图表现 无包膜的脓肿较易侵犯括约肌（内括约肌更易受到侵犯），超声图像上无法显示局部内括约肌，呈现连续中断的情况，外括约肌内侧缘回声明显减低，肌纹理显示模糊不清晰，而且肌束之间的间隙明显增大。CDFI 显示脓肿周围仅能见到点状的血流信号，内部无血流信号显示，频谱较难测出。

利用三维成像技术，可以看到在括约肌间隙内出现占位效应明显的空腔结构，边界欠清晰，内侧壁毛糙，部分患者空腔内可见点状图像信息，在病灶范围内括约肌明显变薄，位置出现移位，当受到炎症侵犯时，肌层图像信息会出现部分缺失或成像不清晰（图17-3-3）。

3. 诊断及鉴别诊断思路

（1）与括约肌间血肿相鉴别：这种患者往往有明显的外伤史，造成局部损伤，导致局部毛细血管破裂，在括约肌间隙内形成局限性的血肿，超声表现为无包膜的不规则低回声团，边界尚清，内部回声不均匀，可见斑点状强回声。CDFI 显示周边及内部均无血流信号，或仅在某一点出现间隙或连续的血流信号，提示该处毛细血管破裂，有持续出血情况的存在。

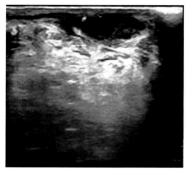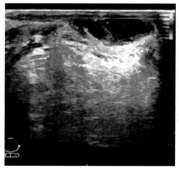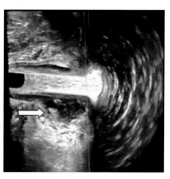

图 17-3-3　外括约肌脓肿

KC 位 9 点内外括约肌间隙内脓肿，立体图像中上可以看到，脓肿向外括约肌间隙内蔓延（↑），内括约肌局部受炎症侵犯后，成像效果不佳

（2）与局限于括约肌间隙内的窦道相鉴别：此类疾患临床表现为肛门持续性疼痛，便中加重，部分患者可出现高热等全身表现，超声图像表现为内外括约肌间隙内条索状低回声，一侧开口于肛管壁或体表，对其周围组织无明显压迫症状。

（三）肛门周围脓肿

1. 临床表现　临床发病率最高的肛周脓肿类型，往往由于患者久坐、肛周卫生情况不佳，或局部本身有炎症情况存在而造成，患者出现局部肿胀、剧痛，坐卧不安，甚至高热等情况，肉眼可见肛门周围出现红肿，触痛明显的硬结，或有波动感的肿块（图17-3-4）。

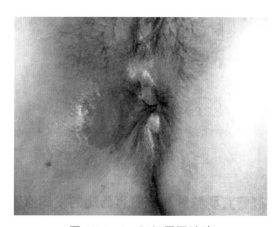

图 17-3-4　肛门周围脓肿

2. 声像图表现　超声表现肛门周围皮下的不规则低（无）回声区，边界尚清，或不清，内部回声不均匀，可见细密点状低回声群，或内部呈无回声，后方回声增强，侵犯或不侵犯肛门外括约肌皮下部肌层。侵犯外括约肌皮下部肌层时，局部外括约肌皮下部肌层显示不完整，边缘毛糙（图 17-3-5）。CDFI 显示脓肿周边少许斑点状血流信号，部分

患者病灶周围血流信号显示不佳。三维成像显示脓肿位于肛缘皮下，呈不规则空腔结构，边缘毛糙，无明显包膜，部分包膜完整，内部可有点状泥沙样组织图像信息（图17-3-6）。

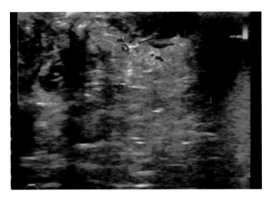

图17-3-5 肛门周围脓肿

KC位5点肛缘皮下脓肿，侵犯外括约肌皮下部肌层，致该处肌层显示不完整，边缘毛糙，余下部分回声稍减低

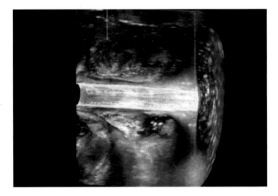

图17-3-6 肛门周围脓肿三维立体图像

3.诊断及鉴别诊断思路

（1）与肛门周围毛囊炎相鉴别：肛门周围出现疼痛难忍的包块，质硬，触痛明显，压迫加重，无高热，超声所见，于肛周皮下可见一边界清楚的低回声团，局限在表皮组织内，内部回声尚均匀，一般情况下，不向深部发展，可自愈。

（2）与混合痔感染相鉴别：患者有明显肛门肿物脱出，肛门口肉眼可见水肿的组织包块，表面可见点状脓性分泌物，触痛明显，超声图像表现为肛门口巨大不规则极低回声团，边界清晰，内部回声欠均匀，与周围组织分界清晰，深部沿肛管壁蔓延，并可见明显静脉血流信号。

（四）坐骨直肠间隙脓肿

1.临床表现 坐骨直肠间隙脓肿位于外括约肌外侧，往往位置较深，患者大部分无明显剧痛感，有高热，局部无明显包块，有可能仅因肛门坠胀或坐位时出现不适而就诊。

2.声像图表现 于外括约肌外侧可见不规则低回声团，边界一般较清楚，由于脓肿位置较深，患者不易发现，内部往往液化程度较高，呈无回声型居多，也有少部分内部可见点状，或斑片状高回声，为坏死组织或组织机化所致，脓肿较易向外括约肌方向蔓延，并侵入括约肌间隙内，造成外括约肌肌间隙增宽，组织图像回声缺失等情况（图17-3-7）。

CDFI显示脓肿周围可见较丰富血流信号，或周边星点状血流信号，部分脓肿周围血流信号无法显示。三维成像显示肛门外括约肌外侧、坐骨直肠间隙内可见不规则空腔结构，边缘毛糙，有明显占位效应，部分脓肿对于外括约肌肌层存在压迫效应，一般不突破外括约肌。

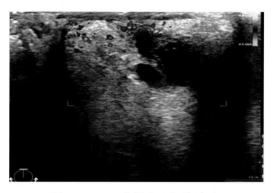

图 17-3-7　坐骨直肠间隙脓肿

脓肿原发灶位于外括约肌外侧，内侧向外括约肌
皮下 – 浅部间隙内蔓延

3. 诊断及鉴别诊断思路　与坐骨直肠间隙内血肿相鉴别：此类患者有明显外伤史，同时可能伴有局部神经损伤，超声表现为包膜光滑的混合性包块回声，与周围组织分界尚清，而脓肿包膜较毛糙，内部呈无回声，与周围组织分界欠清，并有向肛管方向蔓延的趋势。

（五）肛提肌上脓肿

1. 临床表现　肛提肌上脓肿是所有直肠肛管周围脓肿中数量最少的一种，很少单独存在，一般是由括约肌间隙脓肿发展而来，也有一部分是坐骨直肠间隙脓肿发展而来。

2. 声像图表现　超声表现为沿肛管及直肠外侧向头侧方向，蔓延的不规则低回声区或低回声团，边界清晰或欠清，边缘毛糙，内部回声欠均匀，多可见粗细不等的间隔光带，所见范围内肛提肌连续中断，根据脓肿大小不同，可出现内径不一的缺口（图 17-3-8）。

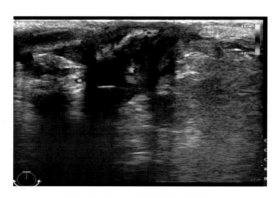

图 17-3-8　肛提肌上脓肿

脓肿沿肠管向头侧蔓延，并穿透肛提肌，形成深
部脓肿

CDFI 显示脓肿周围及间隔光带上可见分布不均的血流信号。三维成像显示脓肿成巨大的不规则空腔结构,肛提肌断裂,内外括约肌不同程度位移。

3.诊断及鉴别诊断思路 与直肠下段恶性肿瘤相鉴别:肿块巨大时,癌肿不仅破坏直肠下段组织,侵犯肠周组织,还会破坏肛提肌等括约肌组织。在超声图像上,个别癌肿回声偏低,极易与炎性包块混淆。CDFI 中可见典型的放射状血流信号及穿支血流信号。在三维成像中更为明显,此类病变呈现实性占位效应。在能量立体成像中,在癌肿区域可见异常能量堆积(图 17-3-9)。

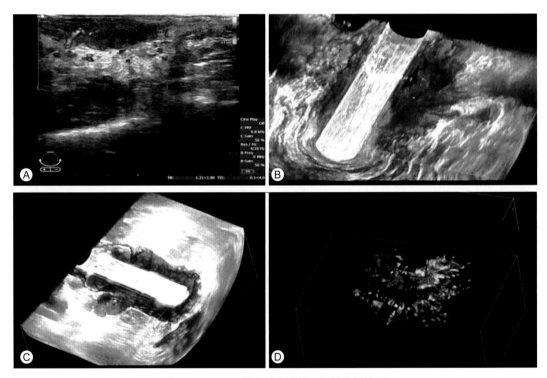

图 17-3-9 肛提肌上脓肿与直肠癌的比较

A.肛提肌上脓肿; B.肛提肌上脓肿三维渲染图; C.直肠癌三维渲染图,癌肿显示为不规则实性团块; D.直肠癌三维能量图,在癌肿区域可见能量异常聚集

4.临床价值及存在的问题 肛周脓肿的超声检查由来已久,是临床医师较为欢迎的一种检查手段,因操作方便、可重复性强、动态观察、基本无创的特点,被越来越多的临床医师以及超声医师所青睐。但超声检查对肛周脓肿的检查也存在一定的局限性,脓肿的声像图变化多端,在不同病理时期,超声表现也不尽相同,与肛管直肠周围其他相关疾病较难区分,经验依赖性较强。而有些深部脓肿,因病灶位置较高,直肠腔内探头无法探及,因此对直肠腔内超声检查造成一定的局限性。

第四节　肛瘘的超声诊断

肛瘘是肛管直肠瘘的简称，它是发生在肛管直肠周围的一种管道样病变，绝大多数都是肛周脓肿的后遗病变，也有很大一部分是原发性的。临床所见的绝大多数肛瘘都是肛周脓肿后病变，是一种疾病的两个发展阶段，中医称之为肛漏。典型的肛瘘由一根通畅的完整的管道，以及内口和外口组成。内口位于肛窦，外口可位于肛周任何位置，甚至可距离肛门较远。

1.临床表现

（1）肛瘘形成的病因较复杂，原因多样：①肛周脓肿自行破溃或切开引流后造成；②直肠肛门损伤源于外伤、吞咽骨头、金属、肛门体温计等异物时造成的损伤；③肛裂反复感染可发生皮下瘘；④会阴部手术如内痔注射误入肌层或手术后感染，产后会阴缝合后感染，前列腺、尿道手术后感染等，均可波及肛门直肠引起脓肿或瘘；⑤结核、溃疡性大肠炎、克罗恩病及直肠肛管癌等病变继发引起的；⑥血行感染，常见于糖尿病、白血病、再生障碍性贫血等患者，因机体抵抗力低下，常常发生血行感染引发肛瘘。

（2）肛瘘的临床特点：①周期性发作，间断性肛周流脓，时有时无，脓液较少；②一般无明显疼痛，一旦发生感染，大量脓液积存于瘘管管腔内引流不畅时，局部会出现胀痛不适，脓液排出后，疼痛会迅速减轻甚至消失；③可在肛周皮下，或肛门指诊时触及条索状硬块，按压可有轻微疼痛。

（3）肛瘘的分类：传统将肛瘘分为高位瘘和低位瘘，单瘘和多瘘，皮下瘘和黏膜下瘘。但 Parks 等人认为根据肛瘘和括约肌的关系可以分为四个类型：

括约肌间型：此类瘘管走行于内外括约肌之间，并穿过内括约肌多开口于肛管肛窦部，外侧穿过括约肌间平面开口于皮肤（图17-4-1，图17-4-2）。只有瘘管的最表浅部分穿过外括约肌的皮下部。一部分患者可在括约肌平面发生继发性的分支瘘，其瘘管向头侧延伸，形成高位盲瘘。

经括约肌型：这一类瘘管穿过内外括约肌，延伸至坐骨直肠窝，开口于表面皮肤（图17-4-3，图17-4-4）。瘘管的走行平面决定了经括约肌瘘管的具体类型（高位、中位或低位，Buchanan 等认为，经括约肌型瘘管中有半数以上在穿过肛门括约肌群后，会向头侧延伸走行，并且内口位于齿状线以上的瘘管，会出现明显的锐角弯曲走行的方式。

括约肌上型：走行于耻骨直肠肌以上或穿过耻骨直肠肌。

括约肌外型：瘘管紧贴外括约肌外侧走行，并最终穿过内外括约肌，开口于肛管壁。

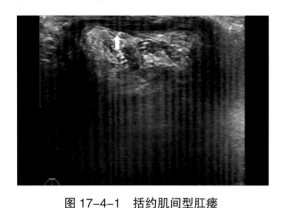

图 17-4-1　括约肌间型肛瘘

内外括约肌之间可见一带状低回声区，边界清晰，穿过内括约肌开口于肛管壁，外侧穿过外括约肌皮下部开口于肛缘旁体表（↑）

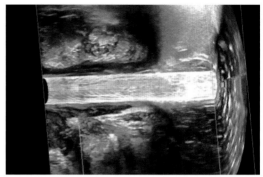

图 17-4-2　括约肌间型肛瘘

二维图像中的低回声带在三维图像中成纤曲走行的隧道样空腔结构（↑）

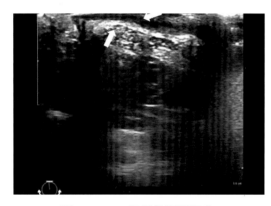

图 17-4-3　经括约肌型肛瘘

瘘管穿过外括约肌皮下部、浅部肌层（↑）

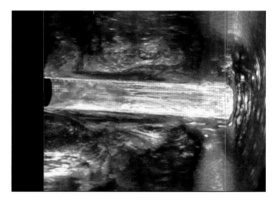

图 17-4-4　经括约肌型肛瘘

瘘管呈隧道样纤曲走行的空腔结构穿行于外括约肌肌层内

2. 声像图表现

（1）肛管周围可见走行规则或纤曲，连通肛管和体表的条索状低回声，大部分瘘管可于肛门周围或臀部见到明显瘘管外口，也有少部分仅见包块，未见明显开口，极少部分肛周无任何异常表现。瘘管内口一般位于肛管齿状线肛窦部位，也有部分患者肛瘘内口位置较高或较低。如果内口位置较高，一般都是括约肌外型以及经括约肌型，此类瘘管一般属于高位肛瘘；而内口位置较低，一般都是皮下瘘，内口位置往往位于距离肛门较近的肛管上。也有很多患者，肛瘘内口显示的不太清楚，这是由于内口本身较小，进行腔内操作时，导致患者无意识地收缩肛门，从而导致内口闭合而显示不清，也不排除患者处于肛瘘静止期，此时内口往往处于闭合状态，故在超声图像上不能很好地显示内口。

（2）瘘管由于组成成分的不同，边界可清晰，也可与周围组织分界不清，当瘘管壁以炎性增生为主时，管壁较厚，呈较高回声，边界较清晰。部分瘘管边缘锐利，可以看到因为炎症水肿渗出而出现的纤细低回声带。另有很大一部分瘘管边缘毛糙，与周围组织分界不甚清晰，而瘘管中央的管腔，绝大部分都呈极低回声或无回声，管腔狭窄时，瘘管整体呈现厚壁管状回声，当管腔较宽或有异物存在时，内可见细密低回声群或散在分布的强回声斑，而当瘘管以肉芽肿为主要组成时，整个瘘管回声较高，管腔显示也不太清晰，与手术瘢痕组织较难鉴别。

瘘管合并有感染时，往往与肛周脓肿容易混淆，因为此时由于瘘管管腔内脓液聚集，致使管腔扩张，形成一个不规则的厚壁，或者无包膜的低回声区，内部可见因感染形成的黏稠致密的点状低回声群。但肛瘘感染往往伴有大量持续的脓液从外口或内口向外分泌，但不排除内外口暂时闭合，形成一个封闭脓腔的可能性，此时需要仔细了解患者病史，结合临床给出相应诊断结果。

（3）还有极为少见的几种瘘管：一种存在于女性患者，瘘管直接沟通肛管直肠与阴道，形成直肠（肛管）阴道瘘，多由于分娩时，会阴侧切造成伤口假性愈合，也有部分患者是由于会阴部脓肿侵犯阴道后壁及直肠（肛管）形成，极为罕见的直肠肛管肿瘤，肿瘤范围较大、较广，直接侵犯直肠和阴道后壁，形成一个较为宽大的直接通道，从而形成直肠阴道瘘。另一种瘘管存在于男性患者，瘘管沟通了直肠（肛管）与膀胱，形成极为罕见的直肠（肛管）膀胱瘘，此类患者往往仅见于老年患者，由高位复杂性瘘管蔓延而形成，全身及专科症状较重，容易误诊为泌尿系统疾病而忽视了瘘管的危害。

以上两种瘘管在腔内超声图像中表现为直肠（肛管）与阴道或膀胱之间存在纤曲走行的管状空腔结构，其中直肠（肛管）与阴道之间的瘘管走行路径较短，以直瘘居多，多数只有一条瘘管存在，而直肠（肛管）与膀胱之间的瘘管走行路径较漫长，更加迂屈多变，情况更为复杂，会有多个内口（直肠、肛管上开口）存在，并同时存在多条分支，呈树根样改变。CDFI 显示绝大部分瘘管无血流信号，但合并感染或肿瘤引起的瘘管，在瘘管壁内会出现少量的血流信号，频谱不易测出（图 17-4-5）。

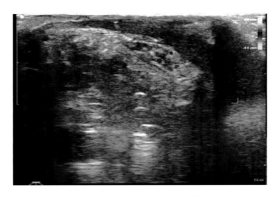

图 17-4-5 经括约肌瘘

经括约肌瘘合并感染，瘘管边缘毛糙，内部回声欠均匀，CDFI 显示瘘管周边可见少许点状血流信号

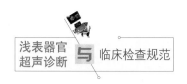

3. 诊断及鉴别诊断思路

（1）与肛周脓肿合并内口形成相鉴别：超声图像上无明显管道样低回声，可以看到肛管周围不规则的稍低或稍高回声区，内部呈不规则细窄无回声区，与肛管或直肠相通，这是由于脓液排出后脓腔塌陷与瘘管的超声图像有着较为明显的区别，但需要与瘘管合并感染进行仔细鉴别。

（2）与臀部大汗腺炎相鉴别：臀部大汗腺炎是臀部皮内和皮下组织感染后反复发作，蔓延广泛而形成的范围较广的慢性炎症，往往在病灶皮下形成小的脓腔、窦道或瘘管。超声表现为病变局部皮下多个大小不等的低（无）回声区，部分相互融合、贯通后，形成错综复杂的网络状索状低回声（瘘管），这种病变很少发生与肛管相通的情况，病变仅仅局限在臀部皮下。

4. 临床价值及存在问题

直肠腔内的超声检查对肛瘘的诊断有着非常高的临床指导意义，该项检查不仅无创，而且对瘘管的分布、瘘管的走行、瘘管和括约肌之间关系的诊断要远远高于肛门指诊和 CT 检查，具有很高的特异性和敏感度。但值得注意的是，大多数直肠腔内的超声检查均把外科手术所见作为金指标，然而，这种方法的可行性却存在一定的不确定性，特别是手术后不能愈合的患者，因为这涉及到很多潜在的影响因素，比如直肠腔内超声操作者具有不同的工作经验，因此把临床结果作为最终的判断可最大限度地减少潜在的偏差。

第五节　肛窦炎的超声诊断

肛窦位于肛管齿状线部，相邻两个肛柱的基底间，形如半月，向下凹陷如口袋，深度为 0.3 ～ 0.5cm，其底部有肛腺的开口。肛窦炎又称为肛隐窝炎，是指肛门齿状线部的肛腺隐窝炎症性病变。肛窦炎是肛周脓肿和肛瘘的主要发病原因之一。

1. 临床表现

排便时肛门疼痛，而且定位十分明确。常常是肛门后位多见，因为此处是肛管内压力最高的地方。此外，还会伴有肛门异物感、不适和肛门下坠感及肛门脓性分泌物。

2. 声像图表现

距离肛门 2.5 ～ 3.0cm 处，肛管壁内可见类椭圆形低回声区（图 17-5-1），边界尚清晰，内部回声尚均匀，当炎症较重时，内部回声会不均匀，出现点状无回声，常常多发，KC 位 2、3、9、10 点多见，也有部分严重患者，会在多个点位检出，大小一般在 0.5cm×0.2cm ～ 0.6cm×0.3cm（±0.2cm×0.1cm）。CDFI 显示低回声区周边及内部均无明显血流信号。

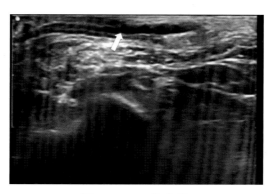

图 17-5-1　肛窦炎

KC 位 3 点距离肛门 2.5cm 处，肛管壁内可见一
类椭圆形低回声区（↑）

3.诊断及鉴别诊断思路

（1）与肛裂相鉴别：肛裂以肛门周期性疼痛、便秘、大便带血为主症，其疼痛程度
较肛窦炎重，疼痛时间较长。超声无法检出特征性病灶。

（2）与肛周脓肿相鉴别：肛周脓肿主要表现为肛门周围疼痛逐步加重，偶尔呈现鸡
啄样跳痛，并伴有恶寒发热等症状，而且在超声图像上能够看到特征明显等局限性或弥
漫性病灶。

4.临床价值及存在问题　直肠腔内超声对肛窦炎的诊断具有很高的敏感度和特异性，
肛窦炎病灶小，位于肛管壁内，常规 CT、MRI 等检查很难确定病灶，但腔内超声检查
因为更贴近肠壁，能更好地显示肠壁的局部情况，因此对于肛窦炎的诊断，要远远高于
其他检查方法。

第六节　藏毛窦的超声诊断

1.临床表现　藏毛窦又称皮毛窦，属于畸形发育，可出现在枕部到骶尾部之间的任
何部位，其中以骶尾部最为多见。骶尾部藏毛窦是指发生于骶尾部含有毛发的窦道或脓肿。
该病好发于 20～30 岁青年男性群体，肥胖及多毛体质者更易发。可有单个或多个窦口，
在窦道周围及内部常常出现较长的毛发。典型症状即骶尾部急性浅表脓肿，破溃后为一
窦道，反复破溃，经久难愈。脓肿内常含毛发，伴肉芽组织。该病在欧美国家属多发病，
二战期间，欧美军人长期乘坐吉普车，在这些人群中发病率较高，又有"吉普车病"之称。
近年来，该类疾病在我国呈上升趋势。

2.声像图表现　此类患者一般无需进行直肠腔内超声检查，检查时采用膝胸位，使用
高频浅表探头对患处进行检查，于骶尾部紧贴皮下可见不规则低回声区，成管状结构，纵

向分布，边界尚清或欠清，内部回声不均匀，可见点状细密低回声群及点状强回声斑，并常常可见线状强回声带，后方与骶骨紧邻（图17-6-1），部分患者可向肛管方向蔓延，并于KC位12点穿入肛管形成肛瘘，也有极少部分患者，病灶向深部发展侵犯骶尾骨，此类患者全身症状更为严重，出现骨髓炎的可能性极大。CDFI显示往往在病灶周边可见丰富的血流信号，并跟随病灶边缘蔓延，部分患者病灶内部可见少许血流信号（图17-6-2）。

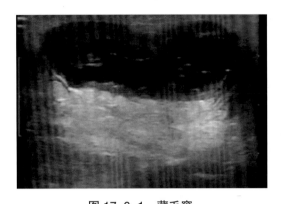 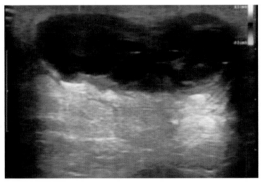

图17-6-1　藏毛窦

骶尾骨前方混合性包块，壁厚薄不均匀，毛糙，内可见线状强回声

图17-6-2　藏毛窦

混合性团块周边未见明显血流信号，部分患者可见少许血流信号

3.诊断及鉴别诊断思路　本病须与肛周脓肿（骶尾部脓肿）以及肛瘘进行鉴别。其中肛周脓肿病灶常常位于肛管周围软组织内，即便是KC位12点骶尾部脓肿患者（图17-6-3），病灶位置也位于肛管周边或位置较深，而藏毛窦病灶位于臀沟浅表组织内，仅从位置分布上就有着明显区别，而且两者从超声图像上也存在较大差异，病灶大小、内部回声结构等都可以很好的对两者进行区分。藏毛窦在某些抵抗力较低的患者会蔓延至肛管，并与其相通，形成瘘管，与单纯肛瘘在发病过程上有着明显区别，在临床上不难区分。

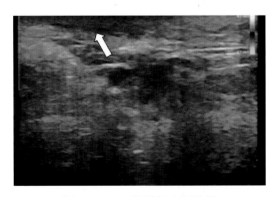

图17-6-3　骶尾部皮下脓肿

脓肿破溃，脓腔塌陷（↑）

4.临床价值及存在问题　超声检查对藏毛窦的诊断并不具备较大的指导意义，仅是为了明确患者病灶是否与肛管相通，因此更多的是临床医师根据患者的症状、体征进行诊断。

第七节　肛门顽固性疼痛的超声诊断

1.临床表现　近年来,肛门顽固性疼痛患者日益增加,该类患者往往会出现肛门坠胀、疼痛、烧灼感等特异性症状，夜间加重，此类患者排除肛管周围炎性病变、实质性病变等疾患后，往往无法明确诊断，大大地影响日常生活和精神状态，严重者甚至会导致精神方面的疾病。经过直肠腔内超声检查后发现，此类患者往往存在内括约肌不同程度的损伤，从而影响到会阴中心腱的平衡状态，导致肛管直肠周围其他韧带、肌肉的受力不均匀，从而压迫马尾神经末梢，出现以上的临床症状。

2.声像图表现

（1）内括约肌不规则变薄：此类患者各年龄段均可出现（18～60岁），往往会有明显肛门坠胀不适，超声图像上可以看到肛门内括约肌回声增强，由原来的低回声变为稍高回声，内部回声明显不均匀，厚度也大大低于同年龄段正常水平（＜0.1cm），可间断出现多个点位，或连续成大片病变区域，病变范围越大，临床症状越重（图17-7-1，图17-7-2）。

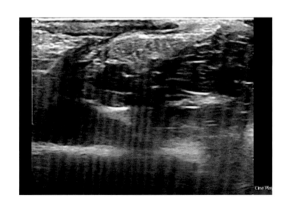

图 17-7-1　肛门顽固性疼痛

KC位9点内括约肌中上段不规则变薄,回声增高,甚至显示不清

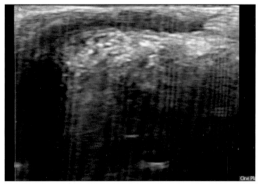

图 17-7-2　肛门顽固性疼痛

KC位12点内括约肌整体回声增高，不规则变薄

（2）内括约肌增厚：此类患者多出现于老年患者。老年患者括约肌松弛，肛门收缩能力下降，肛门松弛无张力，严重者会出现大便失禁。超声检查发现此类患者肛门内括

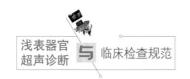

约肌几乎出现整周增厚的情况（＞0.36cm），括约肌回声减低，几乎呈极低回声改变，此类患者往往合并有直肠黏膜脱垂（图 17-7-3，图 17-7-4）。

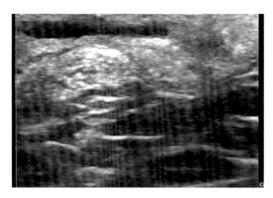

图 17-7-3　肛门顽固性疼痛

老年女性患者，KC位 3 点内括约肌不规则增厚，以中上段增厚最为明显，最厚处厚度达 0.53cm

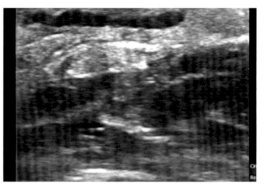

图 17-7-4　肛门顽固性疼痛

与图 17-7-3 为同一病例，KC位 9 点内括约肌整体不规则增厚，回声较正常内括约肌略低

（3）内括约肌损伤性改变：此类患者往往存在肛周手术史，特别是肛瘘、括约肌间脓肿和深部脓肿的手术，对内括约肌存在破坏性损伤，瘢痕肉芽组织形成后，无法取代正常环状肌的收缩功能。超声检查发现肛门内括约肌存在部分缺失，或者内括约肌长度明显变短，中下段消失，被不均匀高回声组织取代，无法参与肛周肌肉群的正常收缩功能（图 17-7-5）。CDFI 显示所有内括约肌病变患者，在病变范围内都无法观察到血流信号。

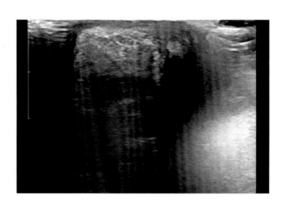

图 17-7-5　肛门顽固性疼痛

该患者曾行肛周脓肿手术，手术部位内括约肌无法保全，导致该处中下段内括约肌被瘢痕结缔组织取代

3.诊断及鉴别诊断思路　由内括约肌实质性或非实质性损伤导致的肛门顽固性疼痛，须与肛周脓肿、肛瘘、肛管炎、直肠炎、肛窦炎等进行鉴别。通过腔内超声检查，可以观察内括约肌的整体情况，特别是腔内三维超声，可以从多角度，更加全面地对内括约

肌的损伤情况做出评估，与肛管直肠周围其他疾病能很好地鉴别。

4.临床价值及存在问题 目前针对肛门周围顽固性疼痛没有很好的检查方法，并不能通过有效的现有检查手段找出疼痛的病因，只能针对疼痛本身做出对症治疗，而腔内（三维）超声检查，对内括约肌损伤引起的肛门周围顽固性疼痛，有很好的临床指导意义，可以让临床医师更有针对性地选择治疗方法。

第八节　肛肠良性肿瘤的超声诊断

一、肛周皮脂腺囊肿

发生于肛周的皮脂腺囊肿是由肛门周围皮脂腺导管堵塞所引起的潴留性囊肿，内容物为豆腐渣样物质。

1.临床表现 肛周皮脂腺囊肿多为单发，偶可见多发，形状为圆形。硬度中等或有弹性，无明显波动感。特点为肿块中央皮肤可见点状凹陷皮脂腺管口，有时伴有黑色粉刺样小栓，用力挤压可有面泥样物质溢出。当发生继发性感染时，表现类似肛周脓肿。

2.超声图像表现 肿块在超声图像中呈不均质的低回声团，椭圆形或者底部较宽的半球形，边界清晰，大部分包膜完整，薄而纤细，内部回声杂乱，以低回声为主，散在线条状高回声或强回声。CDFI显示在低回声团周边可见少许血流信号，当感染发生时，周边和内部血流信号明显增多，血流变得丰富。

3.诊断及鉴别诊断思路 肛周皮脂腺囊肿包膜明显，边界清晰，内部呈现脂肪样改变，无明显空腔存在，当发生感染时，需要与肛周脓肿相鉴别。肛周脓肿往往向软组织间隙内蔓延生长，壁厚薄不均，内部呈现空腔样改变居多，而皮脂腺囊肿往往局限在肛周皮下，不会向深部蔓延，出现感染时，皮脂腺囊肿内部回声呈现实性低回声，与脓肿的无回声空腔有着明显区别。

二、肛乳头瘤

肛管和肛柱连接的部位，有三角形的乳头状隆起，成为肛乳头。肛乳头因粪便和慢性炎症的长期刺激逐渐增大、变长、纤维硬化，而形成瘤样改变，又称为肛乳头纤维瘤。

1.临床表现 肛乳头瘤通常表现为脱出于肛门外，表面破溃时会出现便血，小的肛乳头瘤常常没有任何临床症状，合并其他疾病时，则同时出现其他疾病的临床表现。肛乳头瘤有一定的癌变率，但临床恶变极为罕见。

2.超声图像表现 经直肠腔内超声探测时，往往较小的肛乳头瘤不易被发现，因其体积较小，质地较为柔软，被探头挤压后，不易被发现，但瘤体较大时，因其质地变硬，在超声图像中可看到一不规则稍低回声团或等回声团，位于肛管腔内，基底部较细，与肛管相连，相连处距离肛门 2.5cm（±0.5cm），转动探头时，该回声团位置可发生变动，但较为局限，因基底部限制其活动范围。三维图像中表现为肛管腔内一瘤样实性结构，基底部明显，与肛管壁相连。CDFI 无明显血流信号。

3. **诊断及鉴别诊断思路**　肛乳头瘤有一定的活动度，边界清晰，内部回声较均匀，呈低回声或等回声，探头加压时，前后径不易改变，基底部纤细，往往位于瘤体下方（近肛门部）。主要与直肠腺瘤样息肉相鉴别：后者位置固定，呈均质等回声，基底部较宽，探头加压后，前后径变小，甚至无法探及。CDFI 显示有少量血流信号自基底部进入瘤体内部。

三、直肠平滑肌瘤

消化道平滑肌瘤好发于胃和小肠，发生于结直肠者少见，而在发生的结直肠平滑肌瘤中，发生于直肠的较多，结肠平滑肌瘤更为罕见。

1. **临床表现**　根据其生长位置和生长方式，将其分为四种类型：①腔内型：肿瘤多位于黏膜下层，向肠腔内生长，表面破溃可形成溃疡；②腔外型：肿瘤多位于黏膜下层，向肠腔外生长；③哑铃型：肿瘤中部位于肠壁内，向肠腔内外两个方向生长；④壁内型：肿瘤位于肠壁内环绕生长，可造成肠腔的狭窄。

肿瘤体积较小时，患者一般无临床症状，当瘤体逐渐增大后，腔外型主要表现为腹部出现逐渐增大的包块，腔内型则可堵塞肠腔，引起肠梗阻，如瘤体表面有溃疡形成时，临床可表现为便血。同时，直肠平滑肌瘤破溃时还可出现直肠刺激症状、肛门坠胀等临床表现。

2. **超声图像表现**　腔外型平滑肌瘤往往体积较大，经腹部超声可发现膀胱后方或膀胱上方出现一巨大实质性低回声团，边界清晰，内部回声欠均匀，与肠道分界不清，位置固定，可对周围肠管出现较为明显压迫现象。

直肠中下段的平滑肌瘤需要经直肠腔内超声检查，腔内型平滑肌瘤表现为肠腔狭窄，探头进入时阻力较大，瘤体在超声图像中呈不均质低回声团，边界尚清晰，基底部宽大，与肠壁分界不清，并导致该处肠壁黏膜层及黏膜下层显示不清，血流信号丰富，呈现低阻低排型血流动力学改变。壁内型则表现为环绕肠壁生长的不规则低回声团，边界尚清，内部回声不均匀，所在范围内肠壁层次结构紊乱消失，均被低回声团取代，其内部可见丰富血流信号，但无明显穿支血流信号存在。

3. **诊断及鉴别诊断思路**　需要与直肠平滑肌肉瘤相鉴别：由于病理检查常常不能区分平滑肌瘤和平滑肌肉瘤，因此只能根据临床表现和临床随诊来进行鉴别诊断，两者在超声图像上无明显差别，均为不均质低回声团，边界尚清，包膜尚完整，血流信号同样丰富，但平滑肌肉瘤在后期会侵犯临近组织，因此在血流图中，有可能出现癌肿特有的穿支血流信号。

第九节 直肠癌的超声诊断

直肠癌是乙状结肠直肠交界处至齿状线之间的癌症，是最常见的下消化道恶性肿瘤之一。

1.临床表现

（1）便血：早期最常见的症状之一，占80%～90%，血色呈鲜红色或暗红色，混合有脓液或黏液，有时可有血块和坏死组织，出血量因肿瘤的大小、形态、病理类型而有所差异，可发生大出血。常常被误认为炎症、内痔而延误就诊。

（2）直肠刺激症状：早期直肠癌就可表现为大便频繁、不成形和黏液便等症状，随着肿瘤体积的增大，可出现不同程度的直肠内不适、坠胀感、腹泻、里急后重、排便次数增多、排便不尽感。

（3）病变破溃感染症状：直肠癌患者癌肿表面破溃，形成溃疡，肿瘤组织坏死、感染，可出现脓血、黏液脓便。粪便中出现暗褐色坏死组织，伴有腥臭味。

（4）大便性状改变：肛管、直肠所有占位性病变都可出现大便性状的改变，粪便一侧有压痕、性状不规则，粪便变形。便柱持续性变细，与肛门括约肌痉挛导致的间隙性粪便变细不同。

（5）梗阻症状：直肠癌导致肠腔狭窄出现不同程度的梗阻症状。早期排便次数增多、需要几次完成排便，后期排便困难，排便前会有腹痛、肠鸣，排便后减轻。直肠癌完全梗阻会出现低位机械性大肠梗阻的症状。尤其是弥漫浸润性直肠癌以排便困难、慢性肠梗阻症状为主要表现。

（6）侵犯邻近脏器的症状：直肠癌侵犯肛门括约肌和肛管，可出现持续性疼痛。若肛门括约肌功能丧失，可出现肛门口持续性流脓、血性分泌物。男性侵犯前列腺、膀胱及尿道可出现尿频、尿急和尿痛、排尿困难。女性侵犯阴道后壁，可出现直肠阴道瘘，阴道内流出暗褐色血性分泌物和粪液。侵犯骶骨和骶丛神经，会出现会阴部剧痛、持续性疼痛，并可牵涉下腹部、腹部和腹股沟等部位。直肠癌侵犯压迫输尿管，可出现腰部钝痛、肾积水等症状。

（7）转移脏器症状：直肠癌侵犯齿状线或者盆腔淋巴结广泛转移时，可出现双侧或单侧腹股沟淋巴结转移肿大。肝转移后可出现肝区疼痛、胀痛、腹胀、肝大、腹水、黄疸等，肺转移可出现干咳、胸痛、呼吸困难及胸水等。

2.声像图表现 根据癌肿大小、病理分类以及侵犯程度的不同，也会有不同的声像图表现。

（1）肿块体积较大，质地较硬，向肠腔内生长，此类癌肿在进行腔内超声检查时，往往会出现探头进入受阻，需要极其小心的变换进入角度，才能观察到肿瘤的全貌，此

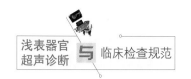

类肿瘤往往呈不规则低回声团，边界尚清或欠清，内部回声不均匀，后方可有轻度声衰减，肿块基底部宽大，所在范围内肠壁黏膜层及黏膜下层往往同时显示不清。CDFI 显示内部存在丰富的血流信号，呈高阻低排型，部分向外周组织内浸润的患者，可出现单支或数支穿支血流。部分发生淋巴转移的患者，可在肠周发现淋巴结，呈类椭圆形低回声区，髓质消失，大小可在正常范围，也可异常增大。

（2）癌肿向肠壁外生长，基本不会出现肠道梗阻现象，肿块呈不规则低回声，内部回声杂乱、强弱不均，可出现散在分布的强回声斑，后方回声可出现轻度声衰减，此类患者往往肠道黏膜层显示完整，黏膜下层、固有肌层显示不清，部分患者的肠周脂肪层及浆膜层可出现多处连续中断，并可出现非典型的"蟹足样"改变。CDFI 显示肿块内部存在丰富的血流信号，呈高阻低排型，中央有一到两支粗大的动脉信号，其分支呈树根样分布，并出现多条穿支血流，也有少部分患者肿块内部血流信号不明显。三维能量图中出现明显能量缺失区域（图 17-9-1，图 17-9-2）。此类患者，在肠周组织内往往都能发现疑似淋巴结回声，大小常在正常范围。

（3）超声图像上看不到明确肿块图像，但肠壁呈弥漫性增厚，回声减低，组织结构紊乱消失，边界不清，对周围组织往往存在不同程度的侵犯症状，肠周组织内可见多个大小不等的淋巴结回声，部分会出现相互融合，形成半环样低回声，围绕在肠道周围。CDFI 显示病变部位血流信号异常丰富，并呈低阻高排型改变。

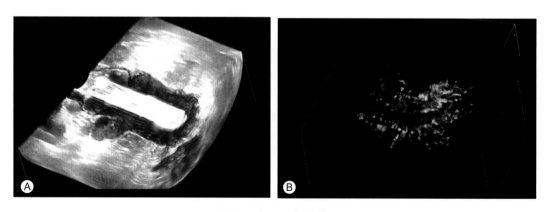

图 17-9-1 直肠癌

A. 肿块向肠壁外生长，并突破肠周脂肪层，呈实质非均质性改变；B. 能量图中可见在癌肿区域存在明显的异常能量分布

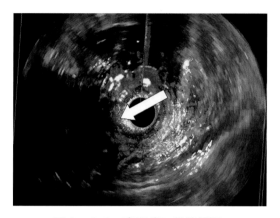

图 17-9-2　直肠癌三维能量图

肿瘤内部血流信号不明显，在能量图中可见明显
能量缺失区域（↑）

3. 诊断及鉴别诊断思路

（1）与深部直肠壁脓肿相鉴别：直肠壁脓肿的患者同样会出现腹痛、大便次数增多、脓血便以及大便不成形等症状，在二维超声图像上，直肠壁脓肿和浸润性直肠癌同为弥漫的低回声区，内部回声欠均匀，或者不均匀，但前者尚有边界可循，后方回声增强与直肠癌的回声衰减，有着较为显著的区别。CDFI 显示前者仅在脓腔周边可见少许血流信号，而直肠癌内部可见丰富的血流信号，对周围组织的侵犯，脓肿往往会因为炎症波及，而导致内外括约肌水肿、回声减低，很少会出现"虫蚀样"改变等浸润型癌症的特殊改变。

（2）与内痔相鉴别：痔为直肠、肛管静脉丛纡曲扩张而形成，凸向肠腔内的软性包块，直肠腔内超声检查时，很大一部分内痔会因为探头压迫而无法显示，仅有少部分由于充血水肿明显，而被超声检出，超声表现为附着于肠壁的不规则低回声团，边界清晰，基底部中等，与肛壁联系紧密，但附着处肠壁层次结构清晰，团块可随探头移动而移动，探头加压时，前后径可明显变小。CDFI 显示内可见较丰富的静脉血流信号。癌肿质地较硬或中等，对于肠壁层次结构的破坏明显，凸向肠腔内或肠腔外侧，对探头伸入有一定阻碍作用，探头加压时，前后径无明显变化。CDFI 显示内部存在大量的细小动脉血流信号。

（3）与肛乳头瘤相鉴别：乳头瘤质地较软，基底部明显固定，位于齿状线附近，呈均质低回声团，内部无明显血流信号，与直肠癌位置不固定、侵犯范围广泛、血流丰富、对周围组织存在不同程度的侵犯等症状有着明显区别。

（4）与溃疡性结肠炎相鉴别：好发部位位于结肠全程，极少数严重者可侵犯直肠，超声表现为直肠壁全层回声减低、结构紊乱、消失、增厚，血流信号较丰富，以静脉为主。浸润型直肠癌在早期发现时，与溃疡性结肠炎几乎无法区分，但溃疡性结肠炎累及直肠时，探头退出后，可见硅胶套上有血染，结合相关临床症状，应提高警惕。

（李翔鹏）

第十八章 介入超声的应用

介入超声作为现代超声医学的一个分支，是 1983 年在哥本哈根召开的世界介入超声学术会议上被正式确定的。它是在超声显像基础上为进一步满足临床诊断和治疗的需要发展起来的一门新技术。其主要特点是在实时超声的监视或引导下，完成各种穿刺活检、X 线造影以及抽吸、插管、注药治疗等操作，可以避免某些外科手术而达到与手术相媲美的效果。

介入超声是介入放射学的组成部分。由于超声显像具有实时显示、灵敏度高、引导准确、无 X 线损伤、无需造影剂、操作简便、费用低廉等优点，因而发展迅速，应用广泛，在现代临床医学中占有重要地位。

第一节　超声引导穿刺的技术原则

一、导向装置

介入超声之所以能够达到高度精确的程度，并且很少有并发症，关键是具有超声系统的特殊导向装置。多数超声仪器制造厂家提供与超声仪器配套的专用穿刺导向装置。这些装置大致可分为两类：一类是为介入超声专门设计的探头，即穿刺探头，虽具有导向准确的优点，但价格昂贵，且消毒过程较麻烦，现已较少使用；另一类是与探头配套结合使用的穿刺适配器，即穿刺架。

穿刺适配器的基本构成相似，即由固定部件、导向部件和不同规格的针槽三部分构成（图 18-1-1）。固定部件将导向部件与探头紧密固定，保证穿刺过程中穿刺针始终稳定在扫查平面内，导向部件能保证穿刺针沿预先选定的方向和角度达到靶目标。导向部件有固定式和可调式两种，前者将方向和角度固定，即只有一个角度，后者可以依据需要改变角度。穿刺针槽是为选择不同规格的穿刺针设计的。有的设备有数根针槽，穿刺时依据穿刺针的外径选择，并嵌入导向部件内；有的直接在导向部件上刻出一个沟槽，用一个夹具来调节针槽的口径（图 18-1-2）。各种探头都可以配置相应的适配器，多数由超声仪器厂家提供，也可由医师单独购买。

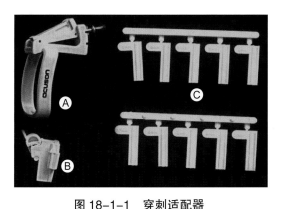

图 18-1-1　穿刺适配器

A. 固定部件；B. 导向部件；C. 不同规格的针槽

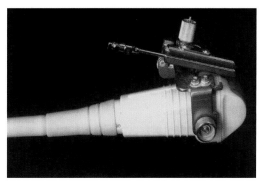

图 18-1-2　可调节针槽型穿刺适配器

二、超声引导穿刺的精确性

超声引导穿刺的精确性受超声仪分辨率和局部容积效应的限制。由于这种误差较小，仅为一至数毫米，当穿刺目标较大时，影响不明显。然而当目标较小或要求做精确穿刺时，其影响不可忽视，否则可能导致失败。

1. 纵向分辨率　纵向分辨率是指在声束传导轴线上能够分辨两点之间的最小距离。以最常用的 3.5MHz 探头为例，其波长 $\lambda \approx 0.44mm$，实际的分辨率一般是 λ 的 $3 \sim 4$ 倍，故 3.5MHz 探头的纵向分辨率为 $1.3 \sim 1.7mm$。如在超声引导下对胆管穿刺时，针尖在纵深所显示的位置可能与实际位置有 $1 \sim 2mm$ 的误差，即使超声显示针尖在胆管腔内时尚须回抽针筒，看见胆汁后才能证实，否则会有失误。

2. 横向分辨率　横向分辨率与声束的宽度有关。目前的聚焦探头，单探头声束宽度一般不超过 2mm，线阵探头（侧向分辨率）则不超过 4mm。总之都有一定的声束宽度。当针尖接近病灶而又落入声束宽度内时，声像图则呈现针尖位于病灶内的假象。

3. 局部容积效应　部分容积效应也是造成监视和引导失误的原因。声像图所显示的组织图像是厚度与声速宽度相等的一厚层组织回声的重叠图像，这就可能造成声束内的针尖与其邻近的组织在声像上重叠显示，形成针尖在组织内的假象（图 18-1-3）。这在穿刺小目标时常引起超声导向的错觉。避免的方法是对小目标穿刺时，要反复侧动探头，凭侧动的幅度判断声束与病灶的关系。探头处于向两侧侧动时病灶刚好消失的中间位置，即病灶最大、边界最清晰的位置，表明声束完全通过病灶。

三、影响穿刺准确性的因素

1. 导向器或引导针配置不当　术前用水槽实验，验证引导穿刺系统是否准确是十分必要的。若不准确，则应查出原因，加以纠正。

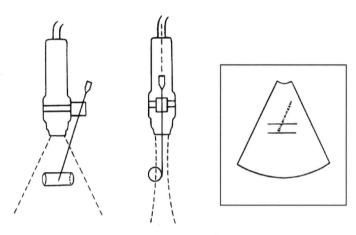

图 18-1-3　部分容积效应

2. **呼吸造成的移动**　随着呼吸，腹部脏器有不同程度的移动。为了减小或限制这种移动对穿刺的影响，应禁止患者做深呼吸。在准备进针时，要求患者平静呼吸，然后嘱患者屏住气不动，并迅速进针。完全无法控制呼吸的患者则属禁忌。

3. **穿刺造成的移动**　当穿刺针接触至靶器官时，该器官会向对侧移位，因而其内的病变可能偏离穿刺路线。尤其是某些位置不太固定的脏器，其偏移更为明显。锋利的穿刺细针和熟练的操作技术可以减少这一影响。

4. **针尖形状的非对称性**　针尖斜面的非对称性，会在穿刺过程中产生向背侧偏移的分力而使穿刺针偏离目标。采用边旋转边进针的方式可以减小这种影响。受力对称的针尖如圆锥形针尖不会发生这种偏移。

5. **组织的阻力过大或不均衡**　细长针有弹性，十分安全是其优点。然而当遇到阻力大的组织，如某些厚实的皮肤、筋膜以及纤维结缔组织、硬化的管道等，细长针可能发生弯曲变形而偏离方向。因此，先用粗的引导针穿刺皮肤和腹壁，再将细活检针通过引导针进针则能保证细针的穿刺方向。此外，力求垂直进针亦可减少这一偏差。

四、穿刺针具的监测

有效地实时操作是超声导向穿刺操作能够成功的保证。下述方法可以提高针尖的显示率：

1. 轻弹针座或以 2 ～ 3mm 的小幅度反复快速提插穿刺针，牵动周围组织运动，产生回声，有助于显示针尖，但是切不可粗暴地推拉穿刺针，或企图在方向与角度不当的情况下在组织内强行移动穿刺针而指望对穿刺针进行校正。

2. 快速抽动针芯，用针芯运动产生回声来确定穿刺针位置。但是对多数组织活检针在抵达靶目标前不许抽动针芯，不能采用抽动针芯的方法。

3. 使用彩色多普勒监视，抽动针芯或提插针时可能显示穿刺针运动的彩色多普勒信号或伪像，能更有效地判定穿刺位置。但是，并不都有效。

4. 在允许的情况下，拔出针芯向针鞘内注入少量含微气泡的液体常能较清楚地显示穿刺针的位置。若注入的同时，用彩色多普勒监视，效果更好。

找到针尖后，如果穿刺针偏移，应将穿刺针退出到皮下，重新调整方向，使穿刺针在探头扫查平面内再次进针。值得注意的是，穿刺针穿入组织一定深度后，即很难改变其方向，强行改变方向很容易使穿刺针弯曲甚至划破组织器官。

穿刺针与扫查平面不平行会造成对针尖位置的错误判定。其特点是声像图上显示"针尖"强回声点，但继续进针时，强回声点不向前移动。所显示的"针尖"实际为针体与声束的交点。这种错觉可能使术者继续进针而造成其他部位的损伤，特别是使用粗针或其他损伤较大的器械时，可能引起并发症。

五、穿刺前准备

1. 介入医师应清楚患者以前的超声、CT 或者其他影像学检查资料，了解以前是否进行过手术或介入性操作及操作中遇到的困难。

2. 介入医师必须明确施行介入超声操作的临床原因和预期效果。

3. 在操作前一定要向患者解释清楚整个操作过程及可能会出现的不适，征得患者同意，以书面形式签定同意书并放入病例中。

4. 操作前超声检查。对每一个拟行介入操作的患者都应在使用局部麻醉前再次亲自进行超声检查，了解其病灶详情和解剖结构，分析最佳的介入路径及其邻近解剖关系，避免严重并发症的发生。

5. 患者相关生化检查。凝血功能是穿刺操作必须进行的术前检查，可接受的凝血功能指标为一般凝血时间与对照组相比不应＞3 秒，活化部分凝血活酶时间（APTT）应＜45 秒。对于微小的介入性操作如针吸活检，血小板计数应＞75000/ml，当使用大口径引流管引流时应高于这个标准。

6. 麻醉和有关药物的使用。使用何种麻醉方式及是否预防性用药取决于操作的难度和患者的焦虑情绪。对可能发生严重并发症或者创伤较大的介入操作，事前有必要建立静脉输液。

第二节　超声引导穿刺细胞学检查和组织活检

一、超声引导细针穿刺细胞学检查

超声引导细针穿刺细胞学检查已广泛应用于临床，该技术操作简单、确诊率高、并发症少，已成为良恶性肿块鉴别诊断的重要方法。

（一）适应证和禁忌证

1.适应证 临床各种影像检查疑有占位性病变，经超声显像证实者，原则上皆可施行。

2.禁忌证 有出血倾向、动脉瘤等。

（二）器具和术前准备

1.超声仪和穿刺探头 宜选用高分辨率实时超声仪，一般选用线阵或凸阵探头，配以合适的导向装置即可。

2.穿刺针和引导针 超声引导穿刺细胞学检查原则上选用 20～23G、长 15～20cm 带针芯细针（如 Chiba 针，图 18-2-1）。引导针可选用 18G、长 7cm 针，该针只穿刺至靶目标浅层，主要作用是保证细针不偏移方向，并且可以减少沿针道的污染。

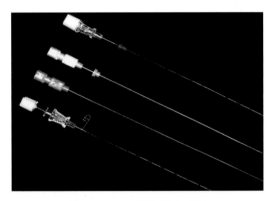

图 18-2-1 细胞学穿刺针

3.术前准备

（1）术前查血小板计数和出 / 凝血时间。

（2）必要时禁食 8～12 小时。

（3）向患者说明穿刺步骤，解除紧张情绪。

（三）操作方法

1.选定合适的体位，用普通探头扫查识别病变部位，确定穿刺点。

2.穿刺区域常规消毒，铺盖灭菌巾，换上无菌穿刺探头，再次确定穿刺目标和皮肤进针点，测量皮肤至穿刺取样点的距离。

3.局麻后，当屏幕上目标最清晰时，固定探头角度，把引导针沿探头引导槽刺入至靶目标前缘，然后穿刺针从引导针内刺入，同时在荧光屏上监视穿刺针前进，直至进入病灶内的预定穿刺点。

4.拔出针芯，接 10ml 或 20ml 针筒抽吸，在保持负压状态下，针尖在病灶内小幅度前后移动 3～4 次，解除负压后拔针。

5.迅速将抽吸物推置于玻片上，立即用 1 ∶ 1 的乙醇 – 乙醚或 95% 的乙醇固定，涂片染色后显微镜观察。为降低取样的假阴性率，应对病灶的不同部位穿刺取样 2 ～ 4 次。

（四）注意事项和并发症

1. 注意事项

（1）穿刺时注意避免咳嗽和急剧的呼吸动作。

（2）当针尖显示不清时，稍调整探头角度即能显示。

（3）发现肿块中心坏死严重时应再在周边取样。

2. 并发症　早期的穿刺细胞学检查使用粗针，严重并发症的发生率较高。自 70 年代以来，超声引导下的细针穿刺，已为大量临床实践证明是一种并发症很少的安全活检方法。

（五）临床意义

超声引导针吸细胞学检查对恶性肿瘤的确诊已被公认，其敏感度达 90%，特异性接近 100%，即一般无假阳性。因而对于良恶性肿瘤的鉴别诊断是一种简便、安全、有效的方法，尤其在临床诊断的早期应用方面，可以极大地缩短确诊时间。其不足之处是：对恶性肿瘤，除少数几种外，难以做出确切的组织学分类，对良性病变难以提示其组织病理诊断。

二、超声引导穿刺组织学活检

1981 年 Isler 等首先报道改进针尖和穿刺技术用细针可以获得组织学标本，开拓了细针组织活检在临床的应用，将细针穿刺由细胞学诊断推进到组织学诊断的高度。近年来，由于穿刺活检针及活检技术的不断改进，普遍认为用 18G 针（外径 1.2mm）做经皮穿刺活检仍然是安全的，特别是弹射式自动活检枪的应用，使得操作更为简便，所取标本质量更好，已在临床普及应用。

（一）适应证和禁忌证

1. 适应证　原则上凡超声显像发现的病变需明确组织病理诊断者皆为适应证，以下情况尤为适用：

（1）疑早期肿瘤或细胞学检查未能确诊。

（2）CT 或超声显示肿块较大、侵犯较广，已无法切除。

（3）手术未取活检或活检失败。

（4）怀疑是转移性肿瘤需确诊。

（5）良性病变需获得组织病理诊断。

2. 禁忌证　同细胞学检查。

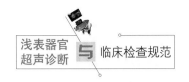

（二）超声仪和组织活检针

1. 超声仪和穿刺探头 同细胞学检查。

2. 组织活检针 穿刺针的选择视脏器和病灶而定。一般的原则是在保证病理组织学检查需要的前提下，尽可能使用细针。某些良性病变或软组织肿瘤取材过少，难以做出病理诊断，推荐使用粗针。多种特殊设计的穿刺针被用于获取条形组织标本，这些针多为切割针（Tru-cut）的变形设计（图18-2-2），原理大同小异，手动操作或与自动弹射装置配套使用，这种切割针是由带有针槽的内部针芯和外鞘组成，穿刺针很容易在超声引导下进入靶目标。自动活检枪使用方便，取材质量高，受使用者技术熟练程度的影响小，在条件允许的情况下，提倡使用活检枪。

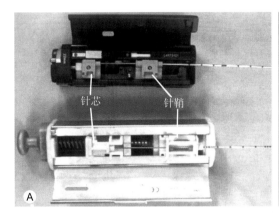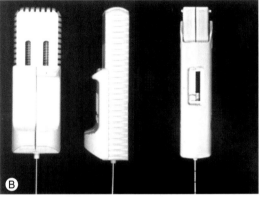

针芯 针鞘

图 18-2-2 组织学活检针示意图

A. 针柄分离型：柄可反复使用，针为一次性；B. 针柄合体型：一次性使用

（三）操作方法

1. 负压活检针的操作步骤如下：

（1）选定合适的体位，先用普通探头扫查，了解病变位置，确定穿刺部位。

（2）穿刺区域常规消毒，周围铺盖无菌巾，换上无菌的穿刺探头，再次确定目标并选择恰当的进针点及穿刺途径。

（3）局麻后，稍稍移动和侧动探头，当病变最清晰并且穿刺引导线正好通过活检部位时，立即固定探头。

（4）将活检针刺入靶目标前缘或浅层停针，提拉针栓后迅速将针推入肿块内2～3cm，停顿1、2秒钟，然后旋转以离断组织芯，亦可边旋转边刺入肿块内，最后出针。

（5）把针置于滤纸片上，边后退边推出组织芯，使其在滤纸片上呈直线状，避免卷曲碎裂，肉眼仔细观察大致可以判断所取组织是否满意，标本以高出纸平面细肉条样为佳，每例需取样2～4次。把标本同纸片放入10%福尔马林固定液中，送病理科处理。

2. 无负压活检针的操作步骤基本同上，仅取样操作不同。以自动活检枪为例，其取样操作：活检针刺入靶目标前缘或浅层停针，嘱患者屏气不动，触动扳机，听见击发声后迅速退针，即取材完毕。

细针及 18G 针组织活检可在门诊常规进行，术后留样观察 45 分钟，注意患者的脉搏、血压和局部情况，无异常即可离院。

（四）注意事项和并发症

1. 注意事项

（1）细针及 18G 针组织活检的应用主要是针对实性病变或肿瘤。以液性成分为主的病灶仍以细针抽吸的效果为佳，不必用组织切割针。

（2）较大肿块的不同回声区或多发性肿块，取样要有足够的代表性，尤其要注重对实性低回声区取样。严重坏死区，切割针取样效果较差。

（3）某些良性病变和软组织肉瘤的诊断，细针组织活检所取材料仍嫌过少，有时难以做出组织病理诊断，此时改用粗针活检是必要的。

（4）使用弹射活检枪时必须注意射程内的组织结构，并要留有余地。因为启动弹射枪时，穿刺针向深部有 2.0 ～ 2.5cm 的位移，其射入方向上绝不能有较大血管、骨骼、肺组织及肠管等重要脏器。彩色多普勒显像监测是避免损伤血管最有效的方法。

2. 并发症 细针组织活检引起的创伤与细针穿刺细胞学检查同样轻微，一般不会发生严重并发症，这已被大量的临床实践证实。18G 针组织活检的安全性已获得公认，对于 16G 以上的粗针活检须谨慎。

（五）临床意义

细针组织活检与细胞学检查对恶性肿瘤的诊断水平是相似的，但是良性预期值前者明显优于后者。具体分析细针组织活检有以下优点：

（1）对恶性肿瘤能明确组织类型及分化程度。

（2）对某些良性病理改变，如脂肪变、纤维化、水肿、炎性改变以及多数良性肿瘤能做出具体的组织病理诊断。

（3）组织学活检标本经石蜡包埋后除了光镜检查外，还可用做组织化学或免疫组织化学等特殊检查，使诊断更为精确。

总之，超声引导穿刺组织活检具简便易行、损伤小、安全等优点。值得注意的是，由于活检标本取材的局限性和病变的不完整性，再加上某些病变的异质性和复杂性，无法像切除标本那样提供全面而完整的病理信息。另外，组织活检确实能够解决一些细胞学检查所不能解决的问题，但也有些病例穿刺组织活检诊断效果不如细胞学检查，所以不能完全取代细胞学检查，两者互补才能进一步提高诊断水平。

（李开艳）

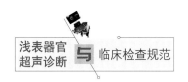

第三节　超声介入在甲状腺疾病中的应用

一、超声引导下甲状腺结节穿刺及活检

甲状腺结节穿刺及活检是术前鉴别甲状腺结节良恶性的首选方法，不仅能够提高甲状腺癌的术前诊断率，对术后复发和淋巴结转移的诊断也至关重要。甲状腺结节穿刺包括细针穿刺抽吸活检（fine needle aspiration，FNA）和粗针穿刺活检（core neeedle biopsy，CNB）。

（一）FNA

细针是指针的外径不超过 0.9mm，经皮穿刺甲状腺结节，可获得细胞学标本。该方法具有操作简单、安全可靠、灵活、创伤小、并发症少、取材方便、经济实用、诊断快速等优点。FNA 首次用于甲状腺疾病的诊断始于 20 世纪中期，20 世纪 80 年代在发达国家广泛应用。由于开展 FNA，美国甲状腺结节的手术率从 1980 年的 89.9% 下降到 1993 年的 46.6%，同期甲状腺手术标本中甲状腺癌的诊断率从 14.7% 增加到 32.9%，从而大大减少了不必要的良性甲状腺结节的手术数量，同时提高了甲状腺外科手术病理中恶性的比例。2009 年美国甲状腺年会（ATA）更新的《甲状腺结节和分化型甲状腺癌诊治指南》推荐对所有甲状腺结节行超声检查；对具有可疑超声特征，且直径＞ 5.0mm 的结节或任何直径＞ 2.0cm 的结节，均要行 FNA 检查，以明确结节的性质。2012 年中国《甲状腺结节和分化型甲状腺癌诊治指南》也认为 FNA 是术前评估甲状腺结节性质时敏感度和特异性最高的方法，术前诊断甲状腺癌的敏感度和特异性分别达 83% 和 92%。

1.适应证　适用于所有甲状腺疾病伴有甲状腺弥漫性肿大Ⅱ度以上的病例，或者超声可探及的甲状腺结节。

（1）经体检和超声检查发现的甲状腺结节：直径＞ 1cm 的甲状腺结节，均可考虑 FNA 检查。直径≤ 1cm 的甲状腺结节，不推荐常规 FNA，如存在以下情况，可考虑超声引导下 FNA：超声提示结节有恶性征象；伴有颈部淋巴结超声影像异常；童年期有颈部放射性照射史；有甲状腺癌的家族史；18F-FDG PET 显像阳性；伴有血清降钙素水平异常升高（图 18-3-1）。

（2）其他检查难以诊断的甲状腺弥漫性病变。

（3）甲状腺癌切除术后，了解有无复发或颈部淋巴结转移。

2.禁忌证

（1）甲状腺自身条件较差，如甲状腺体积过小、严重钙化或者质地软等。

（2）凝血功能异常。

（3）甲亢患者甲状腺组织血运丰富，穿刺后容易引起出血，应慎重。

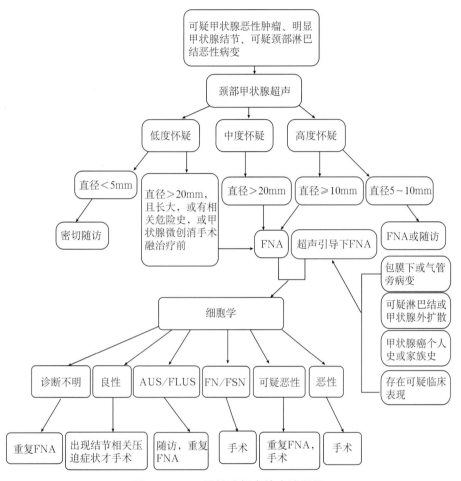

图 18-3-1　甲状腺超声检查流程图

3. 操作方法

（1）超声引导下 FNA 术前必须签署知情同意书，检查血小板和凝血时间。嘱咐患者在术前、术后三天内必须停服阿司匹林、抗血小板药物、抗凝剂等。因临床必须使用抗凝治疗的患者，施行 FNA 后，压迫穿刺部位的时间应适当延长。

（2）超声引导下 FNA 要在无菌条件下进行，使用高频线阵探头及配套导向穿刺架，频率 8 ～ 14MHz 为佳。针具为 18 ～ 21G PTC 针。

（3）患者仰卧位，将一枕头置于颈肩下方，垫高肩部，头部适当后仰，此体位使甲状腺易于充分暴露。穿刺活检前先行常规超声探测甲状腺，确定进针角度及深度并进行体表定位，用 1 ～ 2ml、1% ～ 2% 的利多卡因行皮肤皮下局麻。一般使用 22 ～ 25G 穿刺针。选择穿刺点时，若是结节则由浅表的颈前皮肤进针，若是弥漫性病变则由甲状腺中上极进针。超声引导下 PTC 针避开大血管、神经及气管穿刺靶病灶，选取病灶不同区域进行取材，对有钙化、囊实性结节的实性部分或囊壁重点取材。

4.FNA 的分类

（1）负压抽吸穿刺法：使穿刺路线与探头表面的长轴呈 30°～40°，一般一手持针进针，另一手握探头并适当加压以固定穿刺的目标物（区）。穿刺时避开囊性部分，针尖对准结节的实性、血流丰富和钙化区域。当穿刺针进入目标后回拉针栓形成负压，一般需来回穿刺 3 次，每次旋转穿刺针，同时略微变化进针角度，当针座后孔或后方看到组织液，释放负压，立即拔针。然后把吸出物推注到载玻片上，适当涂开，立即放入 95% 的乙醇内予以固定。局部压迫止血 5 分钟左右。为便于操作（尤其对颈部较短的患者），可在抽吸针和注射器之间连接 10～15cm 的静脉输液管。

（2）非负压穿刺法：使穿刺针与皮肤呈 45° 进针，持针和超声探头的手法同上。进入目标后，反复提插加旋转 10～20 次，细胞因虹吸作用而进入穿刺针，即能从针座后孔或后方看到组织液。某些非毒性结节性甲状腺肿和纤维化型桥本甲状腺炎可能需要提插加旋转 40 次以上。穿刺过程中手指适度压迫穿刺部位，使局部毛细血管受压关闭，而减少血液进入针管，可提高穿出物的质量。其他方法同上，该方法吸出物虽少，但涂片中几乎全为组织颗粒，其内含有丰富的细胞，血液成分少，便于观察细胞的排列，诊断可能更有效。

另外，进行 FNA 时为了保证"表针足量"，降低假阴性率，应对不同类型的结节选用相应的穿刺方法。例如，在结节不同的部位多次进针穿刺取标本，对 1～2cm 的结节应至少穿刺 2 次，2～3cm 至少穿刺 3～6 次，以此类推。对于含有钙化的结节，应尽量在钙化处和钙化点的深部得到细胞学标本。这有助于提高乳头状甲状腺癌的检出率。

进行 FNA 时应准备两套载玻片：一套让标本空气干燥，用于穿刺后快速检查，常常由现场的细胞学诊断医师立即观察，以评价所取标本质量，这对 FNA 的成功有很大帮助；另一套是将标本置入 95% 的乙醇内湿固定，以行 HE 或巴氏染色，用于随后的细胞学评价。制作涂片时，把吸出物推到载玻片上，用针头把组织液一次性较快地涂平，操作时针头与载玻片要保持微小距离以免摩擦，以免凝血和挤压损伤细胞。吸出物量较多时，另一张玻片轻轻按压，使组织液均匀分布，迅速对拉，制成两张涂片；当标本不足时，应施行附加的 FNA。

5. 并发症　超声引导下 FNA 后，需常规进行超声探测穿刺部位，以确认是否有并发症的发生。一般予患者观察 20～30 分钟，确认平稳后才可离开。超声引导下 FNA 对甲状腺的损伤微小，几乎无并发症的发生，常见的并发症有：

（1）出血、血肿形成：文献报道出血是相对易发生的并发症，与穿刺针的粗细关系不大，主要是由穿刺时刺伤血管及穿刺后局部压迫不当所致，一般至少压迫 5 分钟即可避免，给予冰敷 30～60 分钟通常有效。对于少量渗血的患者，局部加压 10 分钟以上即可止血；对于穿刺后引起大出血的患者，应让患者平卧休息，严密观察生命体征、颈部肿胀程度以及出血量，观察患者有无呼吸困难，并快速局部压迫包扎止血，应用止血药；对于活检后形成血肿的患者，应严密观察患者有无呼吸困难的表现，及时进行对症治疗。

（2）疼痛：术后一般均有疼痛表现，1～2 天可缓解。

（3）感染：颈部皮肤褶皱多，易出汗，容易发生感染，应注意观察体温变化及穿刺点的情况，若出现感染症状及时予以抗生素治疗。

（4）神经损伤：穿刺时，若损伤喉返神经可造成患者声音嘶哑。

（5）结节梗死：主要见于嗜酸性细胞病变，广泛梗死和继发感染可使术后组织学诊断非常困难。

（6）滤泡上皮磷状化生：发生在穿刺2～4周后，化生细胞呈梭形，含有丰富的嗜酸性胞质，再次穿刺时见到这类细胞应注意鉴别。

（7）气管损伤：出现咳嗽、咯血，但极为少见。

（8）肿瘤扩散或种植：极为罕见。

6. 注意事项

（1）嘱患者反复练习呼吸后屏气动作，以配合穿刺。

（2）避免患者吞咽及发声，以防止针尖移动而造成穿刺失败。

（3）若对甲状腺多发性结节病变进行活检，应选择较大的、边界不清的、表面砂粒样感，超声血流较丰富的可疑癌结节穿刺活检，最好选择两个以上的病变部位进行取材，因中心部位常有机化、坏死等。

（4）选择适当的活检方式。虽然细胞学检查相对安全，但取材少、有一定局限性，尤其当吸出成分少时，分析细胞形态常有困难，容易造成误诊，常常需要多部位、多方向重复穿刺，这样有可能引起出血、感染和针道种植等危险。一般情况下，选择组织学检查能有效地提高正确诊断率。

（5）选择正确的穿刺路径，进针时避开大的血管和邻近器官。对于直径＜2cm的结节，定位时可以采用十字交叉、立体定位的方法，防止穿刺时偏离结节。

（6）活检时尽量避开坏死液化部位，多点穿刺。

（7）拔针后要充分压迫止血10分钟以上，防止皮下血肿形成。

（8）术后2～3小时复查超声，以确定有无并发症发生。

以往甲状腺组织学穿刺取材效果较差的原因可能是：①手动组织学穿刺取材本身要求医师的操作技术较高，不少甲状腺病变体积小，随吞咽活动，取材难度大；②不少甲状腺穿刺组织学活检采用触诊引导，取材比较盲目，而又不可能像FNA那样灵活，需要行多点多方向抽吸取材；③甲状腺组织是由滤泡构成，其质地柔软、疏松，组织切割过程中易退让，所取组织细胞较少、容易破碎而影响诊断；④部分甲状腺病变为含液性或混合性，造成手动切割取材困难。基于上述原因，应改进甲状腺穿刺组织学活检技术。

取材不满意可能的原因：①进针过深或过浅；②病灶过小（结节最大径＜1cm），由于体积过小，体检时容易漏诊，尤其是与弥漫性良性病变共存时，穿刺时不易取到恶性组织；③定位容积效应，如声像图明确显示穿刺针在病灶内，而病理报告却为肌肉组织；④病灶部分囊性变，取出的组织含液性成分过多。在取材充足的标本中也可能出现假阴性，其原因主要为甲状腺病变呈弥漫性改变，良恶性病变共存或病灶过小，取材时未能取到恶性部分。

7. FNA的病理诊断 一直以来FNA的诊断术语使用比较混乱，令细胞学诊断的含义不明。2010年发表的甲状腺细胞病理学Bethesda报告系统中，六个诊断分类包括：①标本无法诊断或不满意；②良性；③意义不明的细胞非典型性病变或滤泡样病变；④滤泡样肿瘤或可疑滤泡样肿瘤；⑤可疑恶性肿瘤；⑥恶性肿瘤。上述分类中，各种结果对应的恶性风险度依次如下：1% ～ 4%、0 ～ 3%、5% ～ 15%、15% ～ 30%、60% ～ 75%、97% ～ 99%。

8. FNA 的局限性　FNA 虽然诊断率较高，但仍有其局限性。"标本无法诊断或不满意"是影响诊断的一个重要因素，可占穿刺病例数的 2% ～ 21%，平均 17%。造成"标本无法诊断或不满意"的原因可能是标本保存、制片及染色不当，也可能是标本内滤泡上皮细胞过少导致无法诊断。滤泡细胞数量过少的原因可能受穿刺技术和病灶位置影响，但也可能是病变本身性质所致，如甲状腺炎症、胶质结节、单纯性囊性病变或乳头状癌。操作者富有经验、技术娴熟能显著提高取材成功率。取材后当场涂片，镜下观察细胞数量也是保证取材质量的方法。Cesur 等对比触诊引导 FNA 和超声引导 FNA 两种穿刺方法，发现前者的细胞学检查的假阴性率为 15.8%，而超声引导下的 FNA 的假阴性率仅为 5.6%，故通过超声引导穿刺能明显减少漏检率。此外，文献报道，超声引导下以颈部淋巴结穿刺液检查甲状腺球蛋白，可准确诊断甲状腺癌淋巴结转移。我国指南推荐行超声引导下的 FNA。

Bethesda 系统中"意义不明的滤泡样病变 / 不典型病变（AUS/FLUS）"或"滤泡样肿瘤 / 可疑滤泡样肿瘤（FN/SFN）"，这两个类别的存在是 FNA 固有缺陷所致。因为不能看到组织学形态特征，而只是滤泡细胞不同形态的排列，所以细胞学上很难给予可靠地诊断。甲状腺滤泡肿瘤包括较常见的良性腺瘤以及较少见的恶性滤泡癌，两者的区别仅在于组织病理上是否有包膜和血管浸润，目前没有临床特征、影像学检查甚至细胞学检查可以准确地区分滤泡癌和腺瘤。当 FNA 报道为 AUS/FLUS 或 FN/SFN，也就是我国指南中提到的"不确定"时，临床处理处于一种两难的境地，而这样的检测结果能达到 FNA 检测的 30%。最终多数患者选择诊断性的腺叶切除手术，然而 80% 术后病检证明为良性，导致过度治疗。

9. FNA 新技术的进展　分子生物学技术的快速发展为提高 FNA 的准确性带来了希望，一些在良恶性病变中处于不同表达水平的特异性分子标志物不断被发现。一些前瞻性研究证实：经 FNA 仍不能确定良恶性的甲状腺结节，特别是那些回报为"不确定"的结节，对穿刺标本进行某些甲状腺癌分子标志物的检测，能够提高确诊率。

分子标志物的检测包括：①基于体细胞 DNA 的标志物，如原癌基因 BRAF、RAS 突变，原癌基因 RET/PTC 转染重排，融合原癌基因 PAX8/PPARγ 重排等；②基于 RNA 的标志物，如泛素缀合酶（UBE2C）、高活迁移率族蛋白 A2（HMGA2）、小分子 RNA 家族（miRNA）等；③基于蛋白质的标志物，如半乳凝素 –3（Gal-3）、细胞角蛋白 –19（CK19）、肿瘤胚胎蛋白（IMP3）等；④外周血中的分子标志物，如促甲状腺激素受体信使 RNA（YSHR-mRNA）等。

几种已知的基因突变在分化型甲状腺癌中具有高度特异性，其中 BRAF 基因突变是研究热点，尤其是 BRAFV600E 位点。一项荟萃分析显示 581 例 BRAF 突变阳性结节中580 例为甲状腺乳头状癌，假阳性率仅为 0.2%。研究表明 40% ～ 70% 的甲状腺癌至少带有一种或几种已知的基因突变，而良性结节几乎检测不到突变。因此，DNA突变检测具有良好的阳性预测值，检测阳性的患者可直接行全甲状腺切除而省去先腺叶切除后再补救切除的步骤。但值得注意的是，基因突变检测的敏感度偏低，并非所有的恶性肿瘤都能检测到突变，通过DNA检测只能识别不到33%的癌症患者。

FNA标本提取RNA，进行基因表达检测可以提高甲状腺癌诊断的敏感度，尤其是利用基因表达芯片检测FNA结果为"不确定"的结节，对甲状腺癌的诊断具有重要的阴性预测价值。芯片上整合的基因包括多种与细胞发生、细胞黏附、细胞外基质等相关的通路分子。Alexander等的前瞻性研究发现，对FNA结果为AUS的结节进一步做基因表达分析，诊断甲状腺癌的敏感度达92%、特异性为52%、阴性预测值达95%，从而提示，芯片mRNA表达阴性，则恶性的可能性极低。美国一项成本效益分析显示，对FNA结果"不确定"的结节，行基因表达分析（FNA+GEC），结果表明基因表达分析（FNA+GEC）组比单纯FNA方法进行诊治的成本效用更佳，使74%的患者免于手术，从而改善了患者的生活质量。

10.FNA新技术的应用前景和展望 FNA仍然是甲状腺结节良恶性评估的首选方法和主要手段。对于FNA不能确定诊断的结节，利用FNA样本进行基因突变检测和基因表达分析，能够提高甲状腺癌诊断的敏感度和特异性，目前已在欧美国家的一些临床中心开展。联合检测多个分子标志物比单一标志物，联合DNA突变及RNA表达等多种方法比单一方法具有更大的诊断意义。但是，多种分子标志物、多种方法联合的分子检测成本较高，为了降低成本，建立高效的分子检测筛查指标，使其具有最佳的敏感度、特异性和性价比是开发的目标，仍然需要进行大量的临床研究。此外，探索基因突变、分子表达在甲状腺癌致病中的分子机制、发现新的相关分子机制异常，以及如何在基因突变阳性人群中发现高危患者，都是未来的研究方向。

（二）FNA和CNB的比较

FNA：采用10～20ml注射器，外径0.7mm针头。在超声引导下迅速将穿刺针刺入病变组织内，抽吸2～5ml负压，拔出针头，将吸出物均匀涂于载玻片上，固定染色。

CNB：用尖刀切皮，超声引导下穿刺达肿块边缘，迅速击发活检枪，取出组织条，并迅速用甲醛溶液固定并送病理检查。

操作结束后，将穿刺部位压迫10分钟以上。门诊患者观察2小时，复查超声，以确定有无并发症发生，若无不适即可离开。

两种方法各有优缺点：两者均在实时超声引导下进行穿刺，可选取条件较好的病变部位进行取材，且具有耗时少、安全、重复性好、并发症少等优点。FNA对探测微小癌、囊性癌、良性结节、甲状腺炎和钙化的癌有较大价值，但FNA也存在着一些局限性，由于仅凭少量抽吸的细胞做诊断，难以准确鉴别良恶性疾病。而CNB的整个切割过程在0.1秒内完成，操作快，无明显不适，术后不留瘢痕，患者易接受，能取出可满足病理组织学诊断需要的较大活体组织，标本取样满意度较高。因此，对于诊断良恶性病变的敏感度、特异性及准确性均较 FNA 高，特别是对临床证据不足的非典型甲状腺疾病，CNB 是唯一可靠的诊断措施。例如，对于鉴别甲状腺炎与低度恶性肿瘤及滤泡腺瘤与滤泡腺癌，CNB 较 FNA 的诊断准确率更高。在实时超声监视下，进行活检可选准病变取材，同时又可避开血管、神经及气管组织，根据活检枪的弹射距离（22mm），把握进针深度，不易损伤周围器官。CNB 方法操作简便、安全、准确可靠、创伤小、并发症少，而且对于诊断良恶性病变的敏感度、特异性及准确性均较 FNA 高。但与 FNA 相比，CNB 对组织的创伤更大，且并发症更多。

二、超声引导消融治疗甲状腺肿瘤

甲状腺结节在人群中非常普遍，多数学者认为，甲状腺有自发形成结节的趋势，年龄越大则形成甲状腺结节的概率越大。高分辨率彩超在成人甲状腺结节检出率为 20% ～ 76%，其中 5% ～ 15% 为恶性，而良性结节恶变发生率为 2%。对于恶性结节，一般行手术切除治疗，并且最小的手术方式为腺叶切除。由于甲状腺乳头状癌具有较为"温和"的生物学行为，有学者主张对于一些初次诊断且危险程度低的甲状腺微小乳头状癌可以选择密切观察并随访。

（一）化学消融治疗

经皮穿刺注射无水乙醇（percutaneous ethanol injection，PEI）于 1966 年开始投入临床使用，主要用于治疗肝肾的囊性病灶，从 20 世纪 90 年代开始，PEI 开始用于治疗甲状腺自主功能结节。先主要集中于甲状腺囊肿、自主功能结节及孤立性良性冷结节的治疗，同时也可应用于结节性甲状腺肿、Graves 病等的治疗。

1. 常用的化学消融制剂 无水乙醇、聚桂醇。

2. 治疗机制 无水乙醇注射入病灶局部可引起以下作用：①病灶中心的组织学改变：蛋白凝固性坏死、细胞破坏，产生无菌性炎症、楔形出血性梗死等病理学改变；②阻断病灶局部血流供应：诱发肿瘤微循环网内无菌性血栓形成，闭塞肿瘤营养血管，促进肿瘤彻底坏死；③病灶的酶学及超微结构的改变：琥珀酸脱氢酶和细胞色素氧化酶活性减低；④病灶外周瘤体组织和周围的甲状腺体组织退行性改变或淋巴细胞 - 单核细胞浸润。

3. 适应证

（1）甲状腺囊性腺瘤或囊性病灶等良性病变。

（2）对于恶性肿瘤患者，如果出现对化疗及放疗耐受性差，且病灶位置特殊、手术切除困难以及术后复发或转移等情况可行化学消融治疗。

4. 禁忌证

（1）年龄＞ 79 岁及具有严重心、肺功能不全或出血倾向者。

（2）治疗前穿刺活检并结合影像学特征考虑有恶性倾向者。

5. 操作方法 超声仪器配穿刺引导装置，探头频率为 5 ～ 10MHz。穿刺针选择 18 ～ 21G PTC 针。术前准备：检查血常规、出凝血时间、血小板计数。患者仰卧位，肩部垫枕，颈部过伸 20°～30°，充分暴露颈前区。利多卡因局麻，超声引导下进针，置入囊性暗区中央，抽吸囊液，囊液黏稠时注入 1～3ml 的生理盐水稀释。按结节体积的 0.5～1.5 倍剂量注入无水乙醇，留置 1～5ml，必要时实性部分内再注射 1～3ml 无水乙醇。分别于术前和 / 或术后 10 天、1 个月、2 个月、3 个月观察结节情况，记录位置、大小、形态、边界等声像图特点，按 V（ml）= π × [长（cm）× 宽（cm）× 高（cm）]/6，计算结节体积。用面积勾画法测定甲状腺结节最大长轴切面总面积及其内液性面积，并计算液区面积百分比。文献报道，乙醇注射治疗甲状腺囊性肿瘤有效率可达 90%，可按照以下标准评价：有效：肿瘤体积比治疗前缩小 50% 以上，且稳定 3 个月以上；治愈：治疗后肿瘤消失或残留痕迹，且稳定 3 个月以上；无效：肿瘤体积缩小 50% 以下。

6. 并发症　并发症发生率的高低与病灶在腺体内的位置和注射乙醇的剂量有关。主要有：

（1）局部烧灼感、胀痛及发热：由注射乙醇漏出刺激皮下组织或乙醇吸收所致，不必特殊处理，一般情况下 1～2 天即可缓解。

（2）出血、局限性血肿：出血及局限性血肿可压迫气管，导致呼吸困难，应给予积极处理。

（3）神经损伤：据报道可达 1%～4%。①声音嘶哑：一过性声音嘶哑，与结节注入乙醇后局部压迫和乙醇外溢损伤喉返神经有关，2 周至 3 个月后自愈，可给予激素治疗（有文献报道，3% 的患者于硬化治疗后出现暂时性失音，2～3 个月后不治而愈）；②永久性面瘫。

（4）甲亢或甲减：与乙醇注射引起的甲状腺细胞破坏和甲状腺激素及甲状腺自身抗原一过性升高有关。

（5）周围组织坏死：为最严重的并发症之一，是乙醇外溢或反流引起正常甲状腺腺体或周围正常组织的凝固性坏死。

（6）其他：胸闷、心慌、面色苍白、颈静脉血栓形成等。

7. 注意事项　操作技术是无水乙醇治疗甲状腺囊肿是否成功的关键。

（1）术前应嘱患者术中进行吞咽和呼吸配合，勿突然咳嗽或打喷嚏等。

（2）进行治疗时最好采用侧孔型穿刺针。单纯 PTC 针可采用多点注射，旋转针尖方向达到无水乙醇均匀弥散在结节内。治疗过程中尽量减少穿刺次数，避免多点注射，但可多方位注射。

（3）进针时应尽量避开血流丰富区域，同时尽可能穿过较少的甲状腺组织，避免术中出血。

（4）与肝肾囊肿相比，甲状腺囊肿囊液黏稠，不易抽出，可采用生理盐水及乙醇反复冲洗、稀释后尽量抽出。同时，进针时穿破分隔光带以利于乙醇弥散。

（5）超声显像中部分容积效应可使囊外针尖显示于囊内，此时注射乙醇可引起囊外甲状腺组织无菌性坏死。因此，注射乙醇前可采用少量生理盐水实验性注射。

（6）穿刺过程中应密切观察患者的面色、表情及生命体征的变化，如果患者出现面色苍白、心慌、出冷汗等症状，应立即停止治疗，及时给予对症处理的抢救措施。

（7）穿刺后应局部压迫 30 分钟以上，观察患者是否有并发症发生，门诊患者观察 4 小时后无异常即可离去，并嘱患者若有除疼痛及一过性声音嘶哑症状外的其他不适，应及时到医院就诊。

（8）治疗后定期超声及 T_3、T_4 检查，了解病灶的变化。

8. 临床价值 PEI 治疗甲状腺囊性结节疗效明显优于实性结节，平均体积缩减率在单纯性囊肿中约 88.8%，复杂性囊肿中约 65.8%。PEI 治疗复发率低，且复发率与初次治疗前体积无明显相关性，无水乙醇治疗与单纯抽吸治疗相比，疗效有明显的提高，但单纯抽吸治疗者，无一例发生治疗后颈部疼痛的症状。

（二）物理消融治疗

1. 概述 甲状腺结节的治疗方法有：外科手术切除、腔镜下治疗、^{131}I 放射治疗、甲状腺素治疗、经皮无水乙醇注射治疗、微波消融、激光消融、射频消融等，各种方法各有优缺点，又相互补充，为甲状腺结节提供了多个途径的治疗方法。

对于甲状腺内生长较快、有压迫症状及功能性腺瘤等症状的甲状腺良性结节，目前多数仍采用手术切除治疗。手术切除会在不同程度上损害甚至毁坏甲状腺的功能，并且在颈部留下手术瘢痕。随着医学的发展及人们观念的转变，患者不仅要求治疗疾病本身，而且还要求减少损伤，提高生活质量。传统甲状腺外科切除后，手术瘢痕较长而且还因甲状腺功能低下需终身服药，会产生明显的心理障碍，影响其工作及正常生活。1997 年第一次报道 Htlscher CS 等用腹腔镜进行的首例内镜下甲状腺一侧腺叶切除术，并取得较为满意的美观效果，这是微创切除甲状腺的首例。证明该手术安全、可靠、美观。随后，人们对这一技术展开了广泛的研究和探讨，虽然腔镜下甲状腺手术存在争议，但腔镜甲状腺手术的美容效果是不容质疑的。与传统手术切除相比，腔镜下切除甲状腺结节瘢痕小，位置隐蔽，美容效果好，所以受到女性患者的青睐。但是部分学者因其手术剥离面大、术后疼痛强烈等原因，认为这种技术创伤较大，并非真正意义上的微创手术。甲状腺素抑制疗法可以抑制甲状腺结节的生长，还可以减少术后甲状腺癌的复发，但是长期服药可以增加心血管疾患的风险，还可以加速体内钙的流失，增加骨折的风险。Sdano 等对 609 例良性甲状腺结节患者进行了长达 5 年的治疗随访，发现经过治疗后甲状腺结节体积显著缩小，但是长期治疗的疗效降低，停药后甲状腺结节易复发。放射性 ^{131}I 适用于治疗高功能性腺瘤，不适用于哺乳期及妊娠期妇女，需要经常监测甲状腺功能，否则会引起甲状腺功能减低。

临床上因为无水乙醇便宜易取、消融效果好，广泛应用于肿瘤的灭活治疗。超声引导下注射无水乙醇化学消融的机制是：当无水乙醇直接注入瘤体内，使组织脱水、固定、蛋白质变性，产生凝固性坏死。此外，血管内皮细胞受乙醇的破坏所引起的血栓形成和血管闭塞，也可以引起细胞死亡。但是乙醇弥散的范围及均匀性都很难控制，对体积大一点肿瘤无法达到完全消融。同时，发热、疼痛及乙醇的毒性反映是乙醇消融的常见并发症。公元前 5 世纪的古希腊名医 Hippocrates 最早通过加热方法治疗肿瘤，这是有记载以来首次使用的热消融法。虽然高温治疗肿瘤历史悠久，但由于当时科学技术欠发达，设备简陋，使该技术应用受到限制。近代以来，随着科学技术的突飞猛进的发展，高温治疗又一次兴起。20世纪80年代，随着超声波成像技术的迅速发展，在超声引导下针对肿块的局部消融治疗方法日趋成熟。热消融治疗主要包括射频消融、微波消融、激光消融等，是一种新兴的肿瘤治疗方法，其优点是定位准确、凝固变性范围的判断精确、术后疗效明确、并发症少和可重复治疗等。

借助影像引导的热消融（射频、微波、激光）治疗为符合适应证的甲状腺良性结节、微小癌及颈部转移性淋巴结提供了一种相对简便的微创治疗补充手段，部分患者能达到与手术切除相类似的治疗效果。重视规范化的治疗方案和技术操作，有助于提高上述三种疾病热消融（射频、微波、激光）治疗的安全性及有效性。

（1）微波消融是发出微波，通过电压改变形成交变电场，从而产热。微波相对射频的优势有以下几点：①热效率高，如果肿瘤在血管旁边，血流会很快散热，即"热沉效应"，热疗最怕散热，射频升温慢，对于要累积温度的大肿瘤，热效会特别慢，有可能温度还没达到，热就散掉了，微波升温越快，抗热沉越效应好；②微波消融范围比较大，适用于大的肿块；③微波不需使用正负极产生电流，避免对电生理的影响，减少皮肤受伤；④微波痛觉低，射频通常需要麻醉，微波一般局部麻醉就能解决手术。

微波消融治疗原理是在清晰的超声图像引导下将微波天线插入靶目标内，通过电能产生强大的电磁波，其内极性分子高频震荡产生热量，高温加热使组织发生凝固性坏死，之后坏死组织慢慢被机体吸收，达到局部治疗疾病的目的。整个过程只需要几分钟，不影响患者的生活和工作，最后坏死组织被机体吸收，残余部分被机体包裹纤维化，对机体无不良反应。微波消融治疗甲状腺结节是这种治疗方法的一个创新应用，对某些内分泌性甲状腺疾病，可利用此方法毁损部分甲状腺组织，减少甲状腺激素产生，为甲状腺疾病提供了一种新的治疗手段，与外科切除甲状腺需要全身麻醉、创伤大、留瘢痕、住院时间较长、术后可能发生甲减和声嘶相比，超声介入微波消融具有可不全身麻醉、只做局麻、不留瘢痕、不影响甲状腺功能、不影响美观、不需住院或仅住院观察2～3天等优势。

（2）射频消融射频消融是通过高压电流让肿瘤组织产生加热的效果。在高压电流的作用下，极性分子会高速运转，高速运转的同时就能产热，产热温度达到一定时，蛋白质就会变性，40～50℃就能变性，60℃以上就会凝固坏死，最高温度能达到100℃。但由于射频有电流，对心脏起搏器患者禁用。1990年意大利Rossi等学者提出采用间质性热疗经皮穿刺消融肝肿瘤的可能性。1995年的美国哈佛大学医学院微创肿瘤治疗实验室主任兼放射学教授Goldberg.SN等人从射频电极尺寸、针尖的温度和治疗的时间等对热凝固性坏死范围的影响进行了观察研究，并于1996年首创使用中空可冷却电极扩大了消融范围，使得肝脏肿瘤射频消融治疗术真正应用于临床。肝肿瘤射频消融治疗术的治疗原理：插入人体的射频电极与人体间形成回路，通过射频发生设备产生高速射频电流，使周围组织的带电粒子高速震荡产生热量，温度升高后引起组织凝固。离体实验已经证明肿瘤细胞对热比人体正常细胞敏感，所以在某一温度下可引起肿瘤细胞死亡而正常细胞可以耐受或损伤较小。射频消融在肝肾等器官应用已经非常广泛，但在甲状腺结节消融中应用较晚。射频消融已经在追求美观方面应用于某些良性甲状腺结节。Lim 等对射频消融治疗 126 例良性甲状腺结节，随访观察 3 年，通过治疗前后结节体积及患者症状进行评估，发现甲状腺结节消融后体积减小，平均减少93.4（±11.7）%，总复发率为5.6%，总的并发症发生率为3.6%。

（3）激光消融是对组织预定部位进行局限性的精准可控的平行单色均一的高能光束导入技术，其组织的毁损机制主要是通过局部组织对激光辐射能量的吸收导致治疗后 72 小时持续的微血管凝固而致局部缺血性坏死，后期坏死组织边缘纤维化包裹使其与正常组织分开。目前有多种类型发射源和波长的激光可供选择，据文献报道所使用的激光以 Nd:YAG（Neodymium-doped Yttrium Aluminium Garnet，钇铝石榴石晶体）最多，意大利、丹麦等欧洲国家的应用较多，多采用超声激光兼容的治疗设备。

激光消融技术应用于肝脏、前列腺、子宫等疾病的治疗已有多年，但由于激光消融与其他热消融治疗方法相比凝固范围较小，疗效与其输出功率和作用时间有关；较大肿瘤，因其消融时间过长，已逐渐淘汰。近年来，激光消融在甲状腺肿瘤的治疗中取得长足的进展，由于甲状腺肿瘤对治疗的特殊要求，因而激光消融电极细、创伤小、定位准确、对组织凝固坏死范围判断相对精确等特点得到了很好的体现。作为微创的方法，其在疗效和安全性方面同样具有传统治疗方法无法比拟的优势，同时操作简单，只需要具备甲状腺结节细针穿刺的经验就可以开展。

Pacella 等于 2000 年首先在临床上应用了甲状腺结节经皮穿刺激光消融技术，发现激光可使组织凝固性坏死，坏死范围与激光能量相关，但是液体会阻碍激光热能的传导，如胶体性结节、结节内出血等，影响凝固效果和范围，对于大结节往往需要多次反复消融或者多个光纤同时使用。Valcavi 和 Pacella 等对 122 例使用 Nd:YAG 激光消融的良性结节进行了 3 年的随访，结果发现结节缩小率为 47.8%，73% 患者症状有改善，71.3% 患者美观得到提升。Amabile G 等 2011 年报道的缩小率较前又有提高，其对 77 例自主功能性结节和无功能性良性结节激光消融治疗，结节缩小率达 77.3%，治愈率为 88.5%。Dossing 等对甲状腺结节行激光消融治疗后，经过 12～96 个月的长期随访研究，疼痛的发生率在 33%，通常 4 天能够缓解，无声带麻痹、无血钙、无甲状腺功能异常、无感染、无或仅有轻度周围组织损伤。目前认为激光消融对甲状腺实性结节效果更佳，但由于激光光纤价格较昂贵，单次消融范围较小，目前在临床上的应用没有射频及微波消融治疗广泛。

2. 适应证与禁忌证

（1）甲状腺良性结节

1）适应证：需同时满足第一、二项并满足第三项之一者。①超声提示良性，FNA 证实良性结节；②经评估，患者自身条件不能耐受外科手术或患者主观意愿拒绝外科手术治疗的；③同时需满足以下条件之一：a. 自主功能性结节引起甲亢症状的；b. 患者思想顾虑过重影响正常生活且拒绝临床观察（患者要求微创介入治疗）；c. 患者存在与结节明显相关的自觉症状（如异物感、颈部不适或疼痛等）或影响美观，要求治疗的。

2）禁忌证：符合下列任意一条即排除。① 巨大胸骨后甲状腺肿或大部分甲状腺结节位于胸骨后方（相对禁忌，分次消融可考虑）；②甲状腺结节内存在粗大钙化灶；③病灶对侧声带功能不正常；④严重凝血机制障碍；⑤严重心肺疾病。

（2）甲状腺微小癌

1）适应证：需同时满足以下三项者。①超声提示单发结节，直径≤1cm，没有贴近包膜（距离＞2mm），FNA证实为乳头状癌，颈部没有可疑淋巴结转移；②经评估，患者自身条件不能耐受外科手术治疗或患者主观拒绝外科手术治疗的；③患者思想顾虑过重，影响正常生活，且拒绝临床观察（患者要求微创介入治疗）。

2）禁忌证：符合下列任意一条即排除。①颈部发现可疑转移性淋巴结，并经穿刺证实；②甲状腺微小癌内存在粗大钙化灶；③病灶对侧声带功能不正常；④严重凝血机制障碍；⑤严重心肺疾病。

（3）颈部转移性淋巴结

1）适应证：需同时满足以下条件：①影像学提示转移性考虑，FNA证实转移性淋巴结；②行规范的根治性手术后，颈部淋巴结复发转移的或甲状腺癌根治术后，颈部复发转移性淋巴结行放射性碘治疗无效或拒绝行放射性碘治疗的；③经评估，患者存在手术困难且自身条件不能耐受外科手术或患者主观意愿拒绝外科手术治疗的；④Ⅱ～Ⅵ区淋巴结，每个颈部分区内转移性淋巴结数目不超过1枚，且颈部转移性淋巴结总数量不超过3枚；⑤淋巴结最大长径不超过2cm，转移性淋巴结能够与大血管、重要神经分离，且有足够安全的操作空间。

2）禁忌证：符合下列任意一条即排除。①转移性淋巴结内存在粗大钙化或液化坏死；②病灶位于Ⅵ区的转移性淋巴结，其病灶对侧声带功能不正常；③严重凝血机制障碍；④严重心肺疾病。

3.**术前准备**

（1）对患者询问病史，进行相应体格检查，有心、脑血管疾病及糖尿病者，术前予相应治疗，调整好身体及心理状态，术前停用抗凝药（如阿司匹林等）一周。

（2）术前检查：血常规、凝血功能、血型、尿常规、传染病、甲状腺功能七项（TT_3、TT_4、TSH、FT_3、FT_4、TPO-Ab、TG-Ab）、PTH、降钙素、生化全套、心电图、颈部增强CT或MRI、超声造影等。

（3）充分告知患者或其家属患者的疾病情况、治疗目的、治疗风险、当前治疗现状及其替代治疗方法，并在术前签署治疗知情同意书。

（4）患者术前、术后均禁食6小时以上，行局麻镇痛，必要时安定镇静，以便患者能更好地配合。

（5）建立静脉通路，方便静脉给药及超声造影。

（6）对所有结节彩超常规检查，记录结节的部位、大小并采用TI-RADS系统对甲状腺结节进行分级。

（7）术前对于TI-RADS分级≥Ⅱ级的病灶，常规采用FNA病理分析，确定甲状腺结节的良恶性（图18-3-2）。

4.**术前方案制定**　术前对病灶行多角度、多切面超声检查，观察结节内部及周边血管走行及血供情况，明确病灶的位置及与周围组织的解剖关系（图 18-3-3）。根据结节的位置、大小制定治疗方案和消融模式。

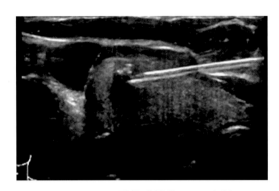

图 18-3-2　甲状腺结节 FNA 穿刺

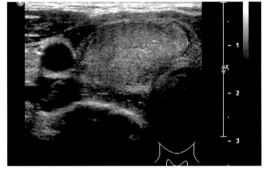

图 18-3-3　极高风险部位的甲状腺结节

甲状腺结节邻近颈前肌层、颈部大血管及气管、食管沟，是极高风险部位的结节

（1）消融前准备工作：患者取仰卧位，头后屈，充分暴露颈部，鼻氧管吸氧，常规消毒、铺巾。根据病灶的具体位置，相应地在超声实时引导下用 2% 的利多卡因或其稀释液在甲状腺前包膜与颈前肌群间隙进行局部浸润麻醉。

（2）隔离液隔离重要器官：以生理盐水或利多卡因与生理盐水混合液（0.25%）在甲状腺后包膜与食管间隙、甲状腺外包膜与颈动脉间隙、甲状腺后包膜与喉返神经穿行区域及甲状腺与甲状旁腺间隙形成安全隔离区域，以保护食管、颈动脉、喉返神经、甲状旁腺等相邻脏器及组织免受损伤（图 18-3-4）。

（3）启动微波消融：选取安全、就近的路径，在超声引导下避开颈部血管、神经、气管、食道等重要结构，尖刀片破皮 2～3mm，在超声实时引导下，将微波天线经皮穿刺进入结节内，触动脚踏开关，听到"嘀嘀"声，微波开始工作，见微波针头出现明亮微泡即可确认。

按照先背侧后腹侧、先下极后上极的顺序进行"移动式消融"。如遇较大病灶时将其分为多个小的消融单元，通过移动热源，逐个对单元进行热消融处理，须确保病灶于三维空间上能实现整体热消融。对于小体积病灶也可使用"固定消融技术"，将热源固定于病灶中，持续将其热消融，直至整个结节区域被覆盖（图 18-3-5）。

热消融功率输出一般需要由小至大逐步调节，具体功率输出范围及启停时间须根据具体热消融选择形式、病灶大小、病灶周围毗邻、设备厂家推荐值等情况酌情控制；消融后病灶 CDFI 显示无血流（图 18-3-6）。

再次触动脚踏，"嘀嘀"声消失，微波停止工作，微波工作功率为 30～40W，囊性或囊实性结节用 20ml 注射器尽量抽尽囊液后，按上述方法再进行消融。手术结束前用声诺维超声造影剂进行甲状腺超声造影（图 18-3-7），观察结节消融范围，如有残留可再次消融（图 18-3-8）。

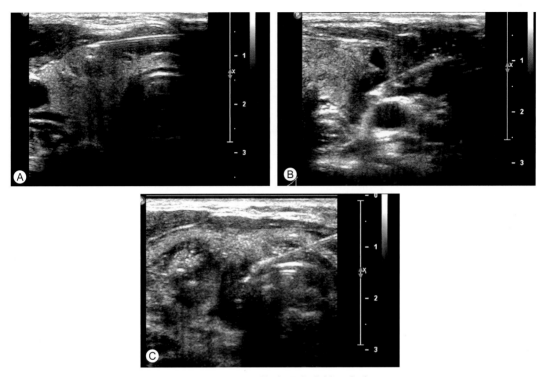

图 18-3-4　甲状腺周边注射隔离液

A.在甲状腺与颈前肌层间注射隔离液；B.在甲状腺与颈总动脉间注射隔离液；C.在甲状腺与气管、食管沟间隙内注射隔离液

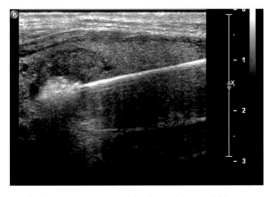

图 18-3-5　甲状腺结节微波消融过程中

消融电极周边由于高温使得液体气化，出现强回声光团

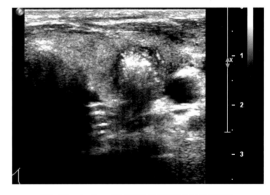

图 18-3-6　甲状腺结节消融完毕后

超声可见结节完全被强回声光团覆盖

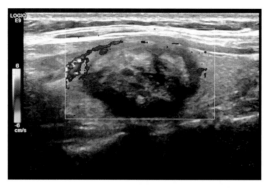

图 18-3-7 甲状腺结节消融完毕后

CDFI 显示结节内未见明显血流信号

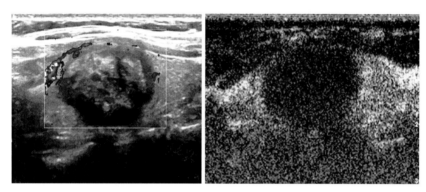

图 18-3-8 甲状腺结节消融完毕后

结节内未见造影剂显影，提示消融完全

（4）消融后注意事项：消融结束后，用二维及彩色多普勒超声观察甲状腺周围有无活动性出血。如有出血，可再次消融止血。术后患者于留观室平卧、吸氧，留观半小时后无异常可返回病房。

5. 疗效评价

（1）在消融前、消融后、必要时在消融中，分别进行病灶的增强影像学（推荐超声造影）检查，并以增强影像学结果作为消融术后即刻和消融术后随访疗效的主要评价指标。热消融术后即刻行增强影像学检查，观察消融病灶热毁损范围，发现残余病灶组织，及时补充消融。

（2）热消融治疗后 1、3、6、12 个月随访行影像学（推荐超声）检查观察治疗病灶坏死情况，病灶大小，计算体积及结节缩小率。术后初次随访需行增强影像学（推荐超声造影）检查，评估病灶血供及坏死情况，其后随访使用可酌情考虑。

治疗病灶缩小率 ＝（治疗前体积 – 随访时体积）/ 治疗前体积 ×100%

（3）记录相关并发症及其治疗、恢复情况。甲状腺肿瘤及颈部转移性淋巴结热消融患者随访时需检测甲功指标及相应肿瘤标志物，包括 FT_3、FT_4、TSH、TG 及

PTH 等。

（4）有条件的医疗单位可考虑术后通过穿刺病理检查，来判断疗效的确切性。

6. 注意事项

（1）消融治疗术前须明确病理诊断或有相应可靠的影像学诊断支持。

（2）如患者在热消融过程中不能忍受疼痛或有明显不适，应减小消融功率或暂停消融。

（3）注射隔离液及穿刺操作的过程中须谨慎，避免损伤颈部血管、神经等。

（4）术中须监护并密切观察患者的心率、血压、呼吸、血氧饱和度等生命体征。

（5）术后 6 小时内禁食，并密切监护心率、血压、呼吸、血氧饱和度等生命体征。

（6）部分患者术后可出现轻度疼痛、发热（＜ 39 ℃）、血肿及神经损伤等，术前应向患者及其家属交代。

（7）少部分患者有发生声音嘶哑的可能，大多数可在 3 个月内自行恢复，术前应向患者及其家属交代。

（8）因肿瘤较大或其他因素，部分患者可能存在消融不完全，这时需要多次或分次消融，部分患者甚至需要中转开放性手术，这些均应术前向患者及其家属交代。

（9）由于肿瘤的特殊性，消融后仍存在肿瘤复发增大的可能，术后需定期复查随访，这些也应术前向患者及其家属交代。

7. 临床价值 微波消融用于治疗甲状腺结节是一种安全、有效的方法，且将有更广阔的临床应用前景，其治疗以快速、精准、手术时间短、美观、创伤小、并发症少和无须终身服用替代药物等特点，在甲状腺结节的治疗中发挥了重要作用。相关文献报道都探讨了其临床效果及安全性，为其临床应用提供了参考资料。

Jeong 等对 236 例甲状腺良性结节患者（共 301 个良性甲状腺结节），行超声引导下的经皮射频消融治疗，随访时间 1 ～ 40 个月，发现大约 92% 患者结节体积缩小 50%，所有病例均无明显并发症发生，此结果证实了射频消融是治疗甲状腺结节安全有效的方法。

Valcavi 等认为激光对中小结节效果最佳，单次消融可获得 50% 以上的体积缩小效果。对于大结节往往需要多次反复消融或者同时使用多个光纤。

Feng 等应用微波消融治疗甲状腺良性结节取得和国外射频消融治疗同样的效果。

王淑荣等建议对于较小结节（≤ 2cm）或初学者采用射频消融为佳，因为射频消融能量较小、单位时间消融范围较小且易于控制。但对于大的病灶采用微波消融可以减少消融时间，减轻患者痛苦。

8. 并发症 由于甲状腺位于颈部正中，腺体较小，周围结构及器官重要且复杂，如操作不当将会引起相应并发症，其中主要包括声音嘶哑、神经损伤、甲状腺功能永久性减退、颈部血肿、皮肤灼伤及头晕呕吐等。超声医师明确这些，并发症并在术前制定预案极其重要。

（1）大血管损伤：在清晰的超声图像引导下进针，全程能监测到针尖所处位置，必要时打开彩色血流显像功能，能最大程度地避免损伤大血管。如果结节紧邻颈动脉，可在其与颈动脉间注入隔离带后进行穿刺。

（2）喉返神经损伤：此为甲状腺结节热消融后常见的，也是严重的并发症之一。对于危险三角地带的结节的消融，要注意先进行液体隔离。即使这样仍可出现喉返神经的损伤表现，如声音沙哑、发音低沉、饮水呛咳，这与热量聚集透过隔离带或甲状腺被膜有关，经激素或生长因子等药物治疗数月后可恢复。

术前注意告知患者，并签署知情同意书。术中注射生理盐水充分隔离保护喉返神经，消融术中检查患者发声情况，避免损伤喉返神经。术后如果发生喉返神经损伤，一般可逆性热损伤 1～3 月后会恢复，不可逆损伤对侧喉返神经 3～6 月会代偿性恢复发声，注意与患者充分沟通。

（3）术中颈部疼痛及患侧耳根、牙齿放射性疼痛：这与结节靠近甲状腺被膜，热量达到被膜而引起放射性疼痛有关多可忍耐，少数疼痛较严重，须进行处理或中止治疗。在甲状腺被膜与肌群间增加隔离液后一般可完成手术。

（4）出血：甲状腺血供较为丰富，周边血管毗邻，超声引导下甲状腺结节微波消融，在超声实时监视下手术，消融针仅 18G 粗，出血发生率相对较低。

术前严格准备，对服用阿司匹林及活血药物患者停药一周后治疗，严格检查评估患者凝血功能情况，遇凝血功能异常患者严禁手术。

术中彩色多普勒实时引导，注意避开大血管。若发生出血，轻微患者可采取压迫止血，轻－中度出血可在彩色多普勒监视下寻找出血点，然后微波消融出血点凝固出血点，中－重度出血必要时寻求急诊外科手术。

（5）穿刺部位感染、脓肿：感染发生率极低，严格器械灭菌及无菌操作，必要时预防性使用抗生素。

（6）甲状腺功能降低：部分患者结节数目较多或较为分散、消融体积较大，可能会损伤较多正常甲状腺组织，造成术后甲状腺功能减低，这种情况要在术前充分告知患者。

（7）气管及食管损伤：气管损伤并不常见，目前也尚无食管损伤的报道，大部分文献报道在消融前用"液体隔离法"或术中运用"杠杆撬离法"，可以减少对气管、食管损伤。

9. 局限性和展望　甲状腺良性结节的微波消融经过近几年临床研究及随访，其有效性已得到了证实，但是该项技术起步较晚，开展时间短，需要长期的随访和大宗的临床资料来比对。而且对其安全性、有效性及适用范围缺乏相应统一的指导意见，所以甲状腺良性结节微波消融有待制定规范的、统一的临床路径，符合临床实际的适应证及禁忌证，然后逐步推广。

对于甲状腺恶性病灶，虽然国内有学者尝试使用该技术治疗甲状腺恶性结节，但还处于初期阶段，病例数量少，随访期不长。因此对其疗效无法给予确定的评估，并且在其治疗失败后是否会给二次手术带来困难，还难以得到广泛的认可。

　　随着高频彩超在基层医院及体检中心的普及，越来越多的甲状腺结节被临床发现，在一定程度上热消融可作为传统外科手术治疗的替代治疗，随着甲状腺结节热消融的广泛推广，其有效性和可行性逐步得到大样本的证实，期待热消融在甲状腺结节的治疗中有广阔的舞台。

　　高频彩超引导下微波消融治疗甲状腺结节具有很好的临床价值，与传统的外科治疗相比而言，创伤小、安全、美观、尽可能恢复甲状腺功能、在局麻下即可实施、节约了医疗资源，是甲状腺结节治疗的一个有效的补充和创新，临床上值得推广应用。

三、高频聚焦超声治疗

　　20 世纪 90 年代末，高强度聚焦超声（high intensity focused ultrasound，HIFU）用于临床治疗恶性肿瘤显示出良好的有效性和安全性，作为一种无创性局部治疗肿瘤的新技术，在治疗前列腺癌、肝癌、胰腺癌、肾癌、乳腺癌、膀胱癌、软组织肿瘤和骨肿瘤等方面取得了较大的进展，该技术应用于甲状腺疾病的治疗目前处于探索阶段。

　　Olivier Esnault 等于 2004 年采用 HIFU 对 8 只母羊的甲状腺组织进行了活体消融实验研究，对消融后的组织进行了大体和镜下的病理学检查，得到 13 个消融灶，平均体积为 $0.7cm^3$，消融区中央凝固性坏死、胞质呈絮状、细胞核消失，在坏死区周边有单核细胞浸润，并形成纤维包裹、肉芽组织及再生甲状腺组织，提示了使用 HIFU 无创消融甲状腺组织的可行性。

　　在后续研究中 Esnault 对最初使用的为甲状腺肿瘤设计的 HIFU 设备进行了有效的改进，改善了头部定位的准确性，采用了 5MHz 的线阵探头，并对传感器、冷却液及可视化处理单元的性能进行了改善，使得超声设备更适合甲状腺部位的治疗，且安全性得到进一步提升，最终通过活体母羊甲状腺组织消融实验及病理检查得到了最佳的甲状腺治疗参数。

　　2010 年该技术首次应用于临床，成功消融一例毒性甲状腺肿患者并获得了良好的疗效（3 个月 TSH-1.91Miu/L），随访 18 个月后无并发症并通过核素扫描结果证实无复发。Esnault 对 25 例患者的平均直径为 8mm 的甲状腺实性及混合性结节进行了 HIFU 治疗，确定了治疗的最佳功率阈值，其中有 3 例因不耐受疼痛或皮肤灼伤而停止治疗，其余完成治疗的患者的宏观和组织学检查均表明消融灶局限于结节而不影响邻近结构，提示 HIFU 的安全性和耐受性均良好，该研究发表后获得了较高的评价。HIFU 被认为是甲状腺结节微创治疗有效的新疗法，有一定的发展前景，但目前还需要更深入的研究改善技术，以证实其疗效和安全性。

（罗鸿昌）

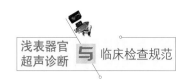

第四节　超声介入在乳腺疾病中的应用

近年来，中国女性体检意识明显提高，开始进行常规乳腺检查，并且随着超声成像技术的发展，超声分辨率的不断提高，超声医师的诊断水平明显提高，大大提高了早期乳腺癌的检出率。

然而，大多数早期乳腺癌患者通常未出现明显临床症状，在影像学检查中也常表现复杂多样，可出现恶性肿瘤典型的特征性表现，如微钙化、纵横比＞1、"蟹足状"或"毛刺状"等改变，亦可仅表现为边界清晰的低回声结节或囊实性结节，因此需要早期明确乳腺病变的病理类型。

初期，对于可触及的肿块一般行外科手术活检，但是造成创面大而影响乳腺的外观，对于有保乳要求的患者不宜过多应用。需注意的是大多数乳腺病变难以准确触及且定位困难，此时需要在影像技术引导下进行定位穿刺、取材活检。一般用做引导的影像技术就是超声成像技术，它具有操作快捷方便、无电离辐射、价格低廉等优势，最重要的是超声检查可以实时定位，也不需要患者做特殊准备。即使对于可触及的病变也可行超声引导下穿刺活检，这有助于选择最佳的取材位置，避开组织坏死区域和周围神经及粗大血管。

对于囊实混合性病变，可以在超声引导下实时定位将囊腔内液体全部抽出，随后穿刺取材时可以将活检针直接刺入实体部分，提高取材标本的准确性和可靠性，改善癌变的检出率。

所有能够在超声下显示的乳腺病变均可以在其引导下进行定位穿刺取材。乳腺病变的活检主要有两种方法，即 CNB 和 FNA。

两种方法各有优缺点：与 FNA 相比，大多数学者认为 CNB 引起组织转移的机会并无明显差异，而且 CNB 法可以获得足够多的样本量，因此大多数学者认为 CNB 具有更高的诊断价值，不仅可用于乳腺癌的病理分型，还可用于检测乳腺癌激素受体（ER、PR）和人表皮生长因子受体 -2（Her-2）等指标，进一步为临床术前诊断提供依据。

缺点在于 CNB 的创伤较 FNA 大，但 FNA 有时取材量不足难以诊断，对病理科医师的要求较高。

一、超声引导下乳腺肿块粗针穿刺活检

超声引导下穿刺活检作为一个实时检查，可以跟随屏幕准确地进行定位。在大多数病例中可以进行病理取材，独立进行病变定位。在许多研究中已经证实，超声引导下穿

刺活检获取典型组织有较高的成功率。

对于乳腺病变，若穿刺活检后证实为良性病变，部分患者则无须手术，定期随访即可，避免了不必要的手术和花费。

如果术前证实为乳腺癌，可以了解患者信息并做进一步检查，包括前哨淋巴结活检等，以确定乳腺癌患者具体的临床分期，制定综合治疗方案；若须行新辅助化疗，可以通过超声引导下粗针穿刺活检取材，保证样本量足够以便进行相关的免疫组织学分析。

（一）适应证与禁忌证

1. 适应证

（1）为鉴别乳腺肿瘤的良恶性，适用于所有乳腺内可触及肿块和/或超声可显示的实性肿物，不典型囊肿难以定性者。

（2）临床高度怀疑为乳腺癌者。

（3）拟行保乳术或新辅助化学药物治疗者。

（4）临床上基本确诊为晚期乳腺癌，但不适合手术治疗，需提供进一步的病理诊断和激素受体检查结果者。

（5）可能为良性病灶且不能随访的患者，如准备妊娠的妇女、在随访中有恐惧心理的患者等。

2. 禁忌证

（1）出、凝血功能障碍者。

（2）有严重心肺疾患，严重恶病质。

（3）超声无法显示及无安全穿刺路径的乳腺病变。

（二）穿刺前准备

1. 超声检查过程中，记录肿块位于乳腺的位置、距乳头的距离，以及二维声像图表现等。

2. 穿刺活检前应与患者及其家属签署"介入超声穿刺知情同意书"，了解该患者所有影像学资料及实验室检查结果，明确需要活检的肿块位置。

3. 患者仰卧或斜卧，患侧自然外展垂直于身体长径。穿刺活检前将超声仪器及操作台摆放在易于操作的位置。

4. 为方便患者的后续治疗，尤其是针对外科手术的患者，应沿着手术前制订的切口选择穿刺点，如此在保证手术切除病变的同时，可将穿刺针道一并切除。

5. 同时，当进行超声引导下活检时，应考虑超声的反射及折射性能，应将探头垂直置于乳腺皮肤表面，保证能够使乳腺正常结构、乳腺病变及穿刺活检针得到最佳的显示，此外为确保活检针与胸壁尽量平行，穿刺点与活检处体表投影距离要在 1cm 以上，如肿块位于较深位置时，距离要更远一些。

6. 乳腺病变组织活检通常选用 14～18G 切割活检针，其标本可用于组织病理学检查。

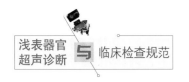

所需器械见图 18-4-1。

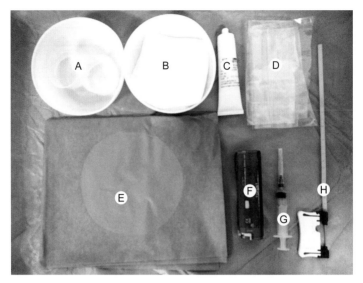

图 18-4-1　所需器械示意图

A. 利多卡因；B. 无菌纱布；C. 无菌超声耦合剂；D. 探头无菌隔离套；
E. 无菌孔巾；F. 自动活检枪；G. 一次性 5ml 注射器；H. 16G 组织
活检针

（三）操作步骤

1. 首先核对患者姓名、年龄、病历号、穿刺日期等相关信息，以便操作过程中存储所有穿刺过程声像图，确定为患者本人后方可穿刺。

2. 常规消毒皮肤和探头后，使用注射器注入 3 ～ 10ml 1% 利多卡因在穿刺点、穿刺针道及肿块附近进行局部麻醉。

3. 确认穿刺点后，将活检针沿着超声探头的长轴方向斜行刺入，角度不宜过大，避免针尖刺入胸腔。实时显示整个进针过程，当确定穿刺针的针尖到达病变的边缘后，启动穿刺活检枪取材（图 18-4-2 ～图 18-4-4）。

4. 根据取材标本量来决定活检穿刺的次数，一般 2 ～ 3 针即可。取材标本的大小和长度取决于穿刺针的不同规格和穿刺枪的射程。组织取材通常较丰富，易于进行病理学分析和做出病理学诊断。

5. 穿刺活检结束后，用无菌纱布置于穿刺部位，大面积加压 5 ～ 10 分钟防止出血，随后对穿刺部位用无菌敷料包扎。

6. 术后随访病理结果并与影像学表现对照分析。

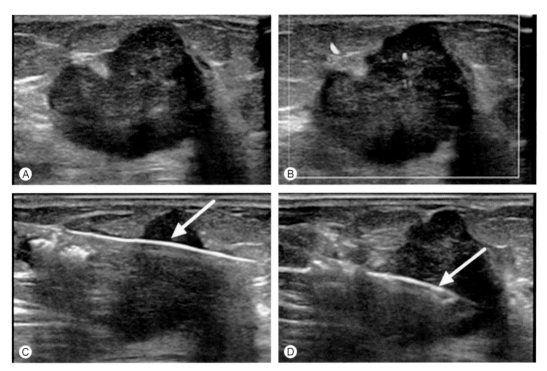

图 18-4-2 乳腺肿块穿刺

A.乳腺肿物，形态不规则；B.CDFI 显示肿物内部及周边可见血流信号；C.穿刺针道（↑）；D.选择肿物其他位置重复取材（穿刺针道↑）

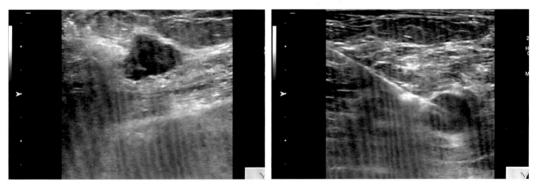

图 18-4-3 乳腺肿块穿刺

超声引导下穿刺活检，病理结果为浸润性乳腺癌

图 18-4-4 乳腺肿块穿刺

超声引导下穿刺活检，病理结果为纤维腺瘤

（四）优缺点

与外科手术活检相比，超声引导下 CNB 不仅费用低，而且创伤小，不会产生瘢痕影响外观。超声引导下粗针穿刺取材获得的组织标本量充足，不仅能够达到组织学诊断的水平，还能用于乳腺癌的免疫组织化学分析，进而有利于临床治疗方案的选择。同时，

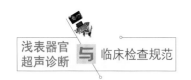

超声检查无射线辐射，操作简便，患者可在仰卧位等多个体位接受活检。缺点在于超声不易显示等回声肿块和腺体内散在的微小钙化，造成活检困难。

二、超声引导下乳腺肿块细针穿刺活检

超声引导下 FNA 也是术前诊断乳腺病变的方法之一，其优点是操作简便，安全性高，所产生的损伤较小，治疗费用较低，尤其适用于门诊患者，既可以在术前对乳腺可疑病变进行诊断，又能够免除其他有创检查带来的一系列护理问题。

（一）适应证与禁忌证

1. 适应证

（1）当超声无法鉴别是囊性还是实性病灶时，如果没有抽吸出液体，则在超声引导下行 CNB 组织病理学检查。

（2）可疑淋巴结，如腋窝区或其他淋巴回流区域的可疑淋巴结常常应用 FNA。

（3）拒绝粗针穿刺活检者。

2. 禁忌证　同"超声引导下乳腺肿块 CNB 的禁忌证"。

（二）术前准备

基本准备同超声引导下粗针穿刺活检，然而 FNA 取材的标本主要用于细胞病理学检查，常规应用 20 ～ 23G 活检针。

（三）操作步骤

乳腺 FNA 一般不需要局部麻醉，可根据具体情况而定，如果患者感到不适和疼痛，建议使用局麻。对浅表部位进行穿刺时不需要探头穿刺架，均可徒手操作完成。将皮肤和探头进行常规无菌消毒，在超声实时引导下，活检针顺着探头的长轴方向斜向刺入病变内，要求必须显示整个活检针及整个穿刺路径，便于监控整个操作过程（图 18-4-5）。细针抽吸标本取材的方法：当细针已成功进入病灶后，应快速抽回针芯，在反复提插过程中保持负压状态，用针管抽吸。标本常常放在准备好的载玻片上。

乳腺 FNA 要注意：①活检针必须进入实性肿块内部，确定活检针的针尖在肿块内部之后，就可以在实时超声监控下多角度进行组织取材；②要保证获取足够的样本；③病理学诊断与影像学诊断须相符，否则应考虑切除。

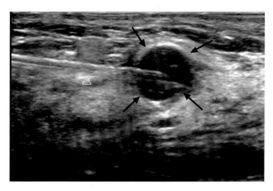

图 18-4-5　抽吸针进入肿物内部

针道（△），乳腺肿物（↑）

（四）优缺点

与超声引导下 CNB 相比，FNA 最明显的缺点就在于标本量不充足，并且对病理科医师要求很高，需要经过专业培训的细胞病理学家。由于超声引导下 CNB 对乳腺病变的良恶性鉴别具有较好的敏感度、特异性和阳性预测值，而 FNA 由于样本量不足易产生假阴性结果，同时不能准确区分病变是否发生浸润。因此，对于常规的乳腺活检，并不推荐使用 FNA。

三、乳腺肿块的术前和术中定位

起初，对触诊不到的乳腺病变，术前定位采用 X 线引导下，在病灶临近插入标志物或注射染料的方法。随着高分辨率超声的应用，可以发现更多触诊不清的肿块，因此，许多临床医师更加倾向于利用超声实时引导下对非触及性乳腺肿块，使用相同的定位标志物或技术进行定位。尤其对于致密性腺体的乳腺，乳腺钼靶并不能清晰显示，而超声却可清晰地显示，这些肿块只能在超声引导下定位。应强调的是不宜应用超声寻找孤立钙化灶。

（一）适应证和禁忌证

1. 适应证　不容易触及的乳腺病灶，但能够通过超声发现，均适合超声引导下术前或术中定位。

2. 禁忌证　由于乳腺肿块的定位通常发生在手术前或术中，因此，患者的一般情况较好，均能耐受超声引导下定位。

（二）定位前准备

1. 超声检查过程中，明确需要活检的肿块位置。

2. 应与患者及其家属签署"介入超声穿刺知情同意书"，了解该患者所有影像学资料及实验室检查结果。

3. 患者仰卧或斜卧，患侧自然外展垂直于身体长径。

4. 应沿着手术前制定的切口选择穿刺点，同时要满足从皮肤到病变间最短的进针路径，以减少对正常组织的损伤，且有利于切除病变。

5. 同时，应将探头垂直置于乳腺皮肤表面，保证能够清晰显示乳腺正常结构、乳腺病变及定位针道。

6. 选用的定位针是由金属针套管和定位线组成，定位线顶端有倒钩，方便固定于肿块内部（图 18-4-6）。

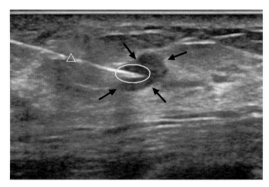

图 18-4-6　乳腺肿块的术前和术中定位
定位线进入肿物内部，针道（△），乳腺肿物（↑），
定位线顶端倒钩（○）

（三）操作步骤

前期步骤与超声引导下 FNA 相类似，包括消毒和局部麻醉、选择进针点及进针路径等，当定位针在超声引导下进入病变内部时，实时监控操作过程，缓缓拔出金属针套管的同时保证定位线倒钩直接插入肿块内，且牢固地锁定在肿瘤内，减少定位线脱落的危险性，最后固定定位线。

（四）优缺点

整个定位过程是在超声监控之下完成的，操作过程中，患者的体位与手术体位一致，其优点在于实时准确，选择的进针路径更短，保证准确定位的同时，能便利地完成切除病灶，使周围的健康组织损失最少，而且可以在术中进行，这是乳腺 X 线下定位很难做到的。缺点在于超声难以显示孤立微小钙化灶，对于此类病变较难定位。

（程　文）

四、超声引导下 Mammotome 微创旋切系统

Mammotome（MMT）微创旋切系统于 1994 年问世，1995 年获得美国 FDA 批准，并取得临床应用。最初专门用于乳腺病变进行微创活检的系统，目前国内已发展到对乳腺良性病变的微创切除，且由于其切口小，术后无瘢痕，被称为乳性肿块的美容切除术。

（一）MMT 的优点及引导方式

1. 设备优点　MMT 微创旋切系统由槽式旋切刀和真空抽吸泵、控制手柄及相应的软件组成，旋切刀由套管针方式组成，可以在外套针不退出体外的情况下，切除的标本通过内套针的反复运动送出体外（图 18-4-7，图 18-4-8）。其优点主要表现为：

（1）只需一次穿刺可获得足够的标本：其套管针的组成方式，可以无须退针即可取得标本，避免了空芯针穿刺活检的反复切割。

（2）取样量大：其旋切刀有 8G、11G、14G，取样量大（图 18-4-9）。

（3）能鉴别乳腺非典型增生和导管原位癌：由于组织取样量大，因此容易鉴别乳腺非典型增生和导管原位癌。

（4）能完全切除较小的病灶，同时起到治疗作用。

（5）微创与美容：手术切口小，仅 2～3mm，进针方式选择隐蔽，远期伤口瘢痕微小，外观效果满意，明显优于传统手术。

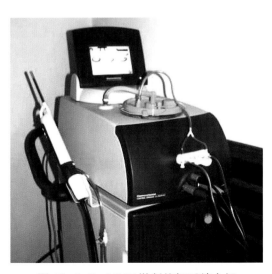

图 18-4-7　MMT 微创旋切系统主机

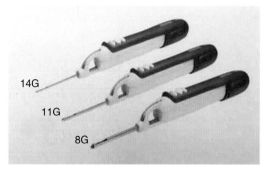

图 18-4-8　旋切刀套管针

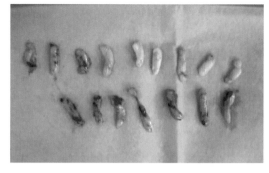

图 18-4-9　旋切刀取下的标本

2. 引导方式选择

（1）钼靶立体定位引导：优点是能从水平、垂直、深度三维定位乳腺内的病变，能对超声无法显示的微钙化灶明确诊断。缺点为具有放射线辐射，对于乳腺致密、病变位于尾部的显示不良。对于整个过程不能实时显示。

（2）超声实时引导：优点为无创，无辐射；可实时、动态监测手术全过程；引导临床不能触及的乳腺病灶的切除和活检。缺点为钼靶显示而超声无法显示的微钙化病灶无法引导监测。

（二）适应证和禁忌证

1. 适应证

（1）适用于不同的乳腺病变组织取样和乳腺良性肿瘤的微创手术。

（2）鉴别良恶性肿瘤，明确诊断。

（3）超声可见的可疑微钙化病变的活检。

（4）非肿瘤者，可避免不必要的手术治疗。

2. 禁忌证

（1）凝血功能障碍的或正在服用抗凝药物者。

（2）合并其他严重疾病全身状况衰竭者。

（3）乳腺置入假体者。

（4）妊娠和处于哺乳期、经期的妇女。

（三）手术过程

患者取仰卧位，患侧肩背部稍垫高，患侧手臂抬至头部，充分暴露手术区域。先用超声探测乳腺病变，并准确体表定位，选择最佳进针路线。常规消毒，利多卡因加肾上腺素局部浸润麻醉，在超声引导下，在穿刺点皮肤切开皮肤 2 ～ 3mm，选择合适角度，将 MMT 微创旋切刀沿预设路线插入并置于病灶后方。通过控制面板打开旋切刀，使其刀槽完全对准病灶，在超声引导和实时监测下利用旋切刀和负压吸引装置将肿块逐条切割和取出，直至病灶被完全切除（图18-4-10）。最后，超声探测明确病灶无残留后终止旋切，采用真空抽吸清除局部出血后拔出旋切刀。病灶切除处局部加压止血，最后用绷带加压包扎。

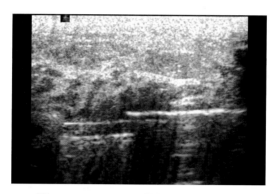

图18-4-10　MMT微创旋切手术过程

具体方法如下：

1. 超声筛选

（1）判断病变部位、数目。

（2）判断病变为囊性还是实性：囊性病变不切除。

（3）测量病灶大小：8G旋切刀取样槽长为23mm，因此大于此长度的肿块不能一次对位完整切除。

（4）初步判断病变的良恶性：判断为良性病变的可以完全切除，可疑恶性病变的建议外科医师活检。

2. 术前超声体表定位

（1）超声扫查采用长短轴垂直观察，认真做好体表标志。

（2）准确判断病变与周围组织的关系，病灶距体表及乳房后间隙的距离。

（3）预设最佳穿刺点及穿刺路线。

3. 超声引导穿刺切除

（1）若肿块接近皮肤时可在肿块和皮肤之间注射麻药，使之形成一"隔离带"，避免损伤皮肤；若肿块接近后间隙，亦可在肿块与后间隙之间注射麻药。

（2）进针方向与探头方向一致，旋切刀进到肿块后方时，确保旋切刀凹槽对准肿块，切除过程中，使旋切刀与肿块始终处于同一声束平面内。

4. 手术过程中的超声表现

旋切刀在声像图上呈两条平行的强回光带，刀槽打开时凹槽呈一强回声光带（图18-4-11，图18-4-12），当术中有少量出血表现形态不规则的无回声区，内可见光点回声（图18-4-13）。少量出血可通过负压抽吸出或挤压至体外。

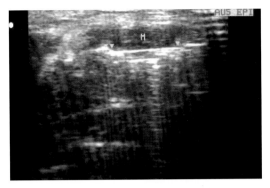

图 18-4-11　凹槽置于肿块后方

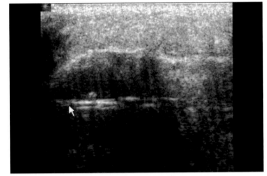

图 18-4-12　旋切刀位于钙化灶后方

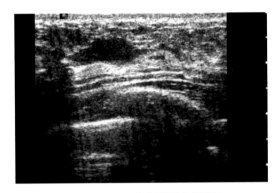

图 18-4-13　手术区域少量积血

5. 病灶是否完全切除的判断

（1）超声图像未见病灶显示（图 18-4-14，图 18-4-15），要排除积气、积血的影响。

（2）切除标本上肉眼观察不到的肿瘤组织。

（3）外科医师触诊不到肿块。

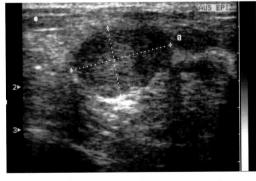

图 18-4-14　术前显示椭圆形低回声病灶

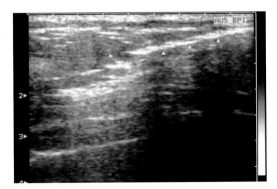

图 18-4-15　手术后未见残余病灶

6. 手术并发症及处理

（1）术中疼痛：经穿刺点在肿块的底部和浅面及周围注射麻药可减轻手术中疼痛。

（2）术中出血：局麻药加肾上腺素，可延长麻药作用时间，收缩血管，减少手术区域及针道出血。

（3）术中及术后血肿：术中少量出血可以通过针道挤压出体外，较大血肿可以用MMT微创旋切刀负压抽吸清除，预防术后出血的主要手段包括肿块切除后抽吸残腔积血、挤压残腔积血、残腔与针道压迫止血、手术后绷带加压包扎、患者术后不能过早活动等。

7. 术后随访

术后一周、一月及半年，患者进行超声及临床医师复查，观察有无术后血肿及残留。

（四）总结

超声在乳腺微创诊断和治疗的术前筛选、术中引导监测、术后随诊中具有重要的作用，超声引导下MMT微创旋切系统对乳腺疾病的诊断和治疗具有重要作用，尤其对乳腺隐匿性和微钙化病变，具有良好的应用前景。

（王立平）

第五节 超声介入在临床麻醉中的应用

在围术期的临床实践中，除用于术中经食管超声监测心功能、辅助腰椎穿刺、评估胃容量等之外，麻醉医师将超声广泛应用于引导外周神经阻滞和血管穿刺技术。

一、超声引导外周神经阻滞

传统的神经阻滞方法基于体表解剖定位虽然操作技术简单，但只是一种盲探操作，成功率低，易损伤神经、血管，并可能导致严重并发症。特别是对于解剖标志不清楚或变异的患者。超声技术的应用极大地提高了外周神经阻滞的成功率和安全性。超声引导外周神经阻滞简单易行，安全可靠，可以实时动态显示阻滞针、局麻药和神经及其周围关键组织，这在临床麻醉实践中是一项非常大的成功。

1. 颈丛 颈丛来自C1至C4脊神经，颈丛的分支支配颈椎体前方肌群、颈部皮肤的感觉，及发出膈神经支配膈肌。颈浅丛由胸锁乳突肌后缘中点穿出至皮下，分为颈横神经、锁骨上皮神经、枕小神经和耳大神经。颈丛阻滞用于颈部淋巴结清扫、颈动脉内膜剥脱术、甲状腺切除、气管切开等颈部手术的麻醉与术后镇痛。

超声引导颈丛阻滞，患者取仰卧位，头偏向对侧，选择高频或超高频线阵探头，横向置于胸锁乳突肌后缘中点，颈浅丛阻滞的靶点为胸锁乳突肌深部散在的低回声小点状结构，采用"平面内"技术，由外侧进针，或由内侧进针穿透胸锁乳突肌，注射 5ml 0.25% ～ 0.4% 罗哌卡因，可以阻滞一侧颈部的皮神经（图 18-5-1）。颈深丛阻滞的靶点为 C4 椎体横突表面，采用"平面内"技术，由外侧进针直达 C4 椎体横突后结节，稍退针后注射局麻药 10 ～ 12ml。

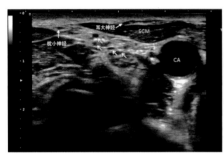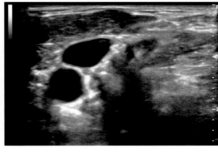

图 18-5-1 颈浅丛

颈浅丛的细小神经（↑），胸锁乳突肌（SCM），颈总动脉（CA）

2.臂丛 臂丛神经来自 C5 至 C8 及 T_1 神经的前支，也可由部分 C4 及 T_2 神经参与其中。这些神经根在斜角肌间隙合并形成上干、中干和下干，出肌间沟后 3 个神经干在第一肋的外缘又分别发出前股和后股，进入腋窝后各股分成外侧束、内侧束和后束。此三束出腋窝分出支配上肢运动和感觉的外周神经：正中神经、肌皮神经、尺神经、桡神经和腋神经。

超声引导臂丛神经阻滞可以在颈神经根、肌间沟、锁骨上、锁骨下、腋窝、肘部各个水平进行。麻醉医师根据临床需要和患者的实际情况选择不同的入路。

超声引导锁骨上臂丛神经阻滞适用于肘、前臂和手部的手术。臂丛神经在此处较为集中，注入小容量的局麻药即可产生可靠的阻滞。患者仰卧位，肩下可垫薄枕，选择高频线阵探头，横向置于锁骨上窝，探头稍向尾侧倾斜，即可获得位于锁骨下动脉上外侧的呈"蜂窝状"的典型锁骨上臂丛神经切面图，在其深部可见外侧的第一肋骨和内侧胸膜的影像（图 18-5-2）。采用"平面内"技术，由外侧向内侧进针至神经束的深部注入局麻药 10ml，再退针至神经束的浅部注入 10ml 局麻药，并观察无回声的局麻药在神经周围的扩散情况。

臂丛阻滞应在适当镇静下进行。常见的不良反应和并发症有神经损伤、局部血肿、局麻药中毒、气胸等。

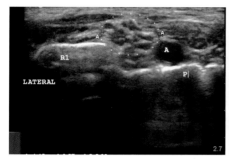
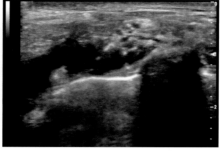

图 18-5-2　锁骨上臂丛神经

图中椭圆虚线："蜂窝状"的臂丛神经，LATERAL：外侧，A：锁骨下动脉，胸膜（P），R1：第一肋骨

3. 股神经　股神经来源于 L2、L3 和 L4 腰神经前支，沿腰大肌和髂肌之间的肌间沟下行，经腹股沟韧带深部股动脉的外侧进入大腿，在腹股沟韧带稍远端迅速分为多个终末支。支配大腿前侧的肌肉和皮肤，膝关节内侧至大脚趾之间小腿内侧的皮肤（隐神经）。

超声引导股神经阻滞用于股骨下端、膝关节、髌骨的手术麻醉与术后镇痛。患者取仰卧位，一般选择高频线阵探头，横向置于腹股沟韧带中点之下约 1cm 处，先找到随心跳搏动的股动脉，然后在其外侧寻找扁圆形或柳叶状高回声的股神经（图 18-5-3）。采用"平面内"技术，由外侧向内侧进针，到达神经的外侧边缘角时，注射少量局麻药使神经与周围组织分离，将 15～20ml 局麻药注射至神经的深部或者将神经充分包绕。

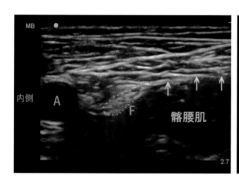
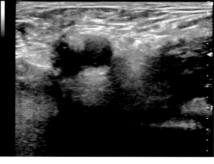

图 18-5-3　股神经声像图

椭圆虚线内：股神经，A：股动脉，髂筋膜（↑）

4. 坐骨神经　坐骨神经来自于 L4 至 S3 的脊神经前支，经梨状肌下方出坐骨大孔，绕坐骨背面进入股骨大转子和坐骨结节之间下行进入大腿后侧，进入腘窝后分为胫神经和腓总神经。支配大腿后侧肌群群及小腿肌的运动，提供除隐神经所支配的内侧小片皮区之外的整个小腿、足部及大腿后部的皮肤。

超声引导坐骨神经阻滞可经骶旁入路、经臀入路、臀下入路、前入路、大腿中段外侧入路、经腘窝入路等，麻醉医师根据临床需求选择不同入路。一般情况下，使用高频线阵探头在臀大肌下至腘窝之间扫查，可以很容易找到呈现高回声的圆形或扁圆形内部"蜂窝状"的十分粗大的坐骨神经（图 18-5-4）。实施超声引导的腘窝坐骨神经阻滞时，患者取侧卧位或者俯卧位，选择高频线阵探头，横向置于腘窝近心端，来回扫查探明坐骨神经分为胫神经和腓总神经的分支处，并注意其深部的腘静脉和腘动脉，采用"平面内"技术，由大腿外侧进针，到达坐骨神经的深部注入 10ml 局麻药，再将针尖置于神经的浅部注入 10ml 局麻药，边注射边缓慢进针，使无回声的局麻药充分包裹神经，形成所谓的"甜圈征"。

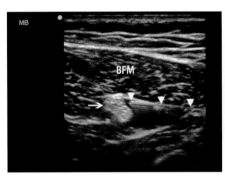
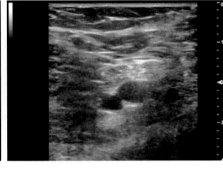

图 18-5-4 腘窝坐骨神经神经阻滞
坐骨神经（↑），阻滞针（△），股二头肌（BFM）

二、超声引导血管穿刺技术

中心静脉置管和外周动脉穿刺置管是围术期临床实践中最常见的操作之一，以往都是通过体表解剖标志结合触诊的方法定位，存在成功率低和并发症高的弊端。超声可视化技术让血管穿刺变得十分简单，无论患者是新生儿还是病态肥胖者。

以桡动脉置管为例，患者取仰卧位，上肢外展固定，选择高频线阵探头，调整深度、增益和焦点位置，外周动脉呈随心跳扩张性搏动不易压闭的圆形无回声影像，也可以打开彩色血流图或多普勒进行确认。一般采用"平面外"技术，消毒铺巾局麻后，滑动探头使动脉居于超声屏幕正中，然后对准超声探头中点进针，在超声屏幕中找到呈高回声亮点的针尖，并将其逐步引导至血管腔的正中，继续向近心端行走数毫米即可置入套管。超声引导颈内静脉和股静脉置管一般也采用"平面外"技术，但要求对探头施加更小的压力，超声引导针尖进入静脉管腔并回抽通畅之后，即可移开探头，置入导丝、去除套针、沿导丝置入中心静脉导管。超声引导外周静脉诸如肘静脉、肱静脉、大隐静脉、腋静脉的穿刺方法也大致相似，但需要加用止血带扎住近心端使血管充盈以利于穿刺置管（图18-5-5 ～图 18-5-7）。

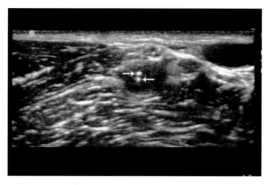

图 18-5-5 桡动脉穿刺置管横断面

分别指示桡动脉管腔内导管的前壁和后壁（↑）

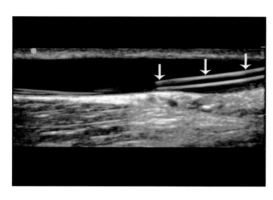

图 18-5-6 栈动脉穿刺置管长轴

桡动脉长轴切面内的导管，呈高亮双平行线回声
征象（↑）

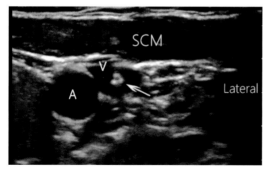

图 18-5-7 超声引导颈内静脉穿刺置管

颈内静脉的穿刺针的针尖（↑），颈总动脉（A），
颈内静脉（V），胸锁乳突肌（SCM），外侧（Lateral）

（柯希建 张 毅）

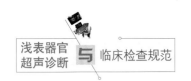
第六节　动静脉内瘘超声评估及介入治疗

一、血管通路基本概念

当慢性肾衰患者肾小球滤过率（GFR）为 6 ～ 10ml/min（血肌酐 > 707μmol/L），并有明显尿毒症临床表现，经治疗不能缓解时，则应进行替代治疗。目前替代治疗的主要方式有血液透析、腹腔透析和肾移植，最常用的替代治疗方法为血液透析。在进行血液透析前需要建立血管通路，美国国家肾脏基金会《肾脏病预后质量倡议》推荐使用自体动静脉内瘘作为首选的血管通路进行透析。动静脉内瘘是指通过外科手术连接动脉和浅静脉建立的血管通路，使动脉血流至浅静脉，以达到血液透析所需的血流量，便于血管穿刺建立血液透析体外循环。在建立动静脉内瘘之前进行超声检查并进行血管标记，有助于术者选择合适的术式及手术部位，提高内瘘手术的成功率。

手术医师选择建立内瘘应遵循以下原则：①优先选择自体动静脉内瘘，后选择移植物内瘘；②建立内瘘的部位按照由远及近的原则，即前臂→上臂→下肢的顺序；③优先选择非优势上肢建立内瘘。血管通路是尿毒症患者的生命线，因此在建立内瘘之前应进行长期规划，尽可能保护患者的血管资源。

二、动静脉内瘘建立前的超声评估

术者通常选择四肢血管建立动静脉内瘘，因此应使用高频线阵探头检查四肢血管。扫查范围包括拟建立内瘘肢体的全部动脉及浅深静脉，对于有中心静脉插管史或怀疑存在中心静脉狭窄或闭塞的患者还应检查相应的中心静脉通畅性。扫查内容包括各部位动、静脉内径，动脉内膜厚度、钙化程度、动、静脉是否存在狭窄，浅静脉扩张性及距体表的深度，是否存在大的属支及其走行。检查静脉内径时注意检查室温度保持适宜，并在肢体近端用止血带束臂，使浅静脉充分扩张。

建立自体动静脉内瘘时要求动脉内径 ≥ 2mm，浅静脉内径 ≥ 2.5mm；当动脉内径 < 1.5mm 或浅静脉内径 < 2.0mm 时，将显著降低自体动静脉内瘘手术的成功率；建立移植物内瘘时要求动脉内径 ≥ 2.5mm，浅静脉内径 ≥ 4.0mm。超声检查选择出适合建立内瘘的动静脉后应进行标记，对于吻合口附近 3cm 范围内粗大属支也应一并标记，方便术者结扎。对于血管内径满足要求，但距体表超过 6mm 的浅静脉，建立自体内瘘后可能需要二次手术进行静脉浅置或直接选择建立移植物内瘘。

检查锁骨下静脉、无名静脉采取仰卧位，使静脉充盈。通过采集锁骨下静脉及无名静脉频谱判断有无狭窄或闭塞。正常中心静脉频谱受呼吸及心搏影响存在波动性（图

18-6-1），若这些血流特征消失，出现单相血流甚至反向血流（图 18-6-2），则提示中心静脉存在狭窄或闭塞。如果是单侧血流异常，则可能是无名静脉狭窄或闭塞；如果是双侧异常，则可能是上腔静脉狭窄或闭塞。使用小凸阵探头在胸骨上窝扫查，有时能直接显示无名静脉及上腔静脉血流。

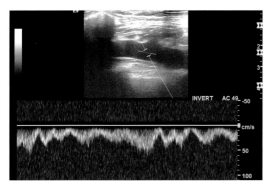

图 18-6-1 正常锁骨下静脉频谱图

近心端中央静脉无狭窄时，左侧锁骨下静脉频谱受呼吸及心搏影响，呈波动性

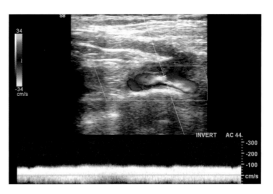

图 18-6-2 中央静脉狭窄时锁骨下静脉频谱图

近心端中央静脉狭窄时，右侧锁骨下静脉频谱呈单相波

三、自体动静脉内瘘建立后成熟度的超声评估

自体动静脉内瘘建立后通常 6 ～ 8 周成熟，在建立内瘘 4 周后可进行超声评估。《中国血液透析用血管通路专家共识》提出我国内瘘成熟标准：①瘘静脉内径 ≥ 5mm（图 18-6-3）；②内瘘流量 ≥ 500ml/min（图 18-6-4）；③瘘静脉距体表 ≤ 6mm。若超过 3 月仍未达到成熟标准，则判断内瘘不成熟，需要进行手术或介入治疗，甚至重新建立内瘘。内瘘不成熟最常见的原因是瘘口及瘘口附近瘘静脉狭窄。

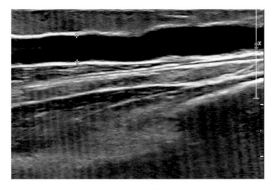

图 18-6-3 瘘静脉内径

瘘静脉内径达到 5mm

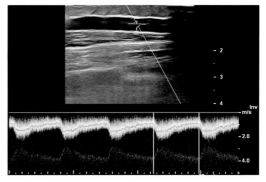

图 18-6-4 内瘘频谱图

内瘘流量达到 1300ml/min

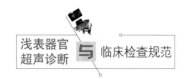
　　检查瘘静脉时，要求探头轻轻接触皮肤，避免压迫瘘静脉造成测量误差。计算内瘘流量可以选择测量供血动脉，也可以选择引流静脉。为了提高测量流量的准确度，建议选择笔直的、粗细均匀的血管。超声仪可自动将时间平均流速积分乘以横截面积计算流量。

四、动静脉内瘘并发症

　　动静脉内瘘在使用过程中不可避免会出现并发症。建议动静脉内瘘术后每 3 个月进行一次超声评估与监测，出现以下情况应即刻行超声检查：①不能满足透析所需流量或流量进行性减少（>20% 每月）；②透析静脉压升高；③穿刺困难；④透析充分性下降；⑤体检或其他检查异常。动静脉内瘘定期监测及早期干预，可以降低治疗难度，减少并发症。

　　常见的内瘘并发症有狭窄、血栓形成、闭塞、动脉瘤等。灰阶超声可以直接测量狭窄处内径（图 18-6-5）。频谱多普勒在瘘口处比起近端 2cm 处动脉 PSV ≥ 3，则提示直径狭窄率 ≥ 50%；在瘘静脉处比足侧 2cm 处 PSV ≥ 2，则提示直径狭窄率 ≥ 50%。瘘血管管腔内出现异常回声，加压不闭合则是血栓形成的表现（图 18-6-6）。当发现管腔内有飘动的新鲜血栓时切忌加压血管，以免造成血栓脱离导致肺栓塞。动脉瘤分为三种：真性动脉瘤、假性动脉瘤、夹层动脉瘤。真性动脉瘤由瘘静脉异常扩张形成，假性动脉瘤是因穿刺造成血管破裂，夹层动脉瘤由内膜损伤导致。瘘静脉内径超过相邻正常静脉 3 倍或超过 2cm 可诊断真性动脉瘤（图 18-6-7）。超声可发现假性动脉瘤瘤颈及瘤体内红蓝涡流。瘘血管内出现与管壁分离的内膜可诊断夹层动脉瘤。

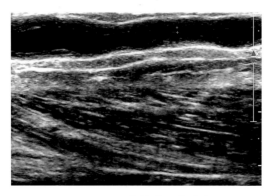

图 18-6-5　瘘静脉重度狭窄
瘘静脉内膜显著增生，管腔重度狭窄

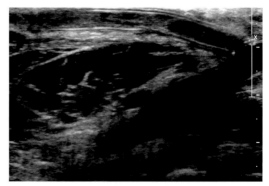

图 18-6-6　人工血管内血栓形成
人工血管内可见低回声填充，压迫管腔不闭合

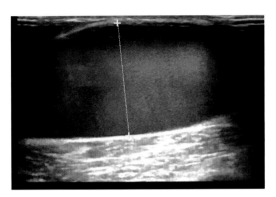

图 18-6-7 头静脉真性动脉瘤

前臂头静脉局限性扩张，内径达到 2.69cm

五、超声引导介入治疗动静脉内瘘的并发症

（一）介入治疗概述

动静脉内瘘并发症可采取手术治疗或介入治疗。介入治疗与传统开放手术比较更加微创，更能节约血管资源，同一部位可以重复进行腔内治疗，并且能解决某些传统开放手术难以解决的问题。但介入治疗费用较高，血管成形术后可发生再狭窄。

血管腔内成形术多为 DSA 引导，由于动静脉内瘘通常在四肢浅表血管，因此尤其适合超声引导。超声引导较 DSA 引导具有以下优势：①高频超声可清晰显示血管、周边组织及导丝导管三维结构；②无电离辐射；③无须使用造影剂，无肾功能损害；④可实时评估血流动力学状态，计算流量。

腔内治疗适应证包括供血动脉、输出静脉、吻合口的狭窄合并内瘘流量减小或静脉压增高；内瘘血栓形成；内瘘闭塞；内瘘不能成熟；侧枝血管栓塞；动脉瘤。禁忌证包括严重心、肺、肝功能衰竭；严重凝血功能障碍；恶性甲亢和多发性骨髓瘤；透析通路感染或重度全身性感染；妊娠 3 个月以内者。

腔内治疗因严格掌握手术指征，避免过度医疗。《中国血液透析用血管通路专家共识》建议：当移植物内瘘流量 < 600ml/min，自体内瘘 < 500ml/min，且狭窄超过 50% 时或血栓形成为手术指征；移植物内瘘或自体内瘘静脉端静态压力比（与平均动脉压之比） > 0.5 时；移植内瘘的动脉端静态压力比 > 0.75 时，要及时采取干预措施。

（二）介入治疗步骤及方法

在进行介入治疗之前，需要对内瘘进行全面评估，完整评估供血动脉、瘘口及回流静脉，明确治疗部位及制定手术方案，评估术中可能出现的风险及并发症。评估患者全身状况，纠正血压、血糖、凝血功能、电解质紊乱等，必要时术前一天透析治疗。

介入手术人员至少包括主刀、助手和巡回护士。手术开始前连接好心电监护及建立静脉通道，用于术中持续用药及抢救。介入步骤包括消毒和铺巾、麻醉、建立手术入路、病变部位血管成形、撤出介入器械及止血。

1. **消毒和铺巾** 消毒和铺巾方法可参考四肢开放手术，消毒范围应包括手术区域及周边至少15cm（图18-6-8）。以上肢内瘘介入手术为例，消毒范围应包括手部、前臂、上臂及腋部。若行锁骨下静脉、腋静脉或头静脉弓部腔内成形术，消毒范围应包括同侧前臂、上臂、腋部、同侧颈部、前胸及后背外上象限。超声探头及主机操作面板用透明无菌套包裹消毒（图18-6-9）。

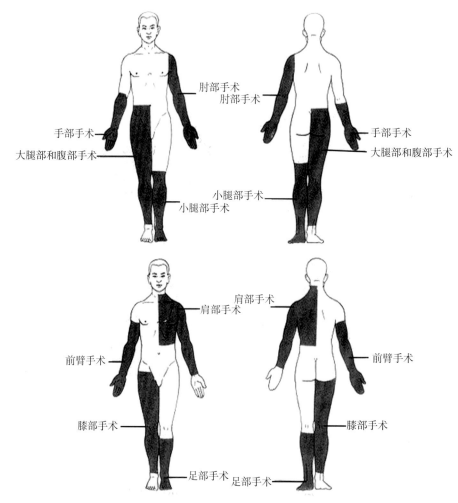

图 18-6-8　介入手术消毒范围

2. **麻醉** 麻醉可采用局部麻醉，对手术入路穿刺部位及治疗部位周边皮下注射局麻药，常用的局麻药有利多卡因、罗哌卡因、丁哌卡因等。也可在超声引导下行区域神经阻滞，阻滞神经为臂丛神经或其分支，阻滞时在超声监视下将局麻药均匀分布于神经周边（图18-6-10，图18-6-11）。

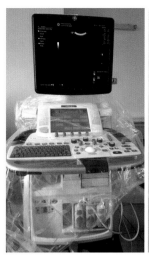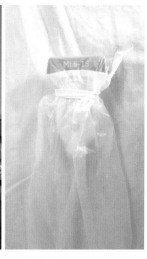

图 18-6-9　超声设备包裹消毒

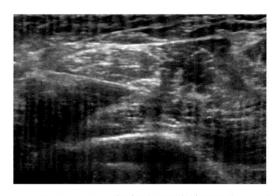

图 18-6-10　超声引导下桡神经阻滞

超声引导下将阻滞针置于桡神经边缘

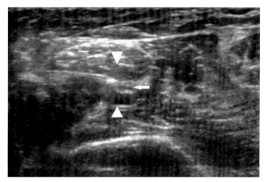

图 18-6-11　超声引导下桡神经阻滞

注射利多卡因包绕桡神经呈环形（↑：桡神经，△：局麻药）

3. 建立手术入路　手术入路部位应尽可能涵盖所有治疗部位，若病变分散可采取翻转鞘技术（图 18-6-12）或建立多个入路。入路部位应与治疗部位距离适中，太近及太远均会造成治疗难度增加。穿刺时使用 21G 穿刺针，采用改良 Seldinger 技术，置入穿刺导丝及血管鞘，血管鞘应朝向病变部位，血管鞘型号需要适合后续治疗的需要，通常使用 5F 或 6F 的血管鞘，部分球囊及取栓导管需要 8F 甚至更大的血管鞘。

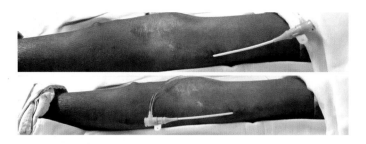

图 18-6-12 翻转鞘技术

通过 180° 翻转血管鞘可以仅通过一个穿刺点治疗两侧病变

4. 病变部位血管成形 血管狭窄及闭塞介入治疗的关键在于将工作导丝通过病变部位，然后沿导丝置入扩张球囊、取栓球囊或溶栓导管至病变部位，因此需要术者熟悉各类导丝、导管的性能及使用方法。最常用的工作导丝是直径 0.035″、长 150cm，表面亲水涂层的泥鳅导丝，导丝尖端呈 J 型，便于通过狭窄病变部位。若狭窄病变重或角度大，或闭塞部位坚硬导丝无法顺利通过时，可选择导管作指引或支持，帮助导丝通过病变部位。导丝直径除了 0.035″ 外，还可根据病变情况选择 0.025″、0.018″、0.014″ 导丝，导丝越细理论上通过狭窄阻力越小，但支持力也越差。导丝长度除了最常用的 150cm，还可选用 180cm、260cm，长导丝适合输送杆较长的球囊及远离手术入路病变部位。

不同厂家、不同型号的扩张球囊性能不尽相同。球囊性能有多个指标，包括推送性、跟踪性、扩张性、锚定性、显影性，其中最重要的指标是扩张性。根据球囊所能承受的最大压强及顺应性可分为低压顺应性球囊、高压低顺应性球囊、超高压非顺应性球囊。吻合口及吻合口周边瘘静脉狭窄多由瘢痕组织形成导致，通常需要使用超高压非顺应性球囊，代表性的产品为巴德公司的 conquest 球囊，常用的直径为 5mm 及 6mm 的球囊爆破压达到 30atm，几乎可以应对所有的狭窄性病变，但由于其头端粗钝，因此推送性较差。对于严重狭窄的病变，可采取分次扩张的方法，先选用直径较小的球囊进行预扩张，再用直径大的球囊扩张到需要的内径，这样可以减少血管的损伤，也可以改善大直径球囊的通过性（图 18-6-13，图 18-6-14）。

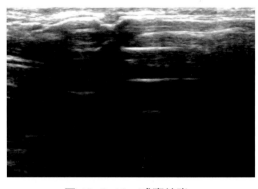

图 18-6-13 球囊扩张

当球囊逐渐充盈时，狭窄部位球囊向内凹陷

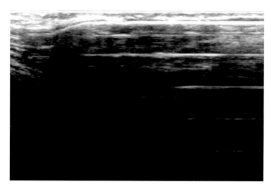

图 18-6-14 球囊扩张

随着压力增加，凹陷渐渐变平消失，狭窄解除

　　血栓的治疗方法有溶栓和取栓。对于新鲜的血栓可采取溶栓的方法，但内瘘若存在狭窄性病变需一并治疗，否则极易再次形成血栓。根据笔者的经验，血栓形成超过 72 小时单纯使用溶栓的方法不能完全清除血栓，应该使用器械取栓。常用的取栓器械有 fogarty 取栓球囊及 fogarty 陈旧性取栓导管。fogarty 取栓球囊由导丝引导，适用于与血管壁粘连不紧密的血栓；fogarty 陈旧性取栓导管（图 18-6-15）无导丝引导，因此置入导管时应注意防止导管刺破血管壁。除以上两种取栓导管外，笔者还经常使用输尿管钳（图 18-6-16）取血栓，输尿管钳优势是钳夹力大，适用于与血管壁紧密粘连的陈旧性血栓，但也应特别注意不要损伤正常血管壁。血栓治疗的关键在于最大程度清除血栓及消除血管狭窄，这样可以有效预防血栓短期复发。

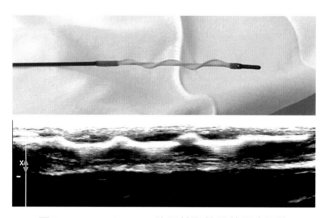

图 18-6-15 fogarty 陈旧性取栓导管及声图像

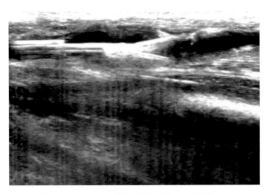

图 18-6-16　输尿管钳超声图像

5.撤出介入器械及止血　手术结束撤出器械后，穿刺点可采取压迫止血或在穿刺部位"8"字缝合止血，第二日拆线即可。止血时需要注意的是不能完全压闭血管腔，否则容易形成血栓。

（三）介入并发症

介入术中常见并发症有动脉夹层、血肿、血管破裂、血栓形成等。动脉夹层是由于进入导丝、导管时进入到内膜下或球囊过度扩张撕裂内膜导致。若其不影响血流可不处理，若造成狭窄并有自发扩大趋势可采取球囊压迫方式处理。血肿由于扩张部位血管受损导致血液外渗，一般无须特殊处理，若血肿快速增大可压迫止血。血管破裂多由暴力操作器械造成，若发生应即刻压迫止血，形成假性动脉瘤者，可在超声引导下注射凝血酶。血栓形成多由术前抗凝不充分导致，可行术中溶栓治疗。

（余　杨）

第七节　肌骨超声介入诊断及治疗

一、概述

肌骨超声的介入诊断及治疗与临床其他部位的微创诊疗一样，也是以最小的侵袭和最小的生理干扰达到最佳诊疗的一种技术，它强调在保证疗效的前提下，通过精准定位技术，减少手术对周围组织造成的创伤和对患者生理功能的干扰，尤其对四肢软组织内病灶，因病变位置表浅，超声容易扫查，从诊断到治疗皆可在实时超声引导下进行，引导介入效果更为显著。超声引导技术可清晰显示穿刺针尖的位置、病变及其周围结构，进针方向的选择及操作灵活，不仅可以准确进行局部注药治疗或获取最有价值的组织标本，而且能避开重要结构和器官，如大血管和神经等，显著减少并发症，增加安全性，使患者早日康复。因此，近年来逐步被临床认知并受到重视。

二、适应证、禁忌证与基本方法

肌骨介入性超声包括以下两方面：①诊断：肌肉骨骼系统病灶的细针抽吸、组织活检等；②治疗：某些微创治疗的引导定位和肌肉骨骼系统积液的抽吸，以及治疗性注射药物，如脓肿抽吸、药物注射及针刀松解治疗等。

（一）适应证

1. 软组织损伤。
2. 肌腱病变（肌腱炎、腱鞘炎、肌腱撕裂）。
3. 关节炎（无菌性或感染性）、关节积液。
4. 软组织包块或肿胀（包括腱鞘囊肿）。
5. 神经卡压。
6. 骨折术后延期愈合。

（二）禁忌证

1. 凝血功能障碍。
2. 穿刺针难以到达的部位。
3. 不合作的患者。
4. 不能避开障碍物或不能找到安全穿刺路径。

（三）基本方法

1. **局部药物注射**　包括局部痛点药物注射、关节腔内药物注射、关节及其周围滑囊积液穿刺抽液注射药物。

2. **超声引导针刀松解、局部注药**　通过对增厚或粘连的组织进行切割、松解、剥离、切除病灶达到治疗的目的。既往针刀松解的开展其安全性及有效程度取决于术者对疾病的认识和施术部位解剖位置的掌握程度；超声引导下的针刀松解，因超声的精准定位、引导，不但降低了并发症及不良事件的发生（肌腱断裂、神经损伤等），而且疗效得到提高。

3. **富血小板血浆治疗（plate-rich plasma，PRP）**　富血小板血浆是外周全血经离心、分离、萃取后得到的血小板高度浓聚的血浆混合物。PRP作用机制目前尚不明确，尚有争议，普遍认为RPR内有生长刺激因子达三十多种，如表皮生长因子、血小板衍生生长因子、成纤维细胞生长因子、转化生长因子TGF、VEGF等，这些因子具有促进组织修复及再生的功能。

4. 占位性病变穿刺活检　对占位性病变的穿刺活检同其他浅表组织穿刺活检一样，但穿刺中要注意避免针道经过多个肌筋膜室，最好只经过一个筋膜室且不要穿透肌间隔，远离血管、神经束及骨的生长板。

5. 超声引导关节腔穿刺及治疗　抽液化验、注药治疗、止痛和透明质酸纳治疗，可用于化脓性和非化脓性关节炎的诊断和治疗。

各关节穿刺常规体位：

（1）肩关节取坐位，根据患者情况或操作要求，也可取侧卧位。

（2）肘关节取坐位或卧位，屈肘前臂放在对侧胸部，从后上方显示肱三头肌腱后脂肪垫及肱骨滑车处进针。

（3）膝关节取仰卧位，轻度屈膝。

（4）髋关节取仰卧位，轻度外旋，显示股骨头、颈、前关节囊，沿股骨长轴方向从其前外侧进针。

（5）踝关节取仰卧位，足背屈或跖屈，经前胫距关节从下方进针，避开足背动脉和伸肌腱。

三、穿刺操作基本原则

1. 检查、治疗前应询问患者有无过敏史，签知情同意书。

2. 常规检查血常规、出血时间、凝血时间、心电图，必要时查肝、肾功能，甚至AIDS。

3. 体位：以患者舒适、操作方便、超声显示解剖结构清晰、图像好为宜。

4. 严格遵守无菌操作原则，穿刺部位常规消毒铺巾，需要时用 1% 利多卡因局麻。

5. 穿刺路径：以避开重要血管、神经等结构，能避开骨等障碍物，路径最短为原则。

6. 针具选择：根据穿刺部位、病灶深浅等临床实际情况及穿刺目的进行选择，5ml 注射器、16 ～ 22G 穿刺针均可选用。

7. 穿刺时一般不用穿刺架，而使用普通探头在超声引导下进行徒手穿刺。徒手穿刺的优点是灵活，可以单独移动穿刺针或探头，易于选择安全而距皮肤较近的路径。

8. 穿刺中应对穿刺针具（尤其是针尖的位置）进行实时、有效的监控并记录，可通过上下轻轻拔插穿刺针或针芯，注入少量空气微泡、局麻药或无菌生理盐水，发现和确定穿刺的位置，提高针尖在声像图上显示率。

四、治疗中注意事项

1. 类固醇类药物因其能引起无菌性滑膜炎、关节软骨破裂、肌腱断裂等局部并发症，使用中必须精准注射到病变部位，避免注射到正常组织；每三周一次，同一部位注射一般不超过三次；需排除感染及肿瘤等禁忌证。

2.腱周和关节内注射后至少休息两周，避免过重运动六周。

3.对深部滑囊炎积液、滑囊囊肿穿刺抽液后不应注射硬化剂。

五、常见临床应用

1.**肌腱疾病**　肌腱以炎症渗出表现为主的用激素注射治疗，合并钙化时需用针刀捣碎后再局部注射盐酸利多卡因加激素，腱鞘炎则使用针刀松解。肌腱损伤者可以考虑PRP注射促进愈合。目前主要应用于肌腱退行性改变、肌腱撕裂、肌腱炎性病变、腱鞘炎等。

（1）肩袖肌腱病：最初累及冈上肌肌腱及肩峰下滑囊。

超声声像图表现：受累肌腱局部或弥漫性增厚，内部回声减低、不均匀。当肌腱厚度仅为轻微改变时，双侧对比探查对明确诊断具有重要意义，两侧肌腱厚度相差1.5～2.5mm，或肌腱厚度＞8mm时提示肌腱病。

（2）肩袖撕裂：肩袖撕裂损伤是中老年人常见的肩关节损伤，其发生率占肩关节疾病的17%～41%。肩袖撕裂可分为完全性撕裂和部分性撕裂。肩关节超声检查是其最常用的适应证，超声诊断肩袖微小撕裂敏感度可达98%。

超声声像图表现：肌腱的关节侧、滑囊侧或肌腱内可见条形或不规则形无回声裂隙，或显示为混合的强回声区和低回声区，纵切和横切检查均可见病变（图18-7-1～图18-7-4）。

（3）肩袖钙化性肌腱炎：钙化性肌腱炎是肩关节疼痛的常见原因，常累及冈上肌腱（80%），其次为冈下肌腱（15%）。

超声声像图表现：肌腱弥漫性增厚，回声减低或回声不均匀，伴点或片状高回声散在分布，或强回声后伴声影（图18-7-5，图18-7-6）。

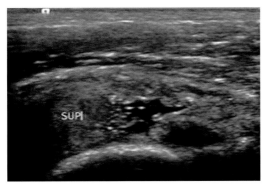

图18-7-1　冈上肌腱撕裂

冈上肌腱增厚，肌腱内可见不规则形无回声区

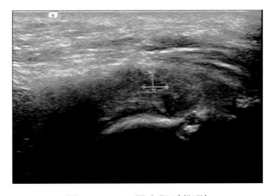

图18-7-2　冈上肌腱撕裂

冈上肌腱增厚，回声强弱不等，肌腱内可见条形或不规则裂隙

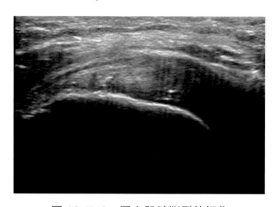

图 18-7-3　冈上肌腱撕裂伴钙化

冈上肌腱增厚，回声强弱不等，可见片状、点状
强回声

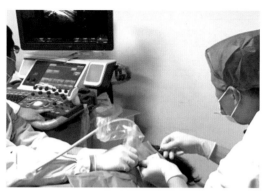

图 18-7-4　冈上肌腱穿刺

冈上肌腱穿刺操作，局部注射

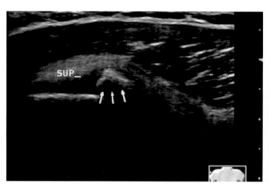

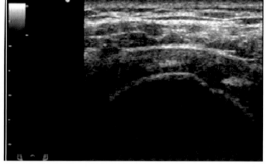

图 18-7-5　冈上肌腱钙化性肌腱炎

冈上肌腱弥漫性回声减低、增厚或回声不均匀，伴点状或片状钙化

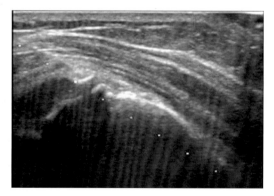

图 18-7-6　冈上肌腱钙化性肌腱炎

超声引导下行钙化区破坏抽吸，局部注射利多卡
因＋曲安奈德

（4）肱二头肌长头肌腱鞘炎：为肌腱长期遭受磨损而发生的退行性变的结果，常见于运动员，慢性多发生于 40 岁以上，逐渐发病，常累及腱鞘。

超声声像图表现：肌腱肿胀增厚，回声减低或杂乱、不均匀，肌腱周围或可见丰富血流信号；腱鞘局限性增厚，回声减低或强弱不等，腱鞘内可见积液，或腱在鞘内活动受限（图 18-7-7 ～图 18-7-10）。

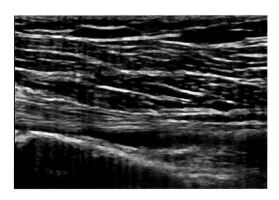

图 18-7-7　肱二头肌长头肌腱鞘炎

腱鞘局限性增厚，回声强弱不等，伴积液

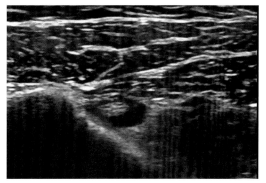

图 18-7-8　肱二头肌长头肌腱鞘炎

肌腱周围液性暗区环绕

（5）拇长屈肌腱鞘炎：手部屈肌腱狭窄性腱鞘炎的一种，成人及儿童均可发生，临床主要表现为拇指指间关节的屈伸障碍和局部疼痛。

超声声像图表现：拇指屈指肌腱掌指关节（A1 滑车处）或指间关节（A2 滑车处）腱鞘局限性增厚，回声减低（图 18-7-11，图 18-7-12）。

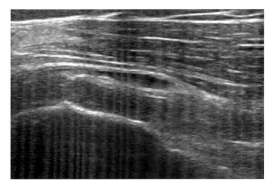

图 18-7-9　肱二头肌长头肌腱鞘炎

腱鞘局限性增厚，回声增强，伴积液

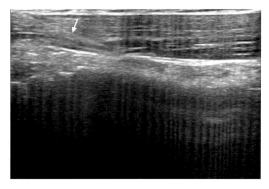

图 18-7-10　超声引导针刀松解

超声引导针刀对肱二头肌长头肌腱腱鞘松解后注射利多卡因＋曲安奈德（↑：针道）

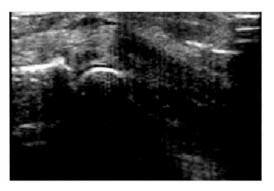 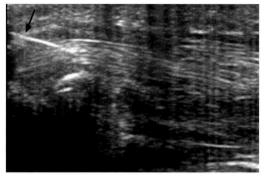

图 18-7-11　拇长屈肌腱鞘炎

腱鞘局限性增厚，回声减低

图 18-7-12　超声引导针刀松解

超声引导针刀对增厚的腱鞘行松解，并局部注射利多卡因＋曲安奈德（↑：针道）

2. 肌肉常见运动损伤　肌肉损伤后血肿抽吸或加用 PRP 注射，常见于腓肠肌血肿、腓肠肌内侧头远端损伤、髂腰肌血肿、腘绳肌损伤、股内收肌损伤、股直肌损伤等。

超声声像图表现：肌肉局部肿胀，肌纤维模糊或不连续，伴局部不规则或肌束间无回声、混合回声区。

3. 韧带常见病变　损伤部位的 PRP 注射或筋膜针刀微创松解＋注射治疗主要应用于：跖筋膜炎，其是引起足跟跖侧疼痛最常见原因之一。

超声声像图表现：跖筋膜增厚，跟骨端＞5mm，筋膜回声减低，内部纤维状回声模糊或消失，严重者周围可见积液；慢性跖筋膜炎发生纤维化或钙化时，筋膜内可见高回声结节或灶状强回声伴声影（图 18-7-13 ～图 18-7-17）。

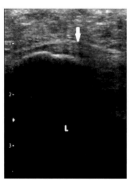 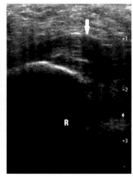

图 18-7-13　跖筋膜炎

跖筋膜梭形增厚（↑），回声强弱改变（正常、异常对比）

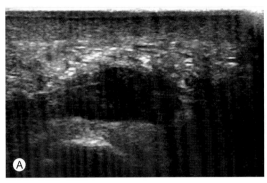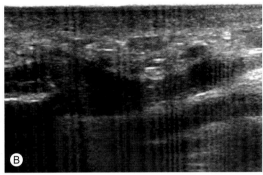

图 18-7-14　跖筋膜炎

跖筋膜梭形增厚。A.纵切面；B.横切面

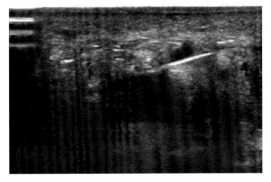

图 18-7-15　超声引导针刀松解

超声引导针刀对增厚的跖筋膜表面松解后注射利多卡因＋曲安奈德

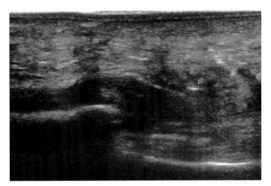

图 18-7-16　超声引导针刀松解

超声引导针刀对增厚的跖筋膜两侧面松解

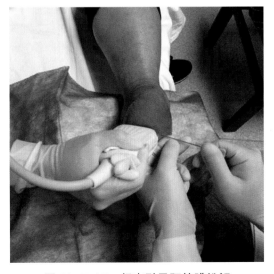

图 18-7-17　超声引导跖筋膜松解

4.滑膜关节及软骨常见病变 退行性骨关节病一般考虑超声引导下关节腔穿刺玻璃酸钠注射，关节炎则考虑激素注射，关节腔积液可考虑超声引导下关节腔穿刺抽液化验以明确诊断。

髋关节积液及髋关节炎：部分患者仅有临床症状，超声检查关节腔内无积液表现，如关节腔积液，则关节囊扩张，超声表现为髋关节关节囊前层与股骨颈间距离＞7mm，或双侧髋关节不对侧扩张＞1mm，滑膜增厚（图18-7-18）。

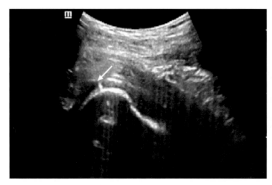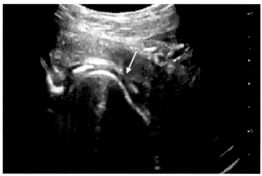

图 18-7-18　髋关节炎

超声引导髋关节穿刺注药（↑：针尖或针道），如骨性关节炎则注射玻璃酸钠，如滑膜炎明显可注射曲安奈德（排除感染性疾患等）

5.滑囊常见病变 滑囊抽吸＋激素注射治疗：

（1）肩峰下-三角肌下滑囊炎：肩关节活动过程中因受到反复摩擦和损伤刺激发生的无菌性炎症。

超声声像图表现：滑囊增厚＞2mm，伴或不伴滑囊积液（图18-7-19～图18-7-22）。

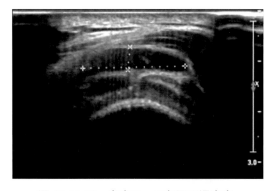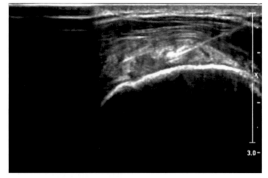

图 18-7-19　肩峰下-三角肌下滑囊炎

三角肌下滑囊增厚，滑囊内见2.1cm×0.5cm液性暗区

图 18-7-20　肩峰下-三角肌下滑囊炎

三角肌下滑囊穿刺抽液后注射利多卡因＋曲安奈德

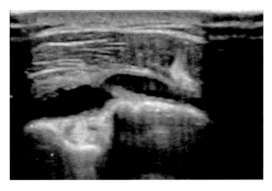

图 18-7-21　肩峰下 - 三角肌下滑囊炎

三角肌下滑囊增厚，滑囊内见增生滑膜

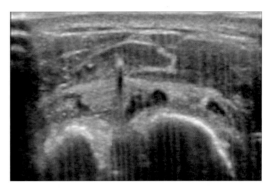

图 18-7-22　肩峰下 - 三角肌下滑囊炎

三角肌下滑囊穿刺抽液后注射利多卡因 + 曲安奈德

（2）髌前滑囊炎：超声表现滑囊内积液（或积血）或大量分隔呈网状，可伴有囊壁增厚。

（3）鹅足滑囊炎：超声表现鹅足腱深面与胫骨间滑囊积液。

6. 周围神经常见病变　多考虑局部鞘膜针刀微创减压 + 激素注射治疗：

（1）肘管综合征：尺神经在肘管内因牵拉或卡压而发生病损后出现的一组综合征，如手尺侧麻木、爪形手、肌萎缩（图 18-7-23，图 18-7-24）。

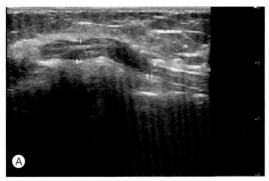
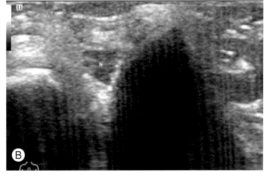

图 18-7-23　肘管综合征

尺神经局限性增粗，回声减低，横截面积增大。A. 纵切面；B. 横切面

（2）腕管综合征：腕管内各种原因导致正中神经受压而致大鱼际肌萎缩及桡侧三个半手指掌侧面感觉异常。

超声声像图表现：正中神经增粗，回声减低，束状结构消失或模糊，卡压处可见"切迹征"。

7. 骨骼常见病变　超声引导 PRP 断端注射和穿刺活检。

（1）骨折延期愈合：超声表现骨皮质不连续，骨痂生长不明显（图 18-7-25 ～图 18-7-30）。

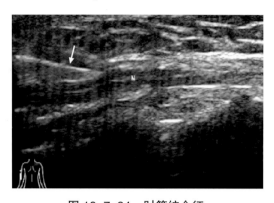

图 18-7-24　肘管综合征

超声引导尺神经穿刺于神经鞘膜内外注射曲安奈
德（↑：针尖或针道）

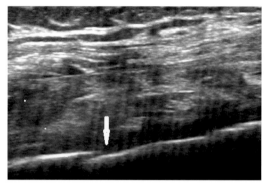

图 18-7-25　骨延迟愈合

患者男性，45 岁，股骨下段骨折，术后 4 个月，
超声见骨皮质不连续，骨痂生长不明显（↑）

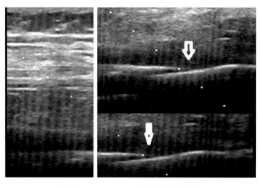

图 18-7-26　骨延迟愈合

两周内三次注射 PRP 后第二天复查，超声显示可
见骨痂生长（小图为局部放大，↑：生长骨痂）

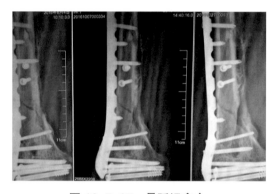

图 18-7-27　骨延迟愈合

平片（DR）治疗前后对比，骨折线模糊，明显好
转

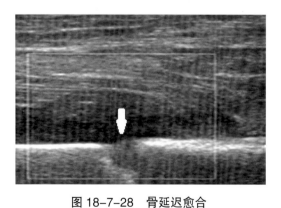

图 18-7-28　骨延迟愈合

患者女性，26 岁，左股骨中下段骨折，术后 2 个
月复查，骨折愈合趋势较差，骨折线清晰（4.8），
见骨皮质不连续，骨痂生长不明显（↑）

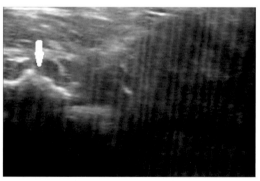

图 18-7-29　骨延迟愈合

彩超引导下 PRP 注射 3 次后第二天复查，超声横
切面扫查可见明显外骨痂生长（↑）

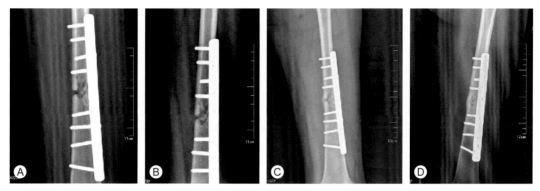

图 18-7-30　骨延迟愈合

平片（DR）治疗前后效果比较，骨折线模糊，明显好转。A. 治疗前；B. PRP 治疗 3 周后第二天复查；C. PRP 治疗一个月后；D. PRP 治疗 3 个月后

（2）骨肿瘤：超声引导下穿刺活检。

（朱文斌）

第八节　阴茎勃起功能障碍的超声诊断

一、阴茎解剖及勃起功能

阴茎由浅入深分为皮肤、阴茎浅筋膜、阴茎深筋膜、白膜。白膜分别包绕两个阴茎海绵体和一个尿道海绵体，分别称为阴茎海绵体白膜和尿道海绵体白膜。尿道海绵体内有尿道通过，远端膨大为龟头。三个海绵体平行排列，横断面呈"倒品字"形，两个阴茎海绵体位于上方，尿道海绵体位于下方正中。海绵体内部由许多海绵体小梁和腔隙构成，腔隙是与血管相通的窦隙。阴茎浅静脉在浅深筋膜间走行，阴茎背动脉、神经和阴茎背深静脉在阴茎深筋膜和白膜之间走行，阴茎海绵体动脉在阴茎海绵体中央走行（图 18-8-1）。

阴茎勃起的生理过程为：副交感神经兴奋后引起海绵体窦隙平滑肌松弛，窦状间隙扩张；海绵体动脉舒张，动脉血流灌注增加，阴茎开始勃起；海绵体膨胀，白膜紧张，压迫回流静脉。阴茎完全勃起后，海绵体内血流阻力增加，动脉血流灌注减少；副交感神经持续兴奋维持勃起状态。

勃起功能障碍也称阳痿，是指在企图性交时，阴茎勃起硬度不足于插入阴道，或阴茎勃起硬度维持时间不足于完成满意的性生活，是最常见的男性性功能障碍。勃起功能障碍按病因可分为心理性、器质性及混合性。多普勒超声主要用以血管因素引起的器质性勃起功能障碍的诊断。

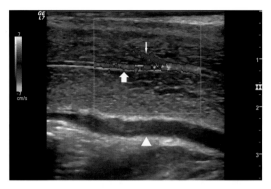

图 18-8-1　正常阴茎海绵体及海绵体动脉

正常勃起阴茎纵断面扫查：海绵体白膜呈稍高回声条带状结构，海绵体内部为扩张的窦状间隙，中央可见细平行线样结构为阴茎海绵体动脉（⇧），海绵体动脉放射状发出螺旋动脉（↑），阴茎海绵体背侧中央为阴茎背深静脉（△）

二、检查方法

患者取仰卧位，充分暴露下腹部和会阴部，于阴茎根部阴茎海绵体内注射罂粟碱 30 ～ 60mg 加酚妥拉明 1mg 或前列腺素 10 ～ 15μg。压迫止血后嘱患者用手将阴茎上翻并固定于下腹壁正中，使阴茎腹侧朝上。将耦合剂涂抹于阴茎皮肤表面，超声探头置于阴茎腹侧进行横断面和纵断面扫查。药物诱发勃起后，30min 内每隔 5min 记录一次，直到阴茎海绵体动脉收缩期峰值流速 ＞ 35cm/s 或流速维持稳定，不再上升为止。

三、超声表现

（一）阴茎正常勃起血流特征

阴茎松软时海绵体动脉收缩期峰值流速很低，呈高阻型频谱。药物注射 5min 后阴茎开始勃起，动脉收缩期峰值流速和舒张期流速均增高，呈低阻型频谱。阴茎继续勃起，收缩期峰值流速达到最大，舒张期流速减低或消失，呈高阻型频谱。阴茎完全勃起，收缩期峰值流速逐渐减低，舒张期流速逐渐减低出现反向血流，呈高阻型频谱。充分勃起的阴茎海绵体动脉正常参考值：①收缩期峰值流速 ＞ 35cm/s；②舒张末期流速显著减小，无血流或呈反向血流；③ RI ≥ 1.0（图 18-8-2）。如果收缩期峰值流速 ＞ 35cm/s，且 RI ≥ 1.0，则可以排除血管性勃起功能障碍。

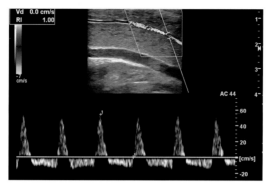

图 18-8-2　正常勃起时海绵体动脉血流频谱图

阴茎完全勃起时，海绵体动脉扩张，管壁清晰，收缩期峰值流速为 54.4cm/s，舒张期为反向血流

（二）勃起功能障碍诊断标准

1.动脉性勃起功能障碍：收缩期峰值流速＜ 30cm/s 为轻到中度动脉性勃起功能障碍，＜ 25cm/s 为重度动脉性勃起功能障碍（图 18-8-3）。

2.静脉性勃起功能障碍：当动脉功能正常时，舒张末期流速＞ 5cm/s（图 18-8-4）。

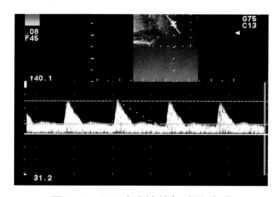

图 18-8-3　动脉性勃起功能障碍

阴茎未完全勃起，海绵体动脉收缩期峰值流速仅为 25.1cm/s

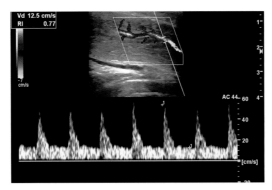

图 18-8-4　静脉性勃起功能障碍

阴茎不能持续勃起，海绵体动脉收缩期峰值流速

为 54.0cm/s，舒张末期流速为 12.5cm/s，RI 为 0.77

四、注意事项

阴茎勃起功能障碍超声检查必须配合注射药物诱发勃起。注射罂粟碱诱发勃起后进行阴茎动脉多普勒超声检查较阴茎松软时检查有两大优点：①罂粟碱引起阴茎海绵体窦和动脉平滑肌扩张的这种可重复的方式，排除了在阴茎松软状态下测量阴茎血流所固有的许多可变因素；②由于阴茎海绵体动脉在松软时处于弯曲状态，检查时受血流角度的影响大，而在勃起状态时动脉较平直，对检查的影响小。

若患者焦虑或存在心理性阳痿时，海绵体动脉对血管活性药物反应减弱，也可出现动脉流速减低，可以待患者焦虑减轻后重复药物注射检查。当海绵体内有多条动脉时，也可造成单只海绵体动脉流速＜30cm/s，则需要综合评价。若一侧阴茎海绵体动脉血流反向，提示该侧动脉近端阻塞。若达到诊断静脉性勃起功能障碍标准，但阴茎背深静脉内无明显血流时，提示阴茎脚静脉漏。

多普勒超声不能诊断动静脉混合性勃起功能障碍。因为当患者动脉功能异常时，不能使阴茎充分勃起，不足以压闭静脉回流通道，因此无论患者静脉功能正常与否，动脉舒张期都会出现持续血流。

阴茎海绵体内药物注射引发勃起时间若超过 4 小时，并阴茎异常坚硬伴疼痛者，为异常勃起，需要急诊处理，以免引起阴茎缺血坏死。

（余　杨）

参考文献

[1] 黄道中，邓又斌.超声诊断指南 [M].北京：北京大学医学出版社，2016.

[2] 邓又斌，谢明星，张青萍.中华影像医学•超声诊断学卷 [M].2 版.北京：人民卫生出版社，2011.

[3] 周永昌，郭万学.超声医学 [M].4 版.北京：科学技术文献出版社，2002.

[4] 曹海根，王金锐.实用腹部超声诊断学 [M].2 版.北京：人民卫生出版社，2009.

[5] 王新房.超声心动图学 [M].4 版.北京：人民卫生出版社，2009.

[6] 岳林先.实用浅表器官和软组织超声诊断学 [M].北京：人民卫生出版社，2011.

[7] 张缙熙，姜玉新.浅表器官及组织超声诊断学 [M].2 版.北京：科学技术文献出版社，2010.

[8] 詹维伟，燕山.浅表器官超声诊断 [M].南京：东南大学出版社，2005.

[9] 中国医师协会超声医师分会.中国超声造影临床应用指南 [M].北京：人民卫生出版社，2017.

[10] 鲍润贤.中华影像医学乳腺卷 [M].北京：人民卫生出版社，2002.

[11] 杨静洲，黄道中，宋海英，等.甲状腺微小癌的高频超声和弹性成像声像图特征及误诊原因分析 [J].中华超声影像学杂志，2015，24（01）：28-31.

[12] 黄巧燕，文妙云，丰波，等.超声弹性成像对乳腺肿块新版 BI-RADS 分类的诊断价值 [J].中国现代医学杂志，2016，26（19）：100-103.

[13] 赵青，牟洋，赵献萍，等.三维超声能量成像技术联合超声 BI-RADS 分类诊断乳腺肿块良恶性的准确性研究 [J].影像研究与医学应用，2017，1（11）：26-28.

[14] 刘健，高云华，苟凌云，等.实时超声造影对提高乳腺肿瘤 BI-RADS 分类准确性的价值 [J].中国医学影像学杂志，2016，24（4）：281-284，288.

[15] 尤其琴，吴蓉.声脉冲辐射力弹性成像对 BI-RADS4 类乳腺肿块的诊断价值 [J].解放军预防医学杂志，2016，34（6）：890-893.

[16] 胡瀚中，张松松，曹永政.弹性指数差在鉴别乳腺影像报告数据系统 3 ～ 5 类乳腺肿块良恶性中的应用 [J].中国医学影像技术，2017，33（5）：662-665.

[17] 周宁，陈方红，纪建松，等.乳腺小肿块的超声 BI-RADS 联合弹性成像分析 [J].中国医学影像学杂志，2015，（12）：905-908，912.

[18] 周玉华，李园，王秀艳.弹性应变率比值联合 BI-RADS 对乳腺小肿块良恶性的鉴别诊断价值 [J].中国中西医结合影像学杂志，2017，15（6）：682-684.

[19] 邵玉红，张惠，王彬，等.常规超声联合全自动乳腺容积扫描技术对乳腺肿块 BI-RADS 分类 [J]. 中国医学影像技术，2015，31（2）：258-262.

[20] 肖静，董洋，张心茹，等.超声弹性成像在 BI-RADS 3、4 级乳腺病变中的诊断价值 [J]. 中国临床医学影像杂志，2017，28（8）：553-555，563.

[21] 张薇娜，彭梅，姜凡，等.2013 版 BI-RADS 3 ～ 5 类诊断指标量化研究 [J]. 中华超声影像学杂志，2016，25（5）：392-395.

[22] 李颖珊 . 超声联合改良细针抽吸检查法诊断甲状腺可疑恶性结节的研究 [C]. 广州医科大学，2016：1-55.

[23] MAIA FF，MATOS PS，PAVIN EJ，et al. Thyroid imaging reporting and date system score combinedwith Bethesda system for malignancy risk stratification in thyroid nodules with indeterminate resultson cytology[J]. Clin Endocrinol（Oxf），2015，82（3）：439-444.

[24] LEE KA，TALATI N，OUDSEMA R，et al.BI-RADS 3：Current and Future Use of Probably Benign[J].Curr Radiol Rep，2018，6（2）：5.

[25] CHOI EJ，CHOI H，PARK EH，et al. Evaluation of an automated breast volume scanner according to the fifth edition of BI-RADS for breastultrasound compared with hand-held ultrasound[J]. Eur J Radiol，2018，99：138-145.

[26] ELEZABY M，LI G，BHARGAVAN-CHATFIELD M，et al. ACR BI-RADS Assessment Category 4 Subdivisions in Diagnostic Mammography：Utilization and Outcomes in the National Mammography Database[J]. Radiology，2018，9：170-173.

[27] KAWAI M，KATAOKA M，KANAO S，et al.The Value of Lesion Size as an Adjunct to the BI-RADSMRI 2013 Descriptors in the Diagnosis of Solitary Breast Masses[J]. Magn Reson Med Sci，2017：110-116.

[28] SPICK C，BICKEL H，POLANEC SH，et al. Breast lesions classified as probably benign （BI-RADS 3）on magnetic resonance imaging：a systematic review and meta-analysis[J]. Eur Radiol，2017，70-73.

[29] RODRÍGUEZ-CRISTERNA A，GÓMEZ-FLORES W，DE ALBUQUERQUE PEREIRA WC.A computer-aided diagnosis system for breast ultrasound based on weighted BI-RADS classes[J]. Comput Methods Programs Biomed，2018，153：33-40.

[30] SPINELLI VARELLA MA，TEIXEIRA DA CRUZ J，RAUBER A，et al. Role of BI-RADS Ultrasound Subcategories 4A to 4C in Predicting Breast Cancer[J]. Clin Breast Cancer，2017，16：35-46.

[31] STAVROS AT，FREITAS AG，DEMELLO GG，et al. Ultrasound positive predictive values by BI-RADS categories 3-5 for solid masses：An independent reader study[J]. Eur Radiol，2017，4：13.

[32] WANG M，YANG Z，LIU C，et al.Differential Diagnosis of Breast Category 3 and 4 Nodules Through BI-RADS Classification in Conjunction with Shear Wave Elastography[J]. Ultrasound Med Biol，2017，03：601-606.

[33] PARK CJ, KIM EK, MOON HJ, et al. Reliability of Breast Ultrasound BI-RADS Final Assessment in Mammographically Negative Patients with Nipple Discharge and Radiologic Predictors of Malignancy[J]. J Breast Cancer, 2016, 3: 308-315.

[34] ACKERMANN S, SCHOENENBERGER CA, ZANETTI-DÄLLENBACH R. Clinical Data as an Adjunct to Ultrasound Reduces the False-Negative Malignancy Rate in BI-RADS 3 Breast Lesions[J].Ultrasound Int Open, 2016, 3: E83-89.

[35] XIAO X, DONG L, JIANG Q, et al.Incorporating Contrast-Enhanced Ultrasound into the BI-RADS Scoring System Improves Accuracy in Breast Tumor Diagnosis: A Preliminary Study in China[J].Ultrasound Med Biol, 2016, 11: 2630-2638.

[36] SCHWAB F, REDLING K, SIEBERT M, et al. Inter-and Intra-Observer Agreement in Ultrasound BIRADS Classification and Real-Time Elastography Tsukuba Score Assessment of Breast Lesions[J].Ultrasound Med Biol, 2016, 11: 2622-2629.

[37] YOUK JH, JUNG I, YOON JH, et al. Comparison of Inter-Observer Variability and Diagnostic Performance of the Fifth Edition of BI-RADS for Breast Ultrasound of Static versus Video Images[J].Ultrasound Med Biol, 2016, 9: 2083-2088.

[38] ZOU X, WANG J, LAN X, et al.Assessment of Diagnostic Accuracy and Efficiency of Categories 4 and 5 of the Second Edition of the BI-RADS Ultrasound Lexicon in Diagnosing Breast Lesions[J].Ultrasound Med Biol, 2016, 9: 2065-2071.

[39] CHAE EY, CHA JH, SHIN HJ, et al. Reassessment and Follow-Up Results of BI-RADS Category 3 Lesions Detected on Screening Breast Ultrasound[J]. AJR Am J Roentgenol, 2016, 3: 666-672.

[40] SHAN J, ALAM SK, GARRA B, et al. Computer-Aided Diagnosis for Breast Ultrasound Using Computerized BI-RADS Features and Machine Learning Methods[J].Ultrasound Med Biol,2016,4: 980-988.

[41] SELLAMI L, BEN SASSI O, CHTOUROU K, et al. Breast Cancer Ultrasound Images Sequence Exploration Using BI-RADS Features' Extraction: Towards an Advanced Clinical Aided Tool for Precise Lesion Characterization[J]. IEEE Trans Nanobioscience, 2015, 7: 740-745.

[42] SCHEEL JR, NEALEY EM, OREM J, et al. ACR BI-RADS Use in Low-Income Countries: An Analysis of Diagnostic Breast Ultrasound Practice in Uganda[J]. J Am Coll Radiol,2016,2: 163-169.

[43] LO CM, MOON WK, HUANG CS, et al.Intensity-Invariant Texture Analysis for Classification of BIRADS Category 3 Breast Masses[J]. Ultrasound Med Biol, 2015, 7: 2039-2048.

[44] GARCÍA-MONCÓ FERNÁNDEZ C, SERRANO-MORENO C, DONNAY-CANDIL S, et al.Acorrelation study between histological results and thyroid ultrasound findings. The TI-RADS classification[J].Endocrinol Diabetes Nutr, 2018, 20: 8-9.

[45] DELFIM RLC, VEIGA LCGD, VIDAL APA, et al. Likelihood of malignancy in thyroid nodules according to a proposed Thyroid Imaging Reporting and Data System (TI-RADS) classification

merging suspicious and benign ultrasound features[J]. Arch Endocrinol Metab，2017，61（3）：211-221.

[46] XU T，GU JY，YE XH，et al. Thyroid nodule sizes influence the diagnostic performance of TIRADS and ultrasound patterns of 2015 ATA guidelines：a multicenter retrospective study[J].Sci Rep，2017，7：43-183.

[47] LIU Y，WU H，ZHOU Q，et al. Diagnostic Value of Conventional Ultrasonography Combined with Contrast-Enhanced Ultrasonography in Thyroid Imaging Reporting and Data System（TI-RADS）3 and 4 Thyroid Micronodules[J].Med Sci Monit，2016，22：3086-3094.

[48] XIN XJ，ZHANG T，ZHANG S，et al. Impact of age and gender on ultrasound imaging and TI-RADS stratification in patients with thyroid nodules[J]. Zhonghua Zhong Liu Za Zhi，2016，8：602-606.

[49] ZHANG Y，ZHOU P，TIAN SM，et al. Usefulness of combined use of contrast-enhanced ultrasound and TI-RADS classification for the differentiation of benign from malignant lesions of thyroid nodules[J].Eur Radiol，2017，4：1527-1536.

[50] XUE J，CAO XL，SHI L，ET AL. The diagnostic value of combination of TI-RADS and ultrasound elastography in the differentiation of benign and malignant thyroid nodules[J]. Clin Imaging，2016，5：913-916.

[51] RUSS G. Risk stratification of thyroid nodules on ultrasonography with the French TI-RADS：description and reflections[J]. Ultrasonography，2016，1：25-38.

[52] WANG X，WEI X，XU Y，et al. Ultrasonic characteristics of thyroid nodules and diagnostic value of Thyroid Imaging Reporting and Data System（TI-RADS）in the ultrosound evaluation of thyroid nodules[J]. Zhonghua Zhong Liu Za Zhi，2015，2：138-142.

[53] GRIFFIN AS，MITSKY J，RAWAL U，et al. Improved Quality of Thyroid Ultrasound Reports After Implementation of the ACR Thyroid Imaging Reporting and Data System Nodule Lexicon and Risk Stratification System[J]. J Am Coll Radiol，2018，3：27-51.

[54] WANG Y，NIE F，LIU T，et al. Revised Value of Contrast-Enhanced Ultrasound for Solid Hypo-Echoic Thyroid Nodules Graded with the Thyroid Imaging Reporting and Data System[J]. Ultrasound Med Biol，2018，2：53-67.

[55] 孔晶，张波，李建初. 超声造影在颈部良恶性淋巴结鉴别诊断中的应用 [J]. 中华医学超声杂志（电子版），2015，12（2）：108-111.

[56] 张巍，李建民，粟景艳，等. 超声引导经皮微波消融治疗乳腺良性结节 [J]. 中国医学影像技术，2016，32（5）：667-671.

[57] WANG Y，FAN W，ZHAO S，et al. Qualitative，Quantitative and Combination Score Systems in Differential Diagnosis of Breast Lesions by contrast-enhanced Ultrasound[J]. Eur J Radiol，2016，85（1）：48-54.

[58] IGNEE A，JENSSEN C，CUI XW，et al. Intracavitary contrast-enhanced ultrasound in abscess drainage-feasibility and clinical value[J]. Scandinavian journal of gastroenterology，2016，51（1）：

41-47.

[59] DIGHE M，BARR R，BOJUNGA J，et al. Thyroid Ultrasound：State of the Art Part 1-Thyroid Ultrasound reporting and Diffuse Thyroid Diseases[J]. Med Ultrason，2017，19（1）：79-93.

[60] COSGROVE D，BARR R，BOJUNGA J，et al. WFUMB Guidelines and Recommendations on the Clinical Use of Ultrasound Elastography：Part 4. Thyroid[J]. Ultrasound Med Biol，2017，43（1）：4-26.

[61] SHIINA T，NIGHTINGALE KR，PALMERI ML，et al. WFUMB guidelines and recommendations for clinical use of ultrasound elastography：Part 1：basic principles and terminology[J]. Ultrasound Med Biol，2015，41（5）：1126-1147.

[62] BARR RG，NAKASHIMA K，AMY D，et al. WFUMB guidelines and recommendations for clinical use of ultrasound elastography Part 2：breast[J]. Ultrasound Med Biol，2015，41（5）：1148-1160.

[63] KAN QC，CUI XW，CHANG JM，et al. Strain ultrasound elastography for liver diseases[J]. J Hepatol，2015，63（2）：534.

[64] CHIOREAN L，BARR R，BRADEN B，et al. Transcutaneous ultrasound：Elastographic lymph node evaluation. Current clinical applications and literature review[J]. Ultrasound Med Biol，2016，42（1）：16-30.

[65] 梁萍、姜玉新. 超声 E 成像临床应用指南 [M]. 北京：人民卫生出版社，2018.

[66] 贾承晔、张晓琴、杨署、等. 睾丸实性肿块的 CT 和 MRI 表现特征 [J]. 中国医学影像技术，2017，33（6）：929-932.

[67] COSTANTINO E，GANESAN GS，PLAIRE JC. Abdominoscrotal hydrocele in an infant boy[J]. BMJ Case Rep，2017.

[68] WANG Z，YANG JR，HUANG YM，et al. Diagnosis and management of testicular rupture after blunt scrotal trauma：a literature review[J]. Int Urol Nephrol，2016，48（12）：1967-1976.

[69] 朱小华. 核医学临床指南 [M].3 版. 北京：科学出版社，2013.

[70] 谭天秩. 临床核医学 [M].3 版. 北京：人民卫生出版社，2013.

[71] 张永学. 核医学 [M].3 版. 北京：人民卫生出版社，2016.

[72] 黄钢. 核医学与分子影像临床应用指南 [M]. 北京：人民卫生出版社，2016.

[73] HAUGEN B R，ALEXANDER E K，BIBLE K C，et al. 2015 American Thyroid Association ManagementGuidelines for Adult Patients with Thyroid Nodules and Differentiated Thyroid Cancer：The American Thyroid Association Guidelines Task Force on Thyroid Nodules and Differentiated Thyroid Cancer[J]. Thyroid，2016，26（1）：1-133.

[74] BOELLAARD R，DELGADO-BOLTON R，OYEN WJ，et al.FDG PET/CT：EANM procedure guidelines for tumour imaging：version 2.0[J].Eur J Nucl Med Mol Imaging，2015，42：328-354.

[75] 成钊汀、朱小华 .99Tcm-MIBI 显像在甲状旁腺功能亢进症中的应用及进展 [J]. 国际放射医学核医学杂志，2015，39（1）：37-44.

[76] 成钊汀，陈璟，朱小华 . 甲状旁腺癌双肺多发转移 99Tcm-MIBI SPECT/CT 显像一例 [J].国际放射医学核医学杂志，2017，41（4）：303-304.

[77] NCCN clinical practice guidelines in oncology（NCCN guidelines）[J]. Breast cancer version 2，2017，11：1-70.

[78] CARESIA AROZTEGUI AP，GARCÍA VICENTE AM，ALVAREZ RUIZ S，et al.18F-FDG PET/CT in breast cancer：Evidence-based recommendations in initial staging[J].Tumour Biol，2017，39：101.

[79] VERCHER-CONEJERO JL，PELEGRÍ-MARTINEZ L，LOPEZ-AZNAR D. Positron Emission Tomography in Breast Cancer[J]. Diagnostics（Basel），2015，5：61-83.

[80] FOWLER AM，CLARK AS，KATZENELLENBOGEN JA，et al. Imaging Diagnostic and Therapeutic Targets：Steroid Receptors in Breast Cancer[J]. J Nucl Med，2016，57：75-80.

[81] 阿里，赛巴斯，编 . 甲状腺细胞病理学 Bethesda 报告系统：定义、标准和注释 [M]. 杨斌，薛德彬，译 . 北京：北京科学技术出版社，2010.

[82] 赵澄泉 . 细针穿刺细胞病理学 [M]. 北京：北京科学技术出版社，2014.

[83] HADDAD RI，LYDIATT WM，BALL，DW，et al. Anaplastic Thyroid Carcinoma，Version 2.2015[J].J Natl Compr Canc Netw，2015，13（9）：1140-1150.

[84] 梁鹏，王森，陈康兵，等 . 原发性甲状腺恶性淋巴瘤的诊治及进展 [J]. 中华耳鼻咽喉头颈外科杂志，2016，51（4）：313-316.

[85] LYMPEROPOULOS G，LYMPEROPOULOS P，ALIKARI V，et al. Applications for Electrical Impedance Tomography（EIT）and Electrical Properties of the Human Body[J]. Adv Exp Med Biol，2017，989：109-117.

[86] 刘树范 . 细胞病理学 [M]. 北京：中国协和医科大学出版社，2011：593-596.

[87] 阿里，编 . 乳腺细胞病理学 [M]. 王鹏，刘冬戈，译 . 北京：北京大学医学出版社，2013.

[88] 邓又斌，李开艳，黎春蕾 . 超声诊断临床指南 [M]. 3 版 . 北京：科学出版社，2013.

[89] 陈琴，岳林先 . 浅表器官超声造影诊断图谱 [M]. 北京：人民卫生出版社，2015.

[90] CHRISTOPHER D.M. FLETCHER，著 . 肿瘤组织病理学诊断 [M]. 3 版 . 回允中，译 . 北京：北京大学医学出版社，2009.

[91] CHIOREAN L，CUI XW，KLEIN SA. Clinical value of imaging for lymph nodes evaluation with particular emphasis on ultrasonography[J]. Z Gastroenterol，2016，54（8）：774-790.

[92] CUI XW，CHANG JM，KAN QC，et al. Endoscopic ultrasound elastography：Current status and future perspectives[J].World J Gastroenterol，2015，21（47）：13212-13224.

[93] CHIOREAN L，BARR RG，BRADEN B，et al. Transcutaneous Ultrasound：Elastographic Lymph Node Evaluation，Current Clinical Applications and Literature Review[J]. Ultrasound Med Biol，2016，42（1）：16-30.

[94] 胡永升 . 现代乳腺影像诊断学 [M]. 北京：科学出版社，2001.

[95] 严志娟，车兆静，施文娟 . 高频超声检测对腹壁结核的诊断价值 [J]. 浙江医学，2014，36（6）：813-814.

[96] 郭应禄，胡礼泉. 男科学 [M]. 北京：人民卫生出版社，2004.

[97] BHATT S，KOCAKOC E，RUBENS DJ，et al. Sonographic evaluation of penile trauma[J]. J Ultrasound Med，2005，24（7）：993-1000. [42] Shukla AK，Bhagavan BC，Sanjay SC，et al. Role of ultraosonography in grading of penile fractures[J]. J Clin Diagn Res，2015，9（4）：1-3.

[98] WILLIAM J，ZWIEBEL，著. 血管超声学入门 [M]. 4 版. 郑宇，华扬. 译. 北京：中国医药科技出版社，2005.

[99] 张青萍，邓又斌. 超声诊断临床指南 [M]. 2 版. 北京：科学出版社，2005.

[100] 中国医师协会超声医师分会. 中国浅表器官超声检查指南 [J]. 北京：人民卫生出版社，2017.

[101] HRYHORCZUK AL，RESTREPO R，LEE EY. Pediatric Musculoskeletal Ultrasound：Practical Imaging Approach[J]. AJR Am J Roentgenol，2016，206（5）：62-72.

[102] HOFFMAN DF，ADAMS E，BIANCHI S. Ultrasonography of fractures in sports medicine[J]. Br J Sports Med，2015，49（3）：152-160.

[103] RUTA S，QUIROZ C，MARIN J，et al. Ultrasound evaluation of the greater trochanter pain syndrome：bursitis or tendinopathy?[J]. J Clin Rheumatol，2015，21（2）：99-101.

[104] TERSLEV L，GUTIERREZ M，SCHMIDT WA，et al. Ultrasound as an Outcome Measure in Gout. A Validation Process by the OMERACT Ultrasound Working Group[J]. J Rheumatol，2015，42（11）：2177-2181.

[105] SCIROCCO C，RUTIGLIANO IM，FINUCCI A，et al. Musculoskeletal ultrasonography in gout[J]. Med Ultrason，2015，17（4）：535-540.

[106] YABLON CM，HAMMER MR，MORAG Y，et al. US of the Peripheral Nerves of the Lower Extremity：A Landmark Approach[J]. Radiographics，2016，36（2）：464-478.

[107] KERASNOUDIS A，TSIVGOULIS G. Nerve Ultrasound in Peripheral Neuropathies：A Review[J]. J Neuroimaging，2015，25（4）：528-538.

[108] 章建全. 甲状腺结节微创治疗新理念 [J]. 现代实用医学，2015，27（3）：279-282.